口腔外科学
Oral & Maxillofacial Surgery

第7版

編集 　飯 塚 忠 彦　京都大学名誉教授
　　　　吉 武 一 貞　滋賀医科大学名誉教授

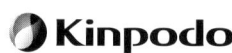

執筆者 (五十音順)

飯塚　忠彦　京都大学名誉教授

飯田　正人　飯田歯科センター／PIO国際歯科センター代表

加藤　進昌　昭和大学附属病院烏山病院長

神谷　　篤　Johns Hopkins University School of Medicine 准教授

西川　正典　滋賀医科大学歯科口腔外科学講座准教授

肥後　智樹　滋賀医科大学歯科口腔外科学講座講師

藤村　和磨　京都大学大学院医学研究科口腔外科学分野准教授

別所　和久　京都大学大学院医学研究科口腔外科学分野教授

村上賢一郎　赤穂市民病院歯科口腔外科部長

山本　　学　滋賀医科大学歯科口腔外科学講座教授

横江　義彦　洛和会音羽病院京都口腔健康センター長

吉武　一貞　滋賀医科大学名誉教授

序　　文

　医科大学のカリキュラムに口腔外科学が組み込まれており，授業科目は口腔外科となっているが，大学によっては歯科口腔外科あるいは単に歯科，大学院大学等では複合講座内の名称で呼ばれているところもある．
　いずれも授業内容は，口腔領域の外科的疾患に限らず，歯と顎と口腔全体に関しての講義，臨床実習が行われている．口腔の構造，機能，さらにある種の口腔疾患については，基礎医学，臨床医学の中で断片的に講述されているものの，口腔疾患全般について充分な理解を得ることは困難である．医学の進歩とともに口腔領域に関する医学的知識はますます豊富になり，全身ならびに健康との関連の視点から口腔疾患の病因，病態に関する理解は深まり，診断，治療の面にも著しい進歩がもたらされてきた．
　本書は医学部に学ぶ学生の口腔疾患に対する理解を容易にするために，はじめに総論的な記述を心がけ各種の口腔疾患を系統的に章別に記述した．また随所に今日の新知見，技法を紹介するとともに，卒業研修の参考書ともなる内容を加えた．臨床実習の手引として口腔病変の診断の章をうしろに置き，診断の進め方，診断法を解説した．口腔外科学の理解に役立てば幸いである．
　なおう蝕（むし歯），歯周病という歯の病態は，本来は歯科医療の対象として歯科医学の中で詳しく講述されるが，これらは人の疾患では最も罹患頻度が高く，健康に大きくかかわる疾患である．健康管理と長寿福祉を実践する使命をもつ医師と関連職にあっては，両疾患とそれに派生する病態に対しても充分な知識を持つことが望まれる．このため本書ではとくに歯と歯周組織の章を設けて，理解を深めるようにつとめた．

本書は1982年3月初版の発行以来，口腔外科学と関連分野の新知識を加筆して6回の改訂を重ね，各数回の増刷を行った．その間全国の医育機関，医系教育機関で教科書，サブテキストとして採用され，あるいは各地の病院にあって臨床の参考書として用いられている．初版の起稿と資料の準備に関わり，改訂を分担してきた編著者として喜びとするところである．

　原著の小野尊睦先生が逝去されたあとも京都大学ならびに滋賀医科大学で，その薫陶を引き継いだ医学部の教育と実習が行われてきた．このたび両教室出身の新進気鋭を頼んで各章ごとに稿を書き改め，改訂第7版を出版する運びとなった．

　今後も新知識を織り込んで改訂し，よりよい教科書，参考書として継続して行きたいと願っている．

　終りに，ご支援をいただいた金芳堂社長市井輝和氏，編集部前崎節也氏，ならびに執筆者各位に深甚なる謝意を表す．

　　2010年3月

吉武　一貞
飯塚　忠彦

目　　次

1章　口腔の構造と機能 (吉武一貞)

1. 口腔の構造 …………………… 2
   1. 口唇 ……………………… 2
   2. 頰 ………………………… 3
   3. 口蓋 ……………………… 3
   4. 口底，舌 ………………… 4
2. 口腔の運動に関係する筋肉 …… 6
   1. 口唇の運動筋 …………… 6
   2. 顎の運動筋 ……………… 6
3. 顎・口腔の骨格 ………………… 8
   1. 上顎骨 …………………… 8
   2. 下顎骨 …………………… 10
   3. 口蓋骨 …………………… 11
4. 顎・口腔の脈管 ………………… 11
   1. 動脈，静脈 ……………… 11
   2. リンパ管 ………………… 12
5. 顎・口腔の神経 ………………… 13
   1. 三叉神経 ………………… 13
   2. 顔面神経 ………………… 14
   3. 舌咽神経，迷走神経 …… 15
   4. 舌下神経 ………………… 15
6. 咀嚼 ……………………………… 16
7. 嚥下運動 ………………………… 17
8. 構音機能 ………………………… 18
9. 唾液腺 …………………………… 19
   1. 唾液腺の構造 …………… 21
   2. 唾液の分泌 ……………… 21
   3. 唾液の成分，性状 ……… 22
   4. 唾液の機能 ……………… 22

2章　歯と咬合 (吉武一貞)

1. 歯の由来 ………………………… 25
2. 歯の種類 ………………………… 26
3. 歯の形態 ………………………… 27
4. 記号による歯の表示 …………… 29
5. 歯および歯周組織の構造 ……… 30
6. 歯列および咬合 ………………… 35
7. 咬合力と咀嚼運動 ……………… 38

3章　顔面・口腔の発生（飯塚忠彦）

1．口唇の発生 …………………… *41*
2．口蓋の発生 …………………… *43*
3．顎骨の発生 …………………… *44*
4．顎関節の発生 ………………… *45*
5．舌の発生 ……………………… *46*
6．歯の発生 ……………………… *47*

4章　歯，口唇，頬，舌の奇形と異常（吉武一貞・飯塚忠彦）

1 歯の奇形 …………………………… *53*
 1．歯の数の異常 ………………… *53*
  A．過剰歯 …………………… *53*
  B．無歯菌 …………………… *54*
 2．歯の萌出時期の異常 ………… *55*
  A．早期萌出 ………………… *55*
  B．後期萌出 ………………… *55*
  C．乳歯晩期残存 …………… *56*
 3．歯の大きさ，形，構造の異常 … *56*
 4．歯の位置，萌出方向の異常 … *57*
  A．転位歯 …………………… *57*
  B．埋没歯 …………………… *58*
 5．歯冠表面の異常ならびに歯牙色調の異常 …………………… *58*
  A．新生児線（新産線）……… *58*
  B．エナメル質形成不全 …… *58*
  C．着色歯 …………………… *59*
  D．歯のフッ素症 …………… *59*
 6．歯の内部構造の異常 ………… *61*
  A．歯内歯 …………………… *61*
  B．象牙質粒 ………………… *61*
  C．タウロドント …………… *62*
  D．分岐根管 ………………… *62*
  E．癒合歯および癒着歯 …… *62*

2 口唇・頬の奇形 …………………… *63*
 1．先天性口唇瘻 ………………… *63*
 2．先天性口角瘻 ………………… *63*
 3．巨大口唇 ……………………… *63*
 4．二重唇 ………………………… *63*
 5．上顎体 ………………………… *64*
 6．大口症（巨口症）…………… *64*
 7．小口症 ………………………… *64*
 8．上唇小帯過剰発育（上唇小帯低位付着）……………………… *65*
 9．フォーダイス病，フォーダイス果粒 ………………………… *65*
 10．頬溝，頬隆起 ………………… *65*

| 3 | 舌の奇形……………………66
　1．無舌症，小舌症……………66
　2．舌強直症……………………66
　3．巨大舌………………………67
　4．舌裂，分葉舌………………67
　5．正中菱形舌炎………………67
　6．溝状舌………………………68

5章　顎・口腔の裂奇形 (飯塚忠彦)

| 1 | 裂奇形の発生・原因……………69
　1．裂奇形の発生………………69
　2．裂奇形の発現頻度…………70
　3．唇裂・口蓋裂の原因………72
| 2 | 唇裂・口蓋裂の分類……………73
　1．唇裂(口唇裂)………………73
　2．口蓋裂………………………75
　3．正中上唇裂…………………77
　4．正中下唇裂…………………77
　5．斜顔(面)裂…………………77
　6．横顔(面)裂…………………78
| 3 | 裂奇形の治療……………………79
　1．手術の時期…………………79
　2．手術の方法…………………79
　　A．唇裂の形成術……………79
　　B．口蓋裂の形成術…………81
(一部 Side Memo：村上賢一郎)

6章　顎の変形 (横江義彦)

　1．顔の形………………………87
　2．顎変形の分類………………89
　　A．先天性顎変形症…………89
　　B．後天性顎変形症…………89
　　C．狭義の顎変形症…………89
　3．顎変形の診断………………90
　4．主な顎変形…………………92
　　A．下顎前突症………………93
　　B．小下顎症，下顎後退症……99
　　C．上顎前突症………………101
　　D．小上顎症，上顎後退症……101
　　E．開　咬……………………104
　　F．下顎(顔面)の非対称………105

7章　顎, 口腔の損傷 (飯塚忠彦)

1. 軟組織損傷……………………109
   1. 機械的損傷……………………109
      A. 外傷……………………109
      B. 咬傷……………………109
      C. 褥瘡性潰瘍……………………109
      D. 舌小帯潰瘍……………………110
   2. 熱傷, 化学的損傷……………………111
   3. 電気的損傷・電撃傷……………………111
   4. 放射線障害……………………111
2. 歯の損傷……………………112
   1. 機械的損傷……………………112
      A. 外傷性歯根膜炎……………………112
      B. 歯の破折……………………112
      C. 歯の脱臼……………………113
      D. 摩耗症……………………114
      E. 咬耗症……………………114
   2. 化学的損傷……………………115
3. 顎・顔面骨骨折……………………115
   1. 分類・頻度……………………115
   2. 合併症……………………118
   3. 顎・顔面骨骨折の種類と症状・118
      A. 上顎骨骨折……………………118
      B. 下顎骨骨折……………………120
      C. 頰骨骨折, 頰骨弓骨折……………………125
      D. 眼窩底陥没骨折……………………126
      E. 小児の顎・顔面骨骨折……………127
   4. 顎・顔面骨骨折の治療……………128
      A. 救急処置……………………128
      B. 骨折片の整復……………………130
      C. 骨折片の固定……………………131
      D. 後処置……………………140

8章　歯および歯周組織の感染性疾患 (飯田正人)

1. う蝕……………………144
   1. う蝕の分類……………………144
      A. 裂溝う蝕……………………145
      B. 平滑面う蝕……………………146
   2. う蝕の病理……………………146
      A. エナメル質う蝕……………………146
      B. 象牙質う蝕……………………147
   3. う蝕罹患率……………………148
   4. う蝕の発生機序……………………150
   5. う蝕の誘因……………………152
   6. う蝕の症状……………………153
   7. う蝕の治療……………………154
   8. う蝕の予防……………………155

|2| 歯髄の炎症……………156
　1．歯髄炎……………156
　2．歯髄壊死……………158
|3| 歯周組織の炎症……………158
　1．根尖性歯周炎……………159
　2．歯周疾患……………164
　　A．歯肉炎……………165
　　B．壊死性潰瘍性歯肉炎……………166
　　C．慢性歯周炎……………167
　3．侵襲性歯周炎……………178
　　A．若年性歯周炎……………178
　　B．急速進行性歯周炎……………179
|4| 特殊な歯周の疾患：歯の萌出期の炎症性歯周疾患……………179
　1．生歯疾患……………179
　2．智歯周囲炎……………179

9章　顎の炎症（西川正典）

1．歯槽骨炎……………184
2．顎骨骨膜炎……………185
3．顎骨骨髄炎……………186
　A．急性顎骨骨髄炎……………187
　B．慢性顎骨骨髄炎……………189
　C．Garré 骨髄炎……………190
4．口底蜂窩織炎……………190
5．頰部蜂窩織炎……………192
6．歯性上顎洞炎……………193
7．リンパ節炎……………194

（一部 Side Memo：別所和久）

10章　口腔粘膜疾患および特異性炎（西川正典）

|1| 口内炎……………199
　1．単純性口内炎（カタル性口内炎）……………199
　2．潰瘍性口内炎……………199
　3．壊疽性口内炎……………201
|2| アフタ……………201
|3| 疱疹性口内炎……………202
|4| カンジダ症……………203
|5| 淋毒性口内炎……………204
|6| ジフテリア性口内炎……………204
|7| 放線菌症……………204
|8| 口腔結核……………205
|9| 口腔梅毒……………206
|10| サルコイドーシス……………207
|11| 重金属による口腔病変……………208
|12| 血液病にみられる口腔病変……………208

1．白血病 …………………………… 209
2．顆粒球減少症 …………………… 209
3．鉄欠乏性貧血 …………………… 209
4．悪性貧血 ………………………… 209
5．再生不良性貧血 ………………… 209
6．無カタラーゼ症 ………………… 209
13 歯肉増殖症・肥大症 ……………… 209
1．ヒダントイン歯肉増殖症 ……… 209
2．ニフェジピン歯肉増殖症 ……… 210
3．シクロホスファミド歯肉増殖症
   …………………………………… 210
4．歯肉線維腫症 …………………… 210
14 水疱性疾患 ………………………… 210
1．天疱瘡 …………………………… 210
   A．尋常性天疱瘡 ……………… 211
   B．増殖性天疱瘡 ……………… 211
   C．落葉性天疱瘡 ……………… 211
2．類天疱瘡 ………………………… 211
3．ジューリング疱疹状皮膚炎 …… 211
4．先天性表皮水疱症 ……………… 212
15 疱疹ウイルス感染症 ……………… 212
1．単純性疱疹 ……………………… 212
2．帯状疱疹 ………………………… 212
3．手足口病 ………………………… 213

16 口内粘膜，皮膚病変を合併する疾患
   …………………………………… 213
1．ベーチェット病 ………………… 213
2．ライター症候群 ………………… 214
3．多形滲出性紅斑 ………………… 214
4．扁平(紅色)苔癬 ………………… 215
5．紅斑性狼瘡 ……………………… 215
17 白板症 ……………………………… 216
18 口唇の病変 ………………………… 217
1．肉芽腫性口唇炎 ………………… 217
2．湿疹性口唇炎 …………………… 218
3．腺性口唇炎 ……………………… 218
4．剝脱性口唇炎 …………………… 219
5．口角びらん症 …………………… 219
19 舌の病変 …………………………… 219
1．Hunter 舌炎 …………………… 220
2．正中菱形舌炎 …………………… 220
3．地図状舌 ………………………… 220
4．皺状舌(溝状舌) ………………… 220
5．苺状舌 …………………………… 220
6．黒毛舌，毛舌 …………………… 220
7．平滑舌 …………………………… 221
20 HIV/AIDS と口腔 ………………… 221

11章　顎・口腔の囊胞 (西川正典)

1 歯原性囊胞 ………………………… 223
1．含歯性囊胞，濾胞性囊胞 ……… 223
2．萌出囊胞 ………………………… 225
3．新生児の歯肉，口蓋囊胞 ……… 225

4．側根囊胞，歯肉囊胞 …………… 225
5．角化性石灰化性歯原囊胞 ……… 225
6．歯根囊胞 ………………………… 225

2 非歯原性嚢胞……227
1. 球状上顎嚢胞……227
2. 鼻歯槽嚢胞……228
3. 鼻口蓋管嚢胞……228
4. 上顎正中嚢胞……229
5. 下顎正中嚢胞……230

3 口底,頸部の嚢胞……230
1. 舌前部嚢胞……230
2. 類表皮嚢胞,類皮嚢胞……230
3. 甲状舌管嚢胞……231
4. 鰓(原)嚢胞……232

4 顎の偽嚢胞……233
1. 脈瘤性骨嚢胞……233
2. 孤立性骨嚢胞……233
3. 静止性骨空洞……233

5 貯留嚢胞……234
1. 粘液嚢胞……234
2. ガマ腫……234
3. 上顎洞粘液嚢胞……235

6 術後性上顎(頬部)嚢胞……235

12章　顎・口腔の腫瘍 (肥後智樹・山本学)

1 歯原性腫瘍……237
1. 良性腫瘍……237
   A. エナメル上皮腫……237
   B. 歯原性石灰化上皮腫……242
   C. 腺様歯原性腫瘍……243
   D. 角化嚢胞性歯原性腫瘍……243
   E. エナメル上皮線維腫……244
   F. エナメル上皮線維象牙質腫……244
   G. 歯牙腫……244
   H. 歯牙エナメル上皮腫……246
   I. 石灰化嚢胞性歯原性腫瘍……246
   J. 歯原性線維腫……246
   K. 歯原性粘腫(粘液線維腫)……247
   L. セメント芽細胞腫……248
   M. 小児黒色性神経外胚葉性腫瘍……248
2. 悪性腫瘍……248
   A. 歯原性癌腫……248
   B. 歯原性肉腫……249

2 非歯原性腫瘍……249
1. 良性腫瘍……249
   A. 上皮性良性腫瘍……249
   B. 非上皮性良性腫瘍……252
2. 悪性腫瘍……261
   A. 上皮性悪性腫瘍(口腔癌)……261
   B. 非上皮性悪性腫瘍……274

3 腫瘍類似疾患……279
1. エプーリス……279
2. 組織球症……282

13章　唾液腺疾患 (吉武一貞)

1 唾液腺の発育異常および形態的異常 ……………………………………283
　1．発生異常……………283
　2．閉塞, 囊胞, 外傷……………283
　　A．唾石症……………283
　　B．粘液栓子……………284
　　C．ガマ腫……………285
　　D．粘液囊胞……………285
　　E．唾液瘻……………285
　　F．味覚発汗症, 耳介側頭症候群 ……………………………………285
　3．肥大および萎縮……………285
　　A．良性肥大……………285
　　B．萎　縮……………285
　　C．副唾液腺……………286
2 唾液腺の炎症および類縁疾患……286
　1．唾液腺導管の病変……………286
　　A．唾液腺導管炎……………286
　　B．唾液腺導管拡張症……………286
　　C．線維素性導管炎……………286
　　D．唾液腺(管)末端拡張症……287
　2．急性唾液腺炎……………287
　　A．非特異性(化膿性)唾液腺炎·287
　　B．急性流行性耳下腺炎……287
　3．慢性唾液腺炎および唾液腺症·288
　　A．非特異性慢性唾液腺炎……288
　　B．再発性耳下腺炎(成人)……288
　　C．再発性耳下腺炎(小児)……288
　　D．慢性硬化性唾液腺炎, キュットナー病……………288
　　E．唾液腺症(唾液腺肥大症)……289
　　F．好酸性顆粒細胞症……………289
　4．唾液腺の特殊な炎症と病変……289
　　A．特殊性炎症……………289
　　B．ぶどう膜耳下腺炎……………289
　　C．猫ひっかき病……………290
　　D．唾液腺封入体症……………290
　　E．壊死性唾液腺化生……………290
3 唾液腺症状を伴う自己免疫疾患, 代謝性疾患……………290
　1．シェーグレン症候群……………290
　2．IgG4 関連疾患, ミクリッツ病 ……………………………………294
　3．その他の自己免疫疾患………295
　4．代謝性疾患および口腔乾燥症·295
4 唾液腺腫瘍
　1．概　論……………296
　2．良性上皮性腫瘍……………297
　　A．多形性腺腫……………297
　　B．ワルチン腫瘍……………298
　　C．オンコサイトーマ……………298
　　D．単純性腺腫の他の型……………299
　2．悪性上皮性腫瘍……………299
　　A．腺様嚢胞癌……………299
　　B．粘表皮癌……………299
　　C．腺房細胞癌……………300

D．明細胞癌……………………300
E．腺癌，ほかに分類されない
　　もの…………………………300
F．多形性腺腫に発生した癌……300
G．扁平上皮癌…………………301
4．軟部腫瘍，血液リンパ球系腫瘍，
　　二次性腫瘍……………………302
5．腫瘍類似の状態…………………302

14章　顎関節（村上賢一郎）

1　顎関節の構造と機能……………303
2　顎関節の疾患……………………307
　1．発育異常………………………307
　　A．下顎関節突起欠損…………307
　　B．下顎関節突起発育不全……308
　　C．下顎関節突起肥大…………308
　　D．先天性二重下顎頭…………308
　　E．その他の発育異常など……308
　2．外傷……………………………308
　　A．顎関節脱臼…………………308
　　B．骨折…………………………308
　　C．捻挫，挫傷，打撲…………311
　3．顎関節の炎症…………………311
　　A．急性化膿性顎関節炎………311
　　B．関節リウマチおよび関連疾患
　　　…………………………………311
　　C．若年性慢性リウマチ様関節炎
　　　…………………………………312
　　D．リウマチ様顎関節炎………312
　4．退行性関節疾患あるいは変形
　　　性顎関節症……………………312
　5．腫瘍および腫瘍類似疾患……314
　6．全身性疾患に関連した顎関節
　　　異常……………………………314
　7．顎関節強直症…………………314
　8．顎関節症………………………315
3　顎関節症の診断…………………318
　1．病歴の聴取……………………318
　2．顎関節痛………………………318
　3．顎関節の触診，可動域の診査…319
　4．口腔内所見……………………319
　5．顎関節 X 線所見………………320
　6．顎関節 MRI 所見………………322
　7．顎関節鏡視……………………322
　8．顎運動機能検査………………322
　9．臨床検査，関節液分析………322
　10．顎関節症の病型分類の手順お
　　　よび診断基準…………………324
4　顎関節症の治療…………………325
　1．薬物療法………………………325
　2．顎運動の制限，練習，咬合改善，
　　　生活指導などの保存療法……325
　3．外科的療法……………………327

15章　神経疾患および神経に関連した口腔症状
（吉武一貞・神谷篤・加藤進昌）

1. 口腔領域支配神経の疾患 …………329
    1. 三叉神経痛 …………………329
        A. 真性三叉神経痛 …………329
        B. 仮性三叉神経痛 …………333
    2. 三叉神経炎 …………………334
    3. 三叉神経麻痺 ………………334
    4. 舌咽神経痛，舌咽神経痛麻痺 …334
        A. 舌咽神経痛 ………………334
        B. 舌咽神経麻痺 ……………335
    5. 舌下神経麻痺，舌下神経けいれん …………………………335
        A. 舌下神経麻痺 ……………335
        B. 舌下神経けいれん ………335
    6. 迷走神経痛 …………………335
    7. 顔面神経痛 …………………335
    8. 顔面神経麻痺 ………………335
        A. 中枢性顔面神経麻痺 ……335
        B. 末梢性続発性顔面神経麻痺 …336
        C. 特発性顔面神経麻痺(Bell麻痺) …………………………337
        D. ラムゼイ・ハント症候群 …339
    9. 顔面神経けいれん，顔面チック …………………………339
    10. その他の疾患 ………………339
2. 口腔内症状と関連した心身症，精神疾患 ……………………………341
    1. 心身症 ………………………341
    2. 精神科疾患 …………………342
        A. 神経症 ……………………343
        B. うつ病 ……………………345
        C. 統合失調症 ………………346

16章　顎・口腔疾患の診断
（西川正典・山本学・藤村和磨・別所和久）

1. 病歴 ……………………………347
    1. 一般的記載事項 ……………347
    2. 家族歴 ………………………348
    3. 既往歴 ………………………348
    4. 現病歴 ………………………348
2. 主訴 ……………………………349
    1. 疼痛 …………………………349
        A. 歯痛 ………………………349
        B. 歯肉痛，粘膜痛 …………350
        C. 舌痛 ………………………350
        D. 顎(骨)痛 …………………350
        E. 顎関節痛 …………………350

2．腫　脹……………………350	3．唾液分泌量検査………………365
3．咀嚼障害…………………351	4．味覚検査………………………365
4．発音障害…………………351	5．顎運動機能検査………………366
5．口　臭……………………352	6．X 線診断………………………369
6．開口障害…………………352	A．口内法……………………369
7．歯肉出血，排膿…………353	B．口外法……………………370
8．味覚障害…………………353	7．唾液腺造影……………………373
9．口腔乾燥…………………353	8．頭部 X 線規格写真分析………374
3 現　症……………………354	9．RI イメージング診断…………377
1．全身所見…………………354	10．超音波断層診断………………380
2．局所所見…………………354	11．CT スキャン…………………380
A．口腔外所見………………354	12．MRI 診断……………………382
B．口腔内所見………………356	13．陽電子放出断層撮影…………383
4 特殊な検査………………364	
1．温度診……………………364	〔附〕口腔・歯牙所見の略号，記号
2．歯髄電気診断……………364	による記載法………………385

日本語索引……………………………………………………………………………387
外国語索引……………………………………………………………………………398

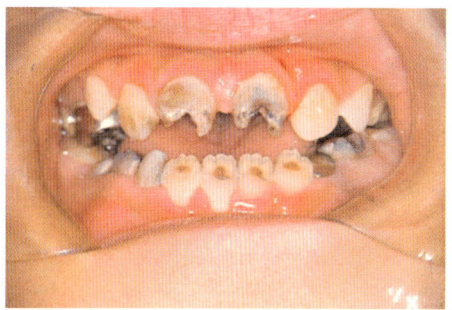

付図1　エナメル質形成不全歯
1|1 の切端中央部欠損，着色，21|12 切端部唇面エナメル質の欠如，象牙質露出着色
(☞ 本文 p.58)

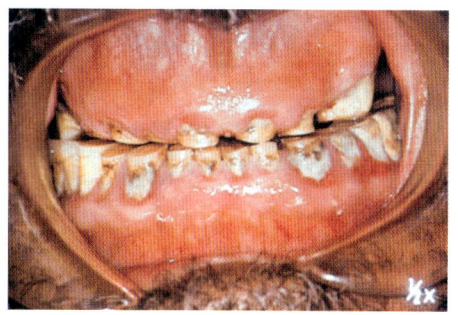

付図2　咬耗症
ヒマラヤ山地住民にみられる小砂まじりの小麦粉パンの常食による切端・咬合面の強度の摩耗
(☞ 本文 p.115)

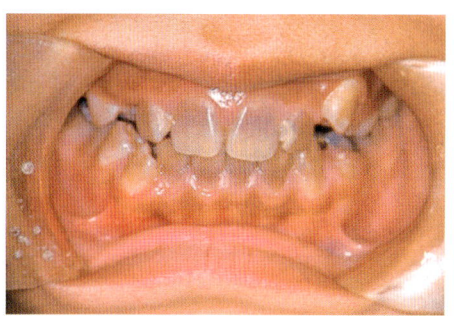

付図3　着色歯
内因性着色歯　(☞ 本文 p.59)

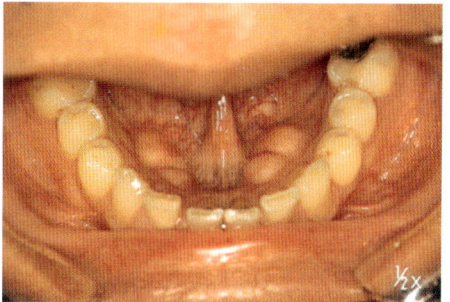

付図4　下顎隆起
下顎小臼歯部舌側の骨隆起，対称性に生じることが多い (☞ 本文 p.4, 254)

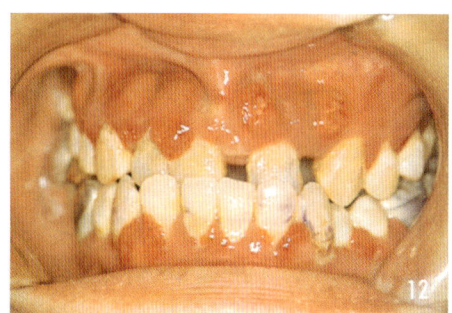

付図5　慢性辺縁性歯周炎（歯槽膿漏・急性発作）
歯間乳頭発赤・腫脹，多発性歯肉膿瘍の形成
(☞ 本文 p.170)

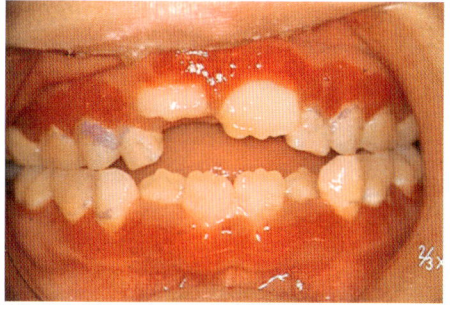

付図6　歯周炎
顆粒球減少症にみられた辺縁歯肉の発赤，浮腫性腫脹　(☞ 本文 p.209)

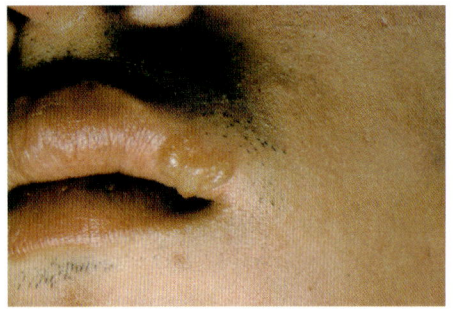
付図7　口唇ヘルペス
左上口唇口角部における集簇性水疱形成
（☞本文 p.212）

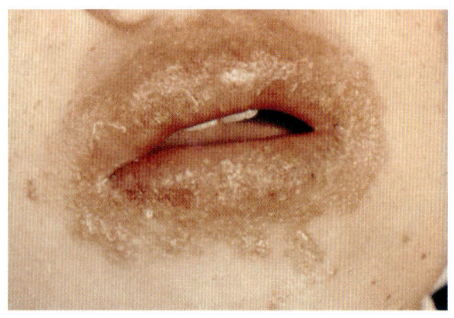
付図8　アレルギー性口唇炎
口紅塗布後に生じた口唇の小水疱，びらん，痂皮の形成（☞本文 p.218）

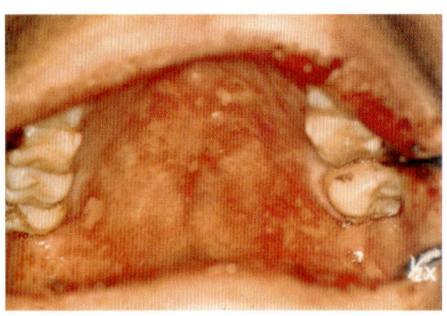
付図9　薬物性口内炎
ピリン系鎮痛剤の副作用による口腔粘膜の発赤，びらん（☞本文 p.200）

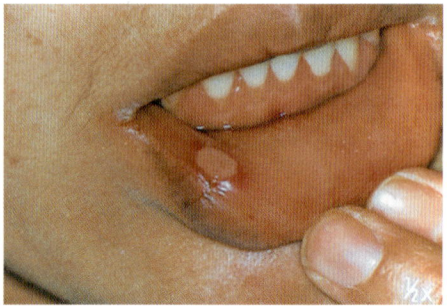
付図10　孤立アフタ
類円形，境界明瞭な白苔に覆われた有痛性潰瘍，紅暈を伴う（☞本文 p.201）

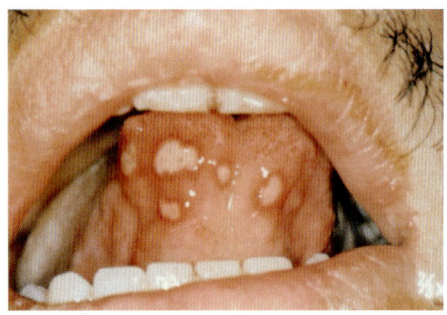
付図11　ベーチェット病アフタ
舌前部，大小不同の潰瘍，周辺に広い発赤を伴う
（☞本文 p.202, 213）

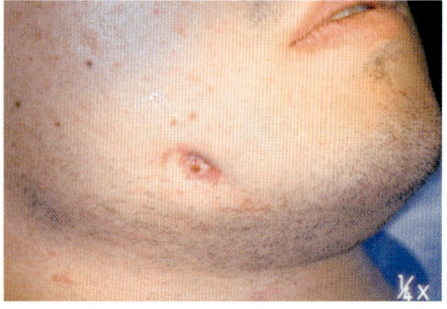
付図12　外歯瘻
右大臼歯の歯根膿瘍を原因とする下顎部の瘻孔
（☞本文 p.163）

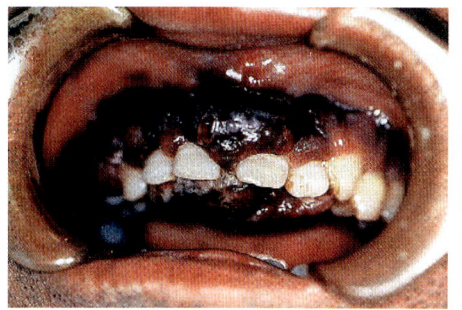

付図13 カポジ肉腫
(カラーアトラス歯科と内科の接点を求めて．
2004．永末書店より)（☞本文 p.222）

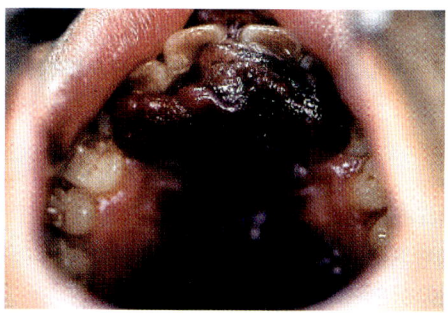

付図14 カポジ肉腫
(カラーアトラス歯科と内科の接点を求めて．
2004．永末書店より)（☞本文 p.222）

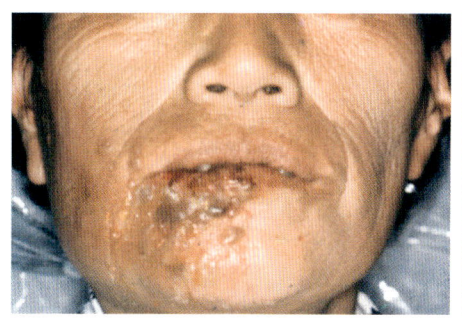

付図15 帯状疱疹（下顎神経）
右下口唇，右下顎部の皮膚，口唇の水疱形成
（☞本文 p.212）

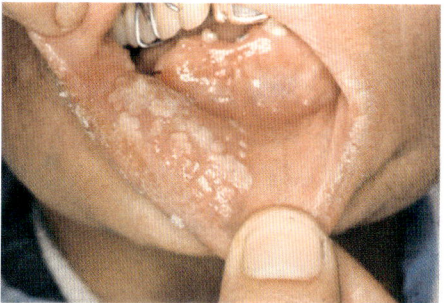

付図16 帯状疱疹
右下口唇粘膜，右下顎歯肉の水疱形成
（☞本文 p.212）

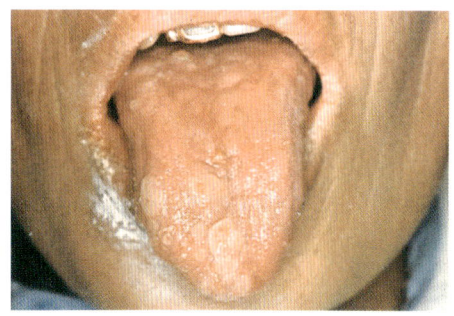

付図17 帯状疱疹
舌右半側における水疱形成（☞本文 p.212）

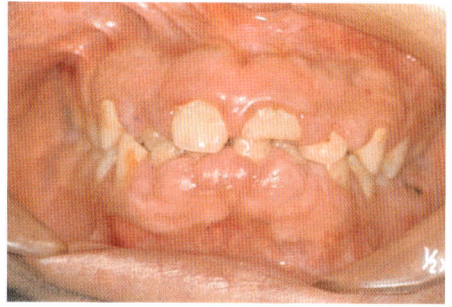

付図18 ヒダントイン性歯肉増殖症
歯肉はびまん性に増殖し，歯冠の一部が覆われて，
歯冠は短くみえる．歯肉は硬く，発赤は少ない
（☞本文 p.209）

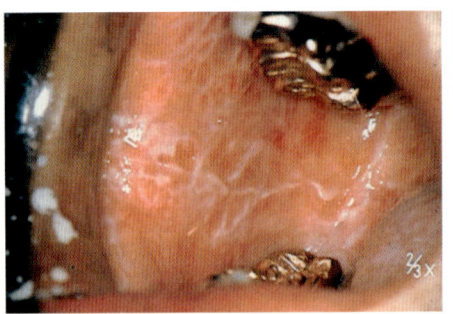

付図 19　扁平苔癬
右頰粘膜におけるレース状白斑，粘膜全体の発赤
（☞本文 p.215）

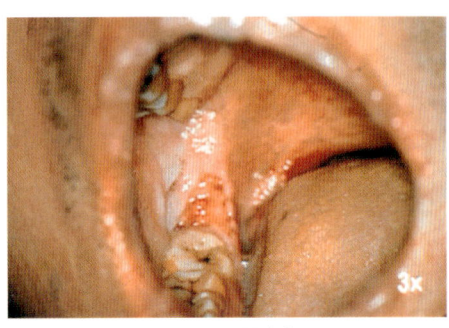

付図 20　天疱瘡
右下顎臼後三角部のびらんと頰間皺襞部粘膜の白濁（☞本文 p.211）

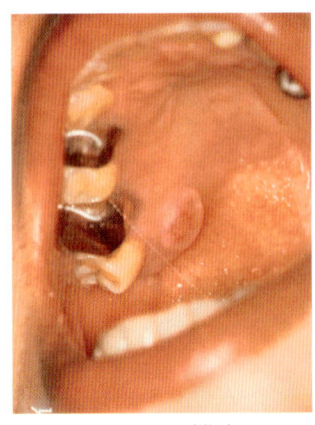

付図 21　口腔梅毒
右上顎大臼歯部口蓋粘膜における限局性潰瘍，潰瘍表面は鮮赤色，易出血性で潰瘍縁は隆起する（☞本文 p.207）

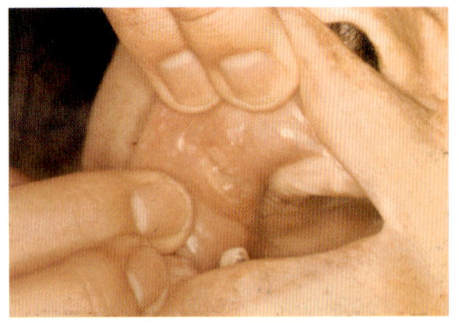

付図 22　紅斑性狼瘡（慢性円板状）
右頰粘膜楕円形の潰瘍形成（☞本文 p.216）

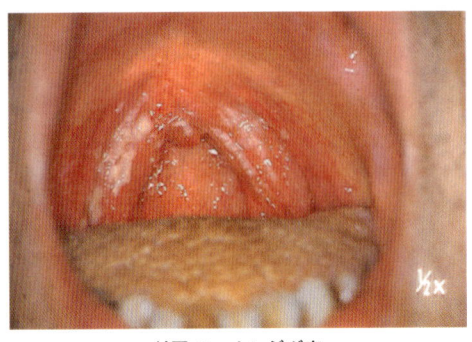

付図 23　カンジダ症
口蓋帆，口蓋垂における境界明瞭な乳白色斑，強度の舌苔（☞本文 p.203）

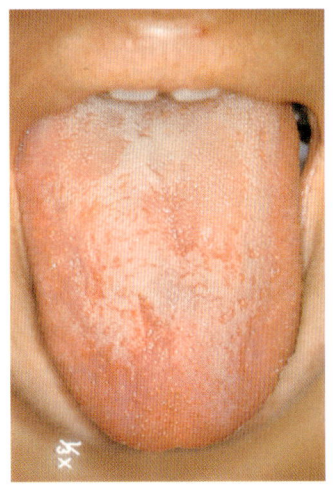

付図 24　地図状舌
数カ所の不整形地図状の舌苔欠損
（☞本文 p.220）

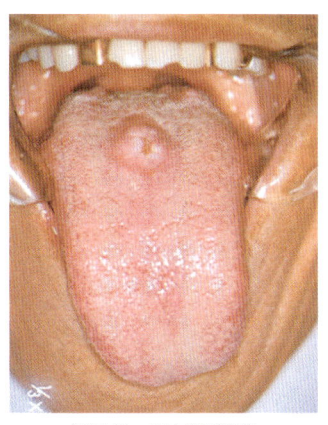

付図 25 正中菱形舌炎
舌根に近い正中部における舌乳頭欠損部，粘膜限局性肥厚が腫瘍と誤診されることがある（☞本文 p.67）

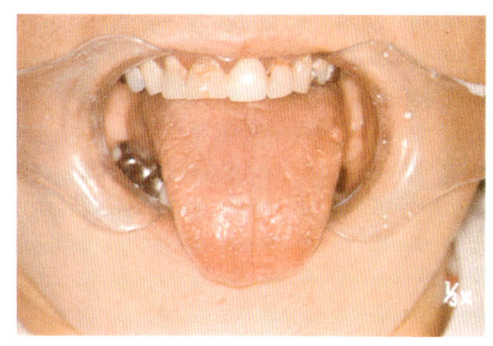

付図 26 平滑舌
舌乳頭萎縮のため舌表面が平滑にみえる．老人性萎縮，悪性貧血，シェーグレン症候群にみられる（☞本文 p.221）

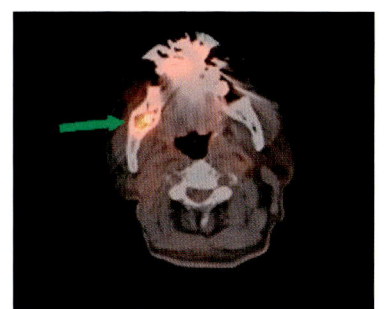
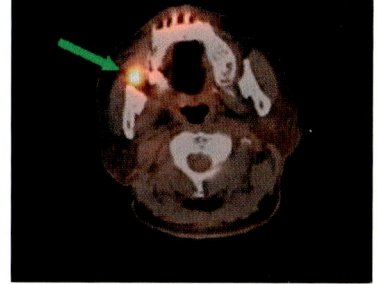

付図 27 ^{18}F-FDG による下顎癌の PET/CT 横断像
（☞本文 p.383）

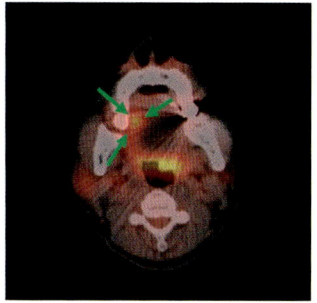

付図 28 右側舌癌の患者の PET-CT 画像
（☞本文 p.384）

1章
口腔の構造と機能
Structure and function of oral cavity

　口腔は消化管の入口で，口唇，頬，口蓋，口底，口峡に囲まれ，上下の歯槽と歯列によって外腔と内腔に分かれる．外腔を口腔前庭，内腔を固有口腔という．

　口蓋は口腔の上面を構成する組織で，上顎骨と口蓋骨によって構成される前方の部分を硬口蓋といい，後方の可動性の部分を軟口蓋という．

　口唇は口蓋とともに哺乳動物において初めて出現するもので，哺乳に適した組織である．赤色唇と白色唇がある．

　口底（口腔底）には中央部に可動性の舌が存在し，この舌の運動によって，口腔の容積や形状が変化し，食物の摂取，移動が行われる．また舌の運動は言語の形成に重要な役割を果たしている．

　歯槽突起に植立する歯は，食物の切断，すりつぶしなど，いわゆる咀嚼に役立っている．唾液は食物に湿潤性を与え，食塊の嚥下を容易にさせる．また食物中の化学物質を溶解して味覚を生じさせる．

　咀嚼は一種の反射運動で，歯と歯根膜と口腔粘膜の感覚刺激によって誘発される．口腔粘膜への刺激で開口運動が起こり，これがある程度に達すると閉口運動が起こる．これが律動的に反復されるのが咀嚼である．

1 口腔の構造

1. 口　唇 lip（図1-1）

　口裂を囲む可動性の組織で，外面は皮膚，内面は粘膜で覆われ，内部に筋肉がある．口唇には上唇と下唇があり，上下の口唇は外側で互いに移行し，この移行部を唇交連あるいは口角という．

　口唇の皮膚部（白唇）が粘膜に移行した口裂縁は表皮の角化度が低く，血管が透けて赤色に見えるので，赤唇という．

　上唇外面の正中には人中という縦の溝がある．上唇の側方には鼻翼から口角の外側に向かって走る浅い鼻唇溝がある．上唇の赤唇皮膚境界の形は弓形をしているのでキューピッド弓（Cupid bow）という．また上唇の中央で口裂縁の下端は限局性に膨隆しており，これを上唇結節という．

　下唇では下唇の下方に横に走るオトガイ唇溝がある．オトガイ唇溝は不明確のことが多い．口唇の皮膚には成人男子では剛毛がみられ，いわゆる髭毛である．

　口唇の内面は粘膜で，粘膜下組織には多数の口唇腺が存在する．口唇の筋肉には口裂を輪状に取りまく口輪筋と，口唇から放射状に走る筋肉がある．口輪筋は口唇の閉鎖，後者は口唇を開くような作用を営む．しかし詳細にみると口唇周囲の筋肉の走行は複雑で，顔面表情筋としての口角筋，笑筋，頰筋などがあり，これらの筋によって口唇の複雑な運動が行われる（☞p.6）．

　口唇の血管としては顔面動静脈の末梢である上唇動静脈，下唇動静脈がある．リンパ管は上唇からは顎下リンパ節，浅頸リンパ節に，下唇ではオトガイリンパ節に連絡

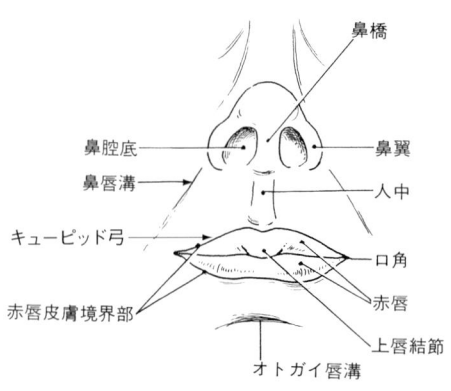

図1-1　口腔外景

する．

口唇の運動は顔面神経の各枝，知覚は眼窩下神経，頰神経，オトガイ神経によって支配されている．

2. 頰 cheek

口腔前庭の外側壁を構成する部で，上方は頰骨弓，後方は耳介，下方は下顎下縁の範囲をいう．外面の皮膚には剛毛を有し，ほぼ中央部に「笑くぼ」があり，笑うと陥凹する．これは笑筋線維が皮膚に付着しているためである．皮下脂肪は豊富で頰筋と咬筋の間にあるものを頰脂肪体といい，小児に特に多い．

頰粘膜には上顎第2大臼歯に相当する部に耳下腺（頰唾液）乳頭が存在する．この部に耳下腺管（Stenon管）が開口する．

頰部組織の厚い人では頰粘膜に歯による圧痕が前後に走る線状の粘膜隆起としてみられる．頰粘膜白線というが，病的意義はない．

3. 口 蓋 palate（図1-2, 1-10）

口蓋は口腔の上壁を形成し，口腔と鼻腔との隔壁をなす．口蓋は硬口蓋と軟口蓋に分かれる．

硬口蓋は口蓋の前半部で上顎骨の口蓋突起と口蓋骨の口蓋板よりなる骨によって支えられる．口腔側は厚い粘膜に覆われ，粘膜下組織は弾力線維を欠き，粘膜は骨膜とともに骨と緊密に結合し，粘膜特有の可動性がない．正中に口蓋縫線という軽度の隆

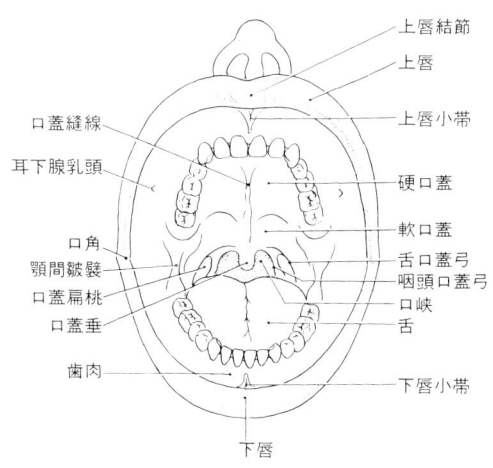

図1-2 口腔内景

起があり，この縫線の前方で切歯孔の部分は隆起して切歯乳頭となる．硬口蓋の前方部には，この口蓋縫線から横に走る数条の横口蓋皺襞がある．正中口蓋縫合の中央部には時として前後方向の円形の堅い隆起がみられることがある．この口蓋隆起は外骨症とも呼ばれる限局性の骨増生のために生じる（☞ Side Memo）．

軟口蓋は硬口蓋の後方で，口蓋の後方約1/3を占め，後方は自由縁で終わる．後方には口蓋垂（uvula）がある．口蓋垂の両側には前後2枚の粘膜皺襞，すなわち舌口蓋弓とそのうしろの咽頭口蓋弓とがある．両口蓋弓の間には側方に扁桃洞があり，ここに口蓋扁桃がある．口蓋垂，舌口蓋弓，舌根に囲まれた部を口峡という．

軟口蓋は嚥下，発音などの際に，舌，顎の運動に協調して動いて機能を果たしている．このため軟口蓋には多数の筋肉が存在する．すなわち口蓋帆張筋，口蓋帆挙筋，口蓋垂筋，口蓋舌筋，口蓋咽頭筋などがある．

4. 口底 floor of mouth，舌 tongue（図1-3）

下顎骨内側部の中央に筋肉性の器官である舌がある．口底は歯肉からの続きの粘膜に覆われ，この粘膜は舌粘膜に移行する．舌は口底から大きく突出しており，前方，側方で口底との間に両粘膜に囲まれた空隙を形成しており，それを舌下部という．

舌下部の正中部には舌と口底との間に走る薄い粘膜皺襞があり，舌小帯という．舌小帯の側方には前後方向に走る舌下皺襞があり，この部に数個の舌下腺の開口部がみられる．舌小帯の口底付着部を挟んで一対の小さな粘膜隆起があり，これを舌下小丘または舌下唾液乳頭と称し，顎下腺管（Wharton管）が開口する．

舌は部位によって舌尖，舌体，舌根に分けられ，また表面を舌背という．舌体と舌根はV字形の舌分界溝によって明瞭に区別されるが，舌尖と舌体には境界はない．舌分界溝の中央は陥凹して舌盲孔を形成しているが，これは甲状舌管の残遺物である舌管の開口部である．

舌の表面にある舌乳頭には次の4種類がある．

1）糸状乳頭：舌背に広く密集して存在する小さい先端の角化した乳頭で，白

Side Memo

口蓋隆起 torus palatinus

口蓋隆起の発生原因は不明であるが，日本人，アイヌ人などは発現率が高く70～77％といわれ，白人は20％前後である．口蓋隆起の形は低い丘状のものから，境界の明瞭な結節状のものまである．悪性腫瘍ではないかと心配して受診することがあるが，隆起の増大は非常に緩慢で，停止することもあるので直ちに摘出すべきものでもない．しかし総義歯の装着などの際，障害となることがある．同様の骨隆起は下顎骨の小臼歯部舌側面にも生じやすい（下顎隆起 torus mandibularis，付図4）．義歯の装着の邪魔になる．

色を呈している．糸状乳頭は食肉類では棘状となり，骨から肉をこそげとるのに適する．

2）茸状乳頭：舌背の糸状乳頭の間に散在している円形，点状，先端が膨大して茸状を呈する粘膜で，角化せず紅色を呈する．

3）葉状乳頭：舌の外側縁の後方部に柵状に並んで存在する粘膜皺襞で，舌根に近い部では組織内にリンパ濾胞が発達しており，肉眼的には鮮紅色にみられる．ワルダイエル扁桃輪の一部を構成している．

4）有郭乳頭：舌分界溝の前方で，これに沿って両側に数個ずつ並んでいる直径 1〜3 mm の円形乳頭である．乳頭は深い溝で囲まれ二重輪のようにみえる．

味蕾（図1-4）は味覚の終末装置で有郭乳頭，葉状乳頭，茸状乳頭に存在する．味蕾の大きさは長さ 70〜80μm，中央部の径 40μm の紡錘形の器官で，味細胞と支持細胞からなり，口腔粘膜側に味孔という小孔が開いている．

味覚には甘味，酸味，塩味，苦味の4基本味がある．味覚の閾値は舌の部位によっ

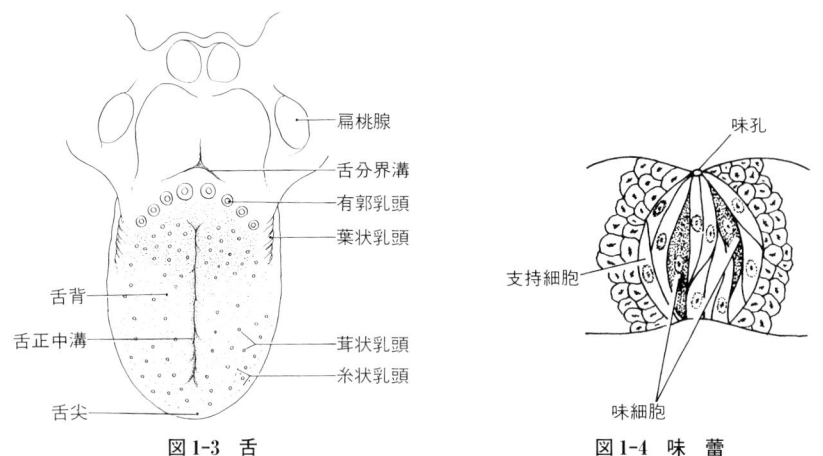

図1-3 舌　　　　　　　　図1-4 味 蕾

Side Memo

味覚の伝達

　味覚の伝達は舌の前 2/3 から舌神経，鼓索神経，膝神経，中間神経，顔面神経の順に，舌の後 1/3 からは舌神経，舌下神経節，舌咽神経の順に行われ，さらに中枢へと伝達される．味覚神経線維には，線維によって伝達する刺激が異なるものがある．すなわち，water fiber, salt fiber, acid fiber, quinine fiber, acid quinine fiber, sweet fiber などがあり，それぞれの味覚刺激によって反応する．その他イノシン酸ソーダ，クエン酸ソーダやグルタミン酸ソーダなどのアミノ酸に対する味覚線維も存在する．

て異なり，甘味は舌先，酸味は舌縁，苦味は舌根部で閾値が低く，敏感である．塩味の閾値は舌のどの部位でもほぼ同じである．味覚の閾値には個人差があり，精神，心理的に左右されることが多い．

2 口腔の運動に関係する筋肉

1. 口唇の運動筋（図1-5）

上口唇を挙上する筋肉　　　：上唇鼻翼挙筋（眼角筋），大頰骨筋，小頰骨筋，上唇挙筋
下口唇を下方に牽引する筋肉：下唇下制筋，オトガイ筋
口角運動筋　　　　　　　　：口角下制筋，口角挙筋，頰筋，笑筋（一部は頰部皮下に付着し"笑くぼ"を作る）
口唇を閉鎖する筋肉　　　　：口輪筋

　これらの筋肉は頰骨，顎骨，歯槽骨などを起始とし，顔面神経に支配されるもので，口唇の運動だけでなく，顔面皮膚を動かし，いわゆる表情筋でもある．

2. 顎の運動筋（図1-6）

　顎運動は下顎骨に付着する筋肉と舌骨，頭蓋，甲状軟骨，胸骨などに付着する筋肉の作用により生じる．咀嚼運動に主要な役割を果たしている筋肉を咀嚼筋と称し，次

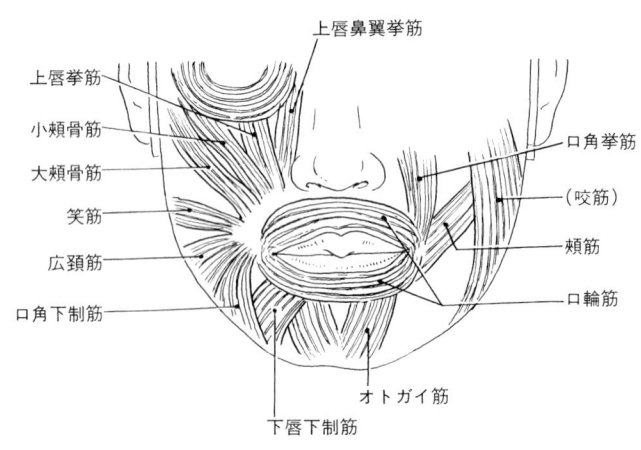

図1-5　口腔周囲の表情筋

の4種類がある．すなわち咬筋（頰骨弓―下顎角外面），側頭筋（頭蓋側頭骨―下顎骨筋突起），外側翼突筋（蝶形骨翼状突起―下顎骨関節突起頸部），内側翼突筋（蝶形骨翼状突起―下顎骨内面）である．

顎運動に関係する筋肉は開口筋群と閉口筋群に大別される．

A．**開口筋**

　1）外側翼突筋：蝶形骨側頭下稜，翼状突起外側板を起始とし，下顎骨関節突起，関節円板に終わり，関節突起を前方に引き寄せるように働き，下顎骨を前下方に移動させる（☞p.305，図14-6）．

　2）舌骨上筋群：顎二腹筋，顎舌骨筋，オトガイ舌骨筋などの筋肉の総称で，舌骨と下顎骨との間にあり，舌骨を挙上し，嚥下運動に関与するとともに，舌骨が固定した状態では下顎を下方に引っ張るため開口が起こる．広頸筋も下顎，口唇，口角を引き下げるのに役立つ．舌骨の固定は舌骨下筋群（肩甲舌骨筋，胸骨舌骨筋，胸骨甲状筋，甲状舌骨筋）によって行われる．

B．**閉口筋**

側頭筋，咬筋，内側翼突筋の作用によって閉口が生じる．

その他，顎の前後運動では，前方への移動には外側翼突筋，後方へは側頭筋の後部が関与する．左右運動は外側翼突筋，内側翼突筋が片側ずつ作用して生じる．

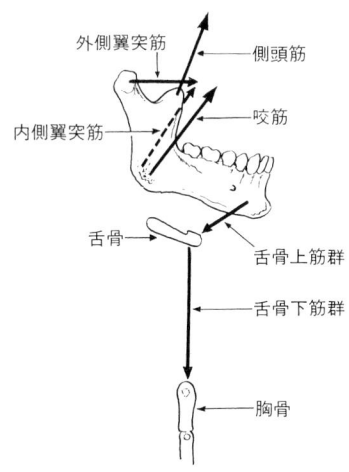

図1-6　顎運動筋群の作用方向

3　顎・口腔の骨格（図1-7）

　口腔を構成する骨には上顎骨，口蓋骨，下顎骨，舌骨がある．下顎骨の関節突起（下顎頭）と側頭骨の下顎窩の間に形成される顎関節によって，下顎骨は可動性となる．

1. 上顎骨 maxilla（図1-8〜1-10）

　顔面の中央にあり，左右対称性に1対となり，正中部で縫合し，口腔，鼻腔，眼窩の形成に関与する．中央部を体と称し，眼窩の下方に眼窩下神経，眼窩下動静脈の出入り口となる眼窩下孔がある．内部には上顎洞があり，内側面は鼻腔側壁となる．この側壁の一部に自然孔があり，鼻腔と交通する．前頭突起，頬骨突起によって前頭骨，

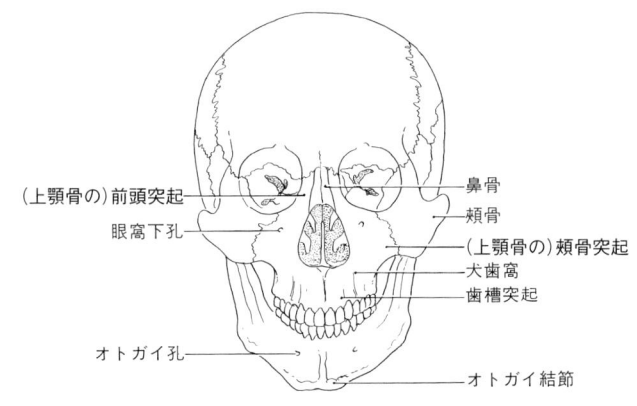

図1-7　顎・口腔の骨格

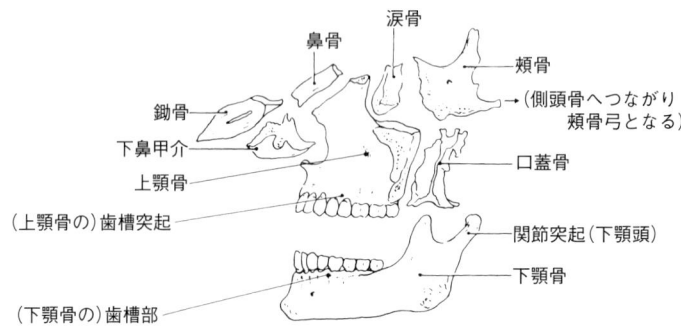

図1-8　中顔面，下顔面を構成する骨

3 顎・口腔の骨格 9

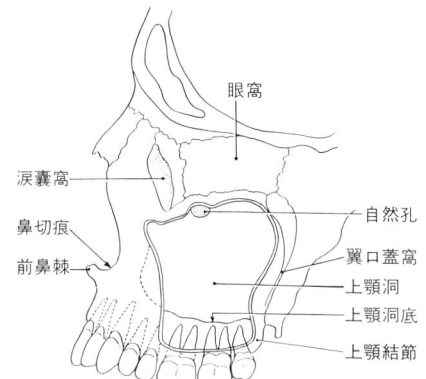

図1-9 上顎洞

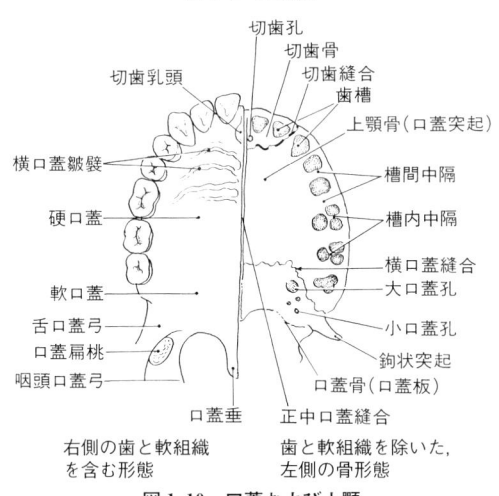

図1-10 口蓋および上顎

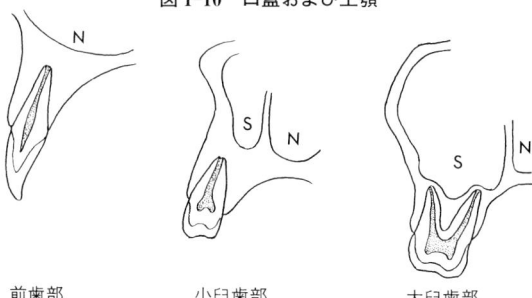

図1-11 鼻腔（N）および上顎洞（S）と歯根との位置的関係

頬骨と縫合する．上顎骨の前内側縁は鼻切痕となり，両側の鼻切痕で梨状口を形成する．上顎骨の後外側面を上顎結節と称し，数個の歯槽孔があり，上顎神経の枝（後上歯槽枝），後上歯槽動脈が入る．正中口蓋縫合の前端には切歯孔がある．歯槽突起には歯根を入れる歯槽がある．

　上顎の歯は歯槽に植立し，上顎骨体の内部には上顎洞があるため，歯根の先端と上顎洞底との位置的関係が臨床的に問題となることがある．歯根の先端と上顎洞底との関係は図1-11のように，前歯部では歯根尖と鼻腔底の間には比較的厚い骨質があるが，小臼歯部では歯根尖と鼻腔底・上顎洞底との距離が縮まり，大臼歯部では歯根尖が上顎洞底に突出することもある．このように歯根尖が上顎洞底に接近している場合は歯根の病変が洞粘膜に波及することがある（☞p.193）．

2. 下顎骨 mandible（図1-7, 1-12）

　顔面下部の輪郭を形成する馬蹄形の骨で，下顎体と下顎枝に分けられる．下顎体は発生学的には左右が癒合して1個の骨になったものである．内部に左右の下顎管が通る．下顎骨体部の上部は歯槽部となり，上顎骨と同様に歯槽が存在し，歯を植立している．下顎体の最前部の突出した部にオトガイ結節があり，オトガイを形成する．小臼歯部の頬側面にオトガイ孔があり，下歯槽神経，動脈の末端であるオトガイ神経，オトガイ動脈が出る．

　下顎枝は下顎体の後方で外上方に延び，内外の方向には薄く，前後径の長い板状を呈し，上端には2つの突起がある．前方の突起を筋突起（coronoid process），後方の突起を関節突起（condylar process, condyle）と称する．筋突起には側頭筋が付着する．関節突起の頂部は下顎頭となって側頭骨関節窩（下顎窩）との間に顎関節を形成する．

　下顎頭の関節面は内外方向に長径をもつ楕円形を呈し，膨大しているが，その下方の下顎頸は細くなっているので介達性骨折を起こしやすい部位である．

　下顎体の後縁で下顎枝に移行する部は一定の角度をもって曲がっており，この部を下顎角という．下顎角の外側面は咬筋粗面となり咬筋が付着する．下顎枝の内側面のほぼ中央には下顎孔があり，この孔を通して下顎神経の枝である下歯槽神経および下歯槽動脈が下顎管に入っている．下顎管は下顎骨内を前方に走り，オトガイ孔に達している．下顎骨には種々の咀嚼筋が付着しており，筋付着部は骨表面が粗造となった

Side Memo

顎・口腔の伝達麻酔の部位

　神経，血管の通路となる眼窩下孔，大口蓋孔，切歯孔，上顎結節，下顎孔は伝達麻酔を行う時の注射部位となる．

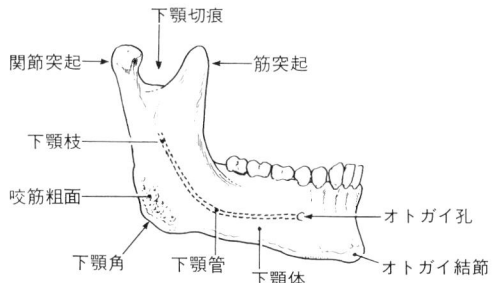

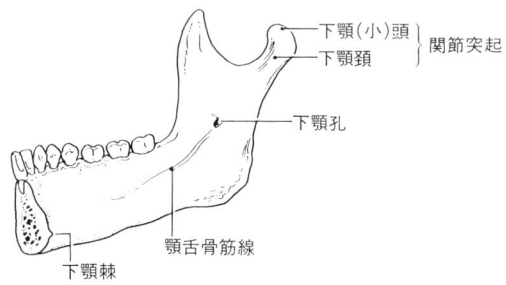

図 1-12　**下顎骨**（上：頰側面，下：舌側面）

り突出している．

3. 口蓋骨 palatine bone（図 1-8，1-10）

左右 1 対あり L 字形を呈し，硬口蓋後部および鼻腔側壁後部をつくる．垂直板と水平板があり，前者を上顎板，後者を口蓋板という．

上顎板は鼻腔側壁の後部を構成，上顎骨，蝶形骨との間に翼口蓋管があり，翼口蓋管の口蓋側開口部が大口蓋孔となる．

4　顎・口腔の脈管

1. 動脈，静脈（図 1-13）

顎口腔領域は外頸動脈の分枝である舌動脈，顔面動脈，顎動脈，後耳介動脈，浅側頭動脈の分布を受ける．

舌動脈は舌骨上枝，舌下動脈，舌背枝に枝分かれし舌に分布する．
　顔面動脈は顎二腹筋，茎突舌骨筋の内側から顎下腺の内側後面を経て咬筋付着部の前で下顎下縁をまわり顔面に出て，前上方に走る．この経過中に上口蓋動脈，オトガイ下動脈，上・下唇動脈などの枝を出し，最後に眼角動脈となり，眼窩に入る．
　後耳介動脈は，顎二腹筋の後腹基底，茎突舌筋，耳下腺などに分布する．
　浅側頭動脈は下顎頚の後方で顎動脈と枝分かれし，外耳の前を上行して耳下腺を貫通して頭部に広く分布する．耳下腺枝，顎関節枝，顔面横動脈に枝分かれする．
　顎動脈は下顎頚の高さで側頭筋と外側翼突筋の間を水平に走り，翼口蓋窩に入る．側頭下窩，上顎，鼻腔，口蓋，下顎に広く分布し，咬筋動脈，深側頭動脈，頬動脈，後上歯槽動脈，眼窩下動脈，下歯槽動脈，下行口蓋動脈などに枝分かれする．
　静脈は同名動脈とともに走るが，静脈叢が介在する．個人差が多い．咽頭静脈，舌静脈，顔面静脈，下顎後静脈は合して内頸静脈にいたる．

2. リンパ管（図1-14）

　顎・口腔領域のリンパの流れは概ね次のようである．上唇のリンパは顎下リンパ節に注ぎ，下唇では粘膜下リンパは顎下リンパ節に，皮下リンパはオトガイ下リンパ節に注ぐ．
　下顎前歯部の歯肉および歯のリンパはオトガイ下リンパ節に，その他の下顎および上顎の歯肉，歯のリンパは顎下リンパ節に注ぐ．舌はリンパ管に富んでおり，舌の前半部のリンパはオトガイ下リンパ節に，舌の外側部のリンパは舌根部にある舌リンパ節に注ぎ，さらに顎下リンパ節に注ぐ．

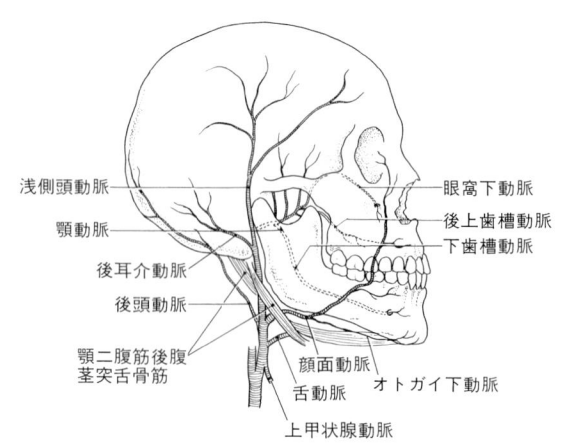

図1-13　顎・口腔の脈管

5 顎・口腔の神経　*13*

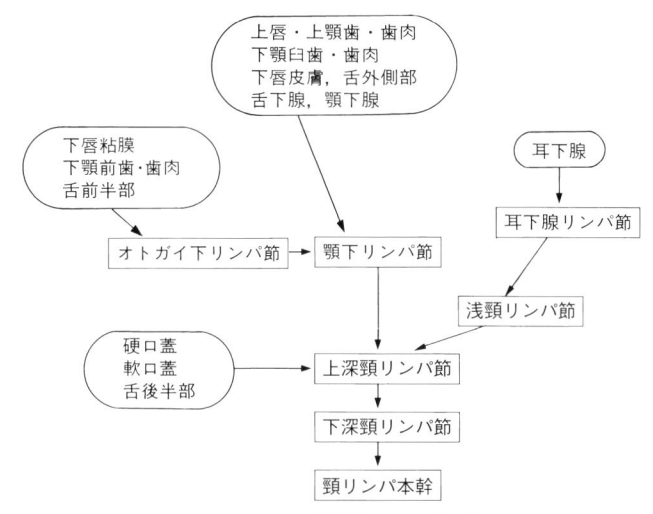

```
                    ┌─────────────────┐
                    │ 上唇・上顎歯・歯肉 │
                    │ 下顎臼歯・歯肉    │
                    │ 下唇皮膚，舌外側部 │
                    │ 舌下腺，顎下腺    │
                    └────────┬────────┘
  ┌──────────┐              │              ┌──────┐
  │ 下唇粘膜   │              │              │ 耳下腺 │
  │ 下顎前歯・歯肉│             │              └───┬──┘
  │ 舌前半部   │              │                  │
  └─────┬────┘              │              ┌───▼──────┐
        │                    │              │耳下腺リンパ節│
        ▼                    ▼              └───┬──────┘
  ┌──────────────┐   ┌────────────┐           │
  │オトガイ下リンパ節│→ │ 顎下リンパ節 │          ┌▼─────────┐
  └──────────────┘   └──────┬─────┘          │浅頸リンパ節│
                             │                 └────┬─────┘
  ┌──────────┐              │                      │
  │ 硬口蓋    │              ▼                      │
  │ 軟口蓋    │──────→ ┌──────────────┐◄───────────┘
  │ 舌後半部   │         │ 上深頸リンパ節 │
  └──────────┘         └──────┬───────┘
                               ▼
                        ┌──────────────┐
                        │ 下深頸リンパ節 │
                        └──────┬───────┘
                               ▼
                        ┌────────────┐
                        │ 頸リンパ本幹 │
                        └────────────┘
```

図 1-14　顎・口腔領域のリンパの流れ

　耳下腺のリンパは耳下腺リンパ節に，顎下腺，舌下腺のリンパは顎下リンパ節に注ぐ．硬口蓋，軟口蓋，舌後半部のリンパは深頸リンパ節に注ぐ．

5　顎・口腔の神経

　口腔領域に分布する神経は三叉，顔面，舌咽，迷走，舌下の脳神経と，交感，副交感神経の自律神経である．口腔の知覚は三叉神経，舌咽神経によって支配され，運動には顔面神経，舌下神経と三叉神経の一部，舌咽神経と迷走神経の一部が関与している（☞p.330，表15-1）．

1．三叉神経（図1-15）

　三叉神経は知覚と運動を司る混合神経である．知覚神経は頭部，顔面に広く分布しており，運動神経は咀嚼筋，顎舌骨筋，顎二腹筋前腹，口蓋帆張筋，鼓膜張筋を支配する．三叉神経は橋の上部から出て，太い知覚根は半月神経節を形成し，眼神経（第1枝），上顎神経（第2枝），下顎神経（第3枝）に分かれる．小さい運動根は半月状神経節の内側下面を前方に進み下顎神経に合流する．
　上顎神経は知覚神経として正円孔を通って翼口蓋窩に出て，頬骨神経，翼口蓋神経

14 1章 口腔の構造と機能

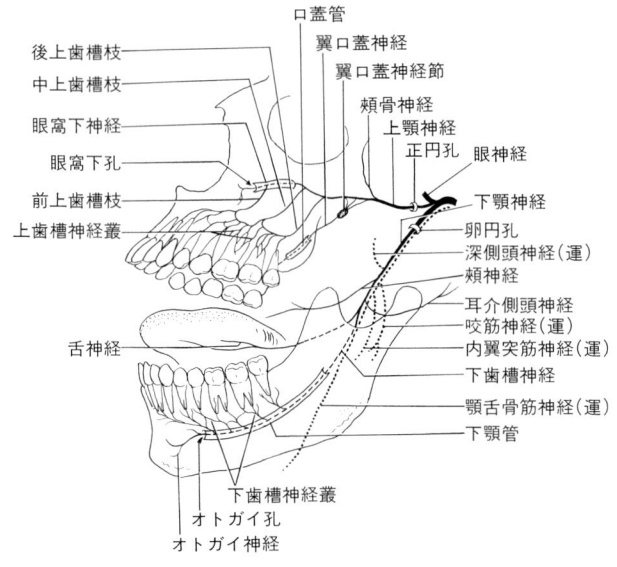

図1-15 三叉神経の分布

を出し，前方にのびて眼窩下神経となる．翼口蓋神経は口蓋管を通って口蓋神経となり，口蓋に分布する．眼窩下神経は眼窩下裂から眼窩下孔を通り，上顎骨前面に出て，顔面，歯肉，口腔粘膜に分布するが，途中で後上歯槽枝，中上歯槽枝，前上歯槽枝などの枝を出し，これらは吻合して上歯槽神経叢を形成し，上顎の歯，歯肉に分布する．

下顎神経は知覚線維と運動線維よりなる混合神経で，卵円孔を出た後，深側頭神経（運），頬神経（知），耳介側頭神経（知），咬筋神経（運），内翼突筋神経（運），舌神経（知）の枝を出し，下歯槽神経（知）となる．下歯槽神経は顎舌骨筋神経（運）の枝を出した後，下顎孔から下顎管（canalis mandibularis）に入り，前方にのび，オトガイ神経となり，下口唇，歯肉に分布する．下顎管内で多数の歯槽枝を出し下歯槽神経叢を形成し，下顎の歯，歯肉に分布する．

舌神経は口底の粘膜および舌の前2/3に分布し，知覚を司る．舌神経には味覚を伝達する鼓索神経が合流しており，舌の前2/3からの味覚が伝達される．

2. 顔面神経（図1-16）

顔面神経は運動性の顔面神経と自律神経を含む中間神経を合わせた混合神経である．運動性の顔面神経は橋を出て，内耳神経とともに内耳に入り，顔面神経管を経て茎乳突孔より頭蓋を出る．その後耳下腺の中に入って耳下腺神経叢を作り，これから側頭

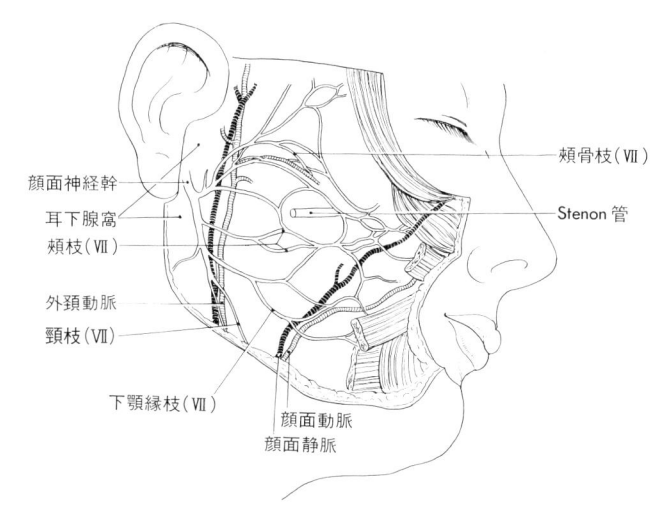

図1-16 耳下腺部の顔面神経分布

枝，頬骨枝，頬枝，下顎縁枝，頸枝などに分かれ顔面に広く分布する．
　耳下腺神経叢は耳下腺の浅葉と深葉の間に網目状に存在するため，耳下腺手術に当たって神経損傷を生じる危険があるので要注意である．
　中間神経は顔面神経管の中に存在する膝神経節から出る味覚神経線維と，舌下腺，顎下腺にいたる副交感性の分泌線維によって形成され，鼓索神経として舌神経に合し，舌の前2/3の味覚に関与する．また舌下腺，顎下腺の唾液分泌線維を顎下神経節に送る．

3. 舌咽神経，迷走神経

　舌咽神経は知覚，運動，味覚，唾液分泌線維を含む混合性である．頸静脈孔を出て内頸動・静脈間を下り，鼓室神経（副交感），舌枝を口腔領域に出す．鼓室神経は耳下腺分泌に関係し，舌枝は舌の後1/3の味覚と知覚を司る．その他，迷走神経とともに咽頭，口蓋，扁桃への知覚枝，咽頭の諸筋への運動枝を出す．

4. 舌下神経

　舌筋に分布する運動神経で，延髄前外側溝から出て，舌下神経管を通り頭蓋腔を出て，茎突舌骨筋および顎二腹筋後腹の内側を前方に進み，多数の舌筋枝を出す．

6 咀嚼

　咀嚼 mastication とは食事を噛みくだき，唾液と混和させ適当な大きさの食塊を作り，嚥下しやすくすることである．咀嚼は食物摂取に関連する反射運動で，開口，閉口が頰と舌の運動に調和しつつ律動的に行われる．
　食物は上顎の歯と下顎の歯の間に入れられて切断，粉砕されるが，これは上顎の歯に対する下顎の運動によって行われる．下顎の運動は咀嚼筋（p.6）によっていとなまれ，上下，前後，左右方向に行われる．
　噛む力の調節は歯を介して伝達される歯根膜への感覚によって調節される．つまり軟らかい食物では歯根膜への感覚が弱く，噛む力は弱い．硬い食物ではこの逆になるように随意的にあるいは反射的に調節されている．
　咀嚼時には唾液の分泌が亢進する．唾液は食物を溶かし消化を助ける作用以外に，食塊形成に役立ち嚥下を円滑にする．
　咀嚼は嚥下運動の前段階であり，咀嚼から嚥下に移行するのは，口腔，咽頭の食物粉砕度識別感覚による．すなわち咀嚼能率の変動によって咀嚼運動も変動する．多数歯欠損者，義歯装着者など咀嚼能率が低下すると咀嚼様式が変化することもある．
　咀嚼時における舌の役割は重要で，舌は食物を歯と歯の間に輸送し，嚥下時には咽頭へ食物を送り込む．歯と歯の間への食物の保持には舌以外に口唇と頰部の動きも重要な役割を果たす．

Side Memo

咀嚼の目的と意義
　口唇・頰・舌・唾液の補助を受け，咀嚼筋→顎骨（下顎運動）歯周組織の支持→歯（歯列）の働きで，食物を噛み砕き（咀嚼），これを食塊として嚥下，消化を助ける．
　1）消化，吸収を助ける：機械的作用（食物の表面積を増大させる），酵素作用（唾液アミラーゼ，マルターゼ），味覚刺激（唾液の分泌促進）
　2）顎，顔面の発育に関与：十分で正しい咀嚼は顎，顔面の正常な発育を助ける．また，萌出した上下顎の歯を咬合させ，歯を正しい対合関係へ導く．
　3）口腔衛生の保持：咀嚼は自浄作用を助ける（咀嚼不十分で歯が不潔，歯周組織の萎縮）
　4）精神的，心理的効果：十分な咀嚼は精神状態を安静にする．
　5）異物認知：異物を認知し間接的に消化器の保護（口腔の前部がより敏感）．

7　嚥下運動（図1-17）

　嚥下運動の際にみられる食物の通路の過程はMagendie（1880）以来次の時期に分けられ，第1期（口腔—咽頭），第2期（咽頭—食道），第3期（食道—噴門）がある．嚥下の過程については造影剤を飲み込む時のX線像を観察することによりかなり詳しくわかっている．

　第1期では顎舌骨筋の収縮により舌と口底が挙上され，食塊が後方に押しやられる．次いでオトガイ舌筋，舌骨舌筋の作用で舌根は後下方に下がり，食塊は咽頭に達する．

　第2期は食塊が咽頭後壁，口蓋帆，舌根を刺激し，反射的に食塊の食道への移動が起こる．第2期はいわゆる嚥下運動で，次のような運動が順次生じてくる．①咽頭腔と口腔との遮断．これは舌の後退，舌根の挙上，舌口蓋弓の収縮によって生じる．②咽頭腔と鼻腔との遮断．これは軟口蓋，口蓋垂の挙上，咽頭耳管皺襞の突出によって生じる．③咽頭腔と喉頭腔の遮断．これは舌骨の挙上，喉頭の前上方への挙上，喉頭蓋の後方への移動などによる．また喉頭の閉鎖，さらに声門の閉鎖，一時的呼気の停止が生じる．④咽頭腔から喉頭部への食塊の輸送．

　第3期は食道期で，流動物は嚥下圧で自然に落下，固形物は食道の蠕動で運ばれる．

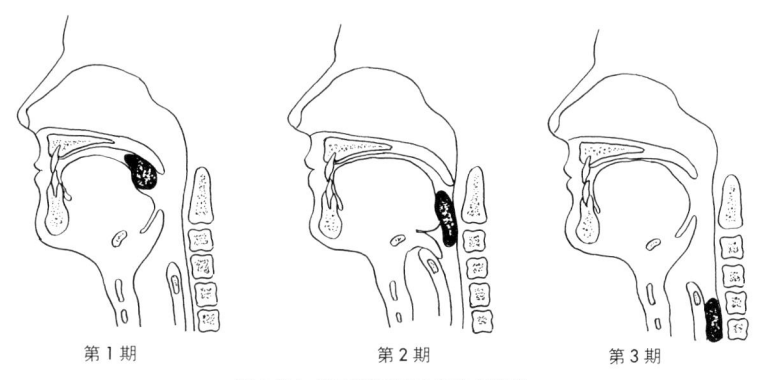

図1-17　嚥下運動時の食物の移動

8 構音機能

　声帯の振動によって生じた音波（喉頭音）は咽頭腔，口腔，鼻腔を通って外界に出るが，この際，口腔や舌の形や位置の変化によって発音が行われる．
　発音に当たって声帯，口蓋垂，舌，下唇，頬などのように動く部分（調音体）と，喉頭，咽頭，硬口蓋，歯，上唇などのように動かない部分（調音点）がある．発音は調音体が調音点に対して複雑に動いて成立するもので，これを構音または調音という．
　構音によって言語が形成されるが，言語音には母音と子音がある．母音は呼気連絡が妨げられずに出る持続音で，口腔，舌，口唇の位置，形などによって呼気道の共鳴が異なり，それぞれの母音を生じる．子音は発声順序から口唇音，歯音，歯茎音，口蓋音などに分類される．呼気が発音の最初の段階で舌，唇，歯，軟口蓋などによって変化して言語音が生じる．
　口腔，歯の疾患のため種々の言語障害が生じる．例えば歯音障害は開咬，歯の欠損，歯列不正の時に生じ，口唇音障害は唇裂，口唇の炎症，腫瘍，麻痺にみられる．
　口蓋裂では口腔と鼻腔が穿孔しているため呼気は鼻に抜け，構音障害が強度で開放性鼻声という不明瞭な言語となる．口蓋裂の閉鎖手術で最も大切なことは発音時の鼻咽腔の閉鎖機能が完全に回復されることである．すなわち軟口蓋，口蓋垂の動きが可及的正常になるような手術法と術後の充分な発音訓練によって発音機能が回復される．
　言語聴覚士（Speech-language-hearing Therapist）は，唇顎口蓋裂児をはじめとする先天的，後天的に，あるいは手術後などに音声機能，言語機能に障害のある場合，または聴覚に障害のある場合の訓練を行う専門職として1998年に改称し，国家資格が認定されている．

Side Memo

声の形成と異常
　構音とは調音体が調音点に対して行う運動によって成立するもので，構音障害は調音体，調音点の形態，機能異常によって生じる．言語障害という言葉は構音障害を含めてもっと広い意味をもち，次のようなものがある．
　1）耳で聞いた特徴から①構音障害，②話し声の異常，③リズムの異常（早口，どもり）．
　2）言葉の発達の遅れ．
　3）①口蓋裂，②失語症，③自閉症，④聴覚障害，⑤脳性麻痺，⑥声帯摘出などが言語障害の原因となる．

9 唾液腺 salivary gland（図 1-18 ～ 1-21）

　口腔腺ともいう．小口腔腺と大口腔腺がある．小口腔腺（小唾液腺）は口腔粘膜下に広く存在する栗粒大ないし米粒大の小腺で，各腺はそれぞれの短い導管をもち，存在する部位によって口唇腺，舌腺，舌尖腺，頬腺，口蓋腺，臼後腺と称する（図1-18）．口唇腺は口唇粘膜下に粒々と触診できる．大口腔腺（大唾液腺）には耳下腺，舌下腺，顎下腺がある（図 1-19）．大口腔腺は左右対称性に各一対存在する．

　耳下腺は漿液腺で外耳の前下方に存在し，扁平不正三角形で，後方は下顎枝の後縁を越える．耳下腺は浅葉と深葉に分かれ，その間を顔面神経が走行し，分枝している．これは耳下腺が発生時に口腔粘膜の陥入によって顔面神経を取り巻くように形成されるためである．腺の後部は下顎枝後縁を取り巻くように内部に入り込み側咽頭隙の中へ突き出て，舌咽神経，迷走神経，舌下神経に近接する（図 1-20）．下顎後静脈が腺体を貫通する．耳下腺の被膜は腺体と堅く密着しているため，炎症とか腫瘍により耳下腺が腫脹するような場合は被覆被膜全体に広汎性の腫脹がみられる．

　耳下腺唾液は腺体から前方へ走る耳下腺管（Stenon 管）を通り，上顎第 2 大臼歯に対向した頬粘膜の頬唾液乳頭（耳下腺乳頭）にある開口部から排出される．頬唾液乳頭は小児ではわかりにくいが，11 歳頃から急に大きくなり，乳房状に明瞭になる．高齢になると再び不明瞭になってくる．耳下腺管は結合組織性の厚い壁を有し，直径 2 ～ 3 mm，長さ 50 ～ 70 mm で，頬骨弓の約 1 横指下方を前方に走り，口を堅く噛

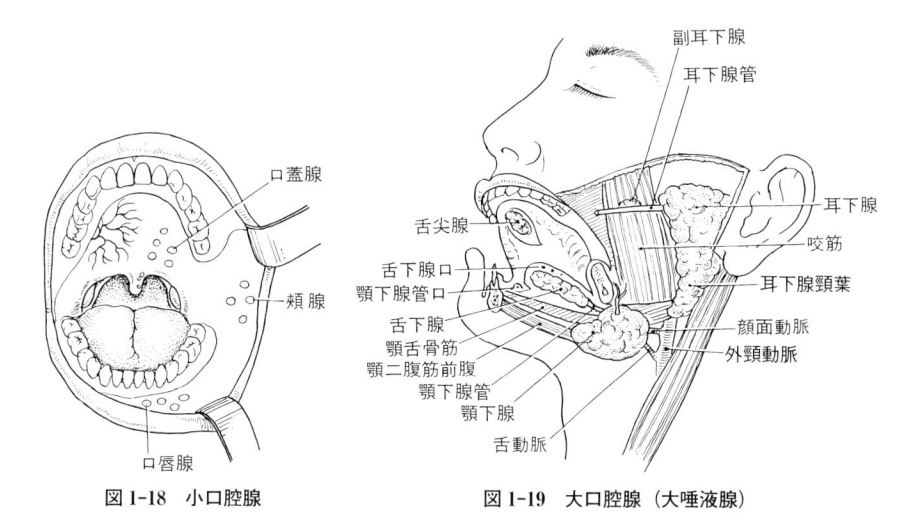

図 1-18　小口腔腺

図 1-19　大口腔腺（大唾液腺）

みしめた状態で咬筋上に索状に触れることができる．

舌下腺は下顎体の内面に接し，顎舌骨筋の上，口底粘膜の直下にある．導管は多数に分かれ舌下皺襞に開口する．顎下腺管に合流する導管もあり，稀に明瞭なものをBartholin管という．舌下腺唾液は粘液性である．

顎下腺は舌根部に近い口底深部の下顎骨内側の顎下腺窩に接し，顎下三角に存在する拇指頭大の腺で，漿液，粘液を分泌する混合腺である（図1-21）．口腔内外からの双手診で触診される．導管である顎下腺管（Wharton管）は顎舌骨筋の後縁をまわって上方に出て，前方に走り，舌下小丘（舌下唾液乳頭）に開口する．

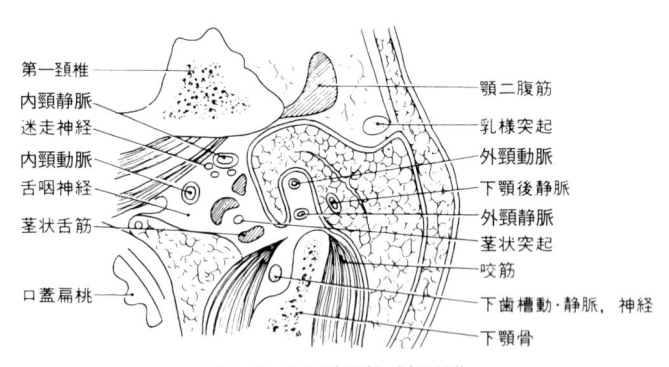

図1-20 耳下腺後部（水平断）

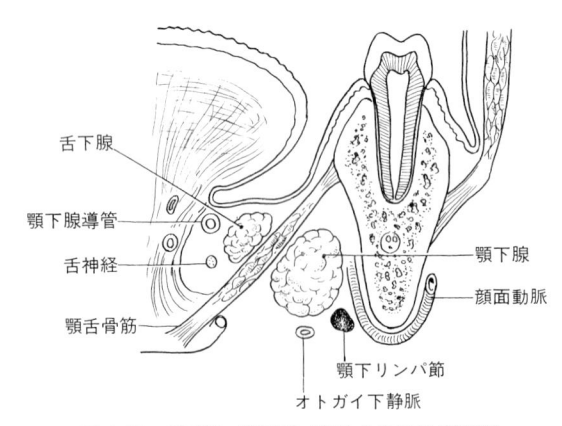

図1-21 舌下腺，顎下腺（第1大臼歯部前額断）
(D. K. Mason & D. M. Chisholm : Salivary Glands in Health and Disease. W. B. Saunders Co., 1975.)

1. 唾液腺の構造（図1-22）

　唾液腺は胞管状腺で，腺細胞組織と，結合組織および脂肪組織の存在する間質すなわち小葉間組織よりなる．腺の表面を覆う結合組織性被膜は腺細胞をいくつかの葉に分け，さらにこの葉はより小さい小葉に分けられている．したがって小葉は腺細胞の集団の最小単位である．

　唾液腺の分泌細胞が集まって形成される球形楕円形部分を終末部と称し，それに続く排出管の部は細くなって峡部（介在部）を形成するので，小葉はあたかもぶどうの房状を呈する．耳下腺，顎下腺，舌下腺の種類によって峡部の太さが異なる．峡部に続く太い線条部（条紋部）も舌下腺では明瞭でない．

　唾液腺の腺細胞には漿液性唾液を分泌するものと，漿液性唾液と，粘液性唾液を分泌するものとがある．耳下腺は漿液性唾液腺，舌下腺は粘液性唾液腺で，顎下腺は両方の腺細胞を有することから混合唾液腺ともいわれ，分泌される唾液の性状に差がみられる．

2. 唾液の分泌

　唾液の分泌は反射的に行われるが，化学的・機械的刺激以外に，おいしく食物を連想するとか，すっぱい味を連想するだけで反射的に分泌される反射唾液と，特別な分泌刺激のない場合にも絶えず分泌されてくる少量の固有唾液がある．固有唾液の分泌量は少量で，健康な大人では1分間約0.1〜0.9 mLといわれるが，個人差が大きく，年齢によっても異なり，乳幼児では多量で，老人では減少する．また季節的にも変動があり，冬に多く，夏は少ない．

　反射唾液には食物などによる機械的，化学的（味覚）刺激によって分泌される無条

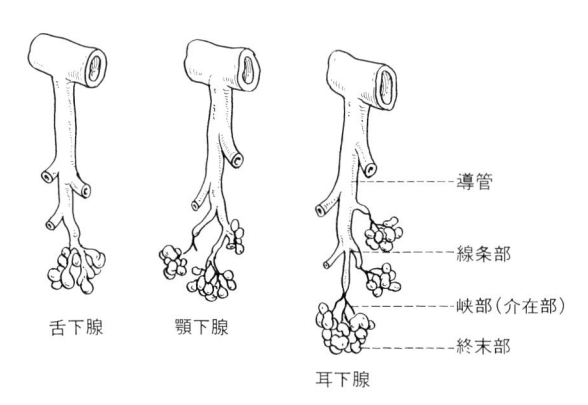

図1-22　唾液腺の構造

件反射唾液と，味覚以外の感覚刺激による条件反射唾液がある．**無条件反射唾液**の分泌は口腔内に加わった刺激が舌咽神経，三叉神経などを求心性に伝導し，孤束核に達し，延髄唾液分泌中枢にいたり，分泌刺激となって舌咽神経の鼓索神経枝を通って唾液腺に達し，唾液分泌を生じる．このほか身体の他部神経の刺激の場合にも反射的に唾液分泌が生じることがあり，例えば食道唾液反射として，嘔気を催す時に多量の唾液分泌を伴うことがある．**条件反射唾液**とは，唾液分泌刺激と同時に全く別個の刺激（無関刺激）を繰り返し与えると，ついには無関刺激のみでも分泌される唾液であって，これに関する Pavlov の実験は有名である．

唾液の分泌は自律神経系によって支配され，副交感神経線維は直接細胞に分布し，交感神経線維は血管に分布して，細胞の分泌機能に影響していると考えられている．アドレナリンのごとく交感神経刺激剤は粘液性唾液の分泌を促進し，アセチルコリン，ピロカルビン，ヒスタミンなど副交感神経刺激剤は漿液性唾液の分泌を促進する．

反射唾液の分泌量は最大刺激に対して 4 mL/ 分といわれる．健康人 1 日の唾液分泌量は固有唾液，反射唾液を含めて 1,000 〜 1,500 mL と書かれているが，正確な量は不明である．総唾液量の 60 〜 70 % は顎下腺から分泌される．

3．唾液の成分，性状

唾液の成分は 99.5 % が水分であり，比重は 1.002 〜 1.012，無機塩類として Na，K，Cl，重炭酸ソーダ，燐酸ソーダ，炭酸カルシウム，燐酸カルシウム，ロダンカリを含み，有機物としては，プチアリン，マルターゼ，アルブミン，グロブリン，尿素，尿酸，クレアチン酸，アミノ酸，ムチンを含み，さらに炭酸ガス，酸素，窒素がごく微量に含まれている．これらの成分は唾液の分泌量の増減によって変動し，またロダンカリのごとく喫煙者に多いものもある．唾液に粘性を与えるムチン（粘液素）は主として顎下腺，舌下腺から分泌される．

その他，唾液中には凝集元 A，B，O が含まれているため，血液型判定を行うことができるので，法医学上利用価値が高い．しかし凝集元を含む唾液を分泌する分泌型は約 80 % で，非分泌型のものでは血液型の判定はできない．

4．唾液の機能

A．消化作用

唾液に含まれる消化酵素アミラーゼは Cl イオンにより賦活され，煮た澱粉を麦芽糖とイソマルトーゼに分解する．このアミラーゼの作用は中性前後で行われるから食物が胃内に入っても pH が 5.0 〜 8.0 のあいだでは酵素作用が続くが，胃内塩酸の浸透により食物が強酸性になると，アミラーゼの作用は停止する．

B. 滑液作用

乾燥した食物を摂取した場合，大量の漿液性唾液が分泌されるが，これは食物に水分を混じて嚥下されやすい状態にする．老人などが食事に際し，吸い物とか茶を多量に必要とするのは唾液分泌機能の低下のためである．

また唾液は談話に際し，口唇，舌，口腔粘膜の湿潤性を保ち，これら組織の運動を円滑に行わせる．

C. その他の作用

固形食物を溶解ないし希釈して，味覚を生じさせ，また化学的刺激の強い酸とか塩基に対して，多量の唾液を分泌することによって希釈を行う．

唾液中の重炭酸塩，燐酸塩，蛋白質は口腔内の pH の変化を最少限に保つような緩衝作用をもっている．そのほか唾液には血液凝固作用，血圧低下作用，抗菌作用があるといわれている．

D. 唾液腺内分泌

唾液腺はパロチンというホルモンを内分泌するともいわれている．耳下腺，顎下腺から分泌され，線条部上皮から再吸収され血中に入り，石灰代謝，蛋白質代謝，糖代謝などに関与していると考えられている．

唾液腺の内分泌障害は唾液分泌減少症，胎児性軟骨異栄養症，変形関節症，筋無力症，胃下垂症，特発性低血圧症，進行性指掌角皮症，歯周病などの発生と関係があるといわれている．

Side Memo

唾液アミラーゼ

唾液アミラーゼはプチアリンとも呼ばれ，α および β アミラーゼがある．α アミラーゼは澱粉をおおまかに切ってデキストリンに分解し，β アミラーゼは澱粉分子の末端から分解してマルトースを作る．

唾液とう蝕

唾液の分泌量および性状はう蝕発生と関係があり，分泌量減少（例えば Sjögren 症候群）では，口腔の自浄作用が低下して，う蝕が多発する．

Side Memo

味　覚
　味覚は嗅覚とともに化学物質を受容する化学感覚であり，食品中の化学刺激が味細胞を刺激して生ずる感覚（味）である．味には塩，酸，甘，苦，辛の5味と旨味，渋味の7味があるとされているが，生理学的には，塩，酸，甘，苦の4基味に分類されている．辛味や渋味は痛覚や温度感覚が刺激されたものとされ，味の分類から除外されている．旨味は4基本味から合成されたものか，独立した味であるかは決まっていない．
　味覚を感じる味細胞は上皮細胞が分化したもので，これに味神経が接続している二次感覚細胞であり，嗅神経の末端がふくらんでできた嗅細胞（一次感覚細胞）とは異なる．
　味細胞は数十個がツボミ状に集まり，味蕾（taste bud, 図1-4）を形成する．味蕾は糸状乳頭以外の舌乳頭に存在し，その数は成人で約9,000個といわれる．年齢とともに減少，70歳以上になると成人の約半数以下になるという．

PTC 味盲
　フェニルチオカルバミド（PTC）の味に対する閾値には個人差があり，刺激閾値が 2.5×10^{-5} M のグループと 3×10^{-3} M のグループに分かれ，約100倍の差がある．PTCに対する閾値の高い人をPTC味盲という．PTC味盲は遺伝的要因に左右されるといわれ，簡単な遺伝検索の実験実習に応用されている．

味覚異常（障害）
　味覚が減退あるいは消失したり，どの食物も苦く感じたり（異味症），主として甘味が感じられないなどの味覚の障害を訴える．
　原因としては，食事性に，あるいは薬物性に血清亜鉛値が低下する亜鉛欠乏症が多いといわれている．また亜鉛代謝に関係する全身的疾患（肝疾患，腎疾患，甲状腺疾患，糖尿病，胃切除術後など）によることも多い．その他中高年の女性に多くみられる心因性のもの（仮面うつ病，初老期うつ病など）がある．

2章
歯と咬合
Tooth, Dens（Dentes）, Odontos, Zahn ; Occlusion

歯は上下顎の歯槽突起に植立する硬組織を主成分とする器官である．歯は食物を捕え，咬み切り（切歯，犬歯），咬み砕き，磨りつぶす（小臼歯，大臼歯）機能とともに構音（歯音）にも重要な役割を果たしている．また顔貌の調和にも役立つ．

1. 歯の由来

一般の鳥類を除いた脊椎動物のすべてに備わっている器官であるが，動物が下等になると歯の形態が不完全で，鱗や毛髪に類似してくる．動物の種類によって歯と骨との結合様式が異なり，次の4種類に分類される（図2-1）．

1）線維性結合：結合線維組織のみで顎骨と結合するもの．サメ類にみられる．
2）蝶番結合：弾力線維によって結合し，圧迫されると歯の方向が変化する．鱈，

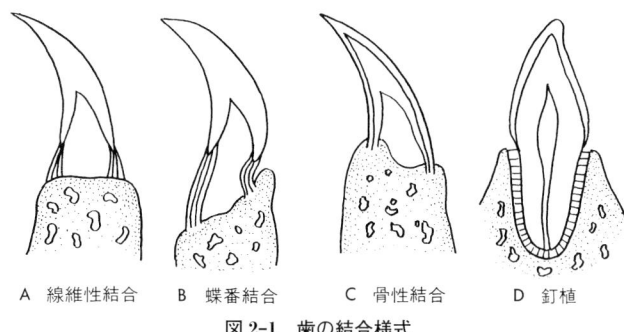

A 線維性結合　　B 蝶番結合　　C 骨性結合　　D 釘植
図2-1　歯の結合様式

アンコウにみられる.

　3）骨性結合：特殊な骨（歯足骨）によって結合されるもの．蛇，トカゲなどの爬虫類，また魚類にみられる．

　4）釘植：歯槽と歯根が歯根膜によって結合する線維性結合である．一般に哺乳動物にみられる．ヒトの歯も釘植関節を形成して顎骨に植立している．

　歯は哺乳動物では顎骨の歯槽突起に限局しているが，魚類では顎骨のほかに口蓋骨，鋤骨，咽喉骨，舌骨にも生えていることがある．

2. 歯の種類

ヒトでは歯の発生は2回あり，生後約半年から生えてくる乳歯と，乳歯が脱け落ちた後に生える永久歯がある．

A. 乳歯 deciduous teeth, milk teeth

乳歯は別名で脱落歯ともいう．乳中切歯，乳側切歯，乳犬歯，第1乳臼歯，第2乳臼歯の5種類があり，左右上下で計20本ある．生後6〜8か月から乳中切歯，乳側切歯の順に生え（萌出），3歳頃までに全部が生えそろう（表3-2）．

乳歯の特徴は永久歯に比較すると次のようである．①乳歯は形が小さい．②エナメル質が薄い．③歯髄腔が比較的大きい．

乳歯は次に生えてくる永久歯の発育とともに，歯根が吸収されて脱落する．

B. 永久歯 permanent teeth

代生歯ともいい，6歳頃から生えはじめる．まず第1大臼歯，中切歯が生え，次いで側切歯が生える．永久歯の萌出の順序は大体乳歯の脱落の順に一致する．第2大臼歯が12歳頃，第3大臼歯が20歳前後に生える．全部の永久歯が生えそろうと32本になるが，第3大臼歯は生えない人も多い．大臼歯は乳歯の脱落した跡に生えるのでなく，顎の発育に伴って顎骨が大きくなるとともに，第1大臼歯，第2大臼歯，第3大臼歯と順次歯列の後方に生えることから大臼歯を加生歯（付加歯）ともいう．

Side Memo

歯か，歯牙か

　歯という語は歯科領域では歯牙という語で表現されることもある．本書中でも歯牙という語が登場するが，歯と歯牙は同義語と考えてよい．歯牙硬組織，歯牙支持組織，歯牙動揺，歯牙破折，歯牙移植など歯牙云々と使われる場合の「歯牙」は「歯の」という形容詞的な用法と考えられる．

　牙（きば）は哺乳動物の歯で特に大きく成長したものを指し，猫，犬，セイウチでは犬歯，象では門歯である．

3. 歯の形態 (図2-2, 2-3)

　歯の口腔内に露出している部を歯冠と呼び，エナメル質に覆われている．歯冠の形は切歯，犬歯では先端が細く尖り，ノミ状（切歯），槍状（犬歯）である．小臼歯，大臼歯では臼状で，凹凸をしめす面を咬合面あるいは咀嚼面という．咬合面には突出部として咬頭（dental cusp）と，陥凹部として窩（fossa），があり，窩より小さい溝または裂溝（fissure），小窩（pit）が存在する．切歯，犬歯の先端を切縁（切端）という．

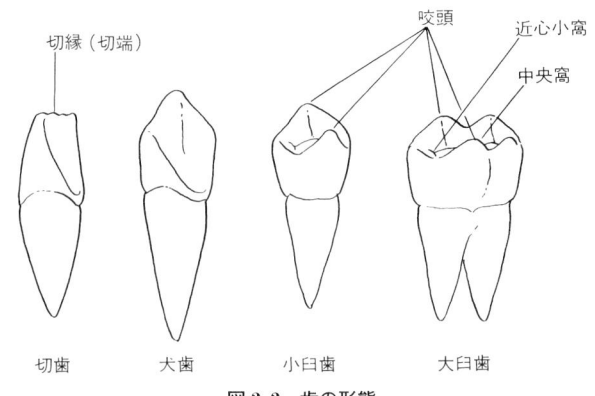

図 2-2　歯の形態

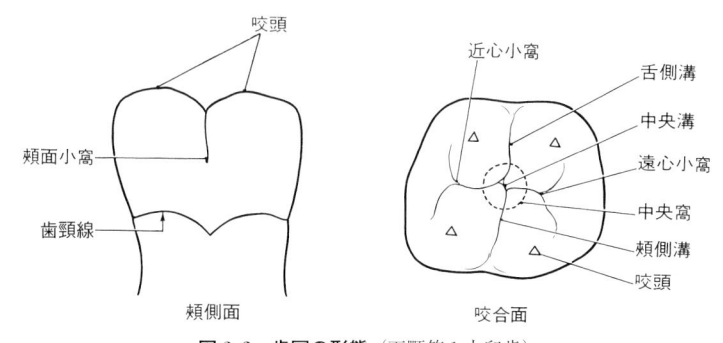

図 2-3　歯冠の形態（下顎第1大臼歯）

Side Memo

歯の表面の小さな凹み

　小窩はエナメル質表面の小陥凹，裂溝はエナメル質表面の小さな裂隙で，その成因はエナメル質発育過程における境界であり，40μm内外の組織間隙が裂隙あるいは小陥凹として残るものと考えられる．食渣が停滞しやすく，う蝕の初発部位となる．

歯根の数によって単根歯（切歯，犬歯，小臼歯）と，複根歯（大臼歯）に分けられる．

乳歯，永久歯とも同名歯はほぼ類似の形をしているので，ここでは永久歯について述べることにする．

A. 切　歯 incisors, incisal teeth

上顎骨の切歯縫合より前方部を切歯骨といい，そこに植立する歯を上顎の切歯という（図1-10）．これに対する下顎の歯を下顎の切歯という．正中の両側に2本ずつあり，先端（切縁）は薄くとがり，ノミ状を呈しており，食物を噛み切るのに役立つ．正中に近い歯を中切歯，遠心にあるものを側切歯という．切歯は口腔の入口にあるので門歯とも呼ばれる．

B. 犬　歯 canines, cuspid, canine teeth

側切歯の遠心位にあり，槍頭状を呈した尖った歯で尖頭歯ともいう．食肉獣ではよく発達して牙（キバ）となるが，草食獣では退化している．犬歯はそれより遠心位にある小臼歯より遅れて萌出することが多いが，これは犬歯の歯胚が深い所に存在するためである．側切歯と第1小臼歯の間が狭いと犬歯の生える場所がなく，唇側に傾斜して生え，いわゆる八重歯といわれる歯並びになる．

C. 小臼歯 bicuspid, premolar teeth

犬歯の遠心に位置する2本ずつ存在する歯で，歯冠は臼状を呈し，咬合面に頬側，舌側の咬頭がある．上顎第1小臼歯では歯根が2本ある．

D. 大臼歯 molar, molar teeth

小臼歯の遠心にある大型の歯で第1，第2，第3大臼歯の3本がある．大臼歯は乳歯の脱落した後に生える歯ではなく，顎の発育とともに付加的に生えてくる歯で発生学的には乳歯群に属し加生歯ともいう．

歯冠には4～5個の咬頭があり，多咬頭歯ともいう．咬頭の間には窩あるいは小窩，溝あるいは裂溝と名付ける硬組織の凹部があり，対合歯と噛み合って食物をすりつぶすのに都合のよい形をしている．

大臼歯は歯冠が大きく，歯根も2～3本あり，強い咀嚼圧にも耐えられる．

第1大臼歯は永久歯のうちで最も早く生え，6歳頃に生えるので6歳臼歯ともいう．第3大臼歯は18～24歳に生えてくる歯で「親知らず」とか「智歯」とも呼ばれる．第3大臼歯は退化過程にある歯で，形態，萌出の時期，萌出の方向は変化に富み，しばしば欠如することがある．

歯名と部位を前方後方の2つに区分して，前歯(切歯＋犬歯)あるいは前歯部，臼歯(小臼歯＋大臼歯)あるいは臼歯部という語も，病変の範囲などの表現に用いられる．

4. 記号による歯の表示

それぞれの歯の名称を簡単に表すのに，記号が用いられることが多い．

A. 生物学，人類学で用いる歯式

哺乳類の歯は切歯（dentes incisivi），犬歯（dentes canini），小臼歯（dentes praemolares），大臼歯（dentes molares）の種類に分類され，それぞれの歯種に1～数本の歯が存在する．各歯種のラテン名の頭文字を記号として表現し，これを歯式という．

生物学や人類学で用いられる記載法の場合，ヒトの永久歯は

$$\frac{M_3 \ M_2 \ M_1 \ P_2 \ P_1 \ C \ I_2 \ I_1 \ | \ I_1 \ I_2 \ C \ P_1 \ P_2 \ M_1 \ M_2 \ M_3}{M_3 \ M_2 \ M_1 \ P_2 \ P_1 \ C \ I_2 \ I_1 \ | \ I_1 \ I_2 \ C \ P_1 \ P_2 \ M_1 \ M_2 \ M_3}$$

と記される．──┼── は上下顎，左右側の区別を示す．

より簡単な記載法としては歯種と上下の歯数のみを書くことがある．これは哺乳動物の歯の記載に共通して使用される．例えばヒト，犬の永久歯は，次のようである．

$$I\frac{2}{2} \ C\frac{1}{1} \ P\frac{2}{2} \ M\frac{3}{3} = 32 \ (\text{ヒト}) \qquad I\frac{3}{3} \ C\frac{1}{1} \ P\frac{4}{4} \ M\frac{2}{3} = 42 \ (\text{犬})$$

B. 医療で用いる歯式

臨床においては一字の記号で歯の種類，順位を表す．一般に永久歯は算用数字，乳歯はアルファベットあるいはローマ数字で記載される．

例：$\dfrac{8 \ 7 \ 6 \ 5 \ 4 \ 3 \ 2 \ 1 \ | \ 1 \ 2 \ 3 \ 4 \ 5 \ 6 \ 7 \ 8}{8 \ 7 \ 6 \ 5 \ 4 \ 3 \ 2 \ 1 \ | \ 1 \ 2 \ 3 \ 4 \ 5 \ 6 \ 7 \ 8}$（永久歯） $\dfrac{E \ D \ C \ B \ A \ | \ A \ B \ C \ D \ E}{E \ D \ C \ B \ A \ | \ A \ B \ C \ D \ E}$（乳歯）

ここで，横線は上顎と下顎の歯列を区分する水平のライン，縦線は歯並びの正中にあって左右を区分するラインとなる．この字とラインとの組み合わせが病誌などの歯式で，全歯列，あるいは関心部位を抽出して記載する．

疾病を示す場合は罹患部位を歯式で示し，診断名を付す．例えば（$\overline{|6}$ 欠損）は左

Side Memo

歯式の WHO 方式表示法（2桁表示，コンピュータ志向方式．1970年 FDI 採用）

それぞれの歯の種類順位をひと桁目（1～8, 1～5）で表し，上下左右と永久歯乳歯の別を十の桁（10～80）で表す．

方位を示す十文字やかぎ囲い（──┼──，・┘ など）が不要で，電算機入力に適合する．

$\dfrac{18 \ 17 \ 16 \ 15 \ 14 \ 13 \ 12 \ 11 \ | \ 21 \ 22 \ 23 \ 24 \ 25 \ 26 \ 27 \ 28}{48 \ 47 \ 46 \ 45 \ 44 \ 43 \ 42 \ 41 \ | \ 31 \ 32 \ 33 \ 34 \ 35 \ 36 \ 37 \ 38}$（永久歯）

$\dfrac{55 \ 54 \ 53 \ 52 \ 51 \ | \ 61 \ 62 \ 63 \ 64 \ 65}{85 \ 84 \ 83 \ 82 \ 81 \ | \ 71 \ 72 \ 73 \ 74 \ 75}$（乳歯）

例えば（54 C$_3$）または（5-4 C$_3$）は右側上顎第1乳臼歯う蝕第3度を示す．

30 2章 歯と咬合

表 2-1 歯の名称と臨床での記号

永久歯	乳歯
1 中切歯	A 乳中切歯
2 側切歯	B 乳側切歯
3 犬歯	C 乳犬歯
4 第一小臼歯	D 第一乳臼歯
5 第二小臼歯	E 第二乳臼歯
6 第一大臼歯（6歳臼歯）	
7 第二大臼歯	
8 第三大臼歯（智歯）	

側の下顎第1大臼歯の喪失を示す．（321│123　G）は下顎前歯部の歯肉炎を示す．

5. 歯および歯周組織の構造（図2-4）

歯はエナメル質，象牙質，セメント質の硬組織によって形成され，内部に歯髄が存在する．

外観的には歯冠，歯根に分かれ歯冠と歯根の移行部を歯頸という．歯根の先端には歯根尖孔があり，歯髄への血管，神経の入口になっている．

歯冠はエナメル質に覆われ，口腔内に露出している．歯根は歯根膜により歯槽窩壁に結合している．歯根の表層はセメント質で，これは骨組織に似た構造を示す．

歯冠の形は歯種によって異なることは先に述べたが，歯根の形，数も歯種によって異なる．切歯，犬歯，下顎小臼歯では歯根は1本であるが，大臼歯，上顎小臼歯では

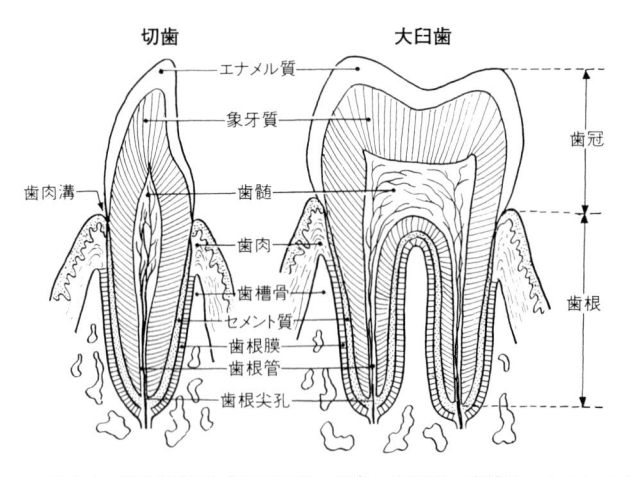

図 2-4 歯の縦断図（歯周組織—歯肉，歯根膜，歯槽骨，セメント質）

3〜2本である．

A. **エナメル質** enamel（図2-5）

　胎生期の口腔粘膜上皮に由来するエナメル芽細胞によって形成される石灰化組織で，94〜98％は無機成分である．硬度は6〜7°（モース硬度計），人体組織中最も硬い．エナメル質はエナメル質と象牙質の境界から放射線状に表面に向かう微細なエナメル小柱と小柱間質から構成されている．

　エナメル小柱はエナメル芽細胞から石灰塩（ヒドロキシ・アパタイト）が分泌され，

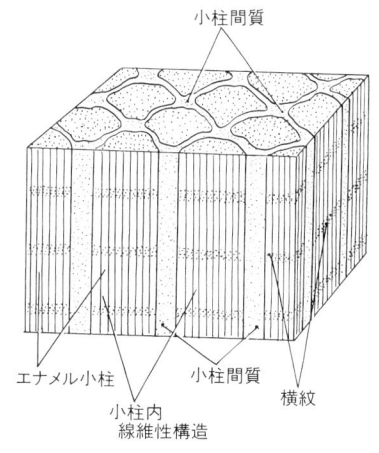

図2-5　エナメル質の構造

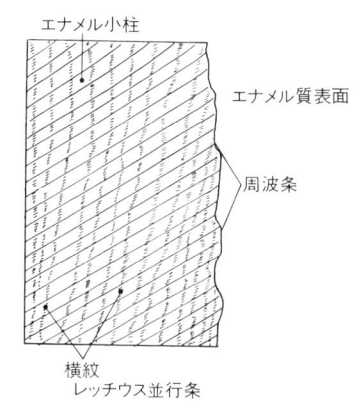

図2-6　エナメル質表層の縦断面図

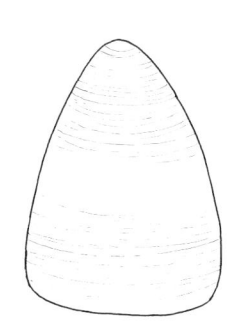

図2-7　エナメル質表面の周波条

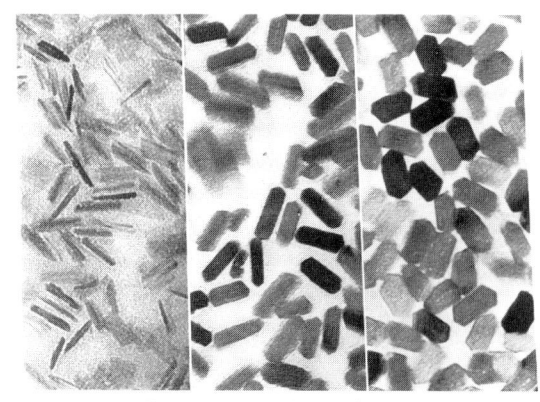

図2-8　エナメル質のアパタイト
左，中，右の順に成長
(S. N. Bhaskar : Oral histology and embryology. 1976. より)

これが堆積して，成長とともに柱状になったものである．小柱の太さは4〜6μmである．小柱の数は歯の種類によって異なり，上顎中切歯で約500万本，上顎大臼歯では約1,200万本とされている．小柱の断面は六角形を示すものが多いが，不整多角形，弧状形を示すものもある．小柱の石灰化は生体の代謝の速度によって左右されるので，1本の小柱にも石灰化の周期的増減（昼夜による差といわれる）が生じ，これが小柱の横紋として観察される．

エナメル質の縦断面では小柱の横紋が連続して走る模様が観察され，これをレッチウス（Retzius）並行条という（図2-6）．並行条がエナメル質表面に終わる部位では表面の陥凹が生じ，周波条となる（図2-7）．

小柱間質にも石灰化が生じるが，小柱と小柱間質ではヒドロキシ・アパタイトの性状に差がある．またエナメル質の石灰化が進むにつれて，アパタイトの結晶の形も次第に大型のものとなる（図2-8）．

石灰化の異常が生じる時は，まず周波条に変化が観察される．例えば飲料水中のフッ素濃度が多い場合に生じるフッ素症歯（斑状歯）では，軽症の場合は周波条に一致した微細な白線の出現がみられ，さらに重症になると飲料水の飲用期間中に成長した歯質の部分に石灰化異常が生じ，一定の幅をもった白線となり，左右側の同名の歯の表面に対称性に縞模様が生じる．縞模様の幅と数は飲水量，体内石灰代謝に関係するので，同一飲料水を飲んだ人でも縞模様の発現と形態には個体差がある．

B. **象牙質** dentin（図2-9）

歯の主体を構成する部分で，発生学的には間葉系に属する．

象牙質の硬さはモース硬度計で4〜5°で骨より硬いがエナメル質には及ばない．象牙質はコラーゲンを主体とする有機性基質に石灰塩（ヒドロキシ・アパタイト）が沈着したもので，基質は約30％である．象牙質には歯髄の象牙質壁に存在する象牙芽細胞からの細胞突起（象牙線維）を入れる象牙細管が存在する．

象牙細管は歯髄腔から象牙質の表面に向かって通り，エナメル質，あるいはセメン

······· *Side Memo* ·······

象牙質の知覚

象牙質には知覚神経線維は分布していないものと考えられているが，歯科治療時にドリルで象牙質を削る時には独特の激しい痛みを生じる．またう蝕のために歯に穴があいたり，歯頸部のエナメル質が磨耗して象牙質が露出する場合に，冷水が歯にしみて歯痛を起こしたり，爪楊枝が触れるだけで一過性の強い痛みを生じることがある．

象牙質には知覚線維もなく，また神経終末も明確ではないにもかかわらず，痛みが生じるがその発生機序についてはなお疑問が多い．また刺激がすべて痛みとして感ぜられることも興味深い（☞p.113, Side Memo）．

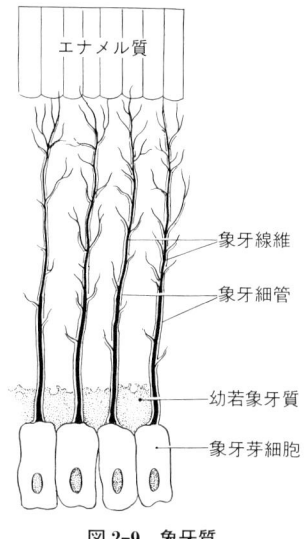

図 2-9　象牙質

ト質との境界に達する．走行中に多数の側管を出して側管は互いに連絡していることもある．
　歯が完成したあとも，象牙質は生涯を通じて緩やかな速度ではあるが，形成され続けるため，歯髄腔は加齢とともに狭窄してくる．歯根が完成するまでの歯の発育期中に形成された象牙質を原生象牙質という．これに対し，正常の発育が終わった後に形成される象牙質を第2象牙質という．う蝕，磨耗などによってエナメル質に欠損が生じるとこの部の歯髄壁には急速に第2象牙質が形成される．これを補綴象牙質ともいう．

C. **セメント質** cementum
　歯根の表面を覆う硬組織で，第1セメント質（原生セメント質）と第2セメント質に区別される．第1セメント質は歯根象牙質の表面に最初に形成され，硬組織基質と結合組織線維のみよりなり，細胞成分を含まないので無細胞セメント質という．第2セメント質は歯根形成完了後，歯根尖に近い部位に加齢的に，あるいは炎症などの刺激によって付加されるセメント質で，セメント細胞が封入されている．これは歯根膜内にあるセメント芽細胞から第2セメント質が形成される際に，この細胞が第2セメント質内に埋入するためである．したがって第2セメント質はエナメル質，象牙質と異なり，骨組織に近い構造を示し，セメント細胞の存在する部はセメント小腔となる．

D. 歯根膜 periodontal membrane, periodontium

歯根と歯槽壁の間の線維性結合組織を歯根膜という．そこには歯根から放射状に走行する束状の線維があり，一方はセメント質内に，他端は歯槽骨内に埋入し歯と歯槽骨を結合する．歯と歯槽骨とは線維性結合のため，歯に加わる刺激が顎骨に伝わる場合，歯に作用した力は分散され歯根膜は緩衝部位となる．

歯根膜の線維は太い線維束を形成し，シャーピー線維（Sharpey's fiber，歯根膜線維）と呼ばれる．

E. 歯槽骨 alveolar bone

上下顎の歯が植立している顎骨の部分を歯槽骨と呼ぶ．上顎骨の歯槽突起，下顎骨の歯槽部とほぼ一致する部分である．歯根が入っている陥凹部を歯槽（alveolus）という．歯槽は歯根の陰型を示すが抜歯後には骨組織の新生によって充たされる．

F. 歯　肉 gingiva（図2-10）

歯槽骨を覆う口腔粘膜を歯肉という．歯肉には粘膜下に疎性結合組織が少なく，歯肉粘膜は骨膜と固着しているため，粘膜特有のやわらかな弾力性と移動性がない．

歯肉の辺縁部は歯頸部でエナメル質の表面を覆い遊離縁に終わる．遊離部の外面を外縁上皮といい，エナメル質に接する内面を歯肉溝上皮（内縁上皮）および接合上皮（付着上皮）という．萌出直後の歯では歯肉溝上皮はエナメル質表面に癒着しているが，萌出後にこの部に加わる食物などによる機械的刺激のため，わずかにエナメル質表面から剥離し，歯の周囲に輪状の溝が生じる．これを歯肉溝（gingival sulcus）という．健康な歯肉溝の深さは2 mm以内とされている．歯肉溝に食物の残渣，歯石などの沈着物が停滞し，これが刺激となって，歯肉炎などの慢性炎症が生じると，歯肉の肥大や増殖または歯からの剥離のため歯肉溝は深くなる．正常より深くなった歯肉溝を歯肉嚢あるいは歯周ポケット（periodontal pocket）という．歯周病（歯槽膿漏）になると歯肉の炎症が進展して，歯槽骨頂の吸収が生じ，歯周ポケットはいっそう深くなる．これを盲嚢ともいう．

Side Memo

歯周組織 periodontal tissue

歯肉，歯槽骨，歯根膜，セメント質をまとめて歯周組織といい，また歯を支持して，その機能を営ませる組織という意味で歯牙支持組織とも呼ぶ．歯肉に始まる病変は，そのほとんどは歯肉炎であるが，進展すると歯根膜，歯槽骨，セメント質に変性，壊死などの破壊性病変をもたらし，これらの組織は個々にではなく，全体として病変に巻きこまれ，歯周組織炎となる．歯周炎とも呼ばれ，最も一般的なものは歯周病（歯槽膿漏）である．

図 2-10　歯周組織

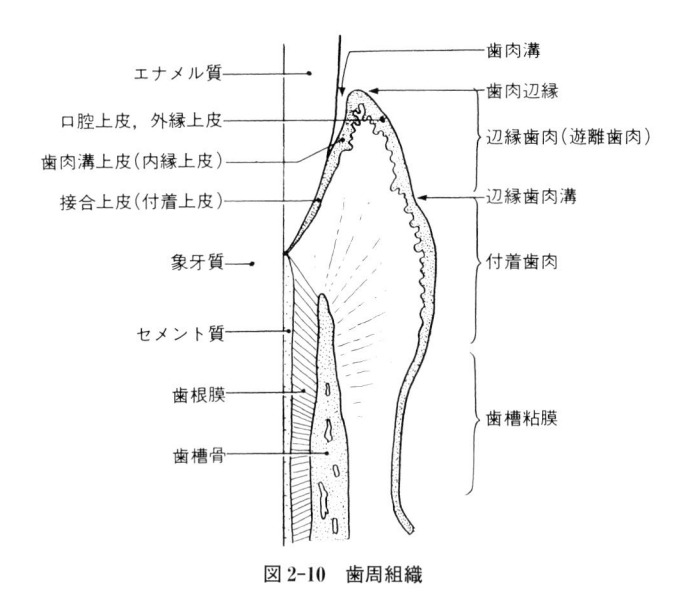

6. 歯列および咬合

A. 歯列弓 dental arch（図 2-11）

歯は歯槽突起に一定の位置と順序で並んでおり、これを歯列あるいは歯列弓という。

永久歯では歯列弓の形は、上顎では楕円形、下顎では少し細く放物線形を示すものが多いが、歯列弓の形によって方形歯列弓、V字型歯列弓、鞍状（狭窄）歯列弓などに分けられる。歯と歯の間隙が広いものは空隙歯列弓という。顎骨の発育異常とか、骨折などがあると、歯列弓の形の異常が認められる。

歯の種類によって萌出する部位は定まっているが、歯列弓からはずれた位置に萌出した歯とか、本来の位置より近心（近心転位）、あるいは遠心（遠心転位）に萌出した歯を転位歯という。唇側転位、舌側転位などもある。また歯軸が回転した歯を捻転歯という（図 2-12）。

B. 咬　合 occlusion

上下顎の歯の咬合面が接触した状態、すなわち上下顎を咬み合わせた状態を咬合という。咀嚼時に下顎骨の運動によって中心咬合、前方咬合、側方咬合などが生じるが、下顎骨の運動範囲内の咬合を生理的咬合という。中心咬合では上下顎の歯がそれぞれ相対する歯と正しく嵌合し、歯列全体としては最大面積で接触し、最も緊密で、安定した状態で咬合している。中心咬合は咀嚼筋の意識的緊張によって生じるが、咀嚼筋の緊張のとれた状態では、上下顎の歯の間にわずかに間隙が生じ、歯の接触はない。

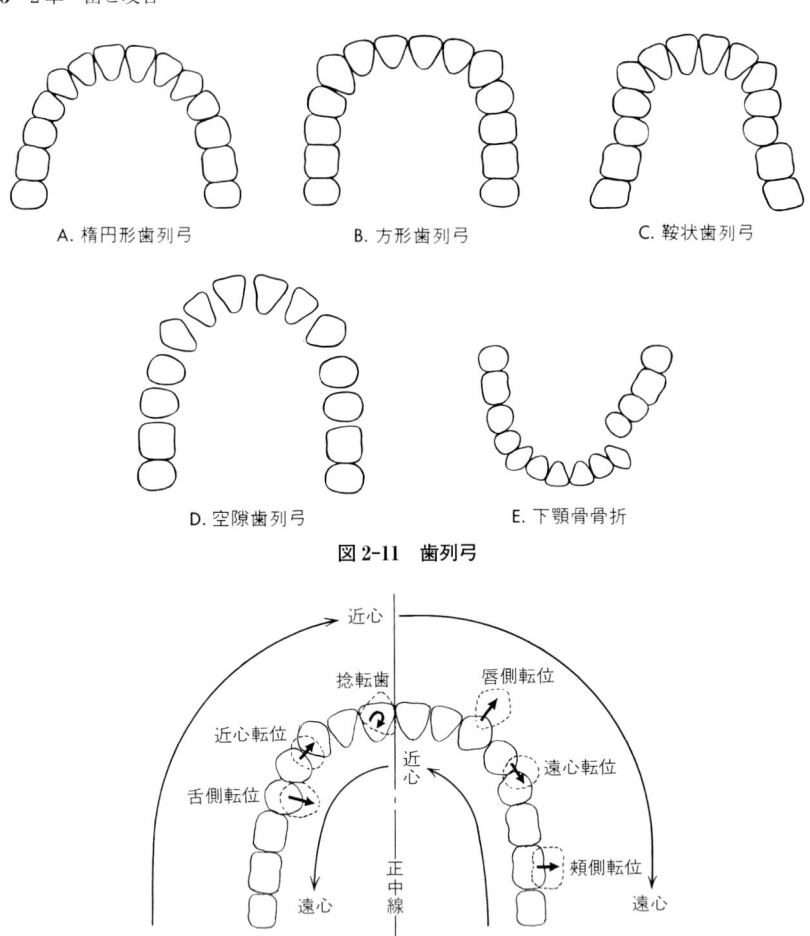

A. 楕円形歯列弓　　B. 方形歯列弓　　C. 鞍状歯列弓

D. 空隙歯列弓　　E. 下顎骨骨折

図 2-11　歯列弓

図 2-12　歯の転位と歯列弓の方位用語

この状態を安静位（安静咬合）という．咬合の状態と咬合の様態は個人差が大きい．

中心咬合位の上下顎の歯の接触状態は正常人では原則として1歯対2歯の関係になっている（図2-13）．すなわち上顎の歯冠と歯冠の間の歯間空隙部に下顎の歯の咬頭が入り込むように，また下顎ではこの逆になっている．上顎歯列弓は下顎歯列弓より大きく，前額断面をみると上顎の歯は下顎の歯を被覆するように咬合する．

咬合には，上下顎前歯部の接触関係，第1大臼歯の接触関係，上下顎の歯列の位置関係によっていくつかの分類法がある．

1）前歯の咬合関係による分類（図2-14）

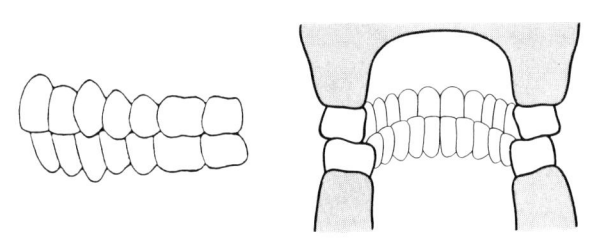

図 2-13　正常な咬合（中心咬合）

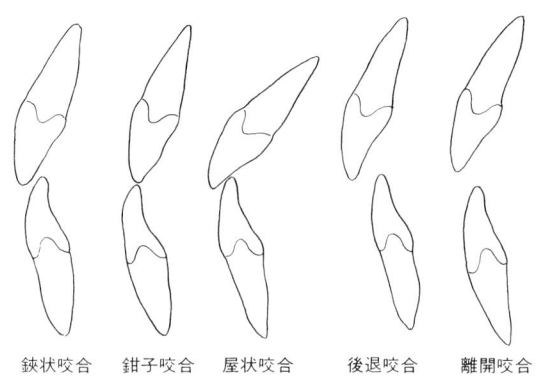

鋏状咬合　鉗子咬合　屋状咬合　後退咬合　離開咬合
図 2-14　前歯の咬合関係による分類

　　a）鋏状咬合：上顎前歯が下顎前歯を覆うもので，正常な咬合である．
　　b）鉗子咬合：前歯が切縁で接触するもので，切縁咬合（切端咬合）ともいう．
　　c）屋状咬合：上顎切歯が前方に傾斜しているもの（p.358，前歯被蓋の量）．
　　d）後退咬合：下顎が極端に短縮して，上顎前歯と下顎前歯の間に近遠心的に広い間隙が存在するもの．
　　e）離開咬合：歯列の後方で接触し前歯部で間隙があるもの．開咬ともいう．
　2）**アングル（Angle）の分類**（図 2-15）
　上顎第1大臼歯の位置を基準とした分類で，歯列や顎骨の位置的関係を表す．
　　第Ⅰ級：上下顎歯列弓の近遠心関係が正常なもの．上顎第1大臼歯近心頰側咬頭が下顎第1臼歯頰側溝に一致して接触する．
　　第Ⅱ級：下顎歯列弓が上顎歯列弓より遠心にある．
　　第Ⅲ級：下顎歯列弓が上顎歯列弓より近心にある．
　3）**臨床的分類**
　　アングルの分類は上顎第1大臼歯の位置を基準としているが，上顎骨の発育異常

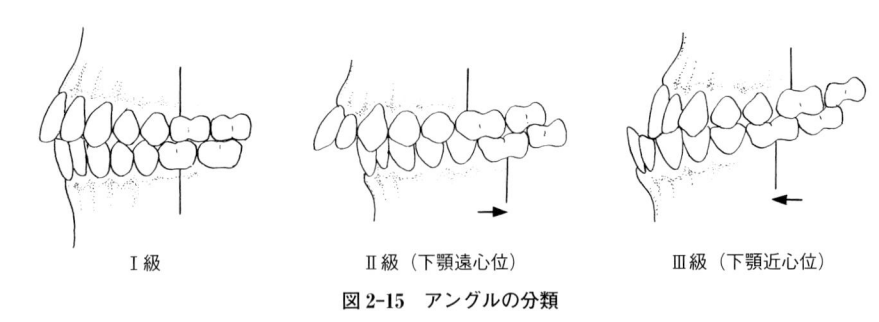

| Ⅰ級 | Ⅱ級（下顎遠心位） | Ⅲ級（下顎近心位） |

図2-15　アングルの分類

などがあればこの基準は不都合となる．また咬合関係はただ歯の接触関係だけでなく，顎骨の形態にも関係するので，臨床的には，顔面頭蓋との関係を加味して診断される．これを顎態診断というが，顎態診断については検査の項で述べる（☞p.359）．

　a）正常咬合：上下顎の咬合関係が近代日本人の骨格として正常とされるので，前歯では鋏状咬合（☞p.359，図16-3），大臼歯ではアングルの分類第1級を示すものである．

　b）異常咬合（不正咬合）：①上顎前突，②下顎前突，③上顎後退，④下顎後退，⑤交差（叉）咬合，⑥開咬，その他．

　①～④は上下顎の近遠心的な位置関係での分類であるが，⑤は上下顎の左右へのずれ，あるいは回転によって生じる．なお前述の開咬，切縁咬合なども不正咬合に属するものである．

　不正咬合の原因は顎骨の発育異常，例えば，唇顎，口蓋裂患者の術後の上顎骨発育不全による上顎後退，脳下垂体機能亢進による下顎骨の過剰発育による下顎前突，下顎骨の腫瘍による交叉咬合，顎骨骨折にみられる開咬などのように病因の明確なものもあるが，多くは原因不明である．

7. 咬合力と咀嚼運動

　上顎の歯と下顎の歯が歯列としてかみ合い，両者の間に生じる力の量を咬合力あるいは咬合圧という．歯と歯根膜をはじめとする咀嚼系の筋骨格の総合力として咬合力が発揮される．歯を失った場合は歯槽部の状態および義歯の力により影響を受ける．

　咀嚼時の作業側の上顎の歯に対する下顎の歯の動きは（図2-16），開口期には直線的に外下方へ向かい，閉口期にはさらに側方を廻り上内方へ向かい，食物を粉砕しつつ中心咬合位に復するものとされている．特に中心咬合位に復する直前には外方から内方への横方向の動き（接触滑走）がみられ，これによって臼磨作用がいとなまれるとされている．つまり上下顎の歯の咬頭斜面に沿った動きが臼磨作用となるという．

咀嚼運動はかなり規則的な周期性をもっており，咀嚼習慣が形成されており，健全歯列者では咀嚼間隔は 0.6 ～ 0.8 秒，噛みしめ時間は 0.5 秒といわれる．しかし不正咬合者，義歯装着者などは咀嚼習慣が異なる．また食物の種類によっても咀嚼様式は異なってくる．

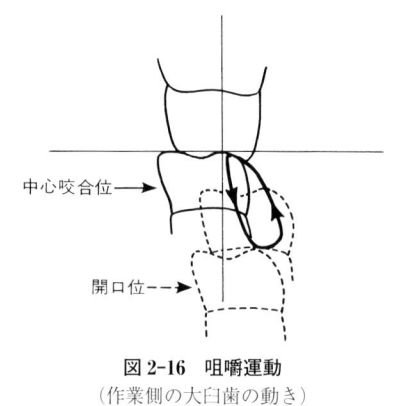

図 2-16　咀嚼運動
(作業側の大臼歯の動き)

Side Memo

咬合力（咬合圧）
　上下顎の歯を咬み合わせた時に生じる圧力で，歯によって異なる．20 ～ 30 歳の男子の最大咬合力は中切歯 10 ～ 12kg，犬歯 20 ～ 25kg，第 1 小臼歯 20 ～ 40kg，第 1 大臼歯 30 ～ 60kg といわれる．義歯（入れ歯）では正常の 1/3 以下に低下する．各種歯疾患（歯根膜炎，歯槽膿漏では病状に応じて低下する．咬合力には訓練効果があるといわれる．犬が骨を咬む力は 165 kg/mm^2 に達するという．

咀嚼と脳
　個体発生における口と脳の関係（咀嚼運動量と脳の発達との関係）・
　A．ヒトの胎児の脳は妊娠 4 か月から生後 6 か月頃までの間に脳細胞の数は急速に増加し，生後 2 年目で脳細胞はほとんど出来上がる．したがって，この時期は脳発育にとって極めて重要な意味をもつ．ヒトの胎児は 8 週目（胎長 20 ～ 23mm）に口唇部をガラス棒で刺激すると顎と上半身の反対側への屈曲反射が起こる．口部以外の刺激で反射が誘発されるのは 10.5 週目以降で，掌の刺激で指を閉じる反射が観察されている．つまり，一番最初に胎児に反射を起こさせるのは口唇部の刺激であり，口唇部の刺激は胎児の脳に対して強い影響を及ぼし得る部位であることを暗示している．
　B．新生児にとっては，口唇の接触刺激で吸引反射が起こり，哺乳し嚥下する．ヒトを含めて哺乳動物は歯が萌出すると歯周組織からの咬合感覚が咀嚼中枢の成熟を促し咀嚼可能となる．咀嚼は本能として自然に発現してくるのではなく，口や歯からの感覚刺激により咀嚼中枢が成熟完成することにより獲得される後天的能力であり，摂食，咀嚼のトレーニングは生長発達に重要である．

3章
顔面・口腔の発生
Development of the Face and the Oral Cavity

　胎生3週頃（外胚葉から神経板，神経溝，中胚葉から心臓原基，体節，内胚葉から腸の形成が始まる時期，体長約1 mm）から口腔の発生が始まる．ヒトの初期発生について表示すると表3-1のようになる．

表3-1　ヒトの初期発生

		体長
受精後6日―着床		
2週―内・外胚葉形成		
3週―外胚葉→	神経板，神経溝	1 mm
中胚葉→	心臓原基，体節	
内胚葉→	腸	
4週―各器原基の形成		5 mm
8週―器官形成完了		30 mm

1. 口唇の発生 （図3-1, 3-2）

　胎生3週になると口窩の形成が始まり，4週になると，口咽頭膜が穿孔して一次口腔が形成される．4週半頃には前頭突起，上顎突起，下顎突起，4週後半から5週にかけて前頭突起は発育し，外側鼻突起，内側鼻突起を形成し，鼻板，鼻窩が形成される．その後鼻窩は外鼻孔となり，外側鼻突起は鼻翼となる．左右の内側鼻突起は接近癒合して無対の球状突起になる．球状突起は鼻尖，鼻小柱，人中，上唇結節，上唇小帯，一次口蓋を形成する．球状突起と上顎突起が癒合して上唇が形成され，Cupid bowの輪郭が生じる．ヒト胎芽の観察結果では上唇の完成時期は排卵後日齢38〜40

42　3章　顔面・口腔の発生

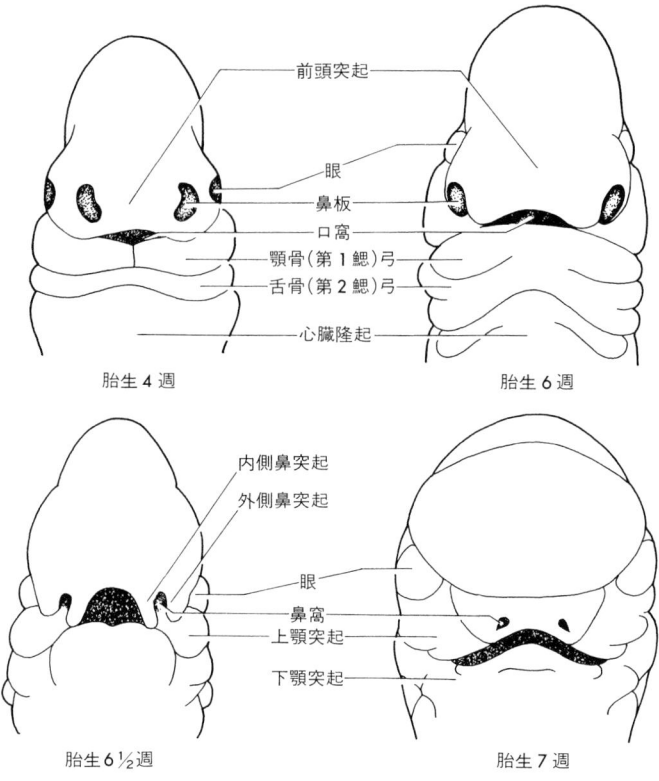

図3-1　口唇の発生組織

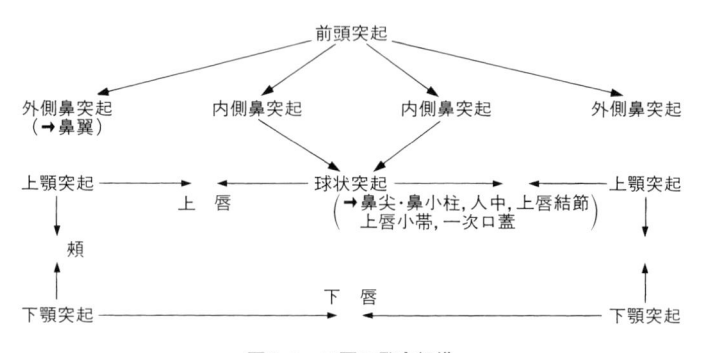

図3-2　口唇の発生組織

日（頭尾長 17 〜 20 mm）という早期である（飯塚，1973）．

　左右の下顎突起は正中で癒合し，下顎と下唇を形成する．この間に上顎突起と下顎突起も癒合して頬となり，口裂が形成される．これを図示すると図 3-1，3-2 のようになる．

　胎生 8 週には各突起の癒合が完了して，口腔周囲が形成される．成人顔面各部の発生的由来は図 3-3 の通りである．

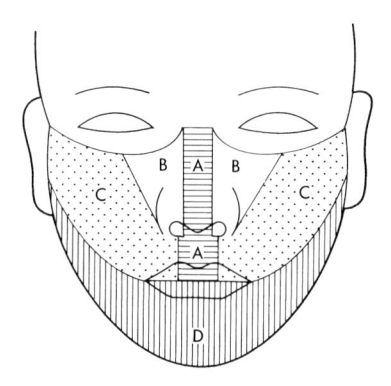

図 3-3　顔面発生組織
A：内側鼻突起　　B：外側鼻突起
C：上顎突起　　　D：下顎突起

2. 口蓋の発生 （図 3-4，3-5）

　ヒトの口腔の発生においても爬虫類にみられるような口鼻腔の時期がある．口腔と鼻腔がまだ分離しない時期であるが，口窩の前頭鼻突起と球状突起がのびて一次口蓋が形成される．さらに胎生 6 週頃から上顎突起の外側口蓋板が形成され，最初は垂直方向にのびるが，胎生 8 週の後期，急に方向をかえて水平方向にのびて正中で癒合する．前方では一次口蓋と，また鼻中隔とも接触癒合する．癒合は前方から後方に進み，平均では胎児が排卵後日齢 57 日（頭尾長 40 mm）に達すると口蓋の形成は完了する（飯塚，1973）．口蓋板の垂直方向から水平方向への方向転換は数時間のうちに起こるといわれている．口蓋板の癒合は骨質を伴わない軟口蓋にまで進展する．これによって口腔と鼻腔が完全に分離する．

　口蓋が閉鎖する時期には性差があり，男のほうが 2 〜 3 日早い．一次口蓋，左右の外側口蓋板の 3 つの突起の接合部に切歯管が形成される．左右の外側口蓋板の癒合した部は正中口蓋縫合，口蓋縫線となる．

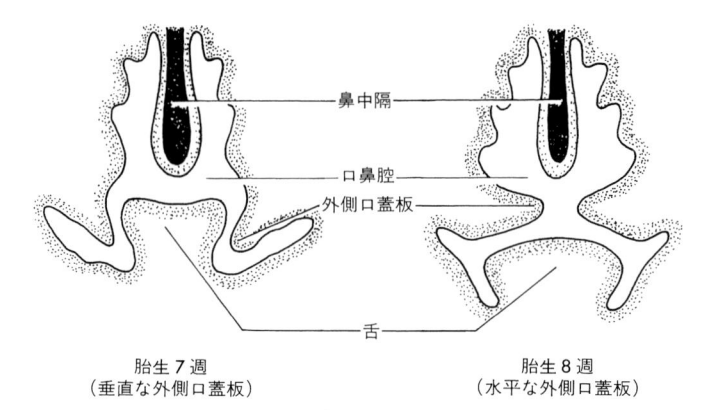

図3-4 口蓋の発生（前額断）

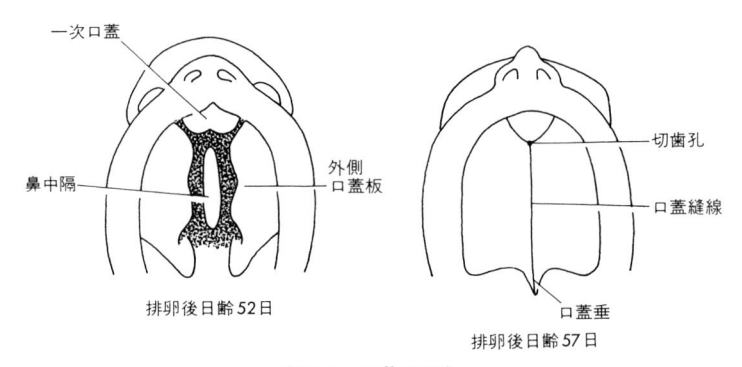

胎生7週（垂直な外側口蓋板）／胎生8週（水平な外側口蓋板）

ラベル：鼻中隔、口鼻腔、外側口蓋板、舌

図3-5 口蓋の発生

排卵後日齢52日／排卵後日齢57日

ラベル：一次口蓋、鼻中隔、外側口蓋板、切歯孔、口蓋縫線、口蓋垂

3. 顎骨の発生（図3-6, 3-7）

　顎骨弓（第1鰓弓）から顎骨が形成される．すなわち上顎骨は顎骨弓から生じる上顎突起から形成され，下顎骨は顎骨弓内に形成されるメッケル軟骨（Meckel's cartilage）に沿って形成される．いずれも膜内性骨化によって形成されるものであるが，下顎骨の形成は上顎骨に比べ複雑である．

　下顎骨はメッケル軟骨が骨組織に置換されて形成されるのではない．下顎骨の骨化点は胎生6週にメッケル軟骨の外側で下歯槽神経・下歯槽動脈がオトガイ神経と切歯神経に分かれる部位に現れる．この一次骨化点は腹側および脊側方向に拡がって下顎体と下顎枝を形成する（図3-6）．上方では下顎枝の内面の下顎小舌（下顎孔の部），下顎体の前方ではオトガイ孔に及び，メッケル軟骨の外側に膜内骨として始まる．こ

の間にメッケル軟骨の大部分は消失することから下顎骨の骨に置換されるものではないことがわかる．胎生10〜14週に二次的な副軟骨が出現して（図3-7）関節突起，筋突起，オトガイ突起を形成する．この軟骨はメッケル軟骨には無関係なものである．関節突起副軟骨，筋突起副軟骨は発育し下顎枝の拡大する膜内骨に合体し，それぞれ関節突起，筋突起を形成する．関節突起副軟骨の上端は成人期まで残存し，成長軟骨（関節軟骨）として下顎枝，下顎体の成長の重要な中心となる．幼少期の関節軟骨に及ぶ疾患が下顎骨の発育障害を起こすことがある．オトガイ化骨軟骨はオトガイ形成に関与する．オトガイの形成は人類のみにみられるもので，遺伝的因子，性的因子によって影響され，特に男性には突出したオトガイが形成されることがある．

　下顎骨は発生学的に機能的にいくつかの骨格単位に分けられ，下顎体（下顎枝を含む）という基底骨に，歯槽突起，筋突起，関節突起，角突起，オトガイがついている（図3-8）．各部はそれぞれ歯，筋肉などの機能によって成長，形態が影響を受けている．すなわち歯槽突起は歯の発育とともに形成され，歯の喪失とともに消失する．側頭筋の作用は筋突起に，外側翼突筋の作用は関節突起に，咬筋，内側翼突筋の作用は角突起に影響を与えている．

4. 顎関節の発生 （図3-9）

　顎関節は，最初ははなればなれになっている側頭骨と下顎骨という膜内骨の成長によって形成される．この点で，手足の関節が相接する両方の軟骨内骨の間に間葉組織の侵入によって滑膜が形成され，関節腔が形成されるのと異なっている．関節面は線維軟骨で構成されている．また爬虫類などの顎関節としてみられるメッケル軟骨のツチ骨とキヌタ骨の間の一次関節は，哺乳類では発生に伴い音の伝導器官になり，顎関節は全く別の機構によって形成される．

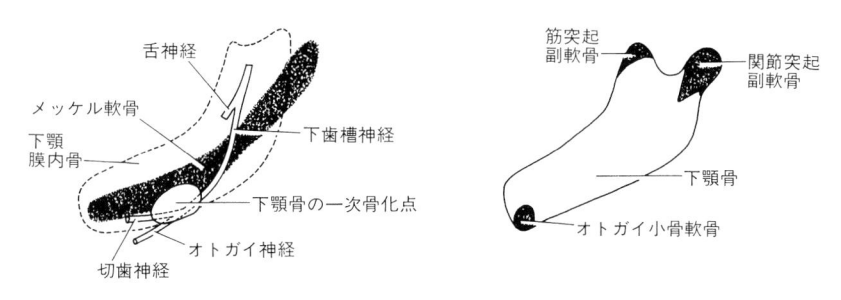

図3-6　下顎骨の発生　　　　　　　　　図3-7　下顎骨の副軟骨

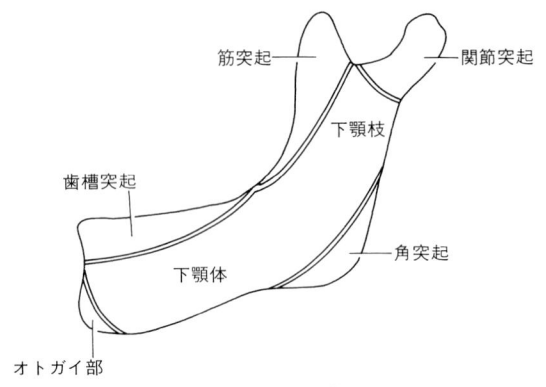

図 3-8 下顎骨の骨格単位

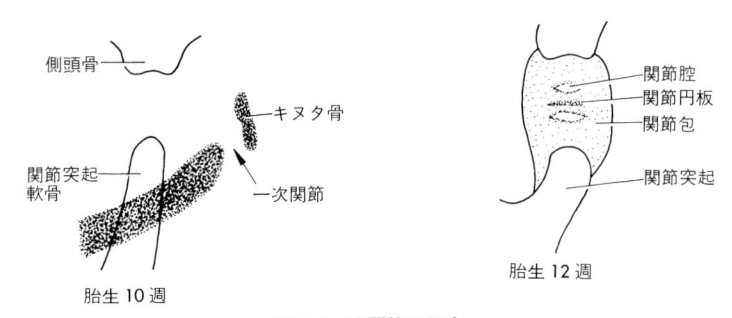

図 3-9 顎関節の発生

胎生 10 週から関節突起軟骨は側頭骨に向かって成長し，間葉組織は線維性となり，胎生 12 週になると上下関節腔の形成，関節円板が出現する．円板の前方は外側翼突筋腱につながり，後方はツチ骨につながっており，後に円板ツチ骨靱帯となり錐体鼓室裂に残る．側頭骨関節窩（下顎窩）の関節結節は出生時には未だ平坦で，生後しばらく経て，乳歯の萌出後，隆起が始まり，12 歳頃に完了する．

5. 舌の発生 (図 3-10)

舌は 4 つの鰓弓の内壁から発生する．胎生 4 週に第 1 鰓弓内面に 1 対の舌隆起と正中に無対舌結節が形成される．無対舌結節の後方に舌盲孔がある．無対舌結節は小さくなり舌隆起は発育して大きな左右のものが癒合し舌体を形成する．第 2, 3, 4 鰓弓の腹側に突出部（コプラ）があり，コプラの粘膜は舌根を覆う．舌筋は舌粘膜と異なり後頭体節から発生してくる（☞無舌症, p.66）．

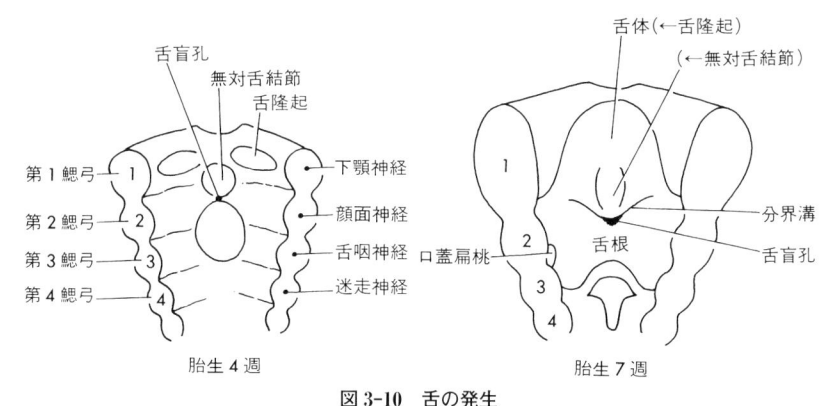

図 3-10 舌の発生

　このように舌は発生学的に異なった起源の組み合わせであるため知覚，味覚などの感覚神経支配，あるいは運動神経支配も非常に複雑である．すなわち三叉神経（第1鰓弓），顔面神経（第2鰓弓），舌咽，迷走神経（第3，4鰓弓）などが舌の知覚，味覚，運動に関与している．

6. 歯の発生 （図 3-11 ～ 3-13）

　発生学的には歯は外胚葉と中胚葉に由来し，さらに神経堤が関与している．外胚葉からはエナメル質，外胚葉性間葉からは象牙質と歯髄，中胚葉からはセメント質と歯根膜，歯槽骨が形成される．

　歯の発生の始まりは口窩の外側縁部，すなわち上顎突起の外側縁における外胚葉性上皮の深部に向かっての肥厚であり，これは口咽頭膜が穿孔する胎生 26 日に認めら

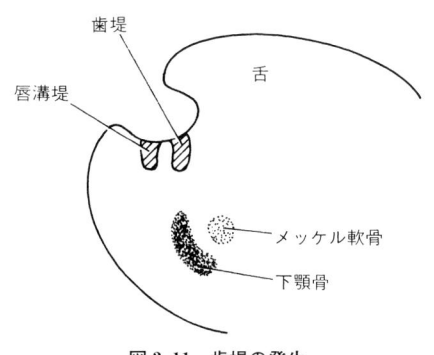

図 3-11　歯堤の発生
この時期に唇溝堤も発生する．

れる．さらに胎生35日に前頭鼻突起に上皮の肥厚が生じる．この上皮の肥厚を歯原上皮島といい上顎では左右の上顎突起，前頭鼻突起から合計4つ発生し，下顎では2つである．この歯原上皮島が発育し，連続融合して歯堤を形成する（胎生37日）．歯の発生の組織学的分化が始まる以前に歯槽神経は成長して神経堤となり，さらに神経叢を形成しており，この神経叢（堤）の部に将来歯となる外胚葉性間葉の集団が形成されることから，歯の発生が神経に誘導されているのではないかと考えられている．

歯堤の発生とほぼ同じ時期に歯堤の唇側に口腔粘膜上皮の深部への増殖が生じ，これを唇溝堤といい，将来上皮細胞の退化により口腔前底となる（図3-11）．

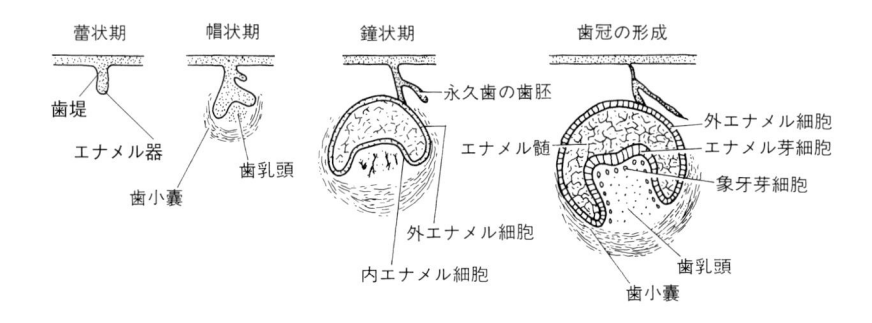

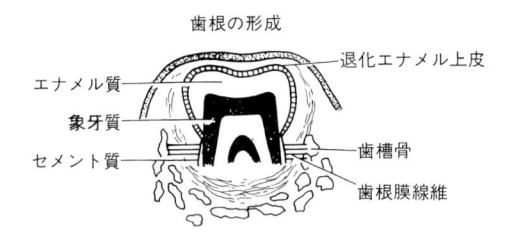

図3-12 歯の発生

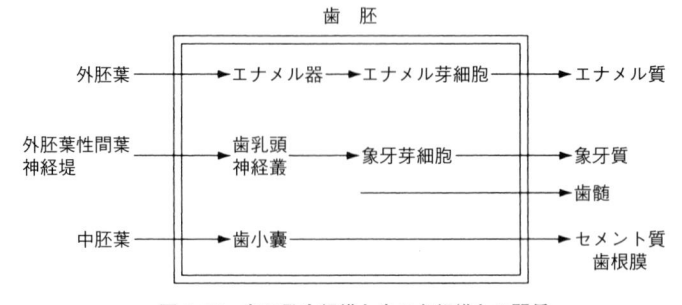

図3-13 歯の発生組織と歯の各組織との関係

まず歯堤の先に，乳歯の数に一致する10カ所に部分的上皮の増殖，分化が生じ，歯胚が形成される．これをエナメル器と称し蕾状の形である（蕾状期，図3-12）．次いでエナメル器が発育し，歯胚の形は帽状になり，歯乳頭，歯小嚢が出現してくる（帽状期）．この時期に乳歯の歯胚の舌側に新たに上皮増殖が生じ，永久歯の歯胚の形成が始まる．乳歯歯胚はさらに増殖し，鐘状を呈し上皮細胞は内エナメル細胞と外エナメル細胞に分かれ，両細胞層の間にエナメル髄が形成される（鐘状期）．内エナメル細胞の内側で歯乳頭の最外層を構成する細胞は象牙細胞となり象牙質を形成する．これに接している内エナメル細胞はエナメル芽細胞となりエナメル質を形成する（石灰化期）．象牙質，エナメル質の形成が進み，歯冠が形づくられ，さらに象牙質の形成は続き歯根が形成される．歯根の形成とともにセメント質，歯根膜，歯槽骨の形成も始まり，歯は萌出を始め，歯冠は口腔粘膜に向かって移動する．同時に歯根の形成，歯槽骨の形成が進行し歯の萌出が行われる（図3-14）．歯は外胚葉，中胚葉から形成

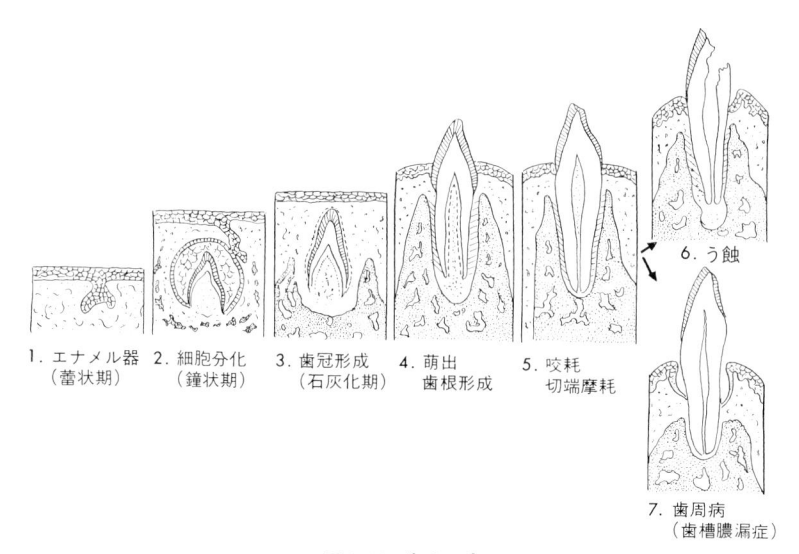

1. エナメル器（蕾状期）
2. 細胞分化（鐘状期）
3. 歯冠形成（石灰化期）
4. 萌出 歯根形成
5. 咬耗 切端摩耗
6. う蝕
7. 歯周病（歯槽膿漏症）

図3-14　歯の一生

Side Memo

歯の寿命
　完成された歯は一定期間咀嚼器として使用されるが，この期間中に歯の磨耗，う蝕，歯周の病変などが生じ，歯あるいは歯の支持組織の破壊が進み，最終的には歯の機能を果たしえなくなるか，喪失してしまう．すなわち歯にも寿命がある．歯の寿命は個人差があり，また口腔，歯の清掃などの口腔衛生の実践と関係が深い．

され，このような歯の発生母組織と完成した歯の各組織の関係は図3-13のようである．
　エナメル芽細胞はエナメル質の形成完了後，外エナメル上皮と結合し，退化エナメル上皮となり，歯の萌出後，エナメル質表面にナスミス膜として残るが，歯冠頂部のナスミス膜は咀嚼，咬合などにより萌出後間もなく消失する．しかし歯頸部においては歯肉付着上皮とエナメル質表面の有機的結合の役割を果たしている．

歯の萌出と歯の一生（図3-14）
　歯の萌出とは歯冠が口腔粘膜を破って露出し，歯根の形成とともに，口腔内に歯がのびてくることをいう．歯根の形成完了をもって萌出が終了する．
　乳歯の萌出は生後6か月頃から始まるが，歯冠の石灰化は胎生期にすでに始まっている．歯の萌出の時期，順序は遺伝に支配されているが，個人の身体発育の差に左右され，さらに内分泌，代謝，その他の病的状態に影響される．
　乳歯は幼児期の歯として数年間使用されるだけで，学童期に入り，顎骨の発育とともに順次永久歯と交換する．このように乳歯は一定期間後に脱落するので脱落歯（deciduous teeth）ともいわれる．
　乳歯の抜けた後に萌出してくる永久歯を代生歯ともいう．永久歯のうち大臼歯（第1，2，3大臼歯）は乳歯の抜けた後の部位に萌出するのではなく，顎骨の発育に伴い生じる乳臼歯の遠心部の歯槽に萌出してくるので，加生歯（付加歯）ともいわれる．
　最後に乳歯，永久歯の萌出脱落の時期，順序について表3-2，図3-15で示す．ここで，永久歯の歯冠の石灰化は，萌出時期の早い第1大臼歯・中切歯では出生前後に始まる．

表3-2　歯の萌出時期

乳　歯		永久歯	
乳中切歯	生後6～8か月	中切歯	6～8年
乳側切歯	生後8～10か月	側切歯	7～9年
乳犬歯	生後15～20か月	犬　歯	9～15年
第1乳臼歯	生後12～16か月	第1小臼歯	9～12年
第2乳臼歯	生後2～30か月	第2小臼歯	11～14年
		第1大臼歯	6～8年
		第2大臼歯	10～15年
		第3大臼歯	18～30年

出生時

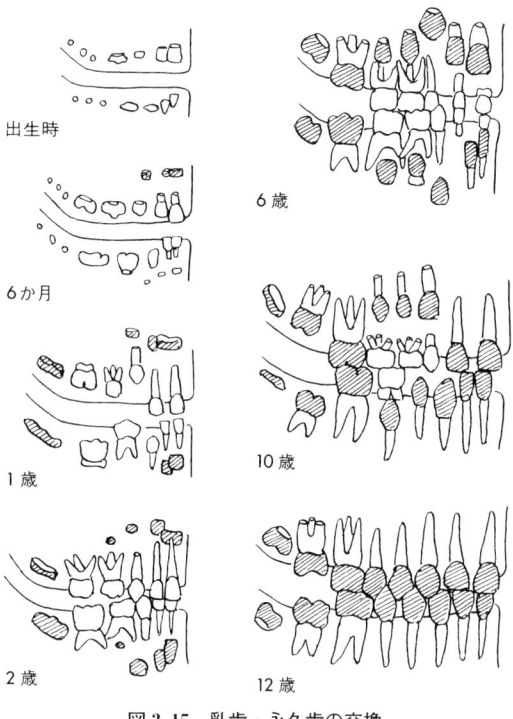

6か月

1歳

2歳

6歳

10歳

12歳

図3-15 乳歯・永久歯の交換

4 章
歯，口唇，頬，舌の奇形と異常
Malformation and abnormality in tooth, lip, cheek or tongue

1　歯の奇形

1. 歯の数の異常

　ヒトでは歯の数は乳歯20本，永久歯32本である．歯の発生過程における異常によって，この歯の数に過不足をきたすことがある．

　A. **過剰歯** supernumerary tooth
　正常な歯数以上に過剰の歯が形成されるもので，乳歯には稀で，永久歯での発現頻度が高い．過剰歯の形は正常歯に近いもの，円錐歯，矮小歯など多様である．

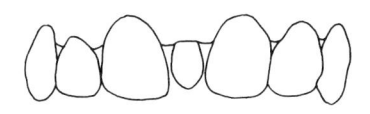

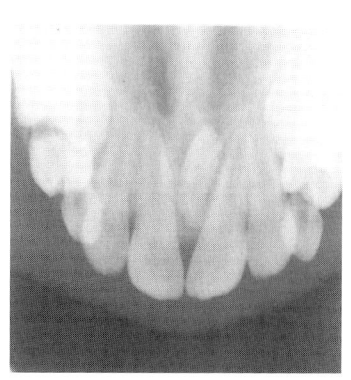

図4-1　正中過剰歯　　　　　　　　　図4-2　正中埋伏過剰歯

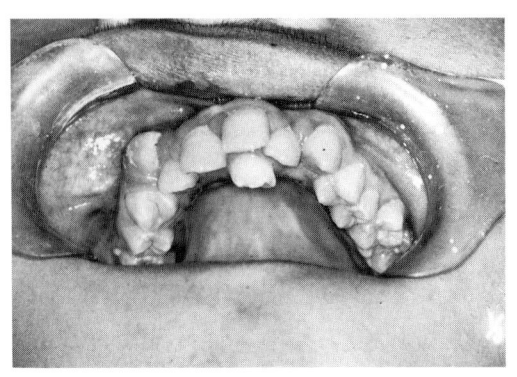

図 4-3 正中過剰歯

　その歯が形成完了後も萌出しないものを埋伏過剰歯という．過剰歯は1本のこともあるが，数本の小形の歯が群生することもある．好発部位は中切歯部，大臼歯部である．過剰歯が上顎の正中部に生じると，両中切歯の離開（**正中離開** diasthema）をきたす（図 4-1）．この部の過剰歯は，1本あるいは2本で円錐形，円柱形を呈す場合が多い．また逆向きに生じるなど萌出しないことも多く，これを正中埋伏過剰歯と称し，X線像によって初めて確認される．中切歯萌出直後にみられる正中離開は，その過剰歯を抜歯することによって次第に改善される．

　B. **無歯症** anodontia

　歯胚が形成されないため歯数の不足をきたすもので，萌出すべき歯が形成されずに欠如する．先天性無歯症には部分的無歯症と全無歯症がある．全無歯症は極めて稀であるが，部分的無歯症は乳歯群で1%，永久歯群では約10%にみられるという．

　部分的無歯症では少数（1本から数本）の歯の欠如するものと，5本以上の歯の欠如する多数歯欠如があり，少数歯欠如は頻度が高い．特に第3大臼歯の欠如は高頻度で，この歯が4本とも萌出する人は約50%で，約半数の人は第3大臼歯（智歯）が1本〜4本欠如している．乳歯では稀に側切歯が欠如する．

Side Memo

歯の退化

　歯の系統発生学的退化現象とは，ヒトの歯の先天性欠如は切歯群，小臼歯群，大臼歯群において，歯の退化はそれぞれ別個に遠心位の歯から生じるというもので，このことは第3大臼歯，第2小臼歯，側切歯に先天欠如の頻度が高いということに合致する．またそれぞれの歯群において遠心位の歯は小さく，形も特徴が少なく，発育が劣っていることから，歯の退化は遠心位から進むと考えられている．

無歯症の原因としては，部分的無歯症は系統発生学的退化現象，歯胚発生期の炎症，放射腺，外傷などが考えられ，全無歯症および多数歯欠如は外胚葉性発育不全，遺伝性表皮水疱症，鎖骨頭蓋異骨症などにみられる．

先天性無歯症の診断は，萌出期になっても歯が生えないときX線検査で確認される．鑑別診断としては欠損歯と区別する必要がある．欠損歯（missing tooth）とは一度萌出した歯が，う蝕，歯周炎，外傷その他の原因で抜歯されたか，脱落したものをいう．

2. 歯の萌出時期の異常

A. 早期萌出 early eruption

正常萌出時期より早く萌出するもので，臨床的に問題になるのは，出生時にすでに萌出しているもの（出生歯 natal teeth），あるいは生後1か月以内に萌出するもの（新生児歯 neonatal tooth）であり，これらの歯は先天歯（congenital tooth）と呼ばれる（図4-4）．先天歯は下顎切歯部に多い．先天歯の頻度は0.1％位といわれる．先天歯は透明白色の歯冠部よりなり，歯根がないため動揺する．先天歯は正常乳歯が早期に萌出したもの，あるいは過剰歯のこともある．先天歯は哺乳時乳首を傷つけたり，舌尖，舌下部を傷つけ（Riga-Fede病），哺乳障害の原因となるので，抜歯する．あるいは自然に脱落することもある．

永久歯の早期萌出は内分泌異常に伴う身体発育の亢進時にみられるが，臨床的にはあまり問題にならない．

B. 晩期萌出 retarded eruption

それぞれの歯は生後ほぼ一定の時期に萌出するが，全身発育障害，遺伝性疾患，カルシウム代謝障害などの際，歯の萌出が遅れることがある．

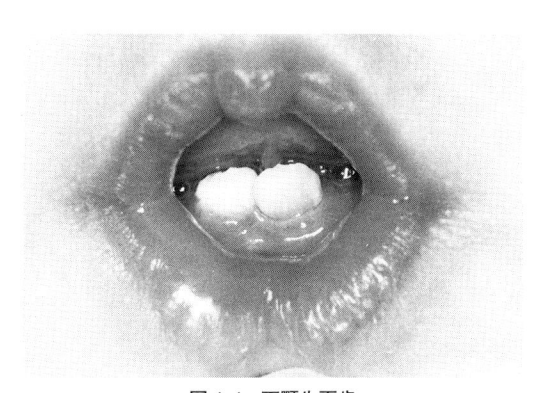

図4-4 下顎先天歯

C. 乳歯晩期残存

永久歯歯胚の形成されない部分無歯症（先天性欠如）の場合，乳歯の脱落期に達しても後継永久歯による萌出圧を欠き，乳歯が脱落しないで長年残存することがある．第2乳臼歯に多い．一方，乳歯が一定時期に脱落せずに残存すると，乳歯と永久歯の交換障害をきたす．乳歯は幼児期から学童期までの咀嚼に必要な歯であるが，6歳頃から脱落し順次永久歯と交代する．その時期はおおむね一定している．しかし乳歯にう蝕による歯髄壊疽，歯周炎があると永久歯の萌出に伴って生じる乳歯歯根の吸収が起こらず，乳歯歯根が長く歯槽骨内にとどまり，永久歯の萌出を障害することがある．永久歯は正常位置に萌出せず，唇側，舌側に傾斜する．あるいは乳歯歯根が永久歯の萌出力により圧迫されて唇側に偏位し，乳歯歯根尖が歯肉を破って突出し，口唇，頬粘膜に褥瘡性潰瘍を作ることがある．

3. 歯の大きさ，形，構造の異常

歯の大きさには個人差があるが，全身の大きさとほぼ調和している．しかし例外もある．**歯の形**にも個人差がある．上顎中切歯の歯冠の唇面の形はその人の顔の形を逆にしたものと相似するといわれる．顔の細長い人の中切歯は細長く，円顔の人の中切歯は円味を帯びるといわれる．義歯に使用する人工歯の選択には，顔の形が参考になる．

歯の大きさの異常としては巨大歯（macrodont），矮小歯（microdont）があり，いずれも形の異常を伴う．巨大歯は歯冠，歯根ともに異常に大きいもので，上顎中切歯に稀にみられる．歯根が異常に大きく長い歯が，側切歯，犬歯，第1大臼歯にみられる．矮小歯では歯冠が円錐状，円柱状を呈し，歯根も細くて短い．永久歯では，上顎側切歯，智歯に多い．また上顎正中過剰歯，その他の過剰歯はしばしば矮小歯である．矮小歯よりさらに小さいものを痕跡歯（rudimentary tooth）という．

歯の形成異常として歯冠の表面に歯質の一部が結節状に付着することがある．下顎第2小臼歯の咬合面の中央部に生じるものは中心結節（介在結節）といわれる．中心結節が咀嚼などの機械的刺激によって脱落すると，歯髄が露出し，歯髄炎を起こすことがある（☞ 図4-9）．

上顎第1大臼歯で舌側近心咬頭の舌側に歯質の隆起がみられ Carabelli 結節という．日本人では約20％に出現する．第3大臼歯には付加咬頭が出現することがある．

歯の形は歯の**形成期**中の疾病の影響を受けることがあり，先天梅毒では Hutchinson 歯という樽状歯がみられる（図4-5）．これは歯冠頂部の形成不全で，歯冠は先端が細くなり，樽状を呈し，なお切端に半月状の凹みを生じるものである．上下の切歯，犬歯など多数歯に生じる．また先天梅毒では大臼歯歯冠頂に多数の小結節を生じ桑実

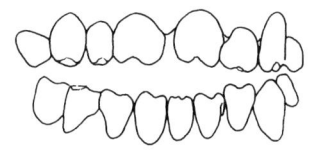

図 4-5　Hutchinson 歯　　　　　図 4-6　Turner 歯

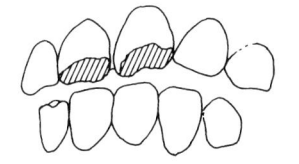

状を呈するフルニエ歯（Fournier's tooth）がみられる．
　乳歯の歯周炎が原因となって生じた永久歯の形成障害を Turner 歯（図 4-6）という．これは 1 ～ 2 歯の歯冠頂部に限局性のエナメル質形成障害のみられるものである．
　タウロドンティズム（柱状臼歯）については後述（☞ p.62）．
　歯根の異常としては，歯根の数の異常，弯曲などがある．歯根の数は歯種によって一定しており，切歯，犬歯，小臼歯（上顎第 1 小臼歯を除く）は単根歯で，下顎大臼歯，上顎第 1 小臼歯は 2 本，上顎大臼歯は 3 本の歯根をもつ多根歯（複根歯）である．単根歯が複根歯になることは少ないが，多根歯はさらに歯根数が増えたり，逆に減少することが多い．
　歯根が正常域を超えて曲がっているものを弯曲根という．歯根の先端，根尖側で太くなる場合を歯根の肥大という．これは慢性歯根膜炎，外傷後の歯にみられ，歯根表面にセメント質が過剰に形成されるものである．根尖部が肥大することが多く，いずれも抜歯困難の原因となる．

4. 歯の位置，萌出方向の異常

A. **転位歯** malposed tooth（図 2-12, 4-7）

　正常とは異なった部位，方向に萌出する歯で，歯列弓からはずれる．唇側転位（labioversion）と舌側転位（linguoversion），近心転位（mesioversion）と遠心転位（distoversion）がある．転位歯が生じる原因には，先行乳歯が長く残存したため萌出路が閉ざされて後続永久歯が転位する場合と，乳歯期から乳歯交換期にかけて顎骨の発達発育が充分に起こらず萌出スペースが不足したため小臼歯より前方のいずれかの永久歯が転位する場合がある．
　唇側転位の発現頻度は上顎犬歯に高く，俗にこの犬歯を八重歯ということがある．
　抜歯後，その両側の歯が抜歯後に生じた間隙の方向に転位するが，この場合は転位というより，むしろ傾斜（inclination）という．
　咬合線に対する位置によって高位歯（supraversion），低位歯（infraversion）がある．高位歯は対合歯が抜歯などによって欠けた場合，歯が伸びてくるものである．低位歯

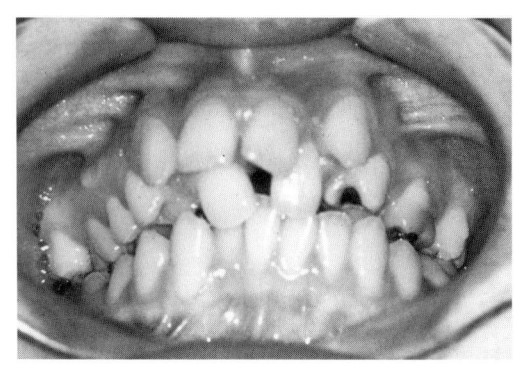

図 4-7 転位歯
2|2 舌側転位，高位 |3 低位唇側転位

は歯が萌出完了後も咬合線に達しないもので，上顎の唇側転位歯にみられることが多い．

歯の長軸を中心として歯が回転するものは捻転歯（rotation）という．小臼歯および上顎中切歯に多い．捻転歯には歯胚の位置異常が原因となる場合もある．

逆生歯（inverted tooth）は正常方向と全く逆の方向に向かって形成されるものである．上顎切歯，犬歯が鼻腔，上顎洞に萌出したり，下顎智歯が下顎枝骨内に逆向きに埋伏することがある．

B. **埋伏歯** impacted tooth

歯が形成完了後も顎骨内にとどまり，萌出しないもので，下顎智歯，犬歯などに多い．埋伏歯による隣接歯への圧迫，あるいは埋伏歯の感染などのため，疼痛，炎症を生じることがある．特に下顎智歯は埋伏歯となりやすく，智歯周囲炎（pericoronitis）を生じることが多い．埋伏歯には完全埋伏歯と不完全埋伏歯があるが，不完全埋伏歯の方が炎症などの症状を起こしやすい．完全埋伏歯では全く無症状に経過しX線検査で初めて発見されるものも多い．鎖骨頭蓋異骨症では多数の埋伏歯が認められる．

5. 歯冠表面の異常ならびに歯牙色調の異常

A. **新生児線（新産線）** neonatal line

出生に伴う急激な環境および栄養の変化により，出生前後に形成された歯牙基質ないし歯牙無機質の量的，質的な差がエナメル質表面の横紋あるいは色調の違いとして現れる場合がある．乳歯および第1大臼歯にみられる．

B. **エナメル質形成不全** enamel hypoplasia （☞ カラー口絵，付図1）

1）歯牙形成期の全身疾患によるエナメル質形成不全

新生児期または乳幼児期に，栄養障害，全身感染などに罹患した時期に一致して，この時期に形成される歯冠の部分に形成不全を生じる．同じ形成期にある数歯に対称性に発現する．新生児線と同程度の色調の変化を示す軽症のものから，エナメル質の輪状の陥凹が歯冠全周を取り巻くような重症型まである．

　　2）遺伝性エナメル質形成不全 hereditary enamel hypoplasia

　外胚葉系不全症候群としての先天性表皮水疱症などに合併する場合が多い．部分的無歯症に随伴してみられる場合もある．

C． **着色歯** colored tooth

　　1）内因性着色（☞ カラー口絵，付図3）

　歯の色調は個体による差が大きく，帯黄白色から灰白色，淡黄褐色まで正常範囲の幅は広い．著しく異常な色調を呈する歯を着色歯という．歯の色は石灰化の程度，硬組織への色素沈着によって変化する．ある種の全身疾患，薬剤投与が歯の着色の原因となる．すなわち新生児黄疸は黄褐色歯，新生児溶血性貧血は緑褐色歯を生じ，テトラサイクリン投与によって黄色～黄褐色の歯が生じることがある．

　　2）外因性着色

　ニコチン付着，歯垢，歯石による汚れで着色歯を生じる．黄褐色，黒褐色あるいは灰褐色となる．稀に歯に充塡された金属のため歯が灰黒色に変色することがある．

D． **歯のフッ素症** dental fluorosis

　歯の形成期にフッ素濃度の高い（1 ppm 以上）飲料水を持続的に摂取した場合に生じるエナメル質の形成異常を歯のフッ素症という．歯を表す用語はフッ素症歯（または斑状歯）を用いる．フッ素症は花崗岩地帯，温泉，火山の近くに地域的に発生する．フッ素の影響によるエナメル芽細胞の活動の異常あるいはエナメル質のアパタイト形成異常により，歯の表面，特に切歯の唇面に白色の線状，縞状，あるいは帯状の白斑を生じる．歯の変化は同一発生時期の歯に左右対称性に出現するのが特徴である．

Side Memo

噛みたばこ
　台湾から東南アジア，インドにかけて広くみられる習慣で，ベテルナッツ（＝ビンロー子），石灰その他を混合してガムのように噛み，刺激と嗜好を楽しむもので，唾液は褐赤色を呈し，歯牙は黒褐色の半永久的着色をきたす．噛みたばこの粘膜への刺激は口腔癌の原因となる．

お歯黒
　日本で明治初期まで，既婚女性にみられた習慣で，タンニン酸第2鉄でエナメル質表層を被覆させるため，歯質強化の作用があった．

////// *Side Memo*

エナメル斑 enamel mottling
【定義】外見上（臨床上）のエナメル質組織・構造の異常で，エナメル質の斑状所見や不透明所見，あるいは色調異常や減形成状態などの認められるもの．
【分類】大まかに分類すると次の如くになる．
Ⅰ．全身的原因によるもの
　1．歯牙フッ素症［歯のフッ素症］※
　　　歯単位の用語として"斑状歯"mottled teeth or enamel または"フッ素症歯"fluorosed teeth or enamel（なるべく後者を使用）
　2．遺伝性の症候群──エナメル質形成不全症
　　①遺伝性エナメル質低石灰化
　　②遺伝性エナメル質減形成ならびに
　　③両者の合併症……がある
　3．その他
　　　ポルフィリン症，低ホスファターゼ症，熱性疾患，放射線，ビタミン欠乏，甲状腺機能低下，ビタミンD抵抗性くる病，早産ならびに新生児期の諸因子ならびに薬剤（テトラサイクリン系抗菌剤）に起因するもの．
Ⅱ．原因不明のもの idiopathic mottling
Ⅲ．局所的原因によるもの
　1．萌出前の原因──外傷性斑 injury spot
　2．萌出後の原因──脱灰性白斑 white spot

※歯牙フッ素症［歯のフッ素症］dental fluorosis
【定義】歯の形成期中（ことに石灰化期間中），過剰量のフッ化物を主として継続的に摂取していた場合に生ずる特異的な歯の形成障害．
【臨床所見】エナメル質のところどころに不透明な白濁部のみられることが特徴．これが縞状，斑紋状になったり，または微小なピット（陥凹）がみられたりすることもある．
【臨床上の検出基準】日常の臨床では次のような簡便な分類により"白濁の程度（濃淡）判定"に重点を置くべきであろう．なお，国際的によく用いられている"白濁部の面積判定（H.T.Dean の分類）"は疫学調査用のものである．
①F－Q：Dean の斑状エナメル分類の"Mild"（軽症型）程度またはそれ以下のもの．また外見上"気にならぬ"程度のもの．経験ある診査者がみないと fluorosis であるか，他のエナメル斑であるかの判別が困難．
②F－1：Dean の分類の"Moderate"（中等症型）程度のもの．（歯面のほとんど全面がチョーク様または滑石様に白濁）．または誰がみてもはっきりとしており，"気になる"程度のもの．
③F－2：Dean 分類の"Severe"（重症型）程度のもの．臨床上の特徴は"腐蝕したような"外観である．

（歯牙フッ素症ならびにエナメル斑に関する申し合わせ，日本口腔衛生学会・フッ素研究部会，1991，による）

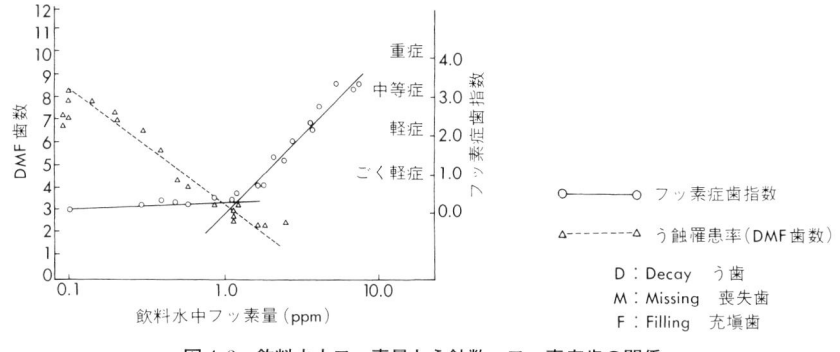

図 4-8 飲料水中フッ素量とう蝕数, フッ素症歯の関係
(Hodge：J.A.D.A. 40：436〜439 より))

中等度, 高度になると表面全体が白濁し, チョーク様所見を呈したり, 時に褐色色素沈着, 実質欠損を伴うものもある.

フッ素症にはう蝕が少ない (図 4-8). つまりフッ素症歯保有者はう蝕罹患率が低いということから, う蝕予防のためにフッ素の利用が行われている (☞p.155, 歯質の強化).

歯のフッ素症の診断には, ①飲料水中のフッ素濃度の高いこと, ②同一水源を利用する多人数に発生する, つまり地域性発現があること, ③同一口腔内で対称性に少なくとも 2 組以上の同名歯での罹患があること, などが確認される必要がある.

稀にフッ素以外の原因でフッ素症歯と類似した歯がみられるが, これを非フッ素性エナメル斑という.

歯のフッ素症およびエナメル斑について, 日本口腔衛生学会から定義と臨床上の検出基準などが示されている (☞p.60, Side Memo).

6. 歯の内部構造の異常 (図 4-9, 4-10)

自覚, 他覚症状を示さないものがほとんどで, X 線読影の際, あるいはう蝕治療の際に初めて発見される場合が多い.

A. **歯内歯** dens in dente, dens invaginatus
1 本の歯の内部に小形の歯を含んでいるようにみえるもの, 極めて稀な奇形の 1 つ.

B. **象牙質粒** denticle
歯髄腔内に小球状の象牙質塊が存在するもの, 孤立性のものと壁に付着のものがある. 象牙質粒の歯髄内神経線維に対する圧迫により三叉神経痛様疼痛をきたすことがある.

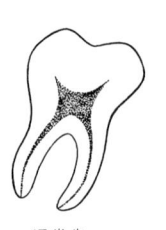

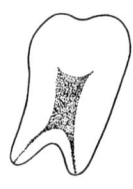

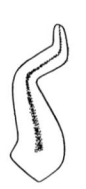

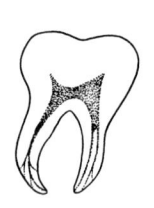

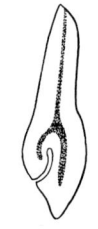

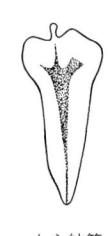

62　4章　歯, 口唇, 頰, 舌の奇形と異常

通常歯　　タウロドント　　弯曲根および　　分岐根管　　歯内歯および　　中心結節
　　　　　　　　　　　　　弯曲根管　　　　　　　　　　盲孔

図 4-9　歯の形態の異常

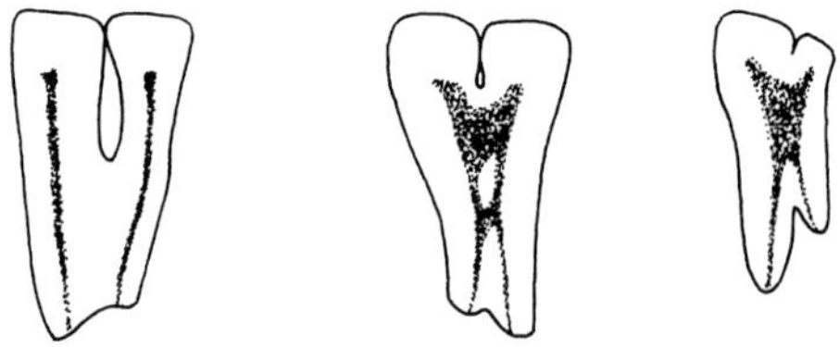

癒着歯　　　　癒合歯　　　双生歯

図 4-10　癒合歯

　C. **タウロドント** taurodont（taurodontism, 柱状臼歯, 広髄歯）
　複根歯の歯冠部歯髄腔（髄腔）が垂直方向へ拡張するもので, 第2大臼歯に多い. 性染色体異常に伴うものが知られている. Klinefelter's syndrome（XXY）患者で 19.4% と高率に発現. また XYY 男性でも発現をみる.
　D. **分岐根管** furcated root canal
　歯根部歯髄腔（根管）は根の外形に応じた形態をとるが, 単根歯・複根歯ともに歯根部歯髄腔の分岐細枝, 交絡枝がみられることが多い. 発現率は 40%, 分岐の極端に多いものは 8% である. 極端な分岐をもつ歯は, 抜髄または根管治療に際し, 完全な処置が不可能で, 炎症が残存, 抜歯のやむなきに至る場合がある.
　E. **癒合歯および癒着歯** fused tooth and concrescent tooth（図 4-10）
　2歯またはそれ以上の歯が結合して1個の歯を作る場合である. 癒合歯とは正常な2個の歯胚が合体したものである. 癒着歯とは完成した歯のセメント質が結合して生じる歯である. 歯の癒合は下顎の前歯部に発生することが多い.

2　口唇・頬の奇形

口唇の奇形では唇裂が最も多いが，これについては別項で述べる（☞ p.73）．

1. 先天性口唇瘻 congenital fistula of the lip（図 4-11）

比較的稀な奇形で上口唇あるいは下口唇の赤唇に，正中線をはさんで，両側性あるいは片側性に生じる先天性瘻で，下口唇に多い．瘻の深さは 10 ～ 20 mm のものから，小陥凹程度のものまである．ときに粘液を分泌することがある．上口唇瘻の原因は上顎突起と内側鼻突起との癒合不全と考えられ，下口唇瘻の原因は胎生期に生じる下唇正中両側の小丘上の溝あるいは粘液腺の発育異常が考えられている．

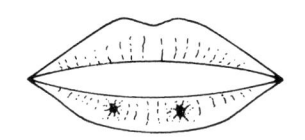

図 4-11　先天性口唇瘻

2. 先天性口角瘻 congenital fistula of mouth angle

口角部の赤唇に両側性あるいは片側性に生じる小陥凹で横顔（面）裂の最も軽度なものと考えられている．

3. 巨大口唇 macrocheilia

口唇が異常に大きいもので，先天性奇形もあるが，多くはリンパ管腫，血管腫，神経線維腫，Ascher 症候群のような組織増殖か，肉芽腫性口唇炎，接触性口唇炎で口唇の腫大した時にみられる．

4. 二重唇 double lip

口唇内側の粘膜が過剰に形成され，口唇が二重にみえるもので，比較的稀で特に下唇には少ない．先天的なものと弄舌癖，外傷，Ascher 症候群（甲状腺肥大，眼瞼皮膚弛緩，口唇粘膜過剰）などの時にみられるものがある．口角筋の緊張によって二重唇はよりいっそう明瞭に観察される．治療は過剰粘膜を切除する．

5. 上顎体 epignathus

非常に稀なもので，わが国の報告は二十数例にすぎず，欧米でも100例に満たない．一種の奇形腫で，中間顎，鼻中隔を発生母地とする二重体と考えられる．有茎性に口腔内あるいは口腔外に増殖し，外胚葉，中胚葉，内胚葉の各組織が雑然と混在している腫瘍性奇形．大きさは小指頭大から手拳大のものがあり，表面は皮膚，一部は粘膜に覆われている．

6. 大口症（巨口症）macrostomia

口の大きさには個人差があるが，口裂の形成不全のため口裂が口角から頬に拡大しているものを大口症という．

上顎突起と下顎突起の癒合不全のために生じる横顔裂（横顔面裂）の中で軽度なものが大口症といわれる．片側性に生じることが多い．哺乳障害がみられることがある．治療としては口裂短縮術を行う．主としてZ形成が行われる（図4-12）．

7. 小口症 microstomia

胎生期の発育異常が原因となる先天性小口症は，極めて稀に笛吹き症候群にみられ

口裂短縮術

口裂延長術

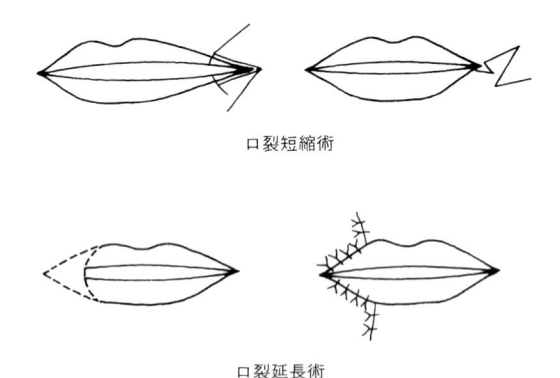

図4-12 口裂形成術

Side Memo

色素性二重唇

上唇の赤唇縁に沿って帯状の赤色または茶褐色斑がみられるもので，稀に上下口唇に生じる．部分的に現れるものは先天性血管性母斑，全周に及ぶものは先天性色素性母斑のことが多い．

る．また先天性両側顔面麻痺をきたす Möbius 症候群においても口裂が狭い．しかし真の小口症ではない．多くは熱傷，電撃傷，薬物腐蝕などによる瘢痕収縮，あるいは外傷，手術後の口唇欠損が原因となる．開口障害をきたし，食物摂取障害，発音障害，口腔清掃障害を伴う．治療法は口裂延長術を行う．

大口症，小口症に対する口裂形成術は種々の方法が考案されているが代表的なものを図4-12に示す．

8. 上唇小帯過剰発育（上唇小帯低位付着）lower attached labial frenulum

上唇小帯は上口唇粘膜が歯槽突起前面の歯肉に移行する部に形成される粘膜皺襞で正中線に一致している．小帯の歯肉移行部が歯肉縁に近づくか，歯間乳頭までのびている場合を小帯の過剰発育（低位付着）という．低位付着があると，上顎中切歯の離開（正中離開）が生じる．また低位付着があると義歯の安定の障害になる．

9. フォーダイス病 Fordyce's disease，フォーダイス果粒

頬粘膜の散在性，粟粒大，やや隆起した黄褐色の果粒ないし斑点〔Fordyce granule（spot）〕の集まりで，自覚症状はない．病的意義はなく異所性脂腺と考えられ，成人男子に多い．左右の頬粘膜ないし顎間皺襞部に対称性に出現する．

10. 頬溝，頬隆起

上顎突起と下顎突起の癒合異常により，頬粘膜の中央部に前後に走る粘膜隆起ないし陥凹が生じる．しかし実際には頬粘膜の線状の隆起は臼歯の咬合線に一致していることが多く，また肥満した人によくみられることから，歯の圧痕によって生じる頬粘膜白線，すなわち生後の生理的変化によるものが大多数を占める．

Side Memo

笛吹き症候群

笛を吹くように口唇をすぼめた形の小口症を呈するもので，小さい口以外に，長い人中，陥没した目，小さい鼻，鼻孔の狭窄，扁平な顔面，眼間距離拡大，眼窩上部皮膚の肥厚，蒙古人皺襞，手の外転，指の拘縮，両足の内反足を伴い，頭蓋手足の異形成（cranio-carpo-tarsal dysplasia）という．極めて稀な疾患で原因としては突然変異あるいは親子に現れることから遺伝も考えられる．口の形態異常はあるが口腔機能障害は少ない．

66　4章　歯，口唇，頬，舌の奇形と異常

3　舌の奇形

　舌は3つの原基，すなわち1対の外側舌隆起とその間に存在する無対舌結節の成長により形成される．

1. 無舌症 aglossia，**小舌症** microglossia
　いずれも極めて稀で，哺乳障害のため生後間もなく死亡するので，成人ではいっそう稀である．成人まで生存したものでは，口底組織が舌機能を代償している．しかし構音障害（舌音）が著明である．

2. 舌強直症 ankyloglossia，tongue-tie（図4-13）
　舌が口底粘膜に癒合して，舌運動が障害されるものであるが，完全癒着するものは稀で，多くは舌小帯が短小となる不完全癒着である．舌小帯短縮症，舌癒着症ともいう．不完全癒着の軽度の場合には舌の運動の障害も少ないが，強度になると舌小帯は短く舌尖部が小帯に癒着して舌の突出，上方への動きが障害され，哺乳障害，発音障害（舌たらずな言葉）をきたす．哺乳，頻回に繰り返す咳などで小帯に潰瘍（Riga-Fede病）を起こしやすい．
　舌小帯が薄い膜状の場合は鋏で切断，止血縫合するだけで，簡単に延長術が行えるが，癒着が強い場合や小帯が厚い場合はZ形成による伸長術を行う．

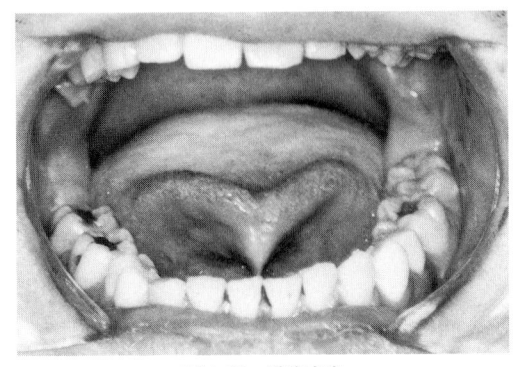

図4-13　舌強直症

3. 巨大舌 macroglossia

大舌症ともいう．先天性筋性巨大舌と腫瘍性肥大舌，さらに全身疾患に伴う症候群の巨大舌がある．先天性巨大舌では開咬，歯列弓拡大，歯間離開，下顎骨開大，下顎前突がみられることが多い．巨大舌の判定は，①舌をできるだけ突出した場合，舌尖がオトガイ部に達し，舌側縁が両側の口角に接する．②舌側縁に歯の圧痕がある．③発音または嚥下時に舌が歯列外に突出するなどが参考となる．

巨大舌が下顎前突症の原因となることもある．治療法としては舌の楔状切除による舌縮小術を行う（☞ p.99, 図 6-14）．

表 4-1　巨大舌の分類

1. 筋性巨大舌
2. 腫瘍性巨大舌（リンパ管腫，血管腫……）
3. 慢性炎症による巨大舌（結核，梅毒，癩，サルコイドーシス，カンジダ症，Melkersson-Rosenthal 症候群……）
4. 沈着症による巨大舌（アミロイドーシス，ヒアリノーシス……）
5. 血管運動浮腫にみられる巨大舌
6. 黒色表皮症，増殖性天疱瘡にみられる巨大舌

4. 舌裂，分葉舌 cleft tongue, lobulated tongue

胎生時の舌隆起の癒合不全で，外側舌隆起の癒合不全のため舌尖正中部が二分される二裂舌と，無対舌結節の癒合不全を伴う三裂舌があるが，極めて稀である．舌裂は口腔顔面指症候群，Mohr 症候群に伴うことがある．

5. 正中菱形舌炎 median rhomboid glossitis（☞ カラー口絵，付図 25）

舌の発育異常で，胎生期に萎縮する無対舌結節が残存して生じると考えられる．舌背後方の中央部に生じる菱形ないし円形の結節状隆起で，長径数 mm から 10 mm 前後のものがある．表面は舌乳頭を欠く平滑な粘膜で覆われているため粘膜色を呈し，比較的平坦なものと，結節状に隆起するものがある．時に炎症を伴うことから正中菱形舌炎と呼ばれているが，炎症が認められない場合は，舌炎という言葉は必ずしも適当ではなく，正中菱形舌結節ともいわれる．40〜50歳以降に偶然に発見されることが多く，男性に多い（4：1）．発生頻度は 0.2〜0.3％といわれる．自覚症状は少ないが，時に疼痛，灼熱感を訴える．腫瘍を疑って来院するものが多い．特に治療の必要はない．

組織学的には粘膜上皮の棘細胞層の増殖，過角化，乳頭腫様増殖，時には異角化症がみられる．上皮層にはリンパ球，形質細胞の浸潤，血管拡張などがみられる．ごく

68 4章 歯，口唇，頬，舌の奇形と異常

稀に悪性化することがあるといわれるが，一般的には特に処置する必要はない．

6. 溝状舌 fissured tongue（図4-14）

舌背に多数の深い溝のあるものを溝状舌，あるいは皺状舌，亀裂状舌，陰囊舌という．溝の大きさ，深さ，数は一定しない．優性遺伝が考えられ，数代にわたって発現することがある．小児には少なく，成人，さらに高齢者に頻度が高い．先天性のものと，慢性炎症などが原因となる後天的なものとがある．自覚症状はないが，深い溝が不潔となり炎症を起こすと，疼痛や味覚障害を生じる．

Melkersson-Rosenthal 症候群（顔面神経麻痺，肉芽腫性口唇炎）の一部分症状として重要である．

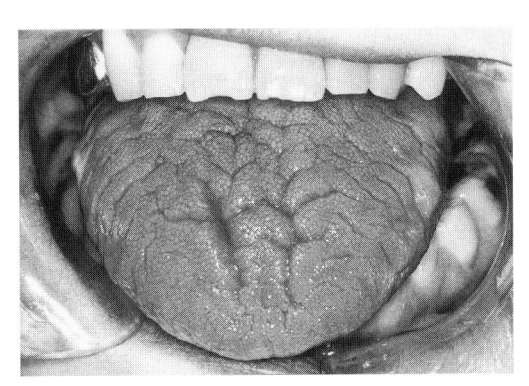

図4-14 溝状舌

Side Memo

茎状突起過長症 elongated styloid process（Eagle 症候群）

茎状突起は第2鰓弓の Reichert 軟骨（舌骨軟骨）より発生し，成人では約20 mm の長さである．基部には茎突舌骨筋，先端には茎突舌骨靱帯，茎突下顎靱帯，茎突舌筋が付着している．茎突舌骨靱帯の中には2個の骨核があり，これが化骨，拡大して骨桿を形成し，茎状突起と癒合して過長茎状突起を生ずる（石灰化茎突舌骨靱帯 ossified stylohyoid ligament）．茎状突起症候群（styloid process syndrome, Eagle's syndrome）ともいう．

症状としては咽頭部不快感，咽頭痛，嚥下痛，頭痛，肩こり，放散性耳痛，下顎角部の圧痛があり，X線検査（特にパノラマX線写真）で確認される．症状の強いときは切除術を行う．

5 章

顎・口腔の裂奇形
Cleft Formation of the Jaw and Oral Cavity

1 裂奇形の発生・原因

1. 裂奇形の発生

　顎・口腔の形成は胎生3週から口窩の形成が始まり，4週後半に口咽頭膜が穿孔し，口窩と咽頭が交通することによって一次口腔ができる．その後胎児頭部の腹側の前頭突起は発育成長して鼻板，鼻窩が形成され，内側鼻突起先端は球状突起となる（☞p.42，図3-1）．一方，側方に上顎突起，下顎突起が発生し，胎生6～7週にかけて前頭突起から発育した内側鼻突起，球状突起が発育し，上口蓋，一次口蓋，すなわち口唇系が形成される．また上顎突起が下顎突起と癒合して頰部が形成される．左右の下顎突起は癒合し下顎・下口唇の形成が完了する．

　一次口蓋より後方は左右の口蓋突起の癒合により形成され，二次口蓋といわれ，硬口蓋と軟口蓋からなり，口蓋系といわれる（☞p.44，図3-4）．一次口蓋と二次口蓋は切歯縫合で結合する．二次口蓋すなわち口蓋系の形成完了は排卵後日齢57日である（☞p.44，図3-5）．裂奇形は上記の胎生期発育過程が障害された時に発生する．口唇系，口蓋系を図示すると図5-1のようである．また顔面各部の発生母地は図5-2のようである．

　顔面および顎・口腔の裂奇形としては，口唇裂（cleft lip：CL），歯槽裂（顎裂　cleft alveolus），口蓋裂（cleft palate：CP），顔裂（facial cleft）がある．これらの裂奇形は単独に生じることもあるが，しばしば合併しており，唇顎裂，あるいは唇裂と

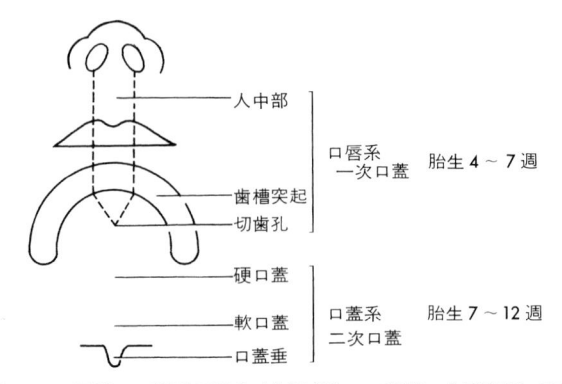

図 5-1　口唇系，口蓋系の形成（鬼塚卓弥：口蓋裂，金原出版，1972）

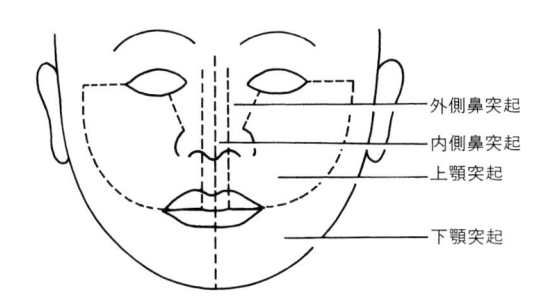

図 5-2　顔面の発生母地分布（鬼塚卓弥：口蓋裂，金原出版，1972）

口蓋裂を合併する．この場合は必ず歯槽裂も合併する唇顎口蓋裂（cleft lip and palate：CLP）であることが多い．

胎生期の発育障害と裂奇形の種類は次のようである．

1）内側鼻突起間の癒合不全：正中上唇裂（稀）
2）内側鼻突起と上顎突起との癒合不全：口唇裂（顔面裂のうちで最も頻度が高く，日本人では新生児の 0.21 %といわれる）．
3）口蓋突起の癒合不全：口蓋裂（日本人では新生児の 0.06 %）
4）外側鼻突起と上顎突起の癒合不全：斜顔面裂（稀）
5）上顎突起と下顎突起の癒合不全：横顔面裂（稀）
6）下顎突起の癒合不全：正中下唇裂（極めて稀）

2. 裂奇形の発現頻度

顔面・口腔の裂奇形の発現頻度は調査方法，年代，調査地域，人種などによって多

[1] 裂奇形の発生・原因 **71**

少異なるが，わが国では出生 500 人に対し 1 人の割合に出現すると考えられており，全身の先天奇形の中では先天股脱が比較的減少した今日では心臓奇形に次いで多い．
　裂奇形の中では唇裂，口蓋裂，ないし唇裂口蓋裂を合併したものが大多数で，その

Side Memo

唇裂の発生機序に関する考え方

　顔面，顎，口腔を形成する諸突起の胎生期における癒合不全によって生じると考えられているが，唇裂については別の考え方もある．口唇系組織の発生と口蓋系組織の発生を別個に考えるものである．

1）組織癒合不全説

　上口唇，鼻翼は内側鼻突起，外側鼻突起，上顎突起の癒合により形成されるが，この時の内側鼻突起と上顎突起の癒合不全が上口唇の破裂を生じる．また下顎突起の癒合不全で下口唇裂が生じると考えるものである（図5-3）．
　しかし癒合不全説では正中唇裂や完全唇裂の場合にみられる索状架橋部（Simonart's band）の存在を説明できない．

2）中胚葉塊欠損説（図5-4）

　上口唇は上皮壁としてあらかじめ存在しており，この中の中央，左右と3カ所に中胚葉塊が生じ，この中胚葉が発育し癒合して上口唇が形成され，この中胚葉塊の欠損により上唇裂が生じると考えるもので，正中裂の成立の説明には好都合である．

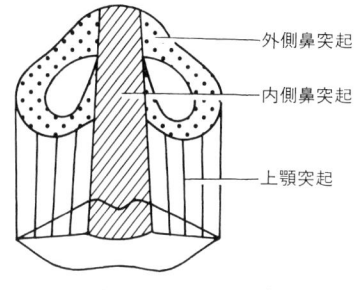

図 5-3　上口唇の形成

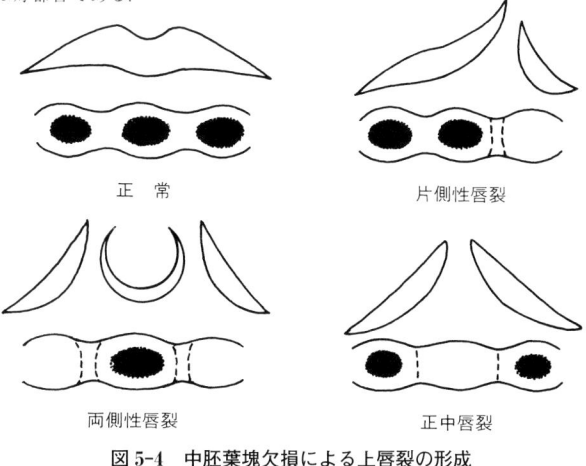

正　常　　　　　　　片側性唇裂

両側性唇裂　　　　　正中唇裂

図 5-4　中胚葉塊欠損による上唇裂の形成

他の奇形は稀である．唇裂，歯槽裂，口蓋裂は単独に発生することもあるが，合併することも多い．また奇形の種類によっては，性差もみられる．この関係を要約すると次のようになる．

1）唇裂（CL）と口蓋裂（CP）の頻度と性差
　　CL（唇裂）　　　　　　1/4　　男≒女
　　CP（口蓋裂）　　　　　1/4　　男＜女
　　CLP（唇顎口蓋裂）　　 2/4　　男＞女

すなわち唇裂，口蓋裂はそれぞれ全体の1/4を占め，残りの半分は唇裂，口蓋裂を合併している．

2）片側性・両側性の頻度
片側性が両側性より多い．すなわち
　　片側性CL：両側性CL＝4：1
　　片側性CP：両側性CP＝3：1

3）左右別頻度
　　CL，CPともに　左側：右側＝2：1

4）破裂度
　　CL（片側性）では全破裂：不全破裂＝2：1
　　CP（両側性）では全破裂が多い．

他の先天奇形の合併頻度は5〜14％，合併奇形としては次のようなものがある．
①神経系：脳性麻痺，蒙古症，精神薄弱，水頭症．
②消化器系：胆道狭窄，舌癒着，ヘルニア．
③骨格系：内反足，先天股脱，小顎症．
④循環系：先天性心異常．
⑤代謝，内分泌系：甲状腺機能減退．
⑥視聴覚器系：耳介変形，眼瞼下垂，斜視．

3. 唇裂・口蓋裂の原因

原因としては遺伝（約10％），染色体異常（約20％），環境異常（約10％）が考えられているが，約60％は原因不明である．

1）**遺　伝**

遺伝形式は明確にされていないが，家族内発現率が非常に高いことから遺伝を全く否定することはできない．すなわち唇裂，口蓋裂などの裂奇形の発現率は一般には約0.2％とされているが，患者がいる家系の発現率は0.8％であり，また患者が1人いる1家族内では2〜5％，両親も子どもも患者の場合，次に生まれる子ども

では約15％であるといわれる．1卵性双生児では2人とも裂奇形がある割合は約30％であるが，2卵性双生児では約10％である．これらのことから唇裂，口蓋裂の発生に対する遺伝の影響を全く無視することはできない．

唇顎口蓋裂は男性に多く，劣性遺伝を示し，口蓋裂のみは女性に多く，優性遺伝を示すという考えもある．

2）染色体異常

Down症候群，oro-facial-digital症候群，cat cry症候群，18-トリソミー，Sechel症候群，Apert症候群などに裂奇形，顎骨の形成不全を伴うことがある．

3）環境因子

唇裂，口蓋裂などの裂奇形の発生には前項の遺伝因子も考えられるが，大多数の患者には何ら遺伝的背景が証明されない．このことから裂奇形の発生には胎生期に胎児および母体が受ける次のような諸因子が影響するものと考えられる．

①母親の疾病（炎症，糖尿病，腎炎，悪阻，ビタミン欠乏）
②母親の精神的影響
③放射線照射
④薬物（アルコール，ホルモン，抗炎症剤，鎮痛剤）
⑤ウイルス感染（風疹，水痘，インフルエンザ）

2　唇裂・口蓋裂の分類

いろいろな分類があるが，比較的簡潔な川島・Veauの分類は表5-1の通りである．また国際形成外科学会の分類は発生学的な見地からのものであるが，表5-2の通りである．

1.　唇　裂（口唇裂）cleft lip（図5-5）

口唇裂ともいい，上口唇に生じることが多い．内側鼻突起と上顎突起の癒合不全により生じる．

上口唇の側方に生じるので正確には上唇側方裂である．下顎突起の癒合不全による下唇裂は正中部に生じるが，極めて稀であるため，唇裂といえば上唇裂を指すと考えてよい．

また上唇裂には極めて稀に正中唇裂があるが，この場合は正中という言葉を必ずつけて呼び，単に唇裂といえば上唇の側方裂を示すことが多い．

唇裂には片側性，両側性があり，さらに外鼻孔に達する完全唇裂と，外鼻孔に達しない不完全唇裂がある．完全唇裂では歯槽裂（顎裂）を伴うことが多い．

唇裂各型の発現頻度は表5-3のように片側性完全唇裂が最も多く，両側性不完全唇裂が最も少ない．

表5-1　川島・Veauの分類法

唇　裂
　　完　全　唇　裂：破裂が鼻孔に達するもの（第3度）
　　不完全唇裂：破裂が口唇皮膚部に達するもの（第2度）
　　　　　　　：破裂が赤唇部にとどまるもの（第1度）
　　皮　下　唇　裂：皮膚表面に線状陥凹のみられるもの
　　単　純　唇　裂：歯槽裂・口蓋裂などを伴わないもの
　　複　雑　唇　裂：歯槽裂・口蓋裂などを伴うもの
口蓋裂
　　第1型：軟口蓋裂
　　第2型：軟硬口蓋裂（切歯孔より後方のみ）
　　第3型：片側歯槽軟硬口蓋裂（通常片側唇裂を伴う）
　　第4型：両側歯槽軟硬口蓋裂（通常両側唇裂を伴う）

表5-2　国際分類法

classification of the lip, alveolus, and palate
(classification based on embryological principles)
group Ⅰ：clefts of anterior (primary) palate
　　1）lip：right and/or left
　　2）alveolus：right and/or left
group Ⅱ：clefts of anterior and posterior (primary and secondary) palate
　　1）lip：right and/or left
　　2）alveolus：right and/or left
　　3）hard palate：right and/or left
group Ⅲ：clefts of posterior (secondary) palate
　　1）hard palate：right and/or left
　　2）soft palate：medial
(for further subdivision the terms "total" and "partial" should be used)
rare facial clefts
　　(classification based on topographical findings)
　　1）median clefts of upper lip with or without hypoplasia of premaxilla
　　2）oblique clefts (oro-orbital)
　　3）transvers clefts (oro-auricular)
　　4）clefts of lower lip, nose and other very rare clefts

表 5-3 口唇裂各型の発現状況（%）

		Rosenthal	Veau	永井
片側性	不完全唇裂	24.1	33.0	31.5
	完全唇裂	50.5	48.0	58.7
両側性	不完全唇裂	4.6	7.0	5.5
	完全唇裂	20.8	12.0	4.3

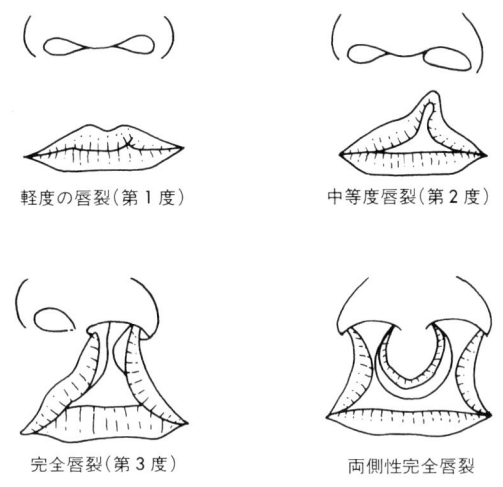

軽度の唇裂(第1度)　　中等度唇裂(第2度)

完全唇裂(第3度)　　両側性完全唇裂

図 5-5　唇裂の各型

　片側性のものでは左側が右側の約2倍の頻度である．
　唇裂は破裂の程度によって完全唇裂，不完全唇裂に分けられ，不完全唇裂は軽度と中等度に分けられる（図5-5）．また片側性と両側性に分けられる．
　唇裂では口唇の破裂による形態の異常だけでなく，片側性でも第2度以上になると鼻翼の変形を伴うことが多い．破裂側の鼻孔は扁平となり，鼻翼は低く側方に流れた形になる．完全唇裂では歯槽裂，口蓋裂を伴うことが多く，健側の歯槽突起が前方に突出し，患側の歯槽突起は後方にある．

2. 口蓋裂 cleft palate（図5-6）

　左右の口蓋突起（棚），鼻中隔の癒合不全により生じるもので，軟口蓋裂のみのもの，軟硬口蓋裂，さらに歯槽裂を伴うものがあり，川島・Veauの分類では前述のように4型に分けられている（表5-1）．片側性および両側性口蓋裂は鼻中隔の存在する部分，

硬口蓋のみにみられ，軟口蓋では正中破裂となる．口蓋垂のみの破裂もあり，口蓋垂裂といい，機能的障害はほとんどない．

　唇裂，歯槽裂，口蓋裂を合併するものは唇顎口蓋裂と呼ばれている（図5-7）．片側性と両側性があり，両側性の場合，顎間骨が遊離し中間顎が前方に極端に突出する．この場合は術前にエラスチックバンドで圧迫処置を行うことがある．

　口蓋裂の発生機序としては，①口蓋突起が狭すぎる，②口蓋突起の癒合時期に頭部の幅が広すぎる，③舌による癒合障害，④口蓋突起の移動障害などがあげられるが，このような障害を起こす原因としては前述の唇裂の原因と同様の要因が考えられる．特にDown症候群，Pierre Robin症候群，Crouzon症候群，18-トリソミーなどに口蓋裂などの奇形を合併することが多い．

　口蓋裂の症状は破裂の程度によって全く異なる．顔面，顎，口腔の変形や外部の変

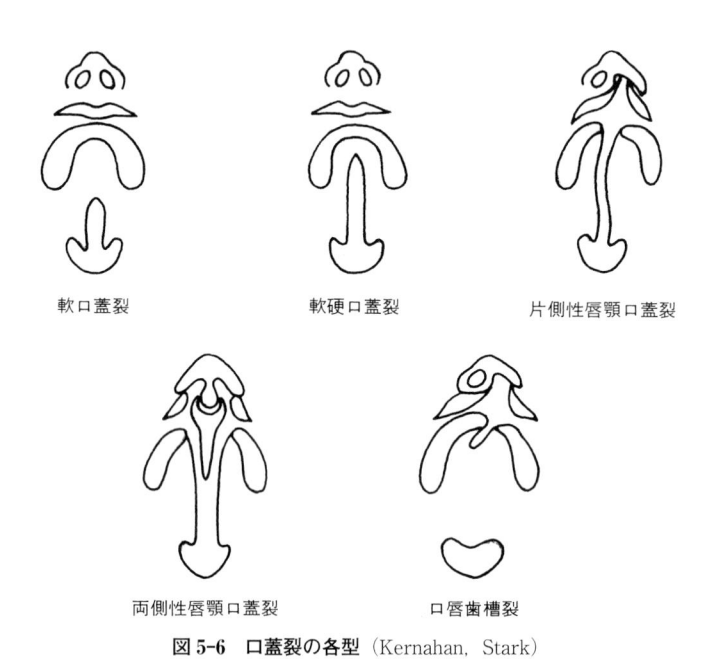

軟口蓋裂　　　　軟硬口蓋裂　　　　片側性唇顎口蓋裂

両側性唇顎口蓋裂　　　　口唇歯槽裂

図5-6　口蓋裂の各型（Kernahan, Stark）

> *Side Memo*
>
> **口蓋裂の音声・言語障害の特徴**
> 　1）発声に際し上咽頭が閉鎖しないために起こる母音の鼻音化（開放性鼻声）．
> 　2）解剖学的異常を補うために必然的に起こる子音の調音異常．

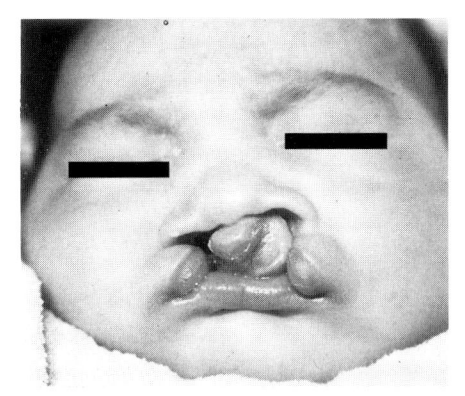

図 5-7 両側性唇顎口蓋裂

形は第 1 型,第 2 型では認められないが,第 3 型,第 4 型では唇裂を伴うため口唇,鼻翼の変形が認められる.言語障害は口蓋裂の最も重大な症状であり,口と鼻腔の交通,鼻咽腔閉鎖不全のため発声時呼気が鼻腔に漏出し,言葉が鼻音化し,開放性鼻声となり,発語不明瞭となる.口蓋裂の構音障害は咽頭,口蓋の筋肉の断裂,異常のため発声時正常な運動が不可能となって生じる.また鼻口腔交通のため口腔内の飲食物特に流動物が鼻孔に流出したり,鼻咽腔閉鎖不全のため吸引時口腔内圧の下降が少なく哺乳障害が生じる.この場合は哺乳床,ホッツ床の装着が有効である.耳管開口部は物理的化学的に刺激を受けやすく,耳疾患を生じることがある.

3. 正中上唇裂 median cleft of the upper lip

上口唇の正中の破裂(完全型),または凹み(不全型)を呈する稀な唇裂である.完全唇裂では切歯骨,鼻中隔,prolabium の欠如,小頭症,両眼接近症を伴うことがある.

4. 正中下唇裂 median cleft of the lower lip

下顎突起癒合不全により生じる極めて稀な下口唇裂で,原因は不明である.

5. 斜顔(面)裂 oblique facial cleft (図 5-8, 5-9)

上口唇人中の側方から外鼻の側方を経て眼裂にいたる破裂で非常に稀である.上顎突起と鼻突起の癒合不全により生じると考えられていたが,破裂の部位が突起癒合部と一致しない点もあり,この部の中葉胚塊欠損も原因とされている.破裂の形には naso-ocular cleft と oro-ocular cleft があり,前者は鼻孔から下眼瞼に及ぶ破裂で,後

者は上口唇から下眼瞼に及ぶものである．しかし完全裂は少なく，多くは不完全裂である．

患側の下眼瞼の一部欠損，下方への偏位，上口唇裂，鼻翼の患側への傾斜などがみられるが，破裂の程度によって，変形は様々である．上顎骨の欠如，眼球欠如を伴うこともある．

6. 横顔（面）裂 horizontal facial cleft（図5-8）

口角から側方に拡がり頰部あるいは耳部にいたる破裂で，頰裂あるいは耳裂ともいわれる．口が横に大きく拡がるので巨口症を呈する．第1鰓弓に由来する上顎突起，下顎突起の癒合不全と考えられ，下顎骨の発育不全，耳の変形を伴い第1鰓弓症候群（first branchial syndrome）あるいは oral-mandibular-auricular syndrome とも呼ばれる．

口腔領域の裂奇形のうちわずかに0.3～1.0％で比較的稀である．

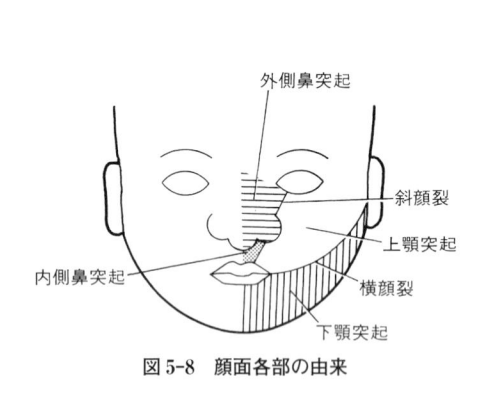

図5-8 顔面各部の由来

図5-9 両側性斜顔面裂

3 裂奇形の治療

1. 手術の時期

　唇裂では顔面の醜形と哺乳障害のため，両親，家族は出生後早期の手術を希望するが，出生直後では全身抵抗力の弱いこと，口唇の発育が未熟で正確な切開線の設定，組織縫合などが困難なために術後変形が多いことなどから，生後間もない時期の手術は不満足な結果に終わることが多い．このため手術時期は口唇組織がある程度発育した生後10〜15週，体重6kg位に成長した時期が適当である．

　口蓋裂の手術時期は生後1〜2年，体重約10kgとされている．

　手術時期のくるまでの術前管理は破裂の程度によって異なり，唇裂のみのものでは哺乳障害は比較的少ないが，口蓋裂，唇顎口蓋裂では吸引力の低下，ミルクの鼻孔からの漏出などがあるので，授乳回数をふやして少量ずつ飲ませたり，抱いて立位にして流しこませるように飲ませる．哺乳ビンの場合は乳首の穴を大きくしたり，口唇破裂部を絆創膏で固定，閉鎖するなどして哺乳しやすいようにする（☞p.84, Side Memo ホッツ床）．

　両側性破裂が強度で中間顎が著しく前方に飛び出す場合は，術前に中間顎を絆創膏で圧迫してある程度後退させておくこともある．

2. 手術の方法

A. 唇裂の形成術（図5-10〜5-14）

　唇裂の手術の目的は破裂を手術的に閉鎖することと，口唇，鼻の形態を回復することで，このためには適当な上口唇の長さ，厚みと口輪筋の適度の緊張の回復，Cupid bow の形成，適当な外鼻孔，鼻翼の形成が行われる必要がある．

　手術術式としては古くは破裂縁を直線的に縫合する方法が行われたが，この方法では，術後の瘢痕収縮のために患側口唇の短縮が生じ，著しい変形が残る．また外鼻の変形も矯正されない．このため破裂縁の切開線を延長して閉鎖術を行う種々の方法が考案されている．すなわち片側性のものでは4角弁法（Le Mesurier 法），3角弁法（Tennison 法，Cronin 法，Skoog 法，Millard 法）があり，両側性では口唇上部3角弁法（Millard 法），口唇下部3角弁法（Tennison 法，Hagedorn 法），4角弁法（Baraky 法）などがある．現在実施されている代表的な方法は Le Mesurier 法，Cronin 法，Millard 法であるが，個々の症例によって，これらの方法の改良，変法を考案した手術法が実施されている（図5-10〜5-13）．口唇形成術では正確な術前の切開線の設定が手術結果の鍵となるので，口唇形成の所期の目的を達するためには，口唇形態を

80　5章　顎・口腔の裂奇形

図 5-10　唇裂形成術（Le Mesurier 法）

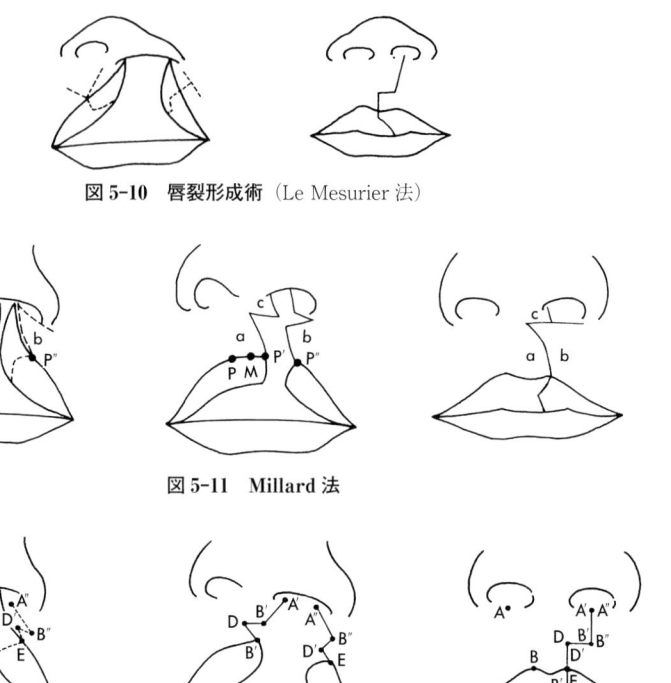

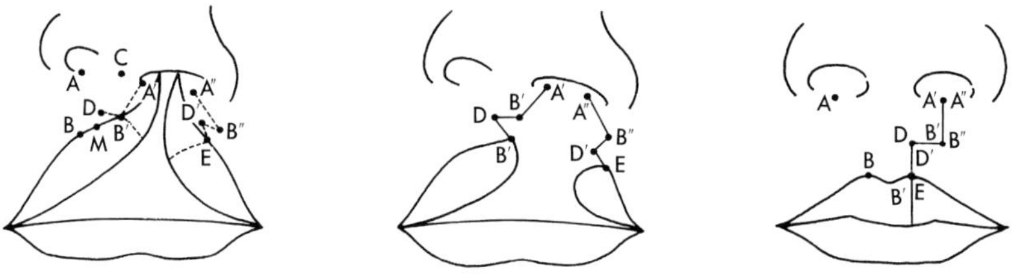

図 5-11　Millard 法

AC = CA′, A′B′ = A″B″, DB′ = D′B″ = D′E, AB = A″B″E = A′B′B′

図5-12　Tennison法

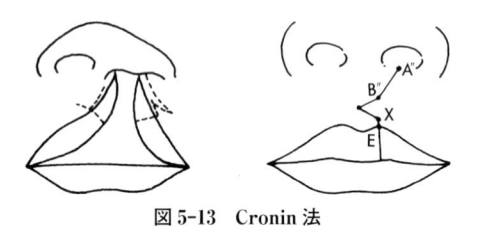

図 5-13　Cronin 法

Tennison 法に白唇部に 1 mm 粘皮線に直角に 1 mm の縫合線を作ることによって，上唇の上方への瘢痕収縮を防ぐ．

切開線設定　　　口腔前庭形成

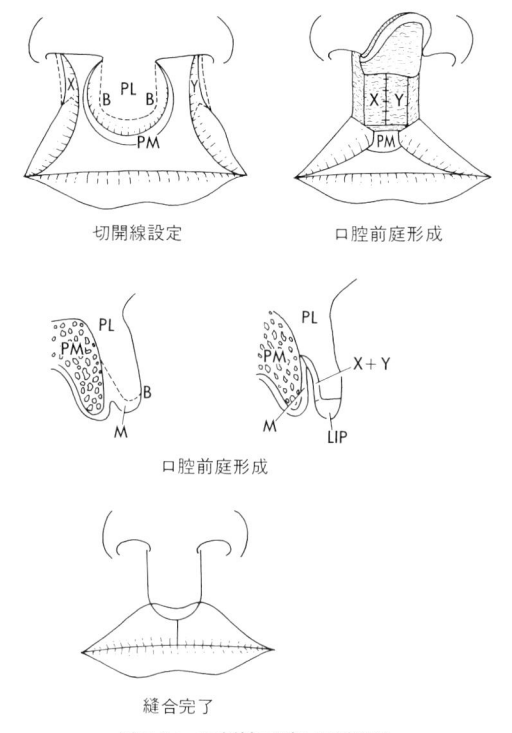

口腔前庭形成

縫合完了

図 5-14　両側性唇裂 1 回手術法

詳細に観察し，切開線の基本となる基本点を慎重に決定する必要がある．

両側性唇裂の手術は片側ずつ 2 回に分けて行うか，両側 1 回手術を行うかは，中間顎の突出度，中間唇の厚み，破裂の程度，手術術式によって決める．Millard 法のように赤唇（prolabium）に横切開が加わる場合には片側ずつ 2 回に分けて行う．図 5-14 は両側性唇裂の 1 回手術法を示す．

B. **口蓋裂の形成術**（図 5-15）

口腔鼻腔瘻という破裂を単に閉鎖するだけでなく，軟口蓋を後方に移動させ，軟口蓋および咽頭収縮筋の配列を整え，鼻咽腔閉鎖機能を正常に近づけ，正常な構音機能を回復させることがこの手術の主目的である．

手術の至適時期は言語形成の開始されるまでの 1〜1.5 歳頃がよい．1 歳以下の手術が構音機能の形成には好都合のように考えられるが，このような幼児では術後に起こる急激な呼吸様式の変化に適応できず死亡率が高いこと，顎骨の発育障害を起こしやすいこと，手術野が狭く正常組織を損傷しやすいことなどのため，この時期の手術

は避けた方がよい．

　口蓋裂は軟口蓋裂，硬軟口蓋裂だけのものもあるが，唇裂を伴う唇顎口蓋裂のことが多い．唇顎口蓋裂の手術はまず唇裂手術，数年後に口蓋裂手術を実施するのが一般的である．最近では3段階に分けて実施する方が，言語機能の回復，顎発育の点からよいともいわれる．これによると唇裂閉鎖術を生後4～6か月，軟口蓋裂手術を10～12か月，硬口蓋裂手術を4.5～6歳頃に行うと顎および歯列の発育障害が少ないといわれる（☞p.84, Side Memo）．

　手術方法は主として口蓋粘膜骨膜後方移動術（push-back）が行われる．手術の要点は粘膜骨膜弁の充分な可動性を得ることである（図5-15）．手術の順序は大略次のようである．口蓋粘膜骨膜弁の剥離，鼻腔側粘膜の剥離，軟口蓋破裂縁の3層分割，鼻腔粘膜のz-plastyによる延長，結び目が鼻腔側に出るような鼻粘膜の縫合，軟口蓋裂の3層縫合，筋層縫合あるいはマットレス縫合，口蓋粘膜縫合，粘膜骨膜弁移動後に生じる創面に人工真皮などの創面保護剤を充填して手術を終わる．実際の症例では破裂の程度によって手術方法はかなり異なる．

　口蓋裂手術で行う口蓋側骨膜の剥離が顎骨発育障害の原因と考えられ，最近では骨膜上で粘膜，筋層を剥離，縫合する方法も行われている（Perko法）．

　口蓋裂の手術は口腔鼻腔瘻の閉鎖とともに鼻咽腔閉鎖機能を回復し，正常な発声機能の回復と，吸引・嚥下障害を除くことであるが，術後なお鼻咽腔閉鎖機能不全が残ることがある．このような場合には二次手術として咽頭弁移植術が行われることがある．

　咽頭弁移植術は咽頭後壁から筋肉粘膜弁を有茎弁として剥離し，これを口蓋垂部の鼻側に反転縫合することによって鼻咽腔閉鎖をはかるものである．しかし一次手術の年齢が4.5歳以上になっており，構音の悪習慣が残った症例では，この手術はあまり効果が期待できない．

　口蓋裂手術によって破裂部が閉鎖されても直ちに言語が正常に回復するのではなく，術後の忍耐強い言語治療（speeach therapy）が必要である．言語治療としては術後，術創の反応がおさまる約3か月間は発音の基礎となる鼻咽腔閉鎖機能回復の訓練を家庭で行う．具体的には笛吹き，シャボン玉，風船をふくらませる訓練をする．これにより発声時の鼻咽腔閉鎖機能が回復され，正常の言語が獲得されるものが多い（80％）．不明瞭言語が残る場合はさらに正確な言語獲得のため言語訓練が4歳ぐらいから言語聴覚士および専門医によって行われる．鼻咽腔閉鎖不全が強度で，手術的に回復不可能な症例では，鼻咽腔に人工挿入物を栓塞子として留置し，鼻咽腔閉鎖をはかり，正常な言語形成に役立たせる．これをスピーチエイド（speech aid）という．

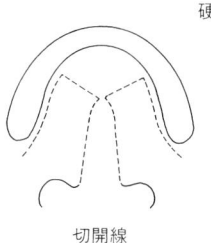

硬軟口蓋裂

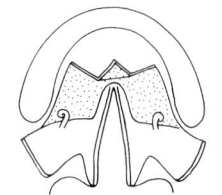

切開線

粘膜・骨膜剝離
口蓋動脈伸展
鼻腔粘膜剝離

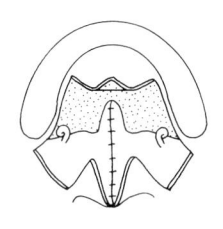

鼻腔粘膜縫合

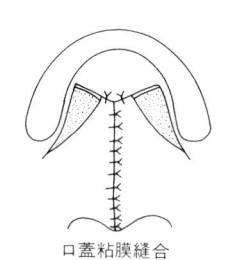

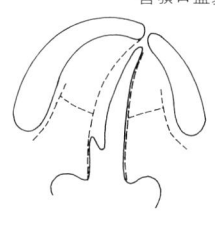

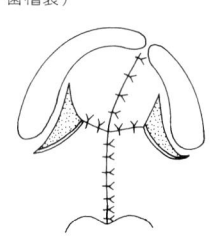

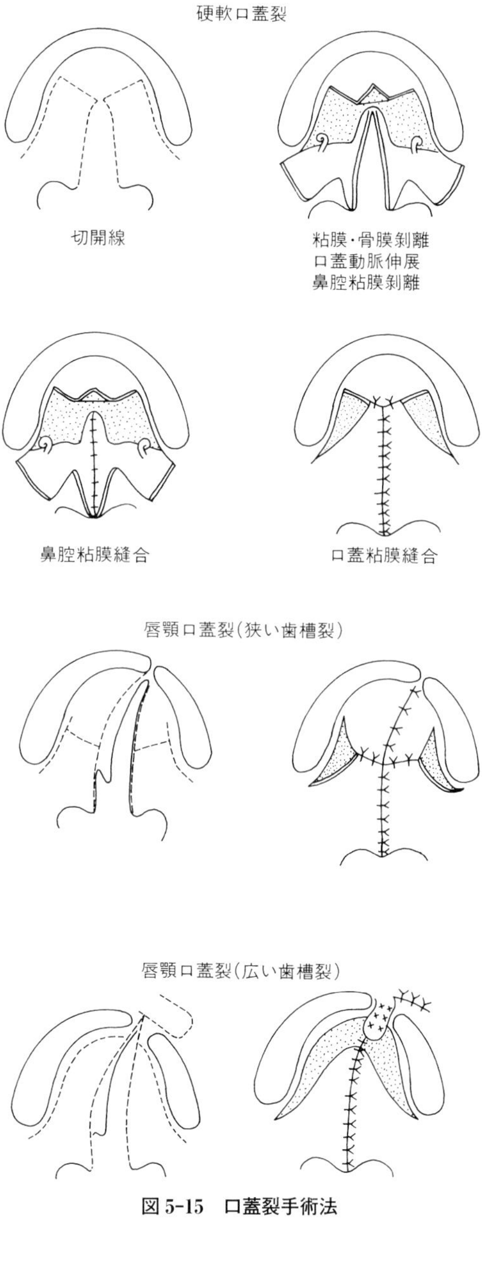

口蓋粘膜縫合

唇顎口蓋裂（狭い歯槽裂）

唇顎口蓋裂（広い歯槽裂）

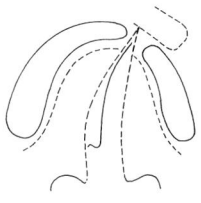

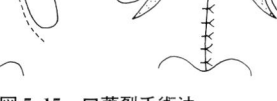

図5-15　口蓋裂手術法

Side Memo

唇裂,口蓋裂の治療スケジュール
　第Ⅰ期：生後—手術前,哺乳指導,ホッツ床,マッサージ,絆創膏保定,矯正
　第Ⅱ期：3～5か月（体重6 kg），口唇形成術
　　　　　1～2歳（体重10 kg），口蓋形成術
　第Ⅲ期：2～6歳,鼻咽腔閉鎖訓練,言語治療,咽頭弁形成術,歯列矯正
　第Ⅳ期：7歳～青年期,咽頭弁形成術,スピーチエイド,歯槽裂部形成術,歯列矯正,
　　　　　鼻翼の二次修正,顎矯正外科

ホッツ床
　口蓋裂児の出生直後に装着する口蓋床で,本邦ではチューリッヒ大学歯科矯正学Hotz教授の名を冠して使用されることが多い.その目的は口蓋破裂部を軟性レジン床等により覆い,哺乳支援,破裂部の開大の防止,顎発育の誘導を図ることにあり,多くの施設で用いられている（図5-16）.

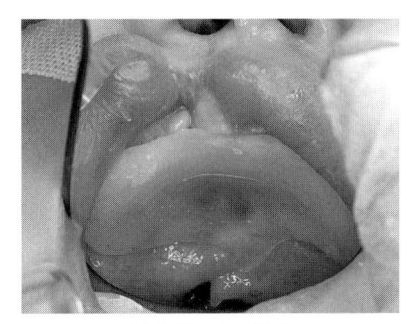

図5-16　ホッツ床

唇顎口蓋裂患者の有する諸問題
　1）哺乳障害
　口腔内陰圧が形成されないため手術完了までは経管栄養,口蓋栓副子などの処置を必要とする.
　2）口腔,鼻腔の自浄作用低下
　上気道感染をきたしやすく,中耳炎,肺炎に罹患しやすい.またう蝕が多発する.
　3）顎骨発育障害により次のような悪いサイクルが形成される.

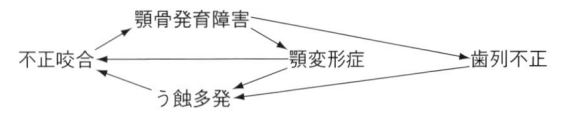

　　　　　　　顎骨発育障害
　　　不正咬合←→顎変形症←→歯列不正
　　　　　　　　う蝕多発

　4）構音障害
　5）審美障害
　歯列矯正,顎矯正外科などの処置を必要とする.

Side Memo

二段階口蓋形成法（Perko 法）

　顎発育を重視して硬口蓋破裂部閉鎖を遅らせる方法．1979 年，チューリッヒ大学顎外科の Perko, Hotz らは従来の二段階口蓋形成の欠点を改善，改良して，生後 6〜8 か月に筋輪形成を伴う軟口蓋形成術を実施し，硬口蓋閉鎖を 5〜8 歳に実施する治療法をその長期成績と共に発表した．出生直後から Hotz 床を装着し，顎発育を誘導し破裂部を狭小化させ，軟口蓋形成術後は硬口蓋閉鎖床を装着する．

Furlow 法による口蓋形成術

　二重 Z—形成による口蓋裂閉鎖手術で，軟口蓋を口蓋帆挙筋層の口蓋側または鼻腔側に，向かい合う破裂縁からそれぞれ弁を形成し Z—形成を加えて，閉鎖する方法．Push back 法に比し，術後の鼻咽腔閉鎖に優れ，顎発育にもよいといわれる（図 5-17）．

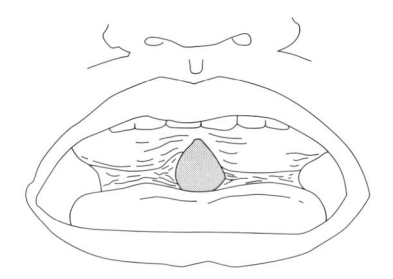

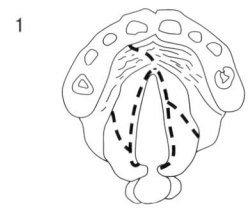

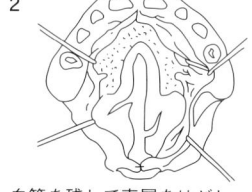

1　切開を入れる

2　血管を残して表層をはがし，鼻腔側の粘膜に切り込みを入れる

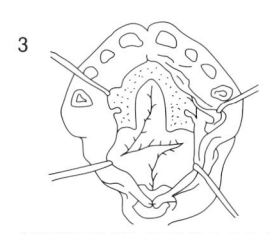

3　鼻腔側の粘膜に切り込みを入れ，口腔側の粘膜は後方にずらして貼り付けることにより軟口蓋を延長

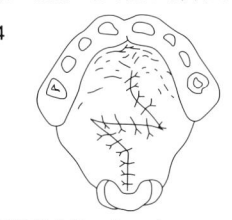

4　頰粘膜を貼り付けプラスチックの保護床を付けて，手術終了

図 5-17　口蓋形成術（Furlow 法）のシェーマ

6章

顎の変形
Deformity of the Jaw

1. 顔の形

　上顎，下顎の形態は顔面を構成する重要な要素であり，均整のとれた顔としては上下顎の形態的なバランスがとれていなければならない．上顎骨，下顎骨とそれぞれの顎骨を被覆する顔面軟組織は顔面下部の大部分を占めており，摂食や発音とともに表情を作るという重要な機能を担っている．

　顔面は上顔面，中顔面，下顔面に分割され，それぞれ1/3ずつの構成比である場合

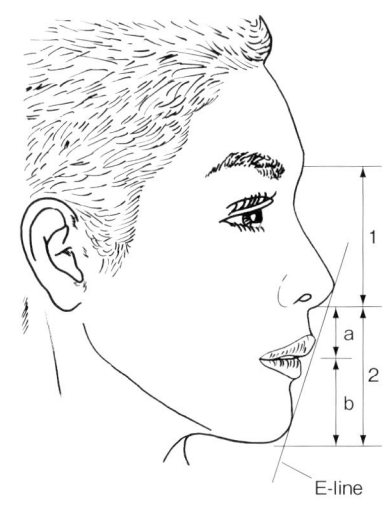

図6-1　顔面の比率
1 = 2，a：b ≒ 1：1.618
中顔面は前頭部の最前方点と鼻下点間の距離，下顔面は鼻下点とオトガイ下縁間の距離を指している．

図6-2 顔面分割図
1＝3＝5, 2＝4＝6

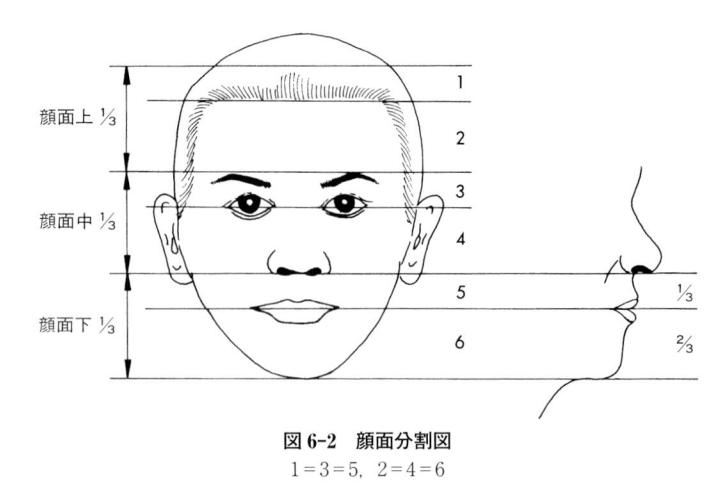

が整った顔とされている．さらに下顔面では，鼻下点-口唇接合線間距離と口唇接合線-オトガイ下縁間距離は1：2の比率（あるいは黄金比率を準用する場合もある）が望ましいとされている．また側貌においては鼻尖とオトガイ尖を結んだ仮想線をEsthetic line（Eライン）と呼び，この線に対して上下の口唇最前方点との位置関係が重要な審美的要素であると考えられている（図6-1）．審美的観点から見ると正貌における対称性もバランスが取れていることが望ましい．顔面中1/3の下方2/3の骨格は上顎骨，鼻骨，頬骨によって構成されており，顔面中1/3の形は上顎骨の形態に影響されることが大きい．上下顎骨が関与して形づくられる顔面の部分を顎顔面という言葉で表現するが，顎顔面の正確な部位は顔面中1/3の下方2/3と顔面下1/3を含めた部分を指している．口腔外科医はこの章で取り扱う疾患の治療に当たっては標準的な審美的感覚を持ち，経験に裏付けられた治療効果について熟知していることが求められている．

Side Memo

顎変形症

　顎変形（jaw deformities）のある場合は，顎の変形に伴う顔面の変形がみられる．このため通常は顎顔面変形（maxillofacial deformities）と呼ばれることが多い．また種々なる顎変形をまとめて顎変形症と呼んでいる．顎変形症に対する外科的治療を顎矯正外科（orthognathic surgery）という．

2. 顎変形の分類

顎変形症は「上顎骨または下顎骨，あるいはそれら両者の大きさや形，位置などの異常，上下顎関係の異常によって顎顔面の形態的異常と咬合の異常をきたして美的不調和を示すもの」と定義されている．その成因によって分類すると，①先天性顎変形症，②後天性顎変形症：外傷，腫瘍など様々な疾患の治療後に残存する変形，骨形成異常など，③顎発育異常と遺伝的背景：成長過程の環境と遺伝的要素の発現によって生じるもの，に分けることができる．顎変形症の治療，すなわち顎矯正治療において対象となるのは顎発育異常と遺伝的背景によるものが大部分を占める．

A. 先天性顎変形症

先天性に生じる多発的な形態異常をもつ疾患は，しばしば症候群（syndrome）という用語で呼ばれ，身体各部の変形とともに顎顔面の変形を伴うことが多い．これには次のような代表的な症候群があり，厚生労働大臣が認める保険適応の矯正治療の対象にもなっている．

1）唇顎口蓋裂
2）ゴールデンハー（Goldenhar）症候群（鰓弓異常症を含む）
3）鎖骨・頭蓋骨異形成
4）クルーゾン（Crouzon）症候群
5）トリチャーコリンズ（Treacher-Collins）症候群
6）ピエールロバン（Pierre Robin）症候群
7）ダウン（Down）症候群
8）ラッセルシルバー（Russell-Silver）症候群

B. 後天性顎変形症

出生から発育期にいたる間に外傷や種々の疾患により顎骨の成長点（鼻上顎複合体，下顎頭）に何らかの誘因が加わることで顎骨の正常な成長発育が阻害されることがある．その結果として生じた顎変形は誘因の加わった部位とタイミングにより様々な病態を示すが，成長過程で顎顔面の代償性変化により改善される場合もある．一方で誘因が消失しても残遺した顎変形に対しては外科的矯正治療が必要となる．

C. 顎発育異常と遺伝的背景—狭義の顎変形症

顎発育異常と遺伝的背景による変形は狭義の顎変形症と言うことができ，外科的矯正治療の主体となっている．顎変形症には発育異常の部位によって種々の病態がある．先人たちにより様々な分類が試みられているが，上下顎骨の過成長や劣成長，前後的位置関係から骨格性の前突あるいは後退という用語が使われることが多い．垂直的な位置異常である過蓋咬合や開咬，左右水平的な位置異常である非対称という病態も存在する．一方で，骨格構造には異常はないが歯の植立位置・方向の異常に起因する歯

槽性の変形も認められる．

1 ）骨格性変形症
  上顎・下顎前突症 protrusion
  上顎・下顎後退症 retrusion
  上顎・下顎非対称（を伴うもの）asymmetry
  開咬症 open bite　など
  上記の病態で顎矯正手術の約 95 ％を占めている．

2 ）歯・歯槽性変形症
  前突 protrusion
  後退 retrusion

3. 顎変形の診断

A. 顔の形と咬合

　顎顔面の発育異常がある場合には，上下顎の歯の咬合関係の異常（不正咬合）もみられる．不正咬合については，上顎第 1 大臼歯の位置を不変と考えるアングルの分類が一般的に使用されており，上下顎第 1 大臼歯の咬合関係によって，第Ⅰ級：正常咬合，第Ⅱ級：下顎遠心咬合，第Ⅲ級：下顎近心咬合に分類されている．しかしこの分類はあくまでも上下顎の歯の咬合のみに限られ，顔面頭蓋との関係を表すことはできない．そこで顎顔面と歯との関係を検査する方法として石膏模型による顎態診断が用いられることが多い．**顎態診断**はフランクフルト（Frankfurt）平面（眼点と耳点を結ぶ眼耳平面），眼窩平面（両眼点を通り眼耳平面に垂直な平面）を基準にして作製された顎態模型（図 6-3）によって顔面頭蓋と咬合関係を診断するものである．眼窩平面は上顎犬歯歯冠頂および下顎犬歯遠心隅角を通過するといわれる．

B. 顔の形の判定

　顔の形は正面像，側面像について判断され，正面像では主として左右の対称性，側面像では顎の前後的位置関係が問題となる（図 6-4）．側面像については前述した E ラインに加えて垂直的な要因であるオトガイ部の上下的位置により average face，short face，long face の判定が行われる．

　顔の形の判定には顔面軟部組織の輪郭の観察とともに，骨格構造についての診断が必要であり，このために頭部 X 線規格写真分析（セファロ写真分析，図 6-5）が行われる．規格写真は常に一定距離から一定方向で撮影されるので，常に同一条件で撮影された頭蓋，顎骨の像が得られる．頭蓋側面像，正面像が撮影されるが，一般的には顎の前後的位置関係の診断のため側面像が分析されることが多く，これを側面セファロ写真分析という．写真上に一定の計測点を設定し，上下顎骨の位置的関係，顎骨の

図 6-3 顎態模型

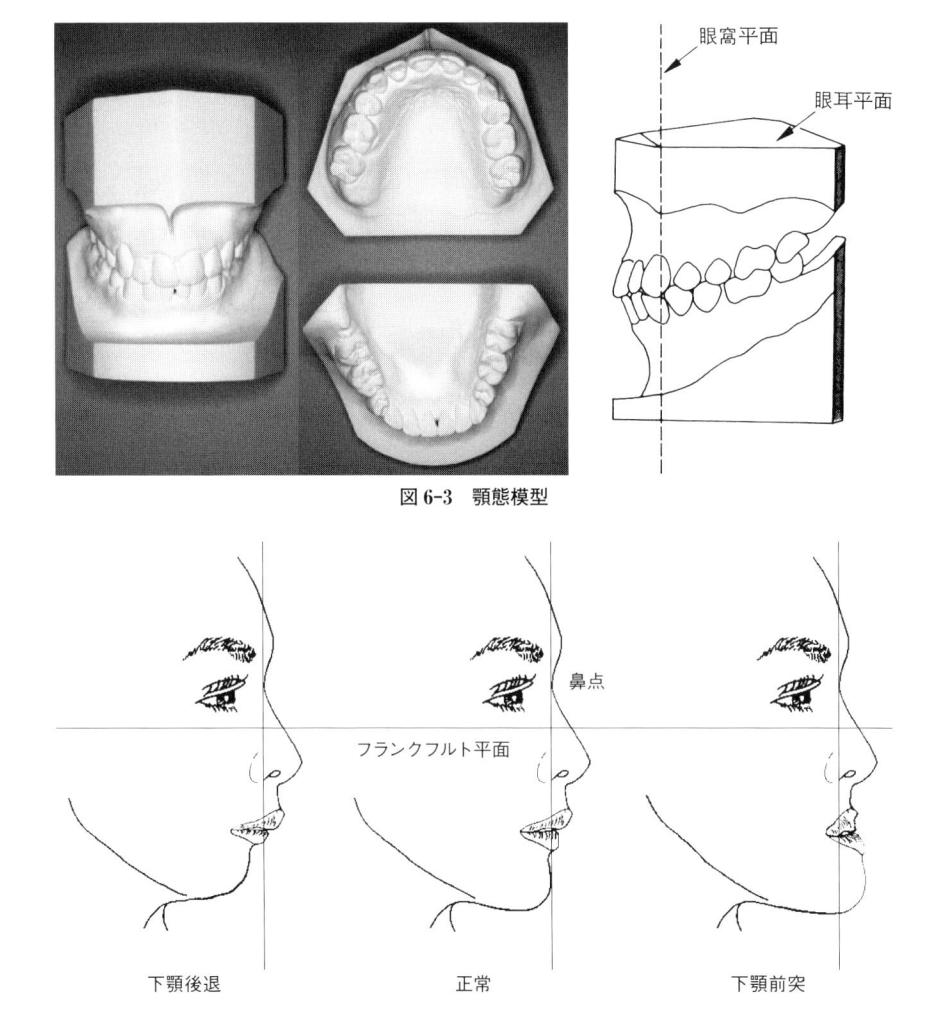

図 6-4 フランクフルト平面とこれに直交し鼻点を通る平面に対する顎の位置

大きさ，歯の状態などにつき，計測点間の距離，計測点を通る計測線の交わる角度を計測し，標準値と比較することによって，顎顔面の形の異常の部位・程度を診断することができる．セファロ写真上の一定数の計測点を結ぶ線で描かれる図形を側方セファログラムといい，この図形から顎顔面の形態を診断する（図 6-6）．詳しくは診断の章（☞p.374）で述べる．

92 6章 顎の変形

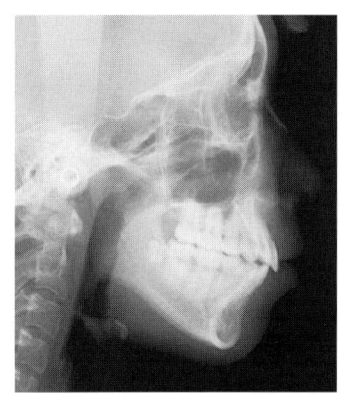

図 6-5 頭部 X 線規格写真

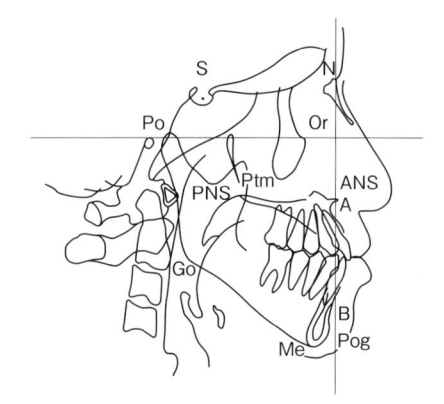

図 6-6 側面セファログラムと主な計測点

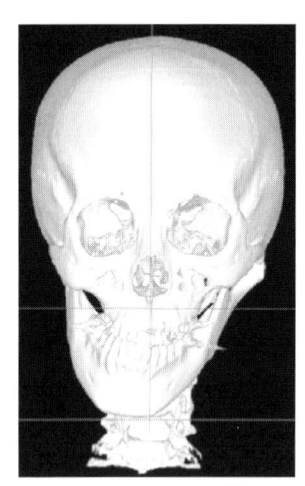

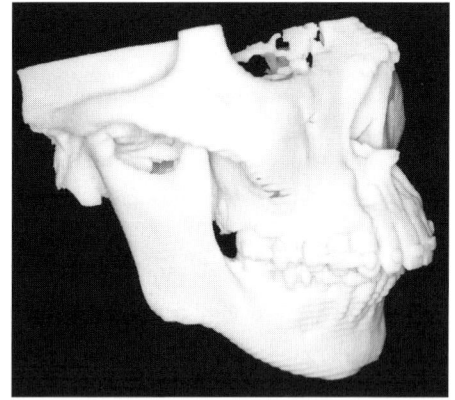

図 6-7 三次元 CT 画像と実体モデル

　頭部X線規格写真分析標準値は年齢，性，人種によって異なるので分析に当たってはこれらの点を注意しなければならない．
　さらに複雑な顎顔面形態の把握と手術計画のためにはCT撮影データをもとにした三次元画像や実体モデルの作製（図6-7），手術シミュレーションが有用である．

4. 主な顎変形

　顎変形症の診断を行う上ではまず正常な顎顔面の形態と大きさ，位置関係を知る必

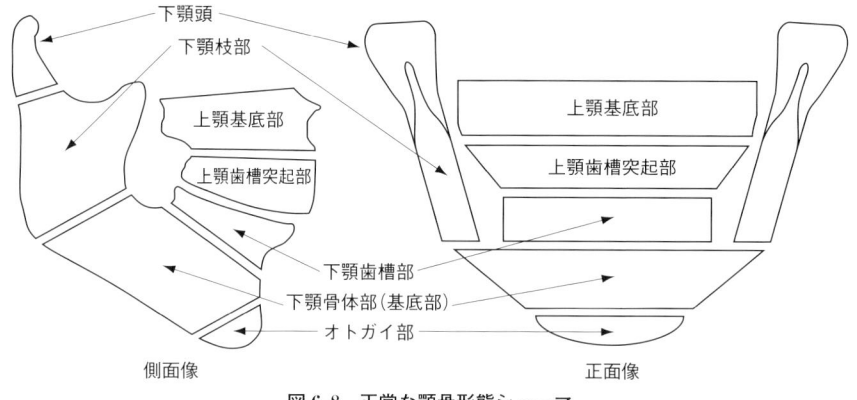

図 6-8 正常な顎骨形態シェーマ
上顎：基底部，歯槽突起部
下顎：骨体部（基底部），歯槽部，下顎頭，下顎枝部，オトガイ部

要がある．そして変形の原因となっている解剖学的な部位はどこなのか，どのような治療法，手術法が適しているかを検討する．正常な顎骨形態を上顎は基底部と歯槽突起部，下顎は骨体部（基底部）と歯槽突起部の他に下顎頭，下顎枝部，オトガイ部に分けて考えると理解しやすい（図6-8）．

A. 下顎前突症 mandibular protrusion（prognathia）

咬合時に下顎前歯が上顎前歯より前方に位置し，一般に受け口といわれる反対咬合の状態である．これは下顎骨の前方への発育過剰によって生じることが多く，大臼歯の咬合関係はアングル第Ⅲ級である．側貌においては下顔面の前方への突出感があり，中顔面の後退を伴うことも多い（図6-9）．

下顎前突症は下顎骨の肥大の結果生じる．しかし，下顎骨肥大はないが，上顎骨の発育不全の場合にも下顎の前突がみられる．例えば唇顎口蓋裂術後の上顎骨発育不全が原因となって，下顎前突がみられるが，このような下顎前突を仮性下顎前突という．

下顎前突症は顎骨の発育異常としては最も頻度が高く，日本人では4～7％にみられるという．原因としては家族性の発生頻度が高く，30～50％に達することから遺伝の関与が考えられる．また脳下垂体機能亢進，先天性の巨大舌，血管腫，リンパ管腫による巨大舌なども原因となる．その他 Klinefelter 症候群，Paget 病などで下顎骨の肥大がみられることがある．

〔**症状**〕 遺伝的背景による下顎前突症は乳歯列の時期に始まるが，症状が顕著になるのは思春期以後である．オトガイ部の突出，前歯部の反対咬合ないし開咬を伴う反対咬合，アングル第Ⅲ級の不正咬合，オトガイ部の突出のため側貌が三日月様となる．

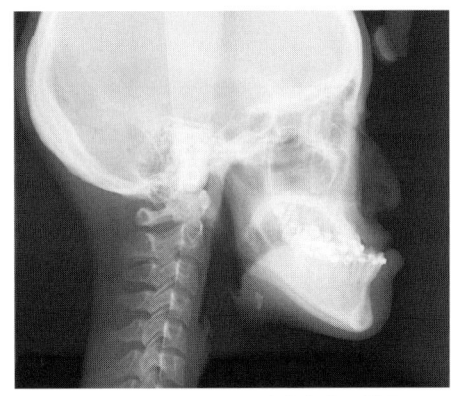

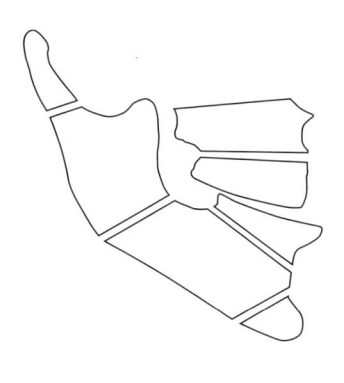

図6-9 下顎前突症の側面セファログラムとシェーマ

上顎骨の劣成長を伴い鼻翼基底部の陥凹がみられることが多い．

側方セファロ写真分析では，①AB平面角が＋となる，②下顎下縁平面角の拡大，③顔面角の増加，④上顎突出度が－となる，⑤ANB difference（ANB角）が－となる．SNA＜SNB，⑥Y軸角の減少，⑦下顎角の増加，⑧下顔面高の増加などがみられる（☞p.375）．

下顎前突症は次の4型に分類される．

1）上顎は正常範囲内にあるが，下顎が強く前突するもの．
2）上顎は正常より後退，下顎は正常範囲内にあるもの．

Side Memo

顎変形症の治療の基本事項

1）顎発育の旺盛な小児期では顎の変形の原因となっている悪習慣（弄舌癖，咬唇癖，弄指癖）の除去，口呼吸の改善などを行う．乳歯う蝕による乳白歯歯冠の崩壊のため前歯部咀嚼が習慣となり，下顎前突をきたすことがあるので，乳歯う蝕の予防，治療は間接的に顎の変形の防止に役立つ．小児期では歯槽性の変形症には歯科矯正治療を応用する．

2）顎骨成長の完了した青年期以後は手術が行われるが，骨格性と歯・歯槽性によって，また変形の種類・程度によって手術法の選択が行われる．手術法の選択は術前の綿密な診断（顎態診断，セファロ分析，三次元CTなど）によって決められなければならない．

3）顔貌の改善だけでなく，咀嚼，発音などの口腔機能も改善されなければならない．咀嚼機能改善のためには，単に顎骨の移動だけでなく，個々の歯の移動，あるいは咬合再構成が必要となる．すなわち顎の変形に伴う咬合異常を治療することが必須であり，このためには外科的手術とともに，歯科矯正的治療を併用しなければならない．

3）上顎・下顎とも正常範囲内にあるが，下顎がやや前突し，反対咬合を呈するもの．
4）上顎は正常より後退，下顎は正常より前突するもの．

歯科矯正治療 orthodontic treatment

発育期にある小児では，はっきりとした下顎前突症として診断されるものは少ない

Side Memo

顎矯正外科のための術前，術後矯正と咬合再構成

1）術前矯正：上顎や下顎を骨切り術（osteotomy）により正しい位置に移動し上下顎の歯列を合わせて咬合させても，多くの例で正しく咬合しない．このため術前に，術後に得られる咬合状態を予測しその咬合状態が得られるように，予め歯を歯科矯正治療により移動させておく必要がある．このために歯の叢生（crowding）の解消や，歯の上下的位置関係の改善（leveling），歯軸傾斜の改善などが行われる．通常の術前矯正には1～1.5年の期間が必要である．

2）術後矯正：手術後の新しく獲得された咬合をより緊密化し，長期の咬合の安定化のため，術後6か月から1年間程度の歯科矯正処置を要する（術後矯正）．

術前，術後矯正ともに手術後の骨片の後戻り（relapse）防止のために非常に重要な処置である

3）オーラルリハビリテーション，咬合再構成：術後矯正治療が完了したら歯の欠損がある場合や歯冠形態の不良がある場合は補綴的な処置が必要となる．健常な咬合の獲得によって顎顔面形態も安定が図られる（図6-10）．

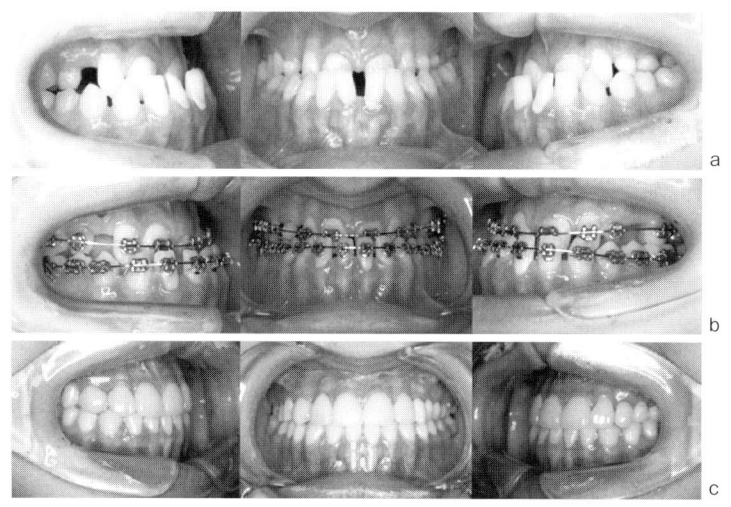

図 6-10　顎矯正外科のための術前，術後矯正と咬合再構成
　　　　a：初診時，b：術前矯正終了時，c：咬合再構成後

が，乳歯列の年齢ですでに反対咬合が認められることがある．このような発育期の顎骨に対しては手術よりもまず歯科矯正的治療が実施される．歯科矯正は顎骨に持続的な力を加えて，歯の位置の修正を行うことにより発育過程にある顎骨の変形が顕著となることを予防するのに有効であるが，顎骨形成が完了した成人に対しては効果はあまり期待できない．乳歯期の下顎前突は下顎骨の過剰発育による真の下顎前突というよりも下顎を前方に突き出す悪習慣によって生じることが多い．乳臼歯う蝕のため，前歯で咀嚼する習慣が悪習慣となり反対咬合をきたすことが多い．このような場合は種々の可撤式歯列矯正装置を用いて下顎前歯を舌側に移動させたり，舌の低位を改善するように作用する装置を使用させたりする．以前は頭蓋とオトガイ部を牽引固定する装置（チンキャップ）を用い，ゴムの弾力で下顎を後方へ牽引，前方への発育を抑制する方法も行われたが，顎関節に与える悪影響を考慮して使用される頻度は低くなっている．発育期の歯科矯正治療は顎の変形の修正よりも，顎変形の悪化とさらなる変形の発現を予防するものである．一方で成人の歯科矯正治療は歯列不正の改善に効果があるもので，下顎骨体部，下顎枝の形の異常を治すことはできない．外科的治療では上下顎の位置的関係を修正することができるが，個々の歯の咬み合わせを完全に治すことはできないので，手術前後に歯科矯正治療を行うことによって，より正常な顎の形と咬合が得られるように努める必要がある．

外科治療（顎矯正外科 orthognathic surgery）（図 6-11 〜 6-13）

顎発育の終了した年齢（女性で 16 歳以後，男性で 18 歳以後）では手術療法を行う．従来から数多くの手術法が紹介されているが，その理由はひとくちに下顎前突症といっても，前突の程度，下顎骨の形，咬合状態などが多様であるため，それぞれに適した方法が考案されてきたためである．基本的には過剰発育した下顎骨を一定幅切除して長さを短縮する方法と，下顎骨を分割離断して離断面をずらして短縮する方法に大別される．また，前歯部の咬合の回復のため歯槽骨を離断，移動する方法もある．顎骨の変形に対する手術は機能の回復，改善もさることながら，顎，顔面の形の審美的改善のためにも行われるので，手術による瘢痕が皮膚表面に残らないことが望まれる．最近では手術器具・器械が改良され，下顎前突症に対する手術を始めとして，各種の顎骨に対する手術が口腔内から行われるようになってきた．最近の下顎前突症に対して実施されている主な手術法は次のようである．

　1）下顎枝骨切り術：下顎枝矢状分割法，下顎枝垂直骨切り術，下顎枝逆 L 字型骨切り術などがあるが，骨切断面の面積は矢状分割法が最も広いので，この方法が利用されることが多い．

　2）下顎骨体部分切除術：垂直切除，階段切除術がある．いずれも小臼歯あるいは大臼歯を抜歯して下顎を短縮させる．

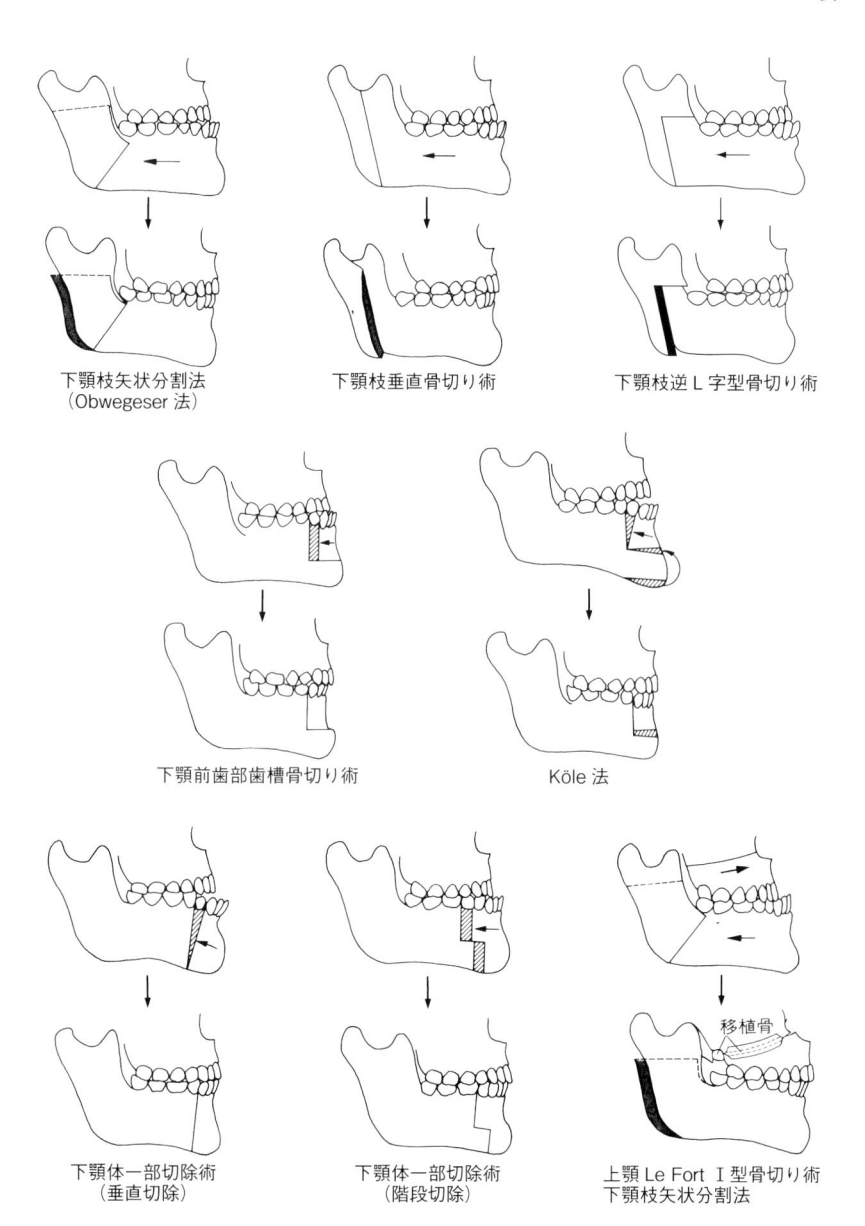

図 6-11　下顎前突症の手術法

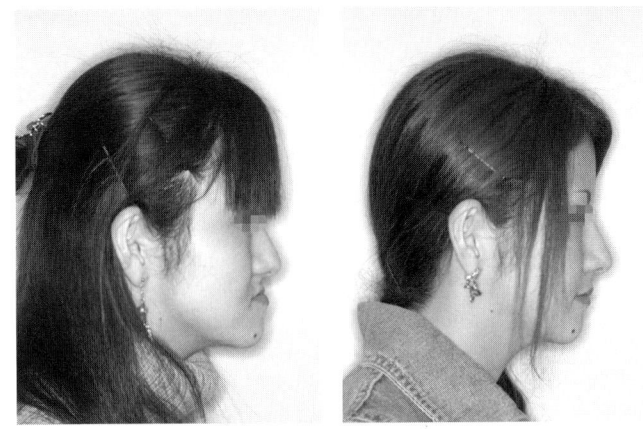

図 6-12 下顎前突症の術前,術後の側貌
上顎:Le Fort I 型骨切り術,下顎:下顎枝矢状分割法

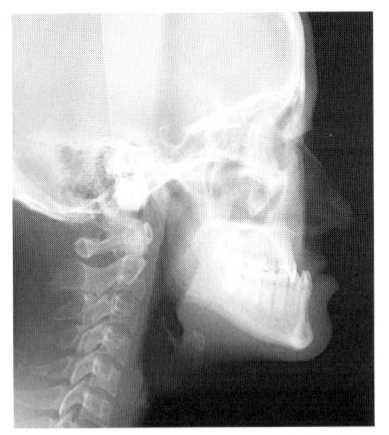

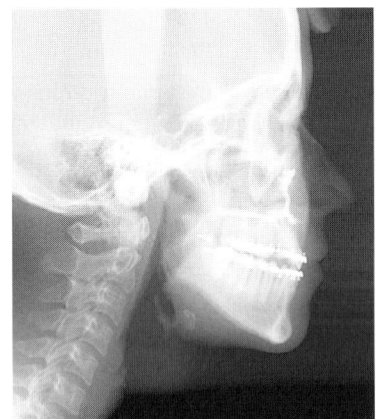

図 6-13 下顎前突症の術前,術後の側面セファログラム

　3）下顎前歯部歯槽骨切り術:軽度の前突に実施し,開咬を伴うものでは下顎前歯部を挙上,オトガイ部の骨間隙には骨移植を行う(Köle 法).
　4）下顎骨切り術と上顎骨切り術の併用:上顎発育不全を伴う強度の下顎前突に実施する.上顎骨切り法は Le Fort I 型骨切り術,下顎には 1),2)の方法を行う.巨大舌が下顎前突症の原因となっていると診断された場合は,舌縮小術を異時的に併用する(図 6-14).

B. **小下顎症** mandibular micrognathia, **下顎後退症** mandibular retrusion

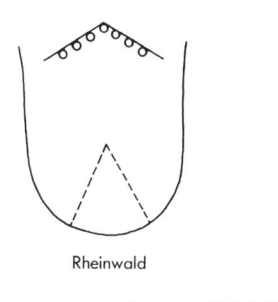

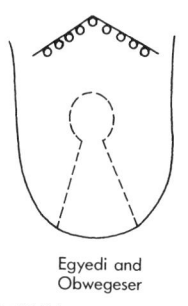

図6-14 舌縮小術（切開線）

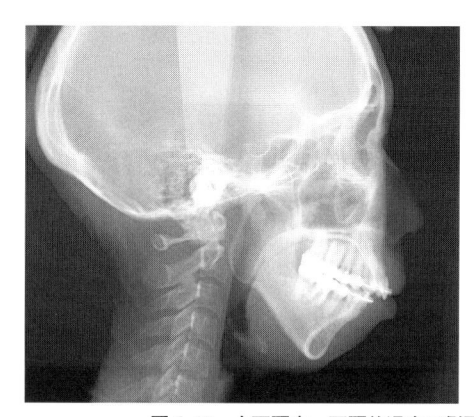

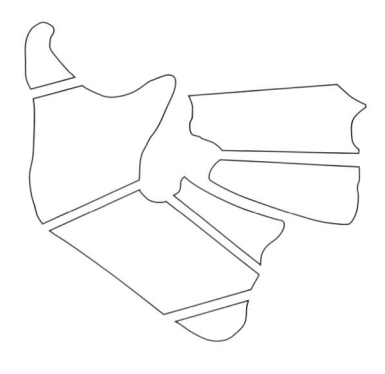

図6-15 小下顎症，下顎後退症の側面セファログラムとシェーマ

　発育不全のため下顎骨全体が小さいものを小下顎症，下顎骨の大きさに異常はないが遠心（後方）に寄っているものを後退症といい，アングル第Ⅱ級に属する（図6-15）．いずれも下顔面1/3が小さく，オトガイも小さい．下口唇も後方に位置するので上顎前歯が前下方に突出したように見える，いわゆる鳥貌を呈する．小下顎症には両側性と片側性があり，片側性では顔面の非対称がみられる．
　原因としては先天性には第1，第2鰓弓症候群，ピエールロバン症候群などがあり，後天的なものとしては出生時の鉗子分娩による顎関節損傷，小児期の下顎骨髄炎，顎関節炎，乳様突起炎に続発する顎関節炎，顎関節突起骨折，顎関節強直が原因となって，下顎骨の正常な運動と発育が障害されて小下顎症をきたす．
　〔治療〕（図6-16〜6-18）：下顎枝矢状分割法，あるいは骨移植を併用した下顎枝逆L字型骨切り術による下顎骨の前方移動が行われる．下顎骨延長法（osteodystraction）という方法を用いた際には骨移植は不要である．

100 6章 顎の変形

骨移植

下顎枝矢状分割法＋　　逆L字型骨切り術　　オトガイ形成術
オトガイ形成

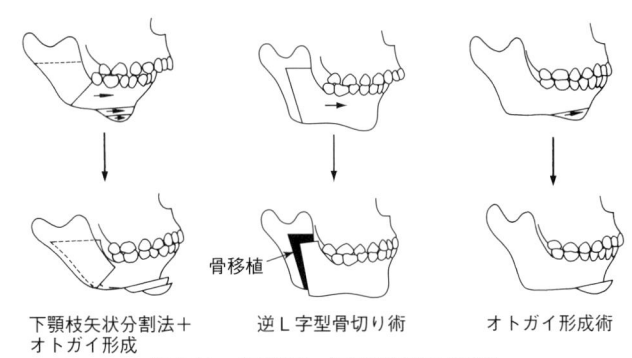

図 6-16　小下顎症，下顎後退症の手術法

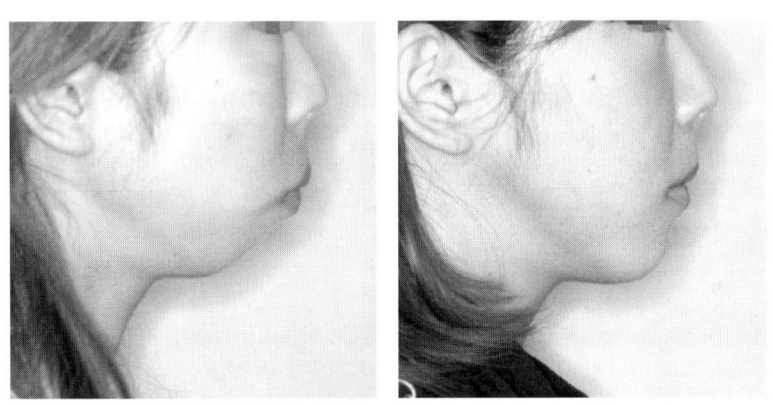

図 6-17　下顎後退症の術前，術後の側貌

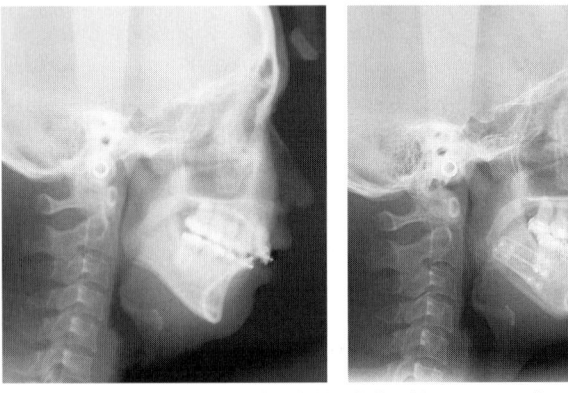

図 6-18　下顎後退症の術前，術後の側面セファログラム

オトガイが後方に位置する場合は，同部の水平骨切りによる前方移動などのオトガイ形成術を併用する．

C. **上顎前突症** maxillary protrusion（prognathia）

上顎前突症には上顎骨の発育過剰のため，上顎が前方に突出する骨格性のものと，上顎前歯および歯槽骨が前方に傾斜して前歯の突出感を示す歯・歯槽性のものがある．

骨格性は先天性あるいは後天性に生じるが，歯・歯槽性は弄指癖，口呼吸（アデノイド顔貌）などが原因となる．

〔治療〕 歯・歯槽性の上顎前突症に対しては，発育期であれば歯科矯正治療（小臼歯の便宜抜歯を伴う）が有効なことが多い．手術法としては上顎前歯部歯槽骨切り術（Wassmund-Wunderer 法）を行う（図 6-19）．これは第 1 小臼歯（あるいは第 2 小臼歯）を抜歯，この部から梨状口にかけて骨切りを行う．上顎の後退量に応じて口蓋骨を削去し，あらかじめモデルサージェリーで作製したシーネ（副子）を適合させて臼歯にワイヤー結紮固定を行う．

歯・歯槽性の上下顎前突症に対しては，上下顎に前歯部歯槽骨切り術を行う（図 6-20）．

D. **小上顎症** maxillary micrognathia, **上顎後退症** maxillary retrusion

上顎の後退あるいは小上顎には骨格性のものと歯・歯槽性のものがある（図 6-21）．骨格性の上顎骨発育不全は下顎骨発育不全に比し，複雑で，鼻骨，頰骨の発育不全を伴い，中顔面は陥凹し，皿状顔（dish face），三日月顔を呈する．これに対し，上顎前歯部の舌側傾斜や先天性の歯の欠損が原因で上顎がへこんで見える歯・歯槽性の上顎後退症がある．骨格性の上顎発育不全は口蓋裂術後患者，Crouzon 症候群，Apert 症候群などにみられる．

〔治療〕 小児では歯科矯正治療が有効であるが，成人では外科的処置を必要とする．変形の程度に応じて種々の方法が行われるが，小上顎症には小臼歯部骨切り術によって，上顎前歯部歯槽骨を遊離し前方に延長させる．また梨状口から上顎結節にいたる水平骨切り（Le Fort Ⅰ型骨切り術）により，上顎を前方に移動させる方法が有用で

Side Memo

骨延長法 distraction osteogenesis, osteodystraction

　従来は骨移植を行うしか治療法がなかった大きな骨欠損や，非常に大きな移動量が必要とされる骨短縮がある症例に対して，その近傍の皮質骨骨切り，あるいは様々な顎矯正外科に準じた骨切りを行った上で徐々にその骨片を移動させられる装置を設置し，周囲の皮膚や筋肉，神経といった軟組織の伸長とともに仮骨さらには骨の新生添加を促して，必要とされる骨の長さや幅を得ようとする治療法．下顎骨だけでなく，上顎骨や歯槽骨にも応用される．

102 6章 顎の変形

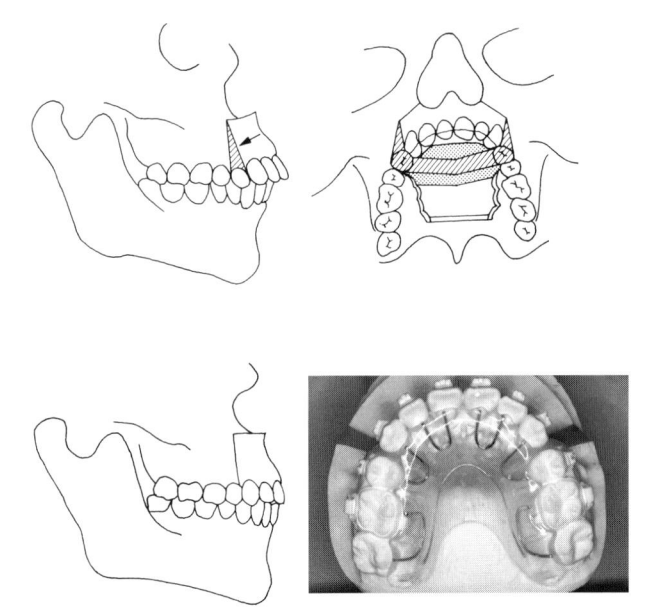

図 6-19 上顎前歯部歯槽骨切り術（Wassmund-Wunderer 法）のシェーマと口蓋シーネ

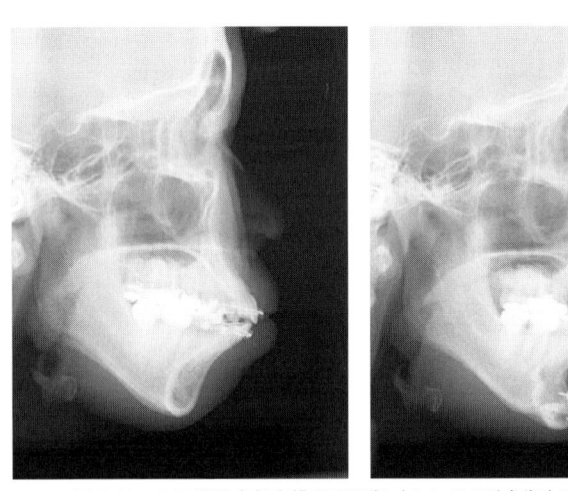

図 6-20 上下顎前歯部歯槽骨切り術（オトガイ形成術も同時施行）

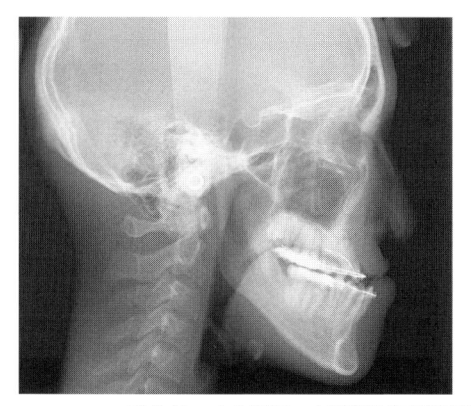

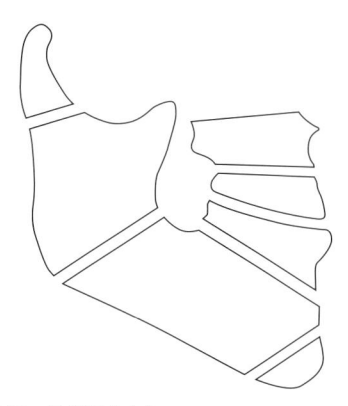

図 6-21 小上顎症，上顎後退症の側面セファログラムとシェーマ

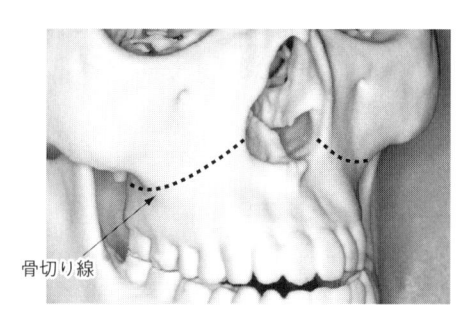

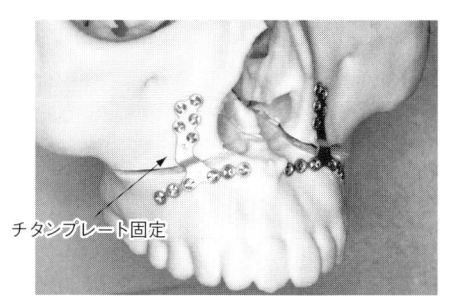

骨切り線

チタンプレート固定

図 6-22 Le Fort I 型骨切り術

ある．移動により生じた骨間隙には骨移植（自家骨・人工骨）を行う場合もある（図6-22）．

　上顎発育不全，特に口蓋裂術後の小上顎症では，下顎骨の前突を合併することがある．このような症例では，上顎に対しては Le Fort I 型骨切り術による上顎の前方移

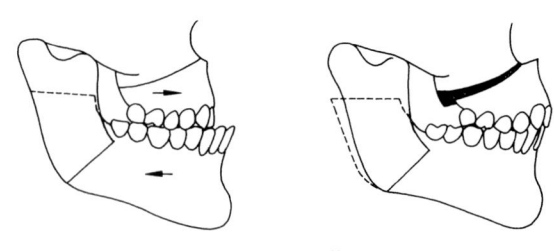

図 6-23　上下顎移動術
上顎：Le Fort I 型骨切り術，下顎：下顎枝矢状分割法

動，下顎に対しては下顎枝矢状分割法などによる下顎後方移動を行うことがある（上下顎移動術）（図 6-23）．

E. **開咬** open bite

開咬とは，咬合時に上下顎の歯が接触せず，上下顎の歯と歯の間に間隙のあるもので，前歯部開咬，側方部開咬，最後方臼歯しか咬合しない total open bite などがある（図 6-24, 6-25）．

前歯部開咬は顎間骨の発育不全，下顎骨の発育障害によって生じる．また弄指癖，弄舌癖などの悪習慣が原因となることもある．

側方部開咬は大臼歯，小臼歯部のみの開咬で，稀である．下顎前突症にみられることがある．また弄舌癖による歯の移動，歯の萌出異常，舌血管腫などが原因となることもある．

開咬の診断に当たっては開咬が骨格性か，歯槽性かを頭部X線規格写真分析によって決めることが必要で，いずれであるかによって治療法が異なる．歯槽性開咬では顔面高は正常で，開咬は前歯部，臼歯部において限局性に見られるもので，原因としては悪習慣などがあげられる．

〔治療〕　悪習慣が原因となっている開咬は成長期間中であれば歯科矯正治療で治療する．成人では垂直的被蓋量にもよるが顎矯正治療と歯科矯正治療を併用することが多い．手術法としては上顎前歯部歯槽骨切り術，下顎前歯部歯槽骨切り術を行う（図6-26）．

下顎前歯部歯槽骨切り術において移動後の間隙にオトガイ下縁を一部切除し，この骨片を間隙に充填，骨移植を行う場合もある（Köle 法）．

最後方臼歯でのみ咬合する total open bite では下顎枝を切断し，下顎を前上方部に向かって回転する方法が試みられる．下顎枝切断法としては逆L字型骨切り術，下顎枝矢状分割法などが行われるが，下顎の手術だけでは後戻りが懸念される場合はLe Fort I 型骨切り術を併用するのが望ましい．

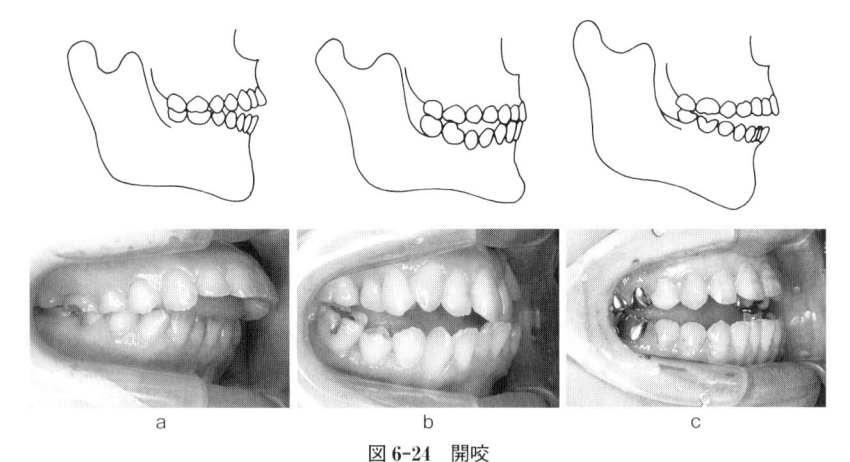

図 6-24 開咬
a：前歯部開咬，b：側方部開咬，c：total open bite

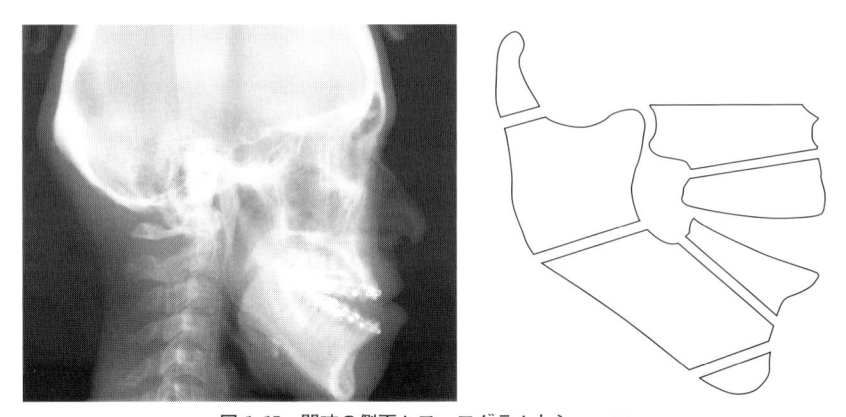

図 6-25 開咬の側面セファログラムとシェーマ

F. 下顎（顔面）の非対称 asymmetry of mandible

　完全な顔面の対称性を備えている人間はなく，誰でも多少は左右の形，輪郭が異なって非対称になっているのが普通であり，この非対称があることが顔の個性と魅力ともなっている．しかし顎顔面骨の発育異常，筋肉，皮膚などの発育異常が片側性に生じると強度の顔面の変形をきたし非対称となる．顔面非対称は頭蓋骨，頬骨，上顎骨，下顎骨における発育異常，疾病などで生じるが，下顎に形態異常がある場合に顕著に表現される（図 6-27）．

　下顎頭の肥大の原因としては過形成もあるが，骨腫，骨軟骨腫，軟骨腫が最も多い．

106 6章 顎の変形

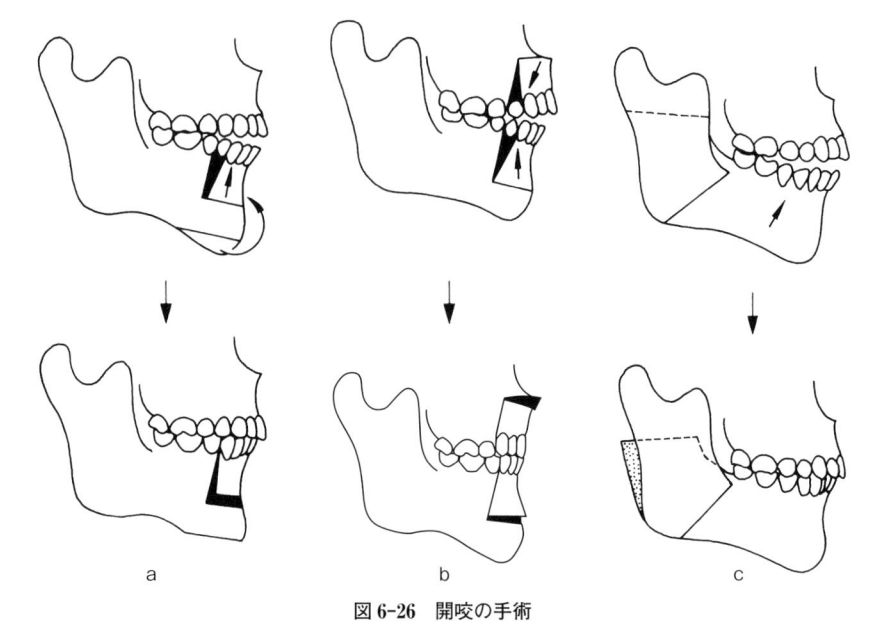

図 6-26 開咬の手術
a：Köle 法，b：上下顎前歯部歯槽骨切り術，c：下顎枝矢状分割法

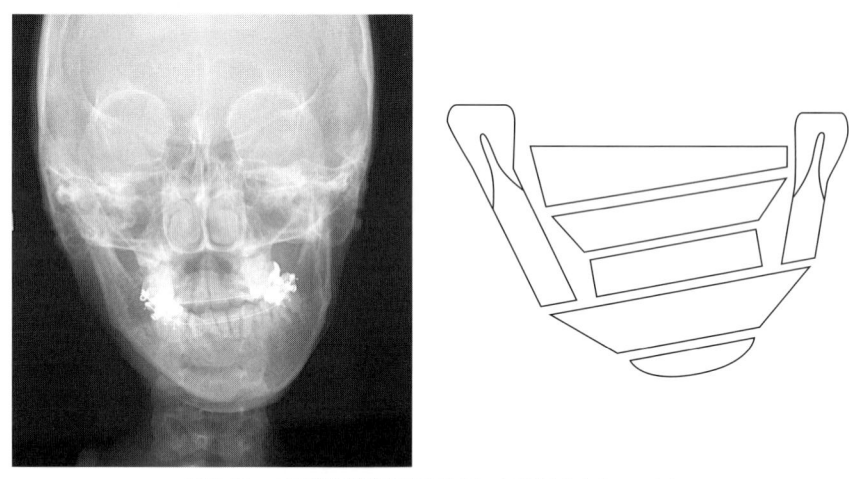

図 6-27 上下顎非対称の正面セファログラムとシェーマ

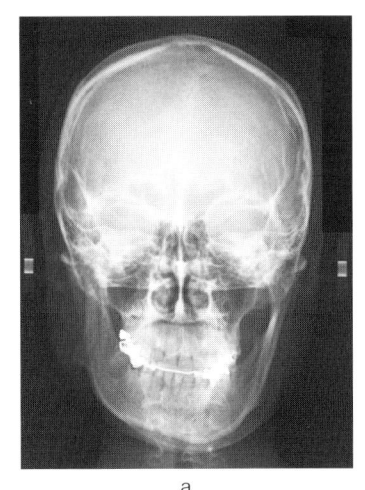

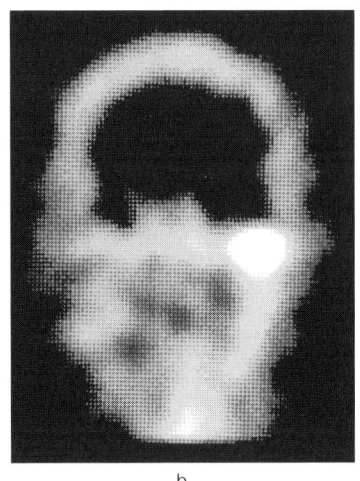

図 6-28 下顎頭の過形成による非対称
a：初診時セファログラム，b：単光子放射型断層撮影（SPECT）

顔面の非対称は発育異常だけでなく，次のような種々の疾患にもみられる．巨人症，甲状腺機能亢進症，末端肥大症，動静脈奇形，神経線維腫症，線維性骨異形成症．また Romberg 症候群では上顎の萎縮がみられる．

下顎の非対称の原因としては片側性の下顎頭の過形成（肥大），下顎体の肥大（図 6-28）が多いが，下顎頭肥大の場合には下顎は健側の方へ偏位し，上下顎の正中線がずれる．顎関節症に分類される変形性関節症が片側性に生じることにより，下顎枝の長さに左右差が生じた場合には下顎は患側に偏位する．また顎の発育中に下顎骨の非対称が生じると上顎骨にも変形が生じ，咬合平面の傾斜がみられる．

〔治療〕 下顎頭過形成（肥大）に対しては，下顎頭切除を行うことが多い．下顎体部の肥大に対しては骨体部一部削除，あるいは逆に陥凹部には骨移植を行う．

咬合平面の傾斜の著しいものでは Le Fort Ⅰ型骨切り術を併用する（図 6-29, 6-30）．

Romberg 症候群では骨の陥凹部に骨移植を行う．

108 6章 顎の変形

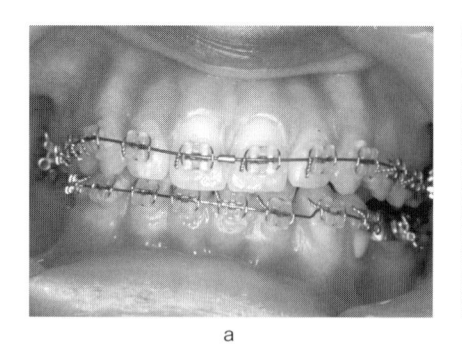

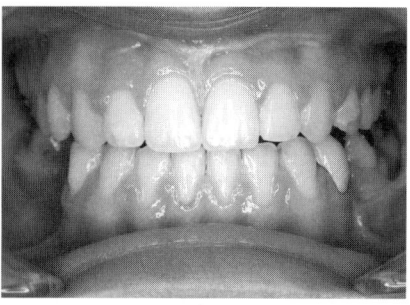

a b

図6-29 顔面非対称術前,術後の咬合
a:術前,b:術後

a b c

図6-30 上下顎の非対称の手術
a:術前正面セファログラム,b:セファロトレース上の骨切り線と移動方向,c:術後正面セファログラム
上顎:Le Fort I型骨切り術　下顎:下顎枝垂直骨切り術,オトガイ形成術

> # 7章
> # 顎・口腔の損傷
> Injury of the Oral and Maxillofacial Structures

1　軟組織損傷

口腔を構成する軟組織すなわち口唇，頬部，皮膚粘膜，歯肉，口腔粘膜，舌に生じる損傷を総括する．原因別に分類すると次のようである．

1. 機械的損傷
A. 外　傷 trauma
強い外力の作用で軟組織の挫傷，裂傷を生じるもので，血腫形成のみのような軽いものから組織欠損をきたすものまである．顎骨骨折の際には軟組織損傷を伴うことが多い．止血，消毒，異物除去，組織修復を行うが，治癒後の顔面醜形を残さないように心がけて処置する．

B. 咬　傷 biting
食事，談話の際，誤って頬粘膜，舌を咬むことがある．これは多くの場合，米粒大，大豆大の血腫形成にとどまり，自然に治癒する．舌を突出した状態で転倒し，舌の咬傷をきたすことがある．

C. 褥瘡性潰瘍 decubital ulcer
歯，特にう蝕歯（虫歯）の鋭利な断端，歯石あるいは各種補綴物（義歯，充填物，金冠などの辺縁，床縁，鉤，架工歯）の慢性機械的刺激によって，頬粘膜，舌縁部，歯肉，口唇にしばしば潰瘍を生じる．多くの場合疼痛を伴うが，疼痛が少なく単なる

違和感のみで放置されることがある．増大し悪性化することもある．肉芽組織の急速な増殖のため炎症性のものか，腫瘍性のものか鑑別困難なこともある．

　一般に褥瘡性潰瘍は孤立性，表在性で，潰瘍面は浅く，辺縁は平坦で，清潔である．また原因と思われる刺激源を除去すると次第に軽快してくる．しかし臨床的に他の潰瘍と区別困難なことがあり，このような場合は速やかに病理組織検査をする必要がある．

　治療としては刺激源である歯牙，補綴物の除去，修正を行う．

D. 舌小帯潰瘍 ulcer of lingual frenulum

　乳幼児に特有な疾患で，萌出した下顎乳切歯の鋭利な先端による機械的刺激によって舌小帯に潰瘍が生じるもので，慢性気管支炎などで咳の続く場合に発生しやすい．哺乳時に痛みがある．Riga-Fede 病ともいう（図 7-1）．

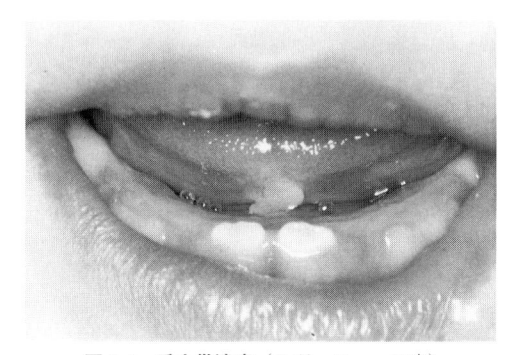

図 7-1　舌小帯潰瘍（リガ・フェーデ病）

2. 熱傷，化学的損傷 burn, chemical burn

　熱傷は高熱食品，飲料を摂取した場合に生じ，小児の食事では特に注意する必要がある．化学的損傷は強酸，強アルカリ，その他の腐蝕性薬品（化学実験など）の接触，誤飲により口腔粘膜損傷が生じる．いわゆる「やけど」が生じ，口腔粘膜の発赤・びらん・潰瘍，さらには後遺症として口唇瘢痕のため口唇の外反症，癒着症がみられることがある．

　歯科治療では，歯髄を失活させる目的でごく稀に亜砒酸が使用されたが，これが歯肉粘膜の壊死をきたすことがある．鉱工業での黄燐への爆露は進展すると顎骨骨疽にまで発展する．

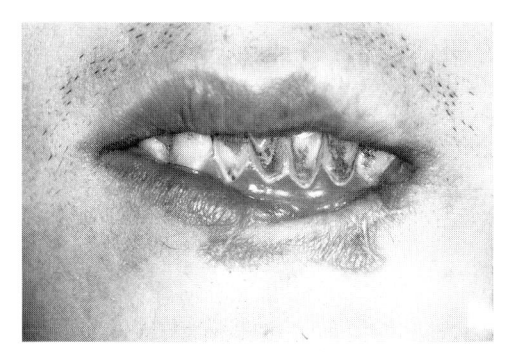

図7-2 下口唇電撃傷
幼少時に受傷

3. 電気的損傷・電撃傷 electric burn

電気コードを口にくわえて放電が生じ，口唇火傷を生じることがある．組織欠損が強く，口裂閉鎖が不可能となることがある．また瘢痕のために小口症となることがある（図7-2）．

歯牙に装着あるいは充填された異種金属間の微小電流が，口腔粘膜の異常，炎症を惹起することがある．これはガルバニー電流による作用と考えられている．

4. 放射線障害 radiation burn

放射線治療の際，口腔粘膜に発赤，びらん，潰瘍を伴う口内炎が生じることがある（放射線照射性口内炎 radiostomatitis）．大量照射（50〜100 Gy）で骨の壊死（放射線性骨疽 osteoradionecrosis）を招くことがある．

Side Memo

ガルバニー疼痛 galvanic pain

対合する歯に金属インレーとアマルガム充填がある場合，咬み合わせた時，異種金属間に電流が流れ（ガルバニー電流），歯髄を刺激して瞬間的疼痛が生じることがある．これをガルバニー疼痛という．有髄歯にのみ生じる．

放射線性口内炎 radiostomatitis

顎口腔領域の悪性腫瘍の治療にはしばしば放射線照射が行われるが，照射量が増えてくると口内炎を発症することが多い．照射量と口内炎の発症の関係は個人差はあるが，照射量総計が15〜20 Gyに達すると口内炎が発生する．

2　歯の損傷

1. 機械的損傷

衝突，転倒などで歯に急激に強い外力が作用すると外傷性歯根膜炎，歯の破折，歯の脱臼が生じる．また慢性機械的刺激による磨耗症，咬耗症がある．

　A. **外傷性歯根膜炎** traumatic periodontitis

歯自体には損傷はないが，歯根膜の圧縮，伸展，断裂などのために歯根膜炎が生じる．打診痛，挺出感があるが，1週間から数週で治癒する．歯根尖部で歯髄の血管神経が断裂し，歯髄死をきたすことがある．歯髄死が生じると歯が灰白色，暗赤白色に変色する．

　B. **歯の破折** fracture of the tooth（図7-3）

前歯部，特に上顎前歯に生じることが多い．軽度のものでは歯冠の亀裂を生じる程度で全く自覚症状を欠く．強度のものでは，歯冠の一部（特に切端，隅角部）の破折から，歯冠部が大きく破折欠損し，露髄したり，さらに歯根部の破折をみることもある．

破折による歯冠の欠損が大きいと，寒冷刺激，機械的刺激に対し知覚過敏となる．露髄する場合では破折面に歯髄が露出するとともに，知覚過敏，疼痛を生じる．歯冠部のみの破折では歯の動揺，弛緩はない．

治療としては歯冠部破折では歯冠修復を行う．象牙質知覚過敏あるいは露髄があるものでは抜髄，根管充填，歯冠修復などの歯科的保存処置を行う．歯根破折では抜歯する．

|エナメル質のみの破折|エナメル質・象牙質の破折 歯髄露出|歯根の破折|

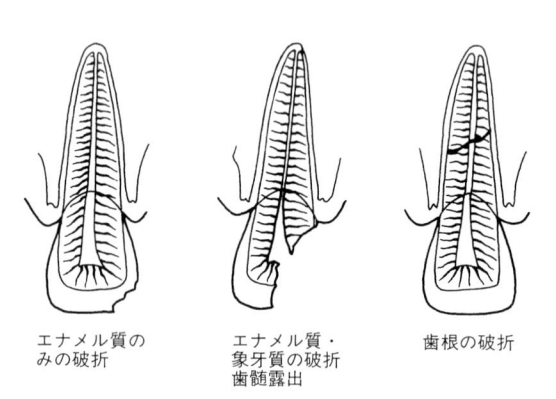

図7-3　歯の破折

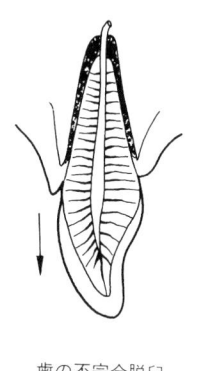

2　歯の損傷　**113**

図7-4　歯の脱臼

歯の不完全脱臼　　完全脱臼　　　　　歯の圧入
　　　　　　　　（根尖血管神経断裂）

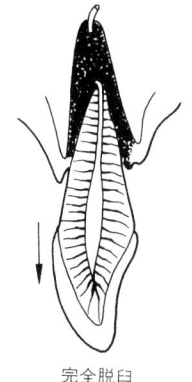

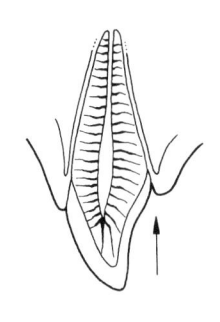

C. 歯の脱臼 luxation of the tooth（図7-4）

　歯が歯槽から完全に逸脱するものを完全脱臼という．歯肉，歯根膜などの周囲組織と一部付着するものを不完全脱臼という．逆に外部から歯軸方に強く圧迫され，歯槽骨内へ圧入されることもある．

　打撲，転倒などの外傷，稀に抜歯の際に隣接歯に脱臼が生じる．

　不完全脱臼では，歯根尖部損傷のため，歯髄への血管，神経が断裂し，歯髄壊死をきたすことがある．

　歯の脱臼の症状は完全脱臼では歯は歯槽窩から抜けているため，歯槽窩からの出血

・・Side Memo

象牙質の知覚と動水力学説

　磨耗症による歯頸部楔状欠損，咬耗症，う蝕（C_1，C_2）などで象牙質に痛みを感じることがある．血行のない硬組織の外表で，なぜ知覚を生じるのだろうか．象牙質にはφ1～3μmの象牙細管が多数走っていて，Tomes線維（象牙芽細胞の原形質突起）が入り込んでいる．そこで，この中を通って神経線維が外層まで分布している説，および象牙芽細胞とその突起が感覚受容器の性格を備えているとする説があるが，実証性には乏しい．

　一方，三叉神経知覚線維は枝分かれしてTomes線維の歯髄側から少し入った所まで分布しており，象牙細管内液の移動による毛細管内の圧変化によって，無髄神経自由終末が刺激されるとする動水力学説が提唱されている．この説は歯牙の感覚は痛覚だけであること，外部から象牙質表面に加わる温度変化，圧迫，蒸発脱水，浸透圧あるいは化学的刺激が，いずれも歯の痛みを誘発することなどから考えると，臨床面とも一致する点が多い．

があり，しばしば歯槽骨の骨折を合併する．歯肉の腫脹，疼痛を伴う．
　不完全脱臼では歯の挺出，歯肉嚢からの出血，歯の動揺，打診痛，咬合痛がある．
　〔治療〕　不完全脱臼では隣接歯との結紮固定，副子固定を行う（☞図7-32，7-38）．完全脱臼では新鮮例で周囲組織の損傷の少ない場合は歯の再植術ができる．陳旧例では補綴を行う．

D. 磨耗症 abrasion

　長期間に及ぶ歯ブラシの使用により生じる歯の表面の磨滅で，犬歯，小臼歯の歯頸部が好発部位である．歯頸部はエナメル質が菲薄なため，歯ブラシによる磨擦によりエナメル質が削られ，象牙質が露出する．象牙質はエナメル質より軟らかいため磨耗の進行はより早い．

　磨耗面は楔状に凹むため楔状欠損（wedge-shaped defect，図7-5）という．欠損が始まると象牙質に触れる冷水・冷風により歯痛を発するようになり，象牙質知覚過敏症（dentin hyperesthesia）をきたす．さらに進行すると歯髄炎を生じる．

　治療としては，歯ブラシの水平的あるいは前後方向への運動を禁止，上下方向に動かすように指示する．楔状欠損に対して欠損部の充填を行う．

E. 咬耗症 attrition

　長年月にわたる咀嚼により，歯の表面が磨耗し，平坦になるもので，咬頭の磨耗に始まり，まず咬頭が消失する．歯軋りの習慣のある人とか，堅い食品を摂る人にみら

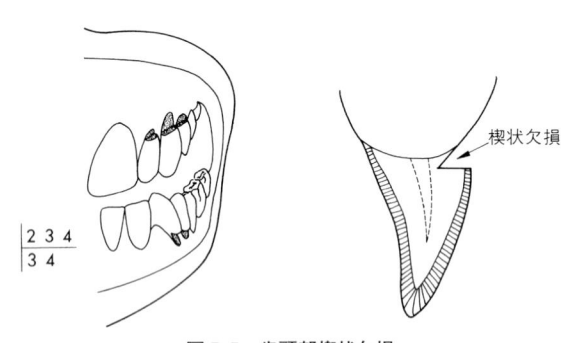

図7-5　歯頸部楔状欠損

Side Memo

歯頸部侵蝕症 cervical erosion
　いわゆる歯頸部う蝕といわれるもので，楔状欠損と同様に犬歯，小臼歯部の唇側歯頸部に生ずる歯質欠損．その発生はう蝕と同様な機転と考えられている（☞p.152　5歯の溶解）．欠損部（う窩）は黄褐色，黒褐色を呈する．

れる．加齢とともに咬耗は進む．穀物に砂利の混ざった食物をとるカラコラム地方の人では若年者にも強度の咬耗症がみられる（☞カラー口絵，付図2）．

歯質が薄くなると知覚過敏，歯髄穿孔，歯髄炎をきたす．

2. 化学的損傷

侵蝕症 erosion of teeth

各種の化学的物質によるエナメル質の表在性の脱灰を侵蝕症という．硫酸，塩酸，硝酸ガスなどの酸によるものが多く，これを酸蝕症ともいう．酸性ガスの発生する職場の労働者にみられることが多かったが，最近では工場衛生管理が充実したので，酸蝕症の発生は少ない．酸蝕症は前歯切端部から始まり，まず脱灰によるエナメル質の混濁，着色さらに欠損をきたす．発症の程度には個人差がある．

オレンジ，レモンなどの酸性食品によっても歯の脱灰が起こる．特にジュースなどのように砂糖添加の酸性飲料が歯の脱灰さらにう蝕の発生に関係があるのではないかと考えられている．

3　顎・顔面骨骨折

1. 分類・頻度

A. 原因による分類

1）外傷性骨折

交通事故，スポーツ，労働災害，打撲，転倒，墜落などが原因となって生じる．顎・顔面骨骨折の原因の頻度は，人間の生活環境の変化に応じて異なってきており，最近のように交通手段がよりスピード化されるにつれて交通事故による骨折の頻度が増加してきた．最近の外傷性骨折の原因別頻度は（表7-1）のようである．

表7-1　顎・顔面骨骨折の原因別頻度

原　因	頻　度
交通事故	30〜50%
作業事故	10〜15%
スポーツ	3〜10%
打　撲	10〜30%
その他	10〜20%

2）**病的骨折**

顎骨の囊胞，腫瘍などのため骨の吸収が生じ，骨が菲薄になっている場合，ごく軽い力の作用，例えば咀嚼などによって簡単に骨折をきたすことがあり，これを病的骨折という．顎骨骨髄炎，線維性骨異形成症なども病的骨折を起こしやすい．病的骨折は骨折の頻度としてはごく稀である．

B. **外力の作用様式による分類**

1）**直達骨折**

外力が直接作用した部位に起こるもので，多くの場合はこの型の骨折である．皮膚，粘膜などの損傷を伴わないものを非開放骨折という．皮膚，粘膜が断裂し，骨折片が露出するものを開放骨折という．

2）**介達骨折**

外力が作用した部位より離れた部に生じる骨折で，下顎骨の関節突起頸部に多い．この部は下顎骨のうちで，最も細くなった部位で，下顎体部に加わった力により容易に骨折しやすい．下顎部を強打した後，骨体部には骨折あるいは皮膚損傷がないにもかかわらず，開口障害があるような時は関節突起骨折を疑ってみる必要がある．

C. **骨折の程度，状況による分類**

骨の破折状態によって完全骨折，不完全骨折に分けられ，また骨折線の数によって1線骨折，2線骨折，粉砕骨折に分類される．さらに骨折後受診までの期間によって新鮮骨折（受傷後数日以内のもの），陳旧性骨折（受傷後日数が経過して，骨折片の骨性癒着や仮骨形成のあるもの）に分けられる．外傷性骨折では受傷後速やかに受診

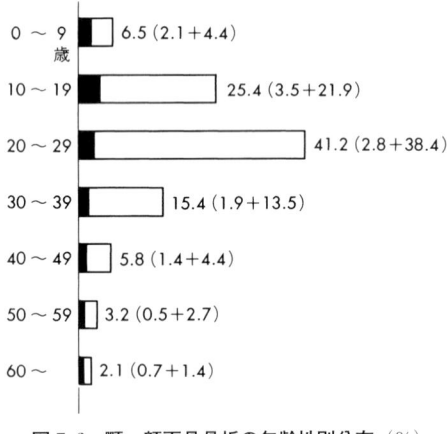

```
0 ～ 9 歳   6.5 (2.1＋4.4)
10 ～ 19    25.4 (3.5＋21.9)
20 ～ 29    41.2 (2.8＋38.4)
30 ～ 39    15.4 (1.9＋13.5)
40 ～ 49    5.8 (1.4＋4.4)
50 ～ 59    3.2 (0.5＋2.7)
60 ～       2.1 (0.7＋1.4)
```

図 7-6　顎・顔面骨骨折の年齢性別分布（％）
（　）内：左は女性，右は男性

3 顎・顔面骨骨折 **117**

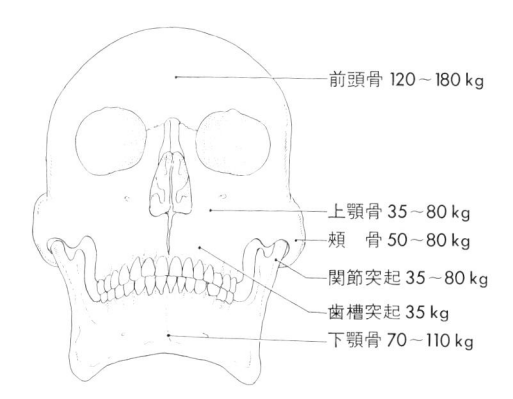

図 7-7 顎・顔面骨骨折を起こす直達外力の強さ (kg/sq inch)

することが多いが，骨折以外の合併症がより生命に対し危険な場合は，合併損傷に対する処置が優先され，合併症の治療に日時を要し，顎・顔面骨骨折の処置が遅れ，陳旧性骨折となることがある．

D. 年齢，性別頻度

交通事故，作業事故，スポーツ，打撲などが原因となることが多い関係から，行動が活発な年齢に多くみられる．また男性に圧倒的に多く，年齢別発生頻度は図 7-6 のようである．

E. 部位別頻度

Achard と Freidel によると 3,514 例の内訳は表 7-2 の通りである．

上顎骨，下顎骨別では下顎骨折の頻度が高い．しかし歯槽突起骨折は上顎（11.6 %）

表 7-2 顎・顔面骨骨折の部位別頻度

上顎骨・顔面骨	例 数	%	下顎骨	例 数	%
歯槽突起	409	11.64	歯槽突起	171	4.86
Le Fort 型	328	9.33	正中部	131	3.73
正中部	79	2.25	犬歯部	442	12.58
頰骨・頰骨弓	523	14.88	臼歯部	232	6.60
鼻 骨	203	5.78	下顎角部	364	10.36
			筋突起	32	0.91
			関節突起	520	14.80
			下顎枝	80	2.28
計	1,542	43.88	計	1,972	56.12
		計	3,514		

に多い．下顎骨体部（正中部，犬歯部，臼歯部，下顎角部）の頻度は33.3％，頬骨・頬骨弓骨折14.9％と比較的高い頻度となる．これは下顎骨，頬骨が顔面の輪郭部を形成しているため，外力を直接受けやすいためと考えられる．関節突起骨折の14.8％も比較的高い頻度である．顎・顔面骨骨折を起こす直達外力の強さ（単位 kg/sq inch）は図7-7に示すようであると考えられている．

上顎骨には鼻腔・副鼻腔の空洞が存在するため，骨の薄い部があり，また歯槽突起には歯根が植立しているので骨質は比較的少ない．また頬骨，特に頬骨弓は骨が細い．したがってこれらの部は比較的軽度の外力の作用で破折しやすい．

2. 合併症

骨折を含む顎・顔面骨損傷でまず問題になるのは脳，内臓損傷などの重篤な症状の有無で，これらの重篤症状が全くないか，ごく軽度で特別な応急処置を必要としないような例が口腔外科救急患者として受診することが多い．あるいは，受傷後重篤な合併症に対する救急処置がすんで全身状態がある程度安定してから受診する．顎・顔面骨損傷では顎・顔面骨の骨折以外に顔面，口腔の皮膚，粘膜の損傷，歯の損傷などもみられ，それぞれの頻度は表7-3の通りである．骨折という骨損傷だけというのは珍しく，ほとんどの場合，軟組織，歯牙の損傷を伴うことが多い．

表7-3 顎・顔面骨骨折（92例）の合併症

	例 数	％
歯の損傷	82	89.1
歯肉損傷	72	78.3
顔面皮膚損傷	56	60.9
感 染	17	18.5
他部骨折	8	8.7
意識喪失	34	37.0
開口障害	30	32.6

3. 顎・顔面骨骨折の種類と症状

A. 上顎骨骨折 fracture of the maxilla

上顎骨は頬骨，篩骨，鼻骨，口蓋骨などと結合して顔面頭蓋を形成しており，内部に鼻腔，副鼻腔などの空洞がある菲薄な骨であるため，外力の作用点を中心とした複雑骨折を起こしやすい．

従来上顎骨骨折はLe Fort分類によって大別されていたが，実際にはLe Fort分類に一致する骨折は少なく，複雑な形の骨折が多い．すなわち上顎骨と頬骨の骨折を合

併するもの，あるいは鼻骨骨折を合併するもの，鋭利な器物が突きささった部の陥没骨折などがあり，上顎骨骨折の形態は複雑である．

1）歯槽突起骨折 fracture of the alveolar process

前歯部に多くみられ，しばしば歯の破折，脱臼，脱落を伴う．歯肉，口唇の損傷を伴うことが多い．

2）骨体部骨折

上顎骨体部の骨折は複雑骨折が多いが，骨折線の走行によって，横骨折，縦骨折に分類される．

a）**横骨折** transverse fracture：骨折線の走向が左右方向に走るもので，骨折線の位置による分類として Le Fort 分類がある．

Le Fort 分類（図 7-8）

Ⅰ型：骨折線が梨状口の下部から両側性に犬歯窩を経て上顎結節に及ぶもの（Guerin 骨折ともいう）で，上顎の歯槽突起，口蓋骨は一塊として可動性となる．片側性にのみ Le Fort Ⅰ型が生じることがあるが，この時は正中の縦骨折を合併する．

Ⅱ型：骨折線が前頭鼻骨縫合から両側性に上顎骨と前頭骨，涙骨，篩骨との骨縫合を経て眼窩下壁から下眼窩裂に入り，頬骨上顎縫合を通り，上顎骨側壁，翼状板を経て，翼状上顎窩にいたり，上顎骨骨体の大部分が頭蓋から分離し可動性となる．骨折片の形から錐形骨折またはピラミッド型骨折ともいわれる．

Ⅲ型：骨折線は頬骨前頭縫合から両側性に上顎骨前頭縫合，眼窩内を経て，下眼窩裂，頬骨側頭縫合を通り，上顎後壁を水平に走り，翼状突起の骨折も合

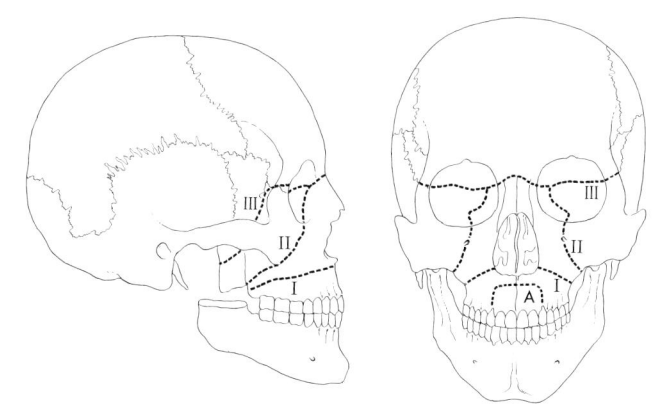

図 7-8 上顎骨骨折
Ⅰ：Le Fort Ⅰ型，Ⅱ：Le Fort Ⅱ型，Ⅲ：Le Fort Ⅲ型，A：歯槽突起骨折

併する．顔面骨と頭蓋が分離するため，しばしば眼の損傷を伴い，眼球の沈下，複視などの眼症状を伴うことがある．

　b）**縦骨折** longitudinal fracture：歯槽突起，上顎骨に上下方向に骨折線が走るもので，正中部に多く，切歯の歯槽窩，正中縫合，口蓋正中縫合に亀裂を生じ，片側性の Le Fort 型の骨折と合併することが多い．骨折部の歯と歯の離開（歯間離開），骨折片の転位による咬合異常がみられる．

〔症状〕

1）顔面の変形，外傷性炎症による腫脹，疼痛．
2）顔面，口唇の皮膚，粘膜，舌，歯肉などの損傷，出血．
3）咬合異常，骨折片の転位による歯列不正，あるいは歯の破折，脱臼，脱落．Le Fort 型の骨折で上顎が後方に転位すると反対咬合を呈し，上方に転位すると開咬となる．片側性 Le Fort 型で縦骨折を伴うものでは健側の開咬を生じる．片側性の骨折では，片側のみが，可動性となる．一般に骨折片は下方に転位するので，咬合によって最初に接触するのは骨折片上の歯と下顎歯である．このため健側では正常な咬合が得られず開口状態となる．
4）自発痛，圧痛とともに咬合時，顎運動時に疼痛を伴う．
5）顎運動障害がみられるが，これは骨折片の転位による顎の変形，また疼痛のために生じる．顎運動障害のため，咀嚼，談話が障害され，流涎もみられる．上口唇，顔面皮膚の知覚麻痺，皮下出血，腫脹がみられる．
6）鼻症状として，鼻腔あるいは副鼻腔の損傷のため，鼻出血，鼻閉がみられる．頭蓋底骨折を伴うときは鼻孔あるいは後鼻孔から髄液の流出をみることがある．
7）眼症状としては，Le Fort Ⅱ，Ⅲ骨折で眼窩の損傷があると，眼球結膜出血，眼球の沈下，視力障害，複視，鼻涙管閉鎖による流涙がみられる．

B. **下顎骨骨折** fracture of the mandible

　下顎は顔面下部の輪郭を構成しており，外力を受ける頻度が高く骨折が生じやすい．
　下顎骨骨折には直達骨折以外に関節部などに生じる介達骨折がある．また囊胞，腫瘍の際に生じる病的骨折は下顎骨に多く，上顎骨にはほとんど発現しない．
　好発部位としては切歯，犬歯，小臼歯を含むオトガイ部が最も多く，下顎骨折の約半数を占めている．次いで下顎角部，関節突起，大臼歯部，歯槽突起部の順で，下顎枝，筋突起の骨折の頻度は比較的少ない（表7-4, 図7-9）．

〔症状〕

　①顔面の変形，骨折片の転位，外傷性腫脹，皮下出血などのため顔面の非対称，変形がみられる．腫脹は受傷後数時間してから骨折部位を中心として著明となり，数日から約1週間位続く．

表 7-4 下顎骨骨折部位別頻度

オトガイ部		大臼歯部	下顎角部	下顎枝	関節突起	筋突起	歯槽突起
正中部切歯	側オトガイ部犬歯・小臼歯						
116 (24.7)	135 (28.7)	43 (9.1)	73 (15.5)	9 (1.9)	73 (15.5)	1 (0.2)	20 (4.3)
251 (53.4)							

( ) %　　　　　　　　　　　　　京都大学口腔外科　昭和 41 ～ 50 年

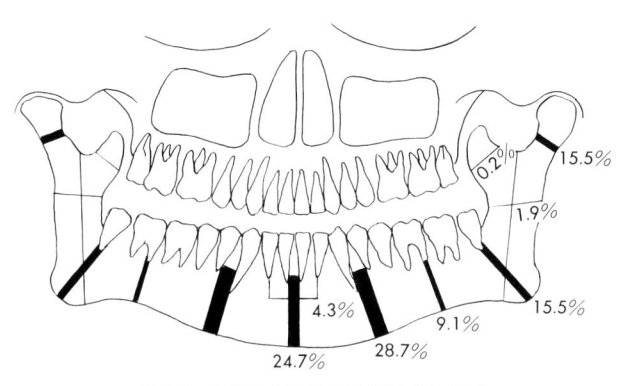

図 7-9　下顎骨骨折部位別頻度（模式図）

　②顔面皮膚，口腔粘膜，歯肉の損傷，出血，皮膚の裂傷，挫傷を伴う時は傷創内に土砂，木片，ガラス片などの汚染物が埋入することがある．また組織内に破折した歯が埋入し，長期間の腫脹の原因になることもある．また歯肉，口腔粘膜の損傷があると，口腔からの出血，粘膜の腫脹が生じる．口腔内出血部位が確認困難なこともある．

　③歯の破折，脱臼，歯根の破折を伴うことが多い．歯髄が露出（露髄）すると飲食物や冷たい空気などが刺激になって歯痛を生じる．

　④歯列不正，咬合異常が生じる．骨折の部位によって歯列不正の形は異なる．正中部骨折では歯列不正は少ないが，臼歯部骨折では顎骨に付着する咀嚼筋の収縮による骨折片の偏位が生じ，顔貌の変形とともに歯列の破綻を生じ，咬合異常がみられる．

　一般的には大骨折片は外下方に，小骨折片は内上方に偏位する（図7-10）．しかし必ずしもこの通りにならず，図7-11のように右側骨折片が健側に偏位することもある．このため上下顎の歯は咬合に際し，片側のみ接触したり，1～2歯

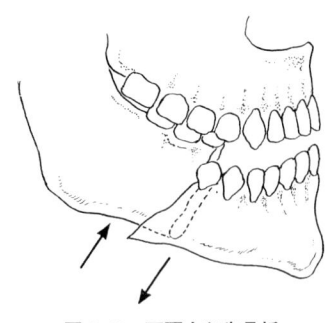

図7-10　下顎小臼歯骨折
（骨折片の移動）

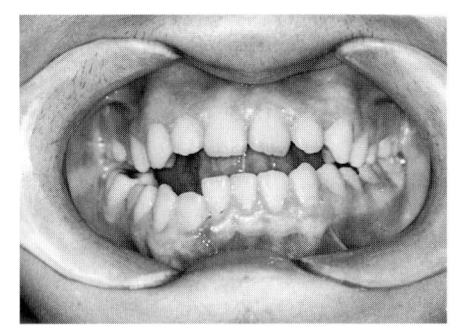

図7-11　下顎前歯部骨折

のみの接触で，他の歯の咬み合わせができず，開口状態となる．舌，口唇，頬部などの腫脹もあって閉口不能となり，流涎をみることも多い．
　下顎枝骨折，顎関節突起骨折，筋突起骨折などでは歯列不正はみられないが，下顎骨全体が偏位して咬合異常が生じる．両側顎関節突起骨折で，関節突起の強度の転位があると，下顎枝が短くなり，前歯部の開咬が生じる．
　⑤自発痛，顎運動時の疼痛，咬合痛，あるいは骨折線部の圧痛がある．健側顎を圧迫あるいは牽引すると骨折部に疼痛を感じる．骨折に伴う軟部組織の損傷，腫脹のために生じる痛みが自発痛となる．この痛みは腫脹の消退とともに軽減してくる．
　⑥顎運動障害は骨折に伴う腫脹，軟組織の損傷，骨折片の転位，骨折部の疼痛などのため生じ，開閉口が困難となる．
以上，下顎骨骨折の一般症状について述べたが，骨折の部位によって，それぞれ特有の症状が発現するので骨折部位別に症状の特徴を述べる．
　1）下顎正中部骨折
　完全骨折でも単純骨折で歯肉裂傷の軽度の場合は，左右の骨折片の転位はほとんどない．しかし顎の開閉運動によって正中の骨折部が開閉し，あたかも呼吸しているかのようにみえることがあり，これを骨呼吸現象という（図7-12）．
　正中部骨折ではしばしば下口唇，オトガイ部の損傷を伴う．
　骨折線は必ずしも垂直方向ではなく，強く傾斜し，斜方向になることも多い．
　2）側オトガイ部骨折（図7-13）
　犬歯，小臼歯部の骨折で，骨折線はしばしば斜方向に走ることが多い．下顎骨は大骨折片と小骨折片に分かれ，骨折片に付着する筋群の作用によって，大骨折片は下前方向に，小骨折片は上後方向に牽引された状態となる．このため小骨折片上の

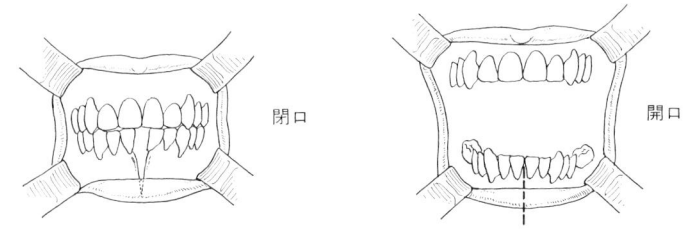

図 7-12 下顎正中骨折（骨呼吸現象）

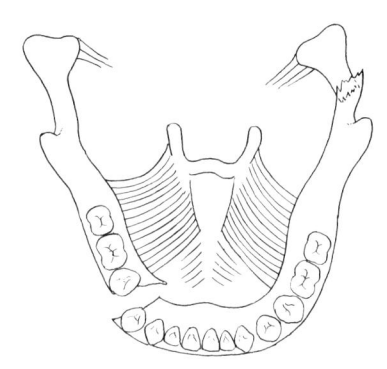

図 7-13 側オトガイ部骨折，関節突起骨折
（顎舌骨筋，外側翼突筋による転位）

歯は閉口の早期に上顎の歯と接触するが，大骨折片上の歯は上顎の歯とは接触せず開口状態となる．小骨折片上の歯も正常な咬合をいとなむことは少なく，上下顎の咬み合わせが全く不可能になることもある．

3）大臼歯部骨折

臼歯部における骨折で，比較的頻度は少ない．完全骨折では小骨折片は上内方，大骨折片は下方に牽引され，下顎骨の患側への偏位，前歯部での開口がみられるが，下顎骨の亀裂のみの骨折では咬合異常の全く認められない場合がある．

4）下顎角部骨折（図 7-14, 7-15）

下顎角部は下顎体から下顎枝にかけて骨の彎曲する部位で，顔面の輪郭の側下方を構成し，側方に最も突出している．このため側方からの外力を最も強く受け骨折の頻度も高い．骨折線は臼歯部から下顎角に向かって斜めに走ることが多い．智歯の存在する場合は智歯の歯根尖から下顎角に向かう骨折が多い（図 7-14）．

5）下顎枝骨折

頻度は少ないが，下顎枝の単純骨折あるいは複雑骨折がある．骨折片の転位は少

124 7章 顎・口腔の損傷

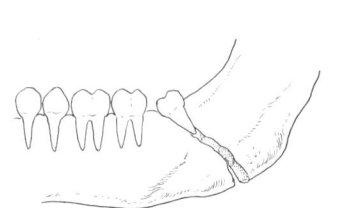

図 7-14 下顎角部骨折

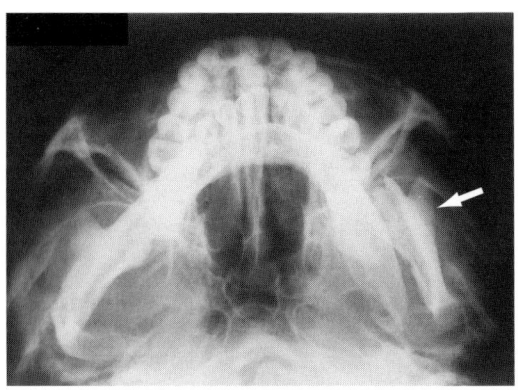

図 7-15 下顎角部骨折
下顎頭頂方向 X 線像

I 群	II 群	III 群	IV 群
転位の認められない骨折	偏位骨折	転位骨折	脱臼骨折

図 7-16 顎関節突起骨折（MacLennan の分類）
黒井 満：口科誌 21：847-872, 1972.

なく，症状としては開口障害，下顎枝の圧痛があるが，この症状だけでは診断が難しく，X 線像にて確認される．

6）**関節突起骨折**（図 7-16, 7-17）

関節に直接外力が加わって生じるよりも，下顎骨のオトガイ部，体部などに加わった外力のため介達性に関節突起骨折が起こることが多い．関節突起の先端は楕円形に膨大する棍棒状の下顎頭となり，骨折が生じやすい部位は関節突起頸部（下顎頸）である．下顎頸は下顎骨では最も細い部位であるため骨折を起こしやすい．骨折線

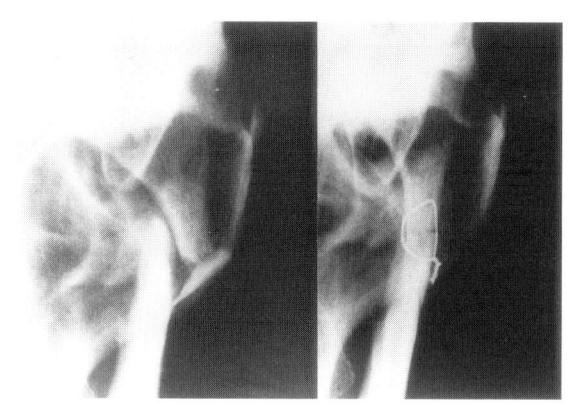

図7-17　顎関節突起骨折，下顎頭偏位，骨縫合

は関節突起頸部を水平方向あるいは斜の方向に走ることがある．

　関節突起には外側翼突筋が付着しているため，骨折片は内方に牽引されて関節包を破って転位することが多い．この場合下顎頭は関節窩（下顎窩）から脱臼するので，いわゆる脱臼骨折となる．顎関節突起骨折にはMacLennanの分類がある（図7-16）．

　関節突起骨折は非開放性骨折のことが多い．関節包，関節円板の損傷以外に関節窩の損傷を伴うことがある．

　関節突起骨折の症状としては顎運動障害と顎運動時の関節部の疼痛，顎の偏位のために起こる咬合異常，顎関節部の圧痛がある．顎運動障害は必発の症状で，開口障害はもちろん，閉口ないしは側方への働きも障害される．関節窩壁を損傷すると外耳道からの出血をみる．

　顎関節突起骨折は通常のX線写真では診断しにくいことがあるので，顎部に打撲を受けた後，顎運動に異常がみられる時は，顎関節のための特殊撮影（シェーラー法），眼窩関節方向撮影，断層撮影などによって，骨折の有無，程度を診断する必要がある．下顎頭の転位脱臼の程度によって整復法が異なる（☞ p.309）．

　7）筋突起骨折

　筋突起のみの骨折は下顎骨の骨折としては頻度は少ない．筋突起単独の骨折では顎の偏位，咬合異常はみられないが，圧痛，咀嚼時の疼痛などがある．

C. **頰骨骨折，頰骨弓骨折** malar fracture

頰骨前頭縫合，頰骨上顎縫合，頰骨弓，眼窩下縁に骨折線があり，頰骨の転位のみられる頰骨骨折（図7-18）と頰骨弓のみの骨折（図7-19）がある．

頰骨骨折では転位の著しい場合は眼球の沈下，二重視などが主症状となる．頰骨弓

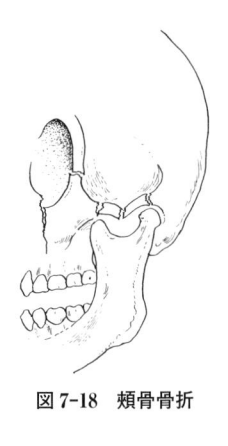

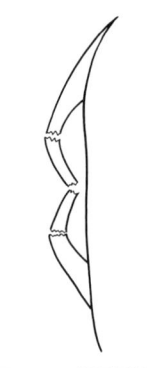

126　7章　顎・口腔の損傷

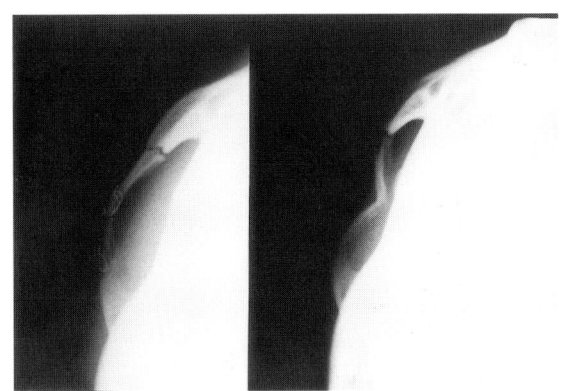

図7-18　頬骨骨折

図7-19　頬骨弓骨折

図7-20　頬骨弓骨折

骨折は頬骨弓が側頭窩に落ち込み，頬骨弓基底部にも骨折がある．
　頬骨，頬骨弓骨折で側頭窩に外傷性炎症が生じると，ここに存在する側頭筋の拘縮を生じ開口障害がみられる．
　頬骨弓骨折では，骨折は頬骨弓のみに限局するが，頬骨骨折では頬骨だけでなく，頬骨弓の骨折を伴うことが多い．

D. **眼窩底陥没骨折** blowout fracture
　前方から眼窩直径より大きい物体（ボール，握りこぶし）が衝突した時に生じるもので，眼窩内容が後方に押されて，抵抗の弱い眼窩底の陥没骨折が生じ，眼窩内容の一部が上顎洞に逸脱する．X線像で上顎洞内に円形の不透過像を認め，blowout fracture という（図7-21, 7-22）．頬骨，上顎骨骨折などで，眼窩内容が逸脱したも

のは blowout fracture とはいわない．眼窩底のみの骨折のものと，眼窩縁の骨折を伴うものがある．二重視と眼球陥没がある．処置としては眼瞼部切開法と，犬歯窩切開法がある．

E. 小児の顎・顔面骨骨折

小児期の顎・顔面骨骨折の頻度は大人に比べると非常に少ない．これは骨の弾力性

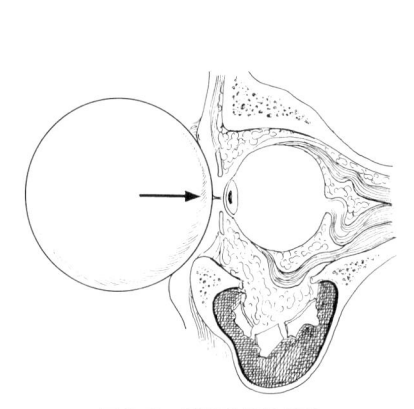

図 7-21　眼窩底陥没骨折

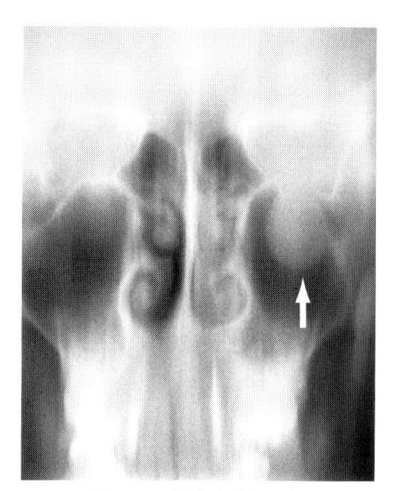

図 7-22　眼窩底陥没骨折

Side Memo

頭蓋の発育

頭蓋の発育は 2 歳で完成するが，顔面骨格の発育は小児期の期間中続き，生後から成人になるまでの間に顔面骨格の発育は頭蓋発育の 3 倍に達する（図 7-23）．

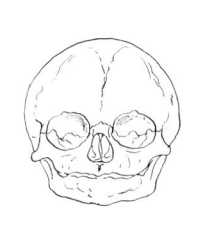

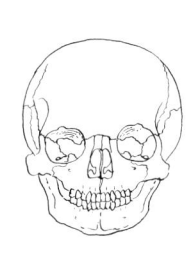

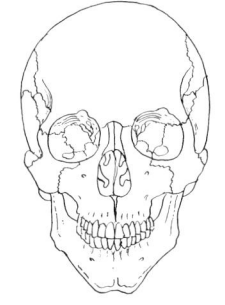

生下時　　　　　5 歳　　　　　成人
図 7-23　顔面骨の発育

の高いこと，被覆軟組織の厚いことなどによるものと考えられる．大人では完全骨折になるものが小人では不完全骨折ですむ場合が多い．また発育期の顎骨では歯と顎骨の容積比で，歯の方が比較的多く，骨の弾力性が高いこと，上顎洞が小さく厚い脂肪組織に覆われていること，さらに顎と頭蓋との比で顎が比較的小さいことなどから，顎・顔面部の骨折は大人に比べ少ない．

小児の顔面骨骨折は特に早期診断，処置が必要である．これは骨折の自然治癒が速いためで，偏位した骨折片は受傷後3～4日で癒着し始める．したがってこの時期になると骨折片の整復が困難となる．

下顎骨体部骨折では，しばしば歯芽の損傷があるが，これも除去する必要はほとんどない．しかし歯の萌出が遅れたり，歯の変形が後遺症として残ることがある．

小児の顎関節突起骨折は受傷後の保存的治療，開口訓練で正常に治癒することが多いが，時に顎関節強直症，顎発育不全を残すことがある．小児の顎関節強直症のうち1/3は下顎骨に作用した強い外力による顎関節損傷が原因となっているといわれる．

4. 顎・顔面骨骨折の治療

顎・顔面骨骨折は病的骨折を除いては強力な外力が作用して発生するので，顎骨損傷以外に頭部を始め身体各部の損傷を伴うことが多い．したがって顎骨に対する処置とともに他組織に対する処置が必要である．特に他組織の損傷がより生命に重篤な影響を及ぼすと考えられる場合はこれに対する処置を優先しなければならない．

A. 救急処置

脳障害のため一時的に意識喪失することがある．意識障害は脳の器質的損傷を伴わない場合には短時間に終わり，後遺症も残さず特別の対策も必要としない．脳内出血とか，脳組織損傷などがあると，受傷後の頭痛，発熱，嘔吐，眠気，視力障害，けいれん，手足のしびれなどが現れる．これらの脳症状があればまず専門的診断治療に委ねる．

顎・顔面部に対する救急処置としては，止血，気道確保，創面閉鎖などが中心となる．

1）創面の消毒・止血

骨折時の創面には土砂，ガラス片，木片あるいは破折歯牙，骨片などが埋入して汚染されていることが多いので，滅菌食塩水で洗浄，創の清掃を行う．創面洗浄，口腔内貯留血液の吸引を行いながら出血点の確認を行う．

口腔内の出血では血液が唾液と混じるため実際の出血量よりも多量にみえ，かつ外傷時には顎運動，舌の運動不全があり，血液，唾液の排出が困難となって，口腔内に充満し，嚥下，誤飲しやすい．このため受傷後ただちに頭部を横に向けて寝か

せるか，椅子に腰かけてうつむいた姿勢を保って，血液の排出を容易にすることが必要である．

軟組織の小血管からの出血は圧迫により自然止血するが，持続性出血がある場合は血管結紮あるいは組織縫合を行う．顎骨内血管からの出血，例えば下顎管内の下歯槽動脈からの出血には骨蝋あるいは小骨片による圧迫止血を行う．口蓋からの出血は，この部位が縫合しにくい組織であるため圧迫止血を行うことが多いが，歯に結紮糸をかけて圧迫タンポンを固定すると，タンポンの固定が強固となる．

口底からの出血は出血部位の確認が困難なこともあり，また圧迫タンポンでも充分な止血が困難であれば縫合止血を行う．微小血管からの出血は電気凝固で止血される．

顎・顔面部は血管に富んでいるため，創の大きさの範囲の割には出血量が多いのが特徴である．

2）呼吸困難に対する処置・気道の確保

出血後の凝血塊による気道閉鎖が呼吸困難の原因となることが多いので，口腔内に貯留する血液，唾液を吸引，除去し，凝血塊が溜まらないようにする．また患者を側臥位にして，口腔内血液の排出を容易にする．

下顎正中部に両側性に骨折線があり骨折片が後方に移動し，舌根部が後退して咽頭腔を閉塞するような場合には骨折片を前方に整復するか，緊急の場合はまず舌を前方へ牽引する．この場合舌に通した太い牽引糸を衣服か，ボタンに固定する．舌を固定した場合は舌が動かせないので口腔内の血液，唾液の排出が困難となるので顔を横に向けるとか，側臥位にして唾液の自然排出をはかる必要がある．

損傷が強度で口呼吸が障害され窒息の危険があれば，エアーウェイの挿入，気管切開を行う．

3）創面の閉鎖

創縁は鋭利なもの，挫滅したものがある．顔面皮膚創の閉鎖に当たっては，治癒後の瘢痕がなるべく目立たないような方法を実施する．創面の閉鎖は骨折片の整復，固定と同時に行うのが理想であるが，実際には全身合併症が重篤で，骨折の整復，固定よりも合併症に対する処置を優先しなければならない場合とか，顎骨骨折に対する整復固定の設備，スタッフの不在のため，骨折片の整復，固定をしないままに創面の閉鎖のみが行われることも多い．

挫滅創では血行の悪い皮膚片は壊死に陥りやすいので挫滅部を切除した後縫合する．縫合線が長く直線的であると瘢痕収縮を起こすので創縁をジグザグに整形縫合する．減張切開，皮膚片の移動，回転を必要とすることもある．

開放創では創面閉鎖後も感染の危険が多いので縫合部の一端にドレーンを数日間

挿入する．顔面皮膚の貫通創では皮膚は一次的に縫合，口腔粘膜縫合部にドレーンを入れる．

歯肉は粘膜下結合組織に弾力線維を欠如するため伸展移動の際に断裂しやすいので，強い緊張の加わる縫合を避ける．

B. 骨折片の整復

骨折片の整復は受傷後できるだけ早期に行うことが原則であるが，全身症状あるいは顔面軟組織の損傷が強度の場合は，これらの処置を優先し，顔面，口腔内の腫脹の消退後行う．しかし受傷後2週間以上経過すると骨折部に瘢痕形成が生じ，一次的整復が困難となるのでなるべく早い時期に行う．

整復に当たって最も大切なことは上下顎の咬合状態を受傷前の状態に回復するとともに顔貌の回復をはかることである．受傷前に異常咬合があったような症例では，骨折による顎の可動性を利用して正常咬合の位置に修正して整復固定することもある．

残存歯が少なく咬合関係がわかりにくい症例，あるいは無歯顎では，顎の位置が正常状態と思われる所まで整復しておく．整復が正しく実施されないと，骨折治癒後異常咬合，咀嚼障害が残り，再度整復術を行わねばならないので，初回の整復を正しく行うことが肝要である．

整復に際し，骨折部の小骨片，歯牙が邪魔になることがあれば除去する．特に骨折線上の歯牙で整復の障害になるもの，根尖病巣，歯槽膿漏などの感染歯は抜歯しておく．

整復術後も完全に緊密な咬合が得られない症例でも整復後ゴム輪を利用する牽引固定によって数日間で完全に整復される例が多い．これはゴム輪の弾力による牽引で骨折片が徐々に正常咬合位に移動するためである．

粉砕骨折では骨折片の除去により，整復後も大きな骨欠損を生じるので，整復後感染のないことを確認した後，骨移植する．

整復法としては非観血的整復と観血的整復がある．

1）**非観血的整復**（徒手整復）closed reduction

転位した骨折片を手指で圧迫し，正常位置に戻す徒手整復で，新鮮例に実施する．疼痛の激しい時は麻酔下で行う．骨折片の間隙に瘢痕形成，すなわち結合組織形成の始まる時期以前の症例のみに可能で，受傷後14日以内のものに実施する．

2）**観血的整復** open reduction

徒手整復困難な症例，すなわち陳旧例，転位の強度な骨折，複雑骨折例などに行われるもので，通常全麻下に実施される．皮膚切開部はなるべく目立たない部位，あるいは創面を利用する．陳旧例では骨折部の破骨片，肉芽，瘢痕組織の除去を充分に行う．

陳旧性の変形治癒例では変形した骨の離断，骨折片の形態修正を行う必要がある．

C. 骨折片の固定

　骨折の治療では骨折片の整復後，整復された位置で，一定期間の固定が重要である．固定期間は一般的には約1か月半であるが，固定法，骨折の部位，程度，患者の年齢によって異なる．小児では3～4週，高齢者では2か月以上に及ぶことがある．

　骨折片の固定には骨折片の骨縫合を行うもの，骨植堅固な歯を固定源として骨折線を中心に数歯にわたって結紮する方法，さらに種々の副子を利用する方法などがある．実際には骨縫合，歯牙結紮，顎間固定などの方法を組み合わせて実施することが多い．以下各種固定法の概略を述べる（図7-24）．

1）骨縫合

　不銹鋼線直径0.3～0.5mmで骨折片を整復位において結紮固定する．骨縫合には単純縫合，二重縫合，8字縫合などがある．結紮線を通す骨孔は骨折片辺縁より数mm以上離れた所に骨ドリルであけられる（図7-25, 7-26）．

　骨縫合の代わりに金属板とネジ（bone plate and screw）による固定が行われることも多く（図7-27），また顎関節突起骨折の固定にKirschner鋼線が使用される

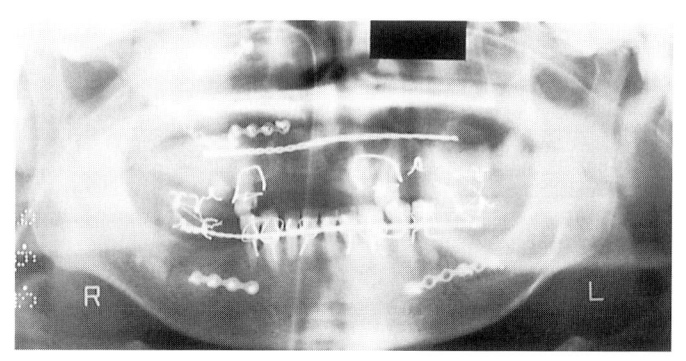

図7-24　右上顎骨骨折，左右下顎骨骨折症例
上下顎の義歯を床副子として用い，上下顎骨折の固定には金属プレートが用いられている．

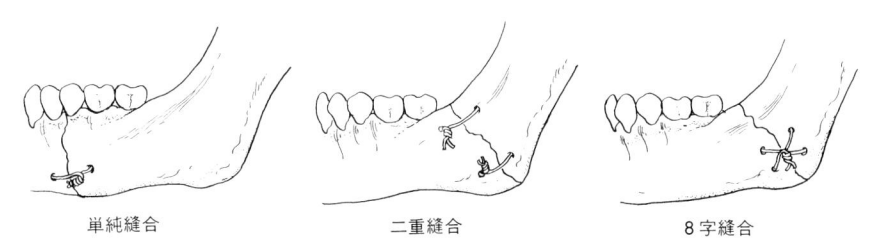

単純縫合　　　　二重縫合　　　　8字縫合
図7-25　骨縫合

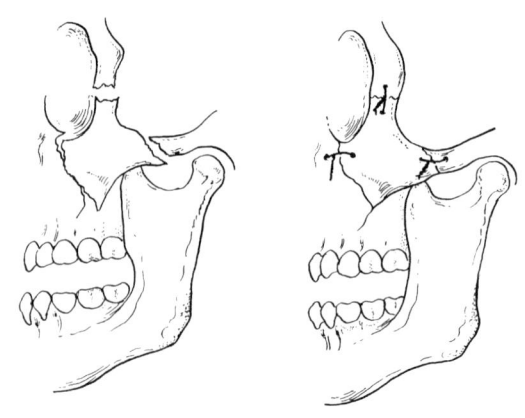

図7-26 (頬骨骨折) 骨縫合

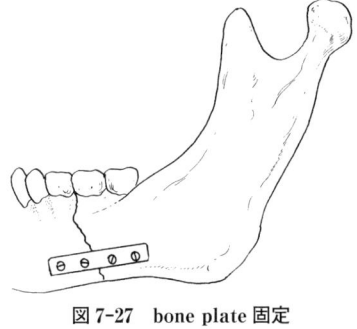

図7-27 bone plate 固定

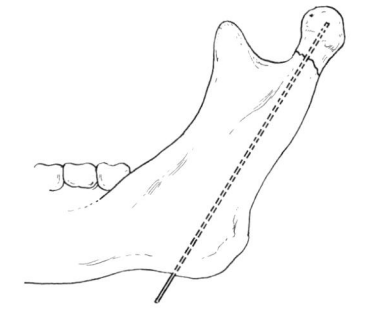

図7-28 Kirschner 鋼線固定
顎関節突起骨折

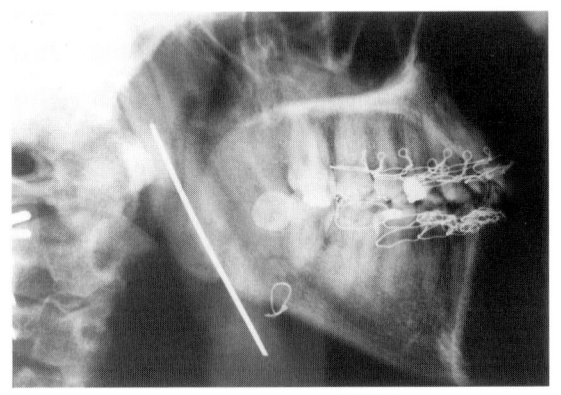

図7-29 Kirschner 鋼線固定
骨縫合, 顎間固定

ことがある（図7-28, 7-29）．顎関節突起骨折の整復・固定には布鉗子で下顎角をつかみ下方に牽引，あるいは下顎角に結紮線を通して下方に牽引しながら実施すると容易である（図7-30）．最近では金属性（チタン）のプレート，ネジに代り，生体内吸収性材料（ポリ乳酸など）によるプレート，ネジも用いられている（図7-31）．

2）隣接歯結紮固定（図7-32）

歯の亜脱臼，脱臼，限局性の歯槽突起骨折などに対して，隣在の健全歯を含めて歯牙結紮線で固定する方法である．固定を強固にするために結紮線を即時重合レジンで被覆することがある．歯牙結紮線としては直径0.3～0.5 mmの不錆鋼線を用い，結紮の方法，部位によって太さを選ぶ．

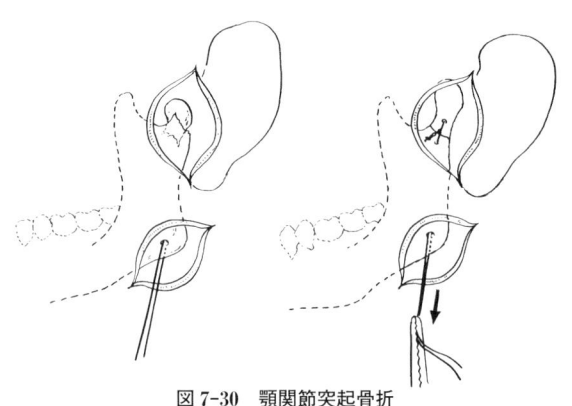

図 7-30 顎関節突起骨折
整復，骨縫合

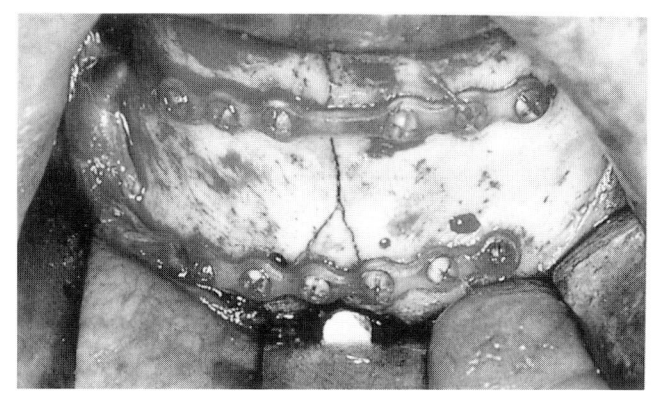

**図 7-31
ポリ乳酸（PLLA）プレートおよびネジによる骨接合術**

134 7章 顎・口腔の損傷

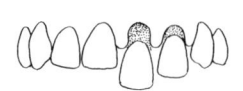

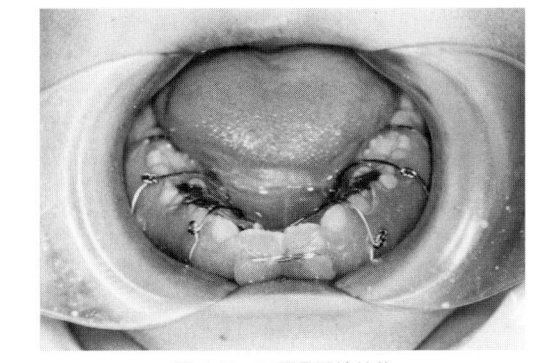

図 7-32 隣接歯結紮固定

図 7-33 下顎骨囲繞結紮

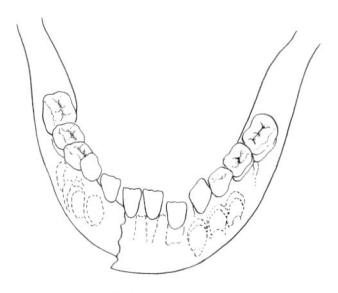

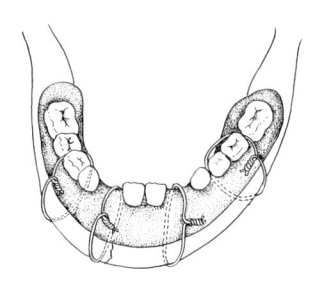

骨折片転位　　　　　　　囲繞結紮
図 7-34 下顎骨囲繞結紮

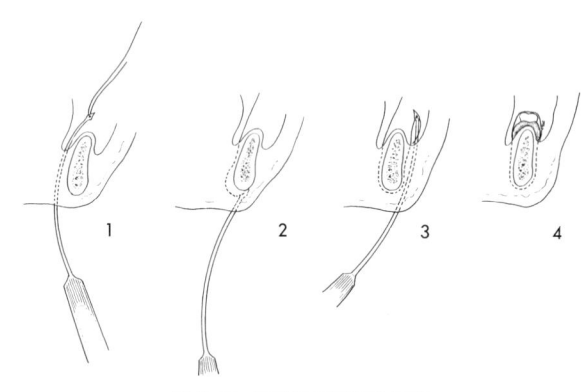

1　　2　　3　　4
図 7-35 下顎骨囲繞結紮操作

3）**下顎骨囲繞結紮** circumferential wiring（図 7-33 〜 7-36）

乳歯などのように骨植の弱い歯では，歯を固定源とする歯牙結紮固定では充分な固定が得られない．高齢者の無歯顎あるいは残存歯が少ない場合にも歯牙結紮固定が不可能である．このように歯を固定源として使用することができない場合，歯牙，歯肉を覆う床副子を装着，これを顎骨に固定する．

4）**副子固定** splint fixation

　a）**線副子** wire splint（図 7-37）：直径 2 mm 位の金属線あるいは細い金属板を副子として歯列の唇，頬面に適合させ，これを骨植堅固な歯に結紮固定する方法で，副子の形態によって三内式，エーリッヒ型，シューハルト型，MM 型式，坂村型などがある．線副子には結紮線，あるいはゴム輪をかける鉤がある．副子を数歯あるいは数列の全歯に結紮固定するが，結紮が治療期間中にゆるむことがあるので，時に締め直しを必要とする．

　b）**床副子** plate splint（図 7-38）：歯槽の形に一致したレジン床，あるいは金属床を作り，これを歯に結紮固定するか，顎骨に囲繞結紮する方法である．床副子は義歯の床に相当する形態であり，これを作製するのは義歯作製操作と同じで，

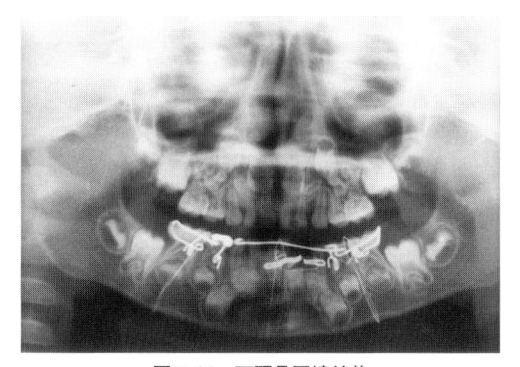

図 7-36　下顎骨囲繞結紮

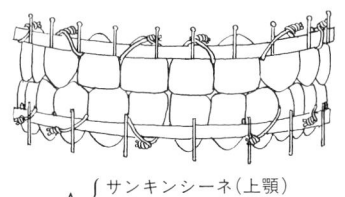

A. ｛サンキンシーネ（上顎）／三内式シーネ（下顎）｝　　B. エーリッヒ型シーネ

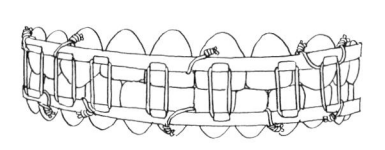

図 7-37　線副子

歯列，歯槽の模型を作り，この模型の上で床副子を作製する．骨折のために模型は変形しているので，模型を骨折整復位に修正して床副子を作る．

5）**顎間固定** intermaxillary fixation, intermaxillary immobilization

上下顎の歯に装着した結紮線あるいは副子を，結紮線，ゴム輪などで牽引し，骨折片の整復，咬合の回復を行い，顎の開閉運動を制限，顎骨の安静を期する方法である．顎間固定の固定源としては，しばしば歯を固定した結紮線が利用され，時に床副子が利用される．

歯の結紮法は骨折の程度，歯の骨植によって異なるが，以下のように分類される．

a）**単純歯牙結紮法**（図7-39）：上下顎の骨植堅固な歯を1歯ずつに歯牙結紮線をかけて，次いで上下顎結紮線を結紮し，顎を固定する．結紮歯数が少ないので結紮された歯に負担過重が起こり，歯痛，歯の動揺が生じることがある．

b）**2歯結紮法**（図7-40）：上下顎のそれぞれ骨植堅固な2本の歯を1本の結紮線で結紮し，さらに上下顎の結紮を行う．隣接する2歯の歯頸部に1本の結紮線を沿わし，結紮線の一方を隣接面間隙を通して頬側の結紮線を取り巻き元の隣接面間隙に戻し，次の歯の歯頸部をまわり他方の結紮線とひねり合わせる．2歯の頬側隣接部に結紮線のループを作る．上下顎のループに結紮線を通し，上下顎を固定する．

骨折片の転位のない亀裂程度のものでは顎運動を制限し，顎の安静をはかるだけでよいことがあり，こうした場合には単純結紮，2歯結紮などの簡単な方法が用いられる．

c）**連続歯牙結紮法**（図7-41）：1本の結紮線で多数歯を連続結紮する方法で，骨折の部位，範囲などで，数歯から全歯に及ぶ．操作は図7-41に示すように後方から前方に及ぶ．上下顎にほぼ同様の結紮を行う．頬側に作ったループに結紮線を通して顎間固定を行う．以前は結紮線ループの作成には小さい単鉤が使用されていたが，現在では専用の線鉗子があり，これを使用すると便利である．ループに結紮線，ゴム輪をかけて牽引固定する．操作に先立って歯肉の局所麻酔を行っておけば無痛的にできる．

この方法は結紮線と鉗子だけで実施されるので，しばしば行われ，しかも整復がやや不充分な場合でもゴム輪の弾力で固定中に牽引され，完全な整復が得られる（図7-43）．

d）**副子応用顎間固定**：線副子あるいは床副子を歯に結紮固定し，さらに副子相互を結紮固定し，顎間固定を行う．連続歯牙結紮との組み合わせで顎間固定を行うこともある．

3 顎・顔面骨骨折　**137**

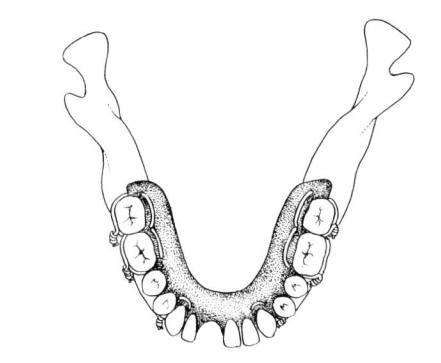

図7-38　床副子

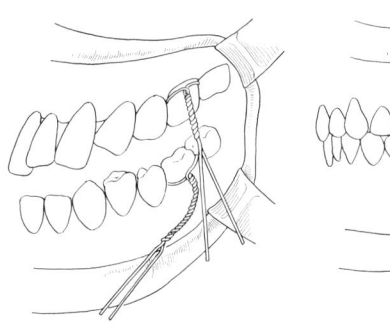

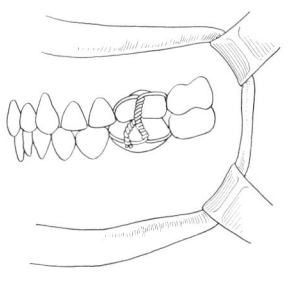

A. 第1大臼歯結紮　　　B. 上下結紮線の牽引固定
　　　　　　　　　　　　　（顎間固定）
図7-39　単純歯牙結紮法

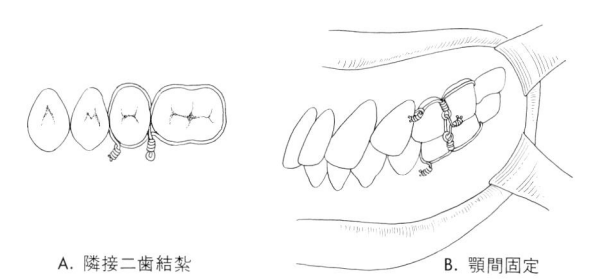

A. 隣接二歯結紮　　　　　　　　B. 顎間固定
図7-40　2歯結紮法

138　7章　顎・口腔の損傷

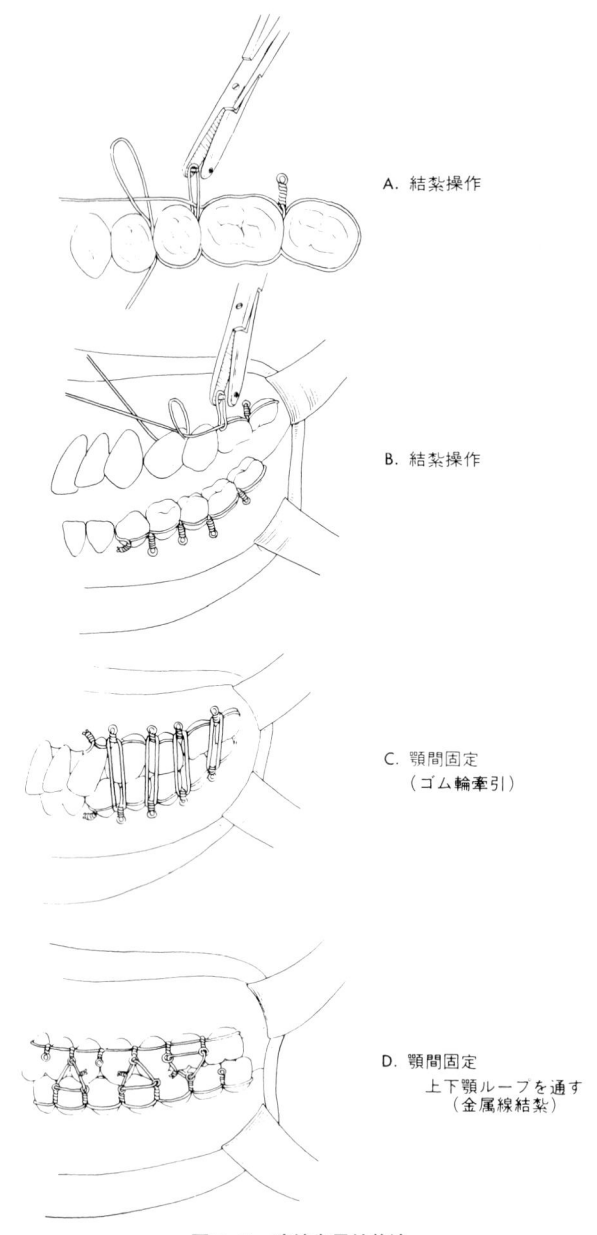

A. 結紮操作

B. 結紮操作

C. 顎間固定
　　（ゴム輪牽引）

D. 顎間固定
　　上下顎ループを通す
　　（金属線結紮）

図7-41　連続歯牙結紮法

③ 顎・顔面骨骨折　*139*

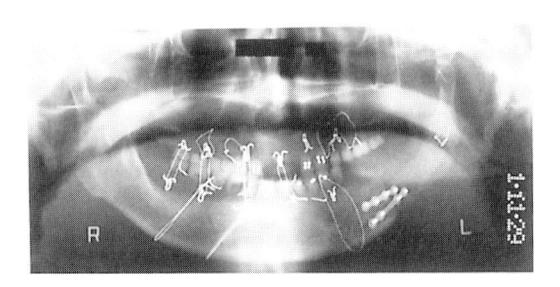

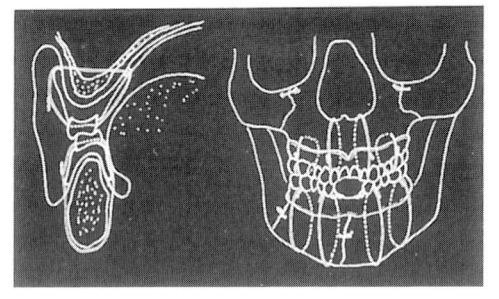

図7-42
上：上顎義歯，下顎床副子，金属プレートによる固定
下：上下顎無歯顎の上下顎骨骨折症例に対する上下総義歯の囲繞結紮固定法

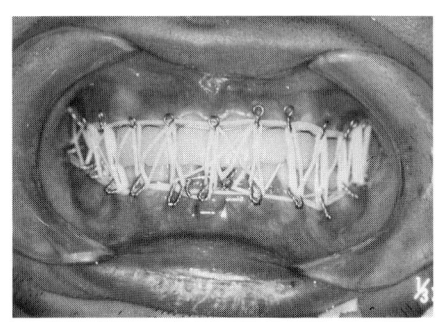

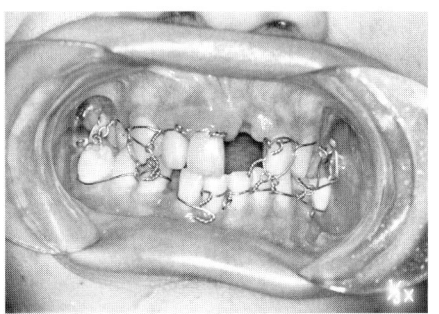

図7-43　顎間固定
　左：ゴム輪による牽引固定
　右：金属結紮線による固定

6）**顎外固定** extraoral anchorage, extramaxillary anchorage
顎間固定の不可能な場合あるいは顎間固定の補強に利用される．
　　a）**オトガイ帽** chin cap（図7-44）：顎間固定を補強するために使用されることが多く，オトガイ部の形態に合った金属製盃（既製品），あるいは合成樹脂製

盃（個々に作製）を利用，頭部にゴムバンドにて固定する．

　　b）**頭帽** head cap（図 7-45）：頭部全体を帽子状に覆う金属製あるいはギプス包帯で作った固定装置に金属桿を立て，この金属桿を支柱として，ゴム紐，金属線などで骨折片を牽引，固定する．上顎骨骨折の Le Fort 型骨折に利用されることがある．

　7）**懸架固定** suspension（図 7-46 〜 7-48）

　歯牙に結紮，固定した線副子，床副子などを組織内を通した金属結紮線で頬骨弓，梨状口縁，眼窩縁に固定する方法である．頬骨弓では結紮線が頬骨弓を回るように通すが，梨状口縁，眼窩縁では骨に小孔をあけ，この小孔に金属線を通す．上顎骨骨折に利用されることが多い．

　以上顎・顔面骨骨折の固定について述べたが，実際の臨床では骨折の部位，程度，種類に応じて種々の固定法を組み合わせて実施する．

D. **後処置**

　1）**固定期間**

　骨折の部位，整復の状況，固定方法，年齢などによって多少異なる．特に，顎間固定の期間は，固定除去後の顎運動機能の回復の面から可及的短期間が望ましい．金属線による骨縫合や床副子，顎間固定などによる保存的治療の場合は一般的に成人では約 1 か月半，6 週間を標準とする．小児の場合は 3 〜 4 週，高齢者では 8 〜 10 週にわたる．固定期間は転位の少ない骨折では短い．固定期間終了の時期の決

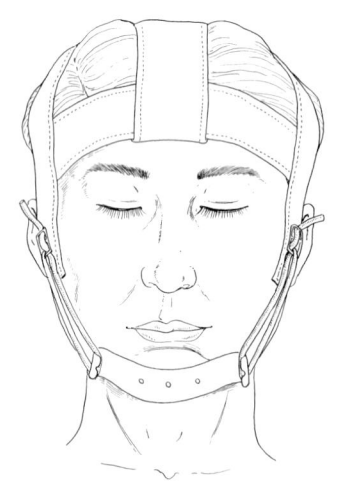

図 7-44　オトガイ帽　　　　　　　　**図 7-45　頭　帽**

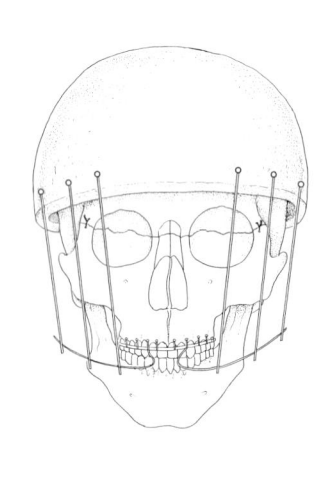

3 顎・顔面骨骨折 *141*

定は臨床経過，X線像を参考とする．すなわち整復固定後X線像によって骨折片の正常位置への整復を確認，さらに3～4週後にもう一度X線像によって骨折片の位置，骨折部の変化を観察する．両骨片の間隙に骨新生を示す不透過像の出現があれば顎間固定の結紮線をはずし，骨折片の可動性を調べる．

最近では metal bone plate や bone screw による強固な固定法（rigid internal fixation）の進歩により顎間固定が不要となる場合が多く，患者に与える苦痛は大きく軽減されている．骨折片の移動の有無は見分けにくいが，顎骨骨折の場合は，

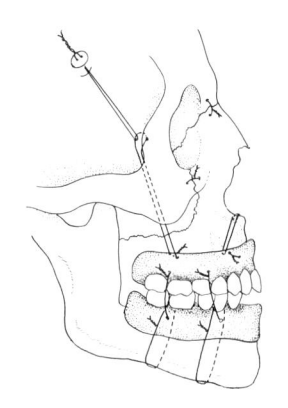

図7-46 床副子利用懸架固定

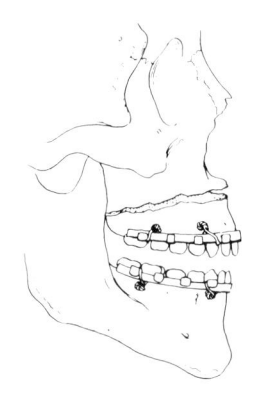

A. 副子結紮

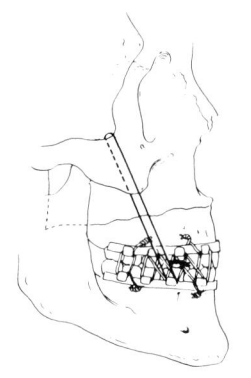

B. 顎間固定，頬骨弓懸架固定

図7-47 上顎骨骨折固定（Le Fort I型）
線副子顎間固定の代わりに連続歯牙結紮顎間固定を利用した懸架固定を実施することが多い．

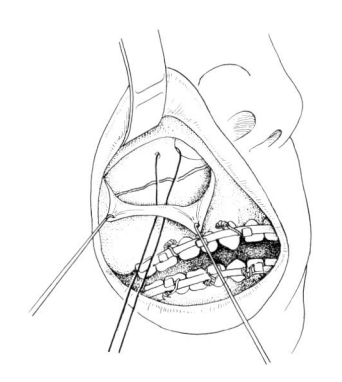

A. 梨状口縁懸架固定操作

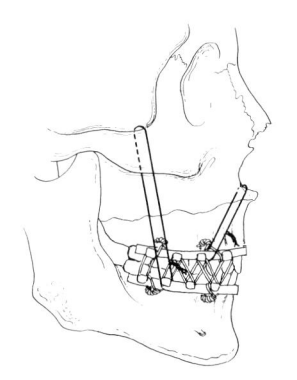

B. 頬骨弓，梨状口縁懸架固定

図7-48 上顎骨骨折固定（Le Fort I型）

骨折片のわずかな転位でも咬合の異常を生じるので，上下顎の咬合関係をみることによって診断される．

2）栄養補給，感染防止

固定後は顎運動が制限されるか，全く不可能となるので流動食栄養となる．流動食は高カロリー流動食あるいは患者自身にミキサーなどで好みの食物を調製させてもよい．

術後の感染防止に留意することも重要である．顎運動が制限されているので，口腔の自浄作用の低下が生じ，さらに洗口不充分になりがちであるから，口腔洗浄，創面の消毒を充分に行う．また抗菌剤を投与する．

3）顎運動機能訓練

長期間にわたる固定のため，固定除去後も顎運動障害，開口障害が残るので，徐々に開口訓練を行わせる．訓練法は患者自身を鏡の前に立たせ，下顎が左右に偏位しないでまっすぐに開閉口できるように指導し，左右側への側方運動，前後方向への運動も加えて，顎運動が円滑に充分量回復するまで反復して行うことが重要である．また開口不全の患者では上下顎歯牙の間に開口器を入れて我慢できる限度の位置まで1日何回も開口練習を繰り返す．開口器としては木製の洗濯バサミ型のもの，ゴム球形のものがある．

顎関節突起骨折では，固定期間を短くして，2週後位から開口訓練する方が予後良好である．

Side Memo

顎・顔面骨骨折治療の原則
1）早期診断・早期治療
　　顎・顔面領域は血行がよく，骨の癒合が早く生じるため可及的早期に整復固定を行うこと．
2）顔面皮膚に手術瘢痕を残さない．
　　口腔内からのアプローチ，有髪部での切開，経結膜切開などを用いて顔面皮膚の切開を可及的に避けること．
3）術後の咬合状態を確実に回復させること．
4）顎運動機能（開閉口，側方，前後運動）の回復．
5）歯は可能な限り抜歯せず，温存するように努めること．
6）術後口腔の清潔保時に留意すること．

8章
歯および歯周組織の感染性疾患
Infectious Disease in tooth and periodontal tissue

　口腔の2大疾患であるう蝕と歯周炎は口腔内細菌による内因感染症である．歯の表面やポケット（病的歯肉溝）内根面に付着する細菌の集塊は従来デンタルプラーク（歯垢）と呼ばれていた．この細菌の集塊が長時間蓄積することによって両疾患は発症する．ただし，デンタルプラークという局所的な付着性の細菌集塊は1999年以降バイオフィルム（Biofilm）という医学共通の概念が提唱され，その代表的な口腔感染症としてう蝕と歯周炎が挙げられている．

　バイオフィルムとは固体や人工物に付着した細菌集塊であり，浮遊菌（planktonic cell）とは区別される．口腔内でのバイオフィルムとは歯面や歯根面に付着したデンタルプラークを意味する．これは下水道の土管やパイプ，人工血管，人工弁など広く自然界にみられる普遍的現象である．

表8-1　バイオフィルム疾患

う蝕	S.mutans菌他，う蝕原性連鎖球菌
歯周炎	歯周病原性グラム陰性嫌気性桿菌，A.a菌，P.g菌，T.f菌＊
骨髄炎	黄色ブドウ球菌
胆道炎	腸内細菌
慢性気道感染症	緑膿菌
細菌性前立腺炎	大腸菌，グラム陰性桿菌

他多数関連疾患あり

＊A.a: *Actinobacillus actinomycetemcomitans*, P.g: *Porphyromonas gingivalis*, T.f: *Tannerella forsythia*

バイオフィルム内では特異的エコシステムが形成されており，QSシステム（quorum sensing system）により異種細菌間での共存性や増殖がコントロールされている．

バイオフィルムが形成されると生体の本来持っている防御システム（マクロファージ，好中球による補食，貪食や抗体の作用）や抗菌剤は作用しにくくなり除菌効果は期待できない．それゆえ，バイオフィルム疾患は慢性化，難治化すると考えられる．

最大の治療法は機械的除去である．だから歯面に対するブラッシングや（根面に対する）スケーリング，ルートプレーニングによる機械的プラーク除去が重要となる．

1 う（齲）蝕 dental caries, tooth decay

俗に虫歯と呼ばれる歯の疾患で，連鎖球菌（ミュータンスレンサ球菌）を中心としたバイオフィルム（デンタルプラーク）により歯の無機質（硬組織）の脱灰と有機質の溶解が起こり，歯の表面から歯質が崩壊して歯に穴があいてくる．この穴をう（齲）窩（caries cavity）という．

う蝕に罹患した歯をう歯という．う蝕には自然治癒は起こらず，いったんできたう窩は治療されない限り次第に大きくなる．

1. う蝕の分類（図8-1）

う窩の深さ，大きさによって第1度から第4度に分類されている．

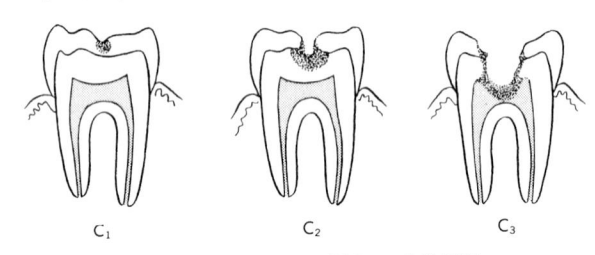

C_1　　C_2　　C_3　　C_4

図8-1　う蝕分類

Side Memo

再発う蝕（二次う蝕）secondary caries
　う窩の修復（セメント，アマルガム，レジン充填，インレー）が完了していた歯において，この修復物に接して，あるいは新たに表面や深部に発生するう蝕を再発う蝕あるいは二次う蝕という．

う蝕第1度（C_1）：エナメル質う蝕（エナメル質のみ破壊されている）
　　第2度（C_2）：象牙質う蝕（破壊が進行して象牙質に及ぶ）
　　第3度（C_3）：歯髄または歯髄腔に波及するう蝕（破壊が深く進行し歯髄炎を起こす場合が基本型で，その他象牙質が穿孔され歯髄が露出する場合，歯髄壊死となる場合，さらに根尖性歯周炎—歯根膜炎—を伴う場合がある）
　　第4度（C_4）：残根（歯質破壊は進展して歯冠部は消失し歯根部のみ残る）
　う蝕は進行速度によって急性う蝕と慢性う蝕に分類される．急性う蝕は進行が早く短期間のうちに歯髄に達する．急性う蝕は乳歯，萌出後間もない永久歯に発生するが，その理由として，歯質の石灰度が低いこと，象牙細管が太いことがあげられている．慢性う蝕は成人に生じるう蝕で進行は緩慢である．根面う蝕は高齢者に多くなる．
　う蝕は発生部位によって裂溝う蝕と平滑面う蝕に分類される．

A. **裂溝う蝕** fissure caries（図8-2 上）

　歯面，特に咬合面の小窩，裂溝から始まるう蝕で，う蝕の中では最も頻度が高い．咬合面に生じるものを咬合面う蝕（図8-3）という．う窩の開口部は小さいが深部に拡がり（う蝕円錐），エナメル質と象牙質との境界面を横に拡大する．

裂溝う蝕

平滑面う蝕

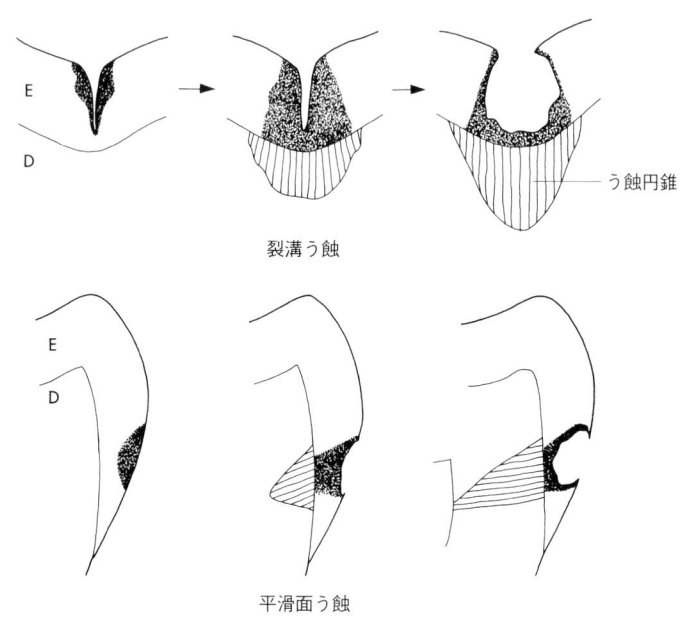

図8-2 う蝕の種類
E：エナメル質，D：象牙質

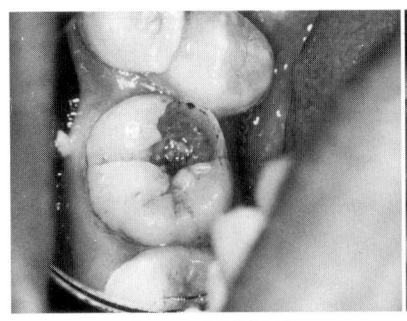

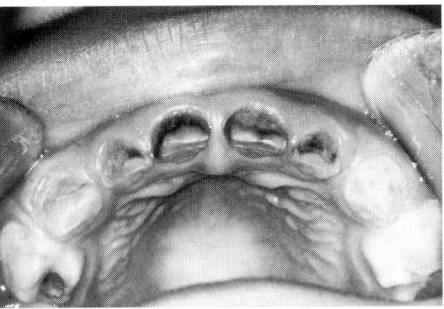

図8-3　咬合面う蝕　　　　　　図8-4　平滑面う蝕

B. 平滑面う蝕 smooth surface caries（図8-2下）

歯の隣接面，あるいは歯頸部唇面に生じるう蝕で，病巣は表在性で，う窩の開口部は広い．乳歯では平滑面う蝕が多く，特に上顎前歯の歯頸部に好発し，急速に進展し歯冠の崩壊をきたすことがある（図8-4）．

う蝕はバイオフィルムが機械的に除されにくい場所，すなわち歯垢が清掃されにくい部位である咬合面裂溝，隣接面，歯頸部平滑面に多発する．

2. う蝕の病理

A. エナメル質う蝕

エナメル質の脱灰がエナメル小柱間質から始まる．これをエナメル質う蝕という．脱灰はエナメル質最表層より内部の表面下脱灰として始まる．最表層が一時期にせよ脱灰が遅れることについては再石灰化が生じるとか，最表層はもともと石灰化度が高いためであると考えられている．エナメル質の脱灰はアパタイト結晶が疎化，分離することであるが，まず炭酸塩の崩壊から始まるといわれる．

エナメル質う蝕の肉眼的所見としてはごく初期にはエナメル質の白濁，病巣周辺部の着色（褐色）がみられる．着色部はエナメル質内の有機質の変化が生じていることを示す．う蝕によるエナメル小柱の崩壊が進むと，深部ではエナメル葉に沿って進行し，エナメル象牙境に達すると，境界部を横に拡大する．エナメル象牙境は石灰化度

Side Memo

エナメル葉
　エナメル質の中で縦軸方向にみられる有機質の板状構造で，エナメル象牙境よりエナメル質表層に達する．歯の形成時にも存在するが，エナメル質形成後にもできるので，その原因としては発生学的なもの以外に，エナメル質に加わる機械的刺激による亀裂ともいわれる．

が低い.

B. **象牙質う蝕**

エナメル質う蝕に続いて象牙質の脱灰と有機性基質の崩壊が起こる.象牙質は有機性基質に富んでいるため,脱灰が生じてもこの有機基質が長く残る.これを軟化象牙質という.しかし軟化象牙質の崩壊が進むとう窩が形成される.象牙質脱灰は象牙細管(歯細管)に沿って進行する.まず象牙細管壁の脱灰による管腔の拡大,次いで基質の脱灰,Tomes線維の混濁,腫脹,断裂,崩壊が進行する.象牙細管は数珠状に拡大し,拡大部には多数の細菌の侵入が認められる.

象牙質う蝕の病巣はエナメル象牙境を基底とし,歯髄側を頂点とする円錐形あるいは梯形を呈し,**う蝕円錐**と呼ばれる.う蝕円錐は病巣先端部から表層へ向けて順に次の5層の変化が知られている(図8-5).

第1層:Tomes線維の脂肪変性層　　第2層:硬化層(歯細管への石灰沈着)
第3層:脱灰層　　　　　　　　　　第4層:変色層
第5層:崩壊層(象牙細管の拡大,基質の崩壊)

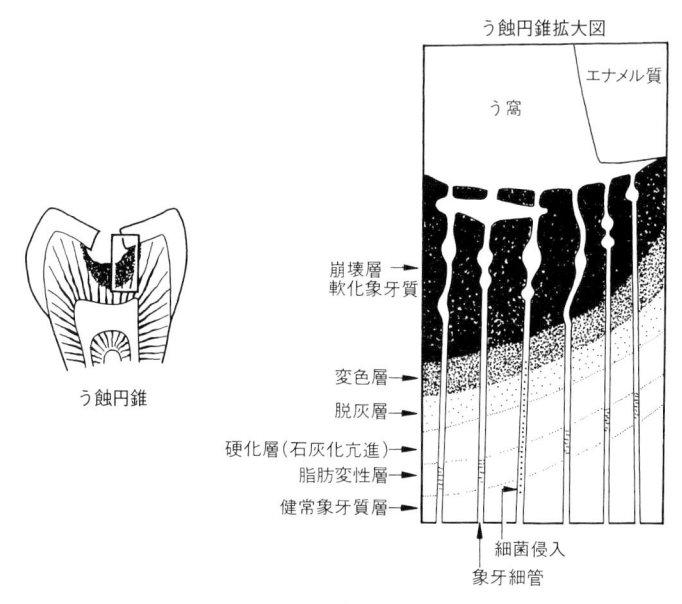

図8-5 う蝕円錐および拡大図

3. う蝕罹患率（う蝕有病者率）

う蝕の発現は個人の年齢によって差があり，乳歯，永久歯ともに萌出後間もない乳幼児期，青少年期に発生が多い．成人以後になると新しくう蝕に罹患して来る歯の割合は少なくなる．う蝕の罹患頻度に関する平成17年（2005年）度歯科疾患実態調査（厚生労働省）によると次のように報告されている．う蝕有病者の率は乳歯（1〜15歳未満）では平均41.6％，永久歯（5歳以上）では平均92.1％，乳歯＋永久歯（5〜15歳未満）では平均68.1％である．う蝕は自然治癒はないが蓄積的な疾患であることから，処置された歯（F: filled teeth），場合によっては抜去された歯（M: missing teeth）を含めた過去の罹患と現在ある未処置のう歯（D: decayed teeth）とを合わせて1人平均う蝕経験歯数を DMFT 指数として表すことになっている．有病者率は DF 歯保有者の割合で表す．また，乳歯は小文字（dmft）で表記する．

年齢別にみると乳歯う蝕罹患率は1歳では3.1％であるが，以後2歳，3歳，4歳の順に17.8％，24.4％および44.2％と増加しており，2〜3歳頃に急激にう蝕罹患児が増え，7〜9歳では70％前後と高い罹患率となる．永久歯う蝕罹患率は5歳以上の総平均は92.1％であり，年齢別にみると5〜9歳では14.6％，10〜14歳では57.7％，15〜19歳では73.9％，20〜24歳で90.5％となり，25歳以後40歳代までほとんどの年齢で95％を超えている（図8-6a, b）．

乳歯う蝕のある者は9歳72.1％をピークとして，乳歯が永久歯と交換するのに伴って10歳以上では減少する．しかしこの年齢頃から永久歯う蝕の罹患率が増加してくるため，乳歯，永久歯のいずれかにう蝕があるもの，両方にう蝕のあるものを合計す

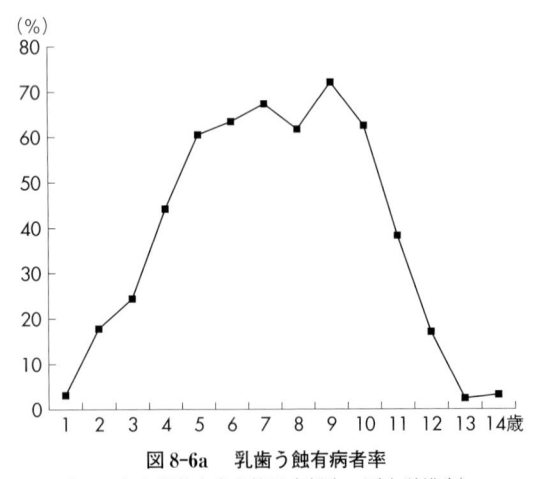

図8-6a　乳歯う蝕有病者率
（2005年度歯科疾患実態調査報告，厚生労働省）

図8-6b　永久歯う蝕有病者率
(2005年度歯科疾患実態調査報告，厚生労働省)

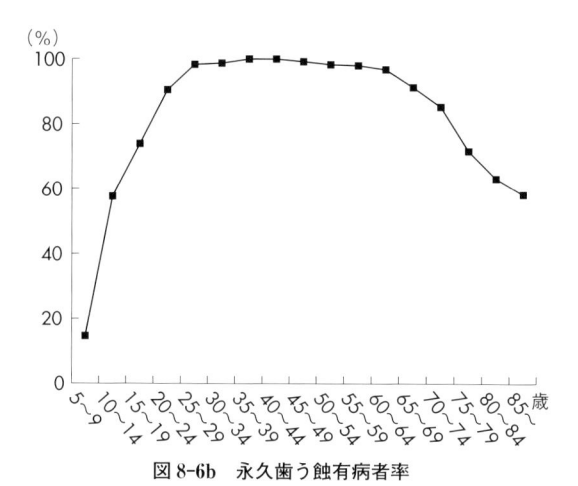

ると5〜15歳の総平均は74.2％となっている．

　1人平均のう歯数（df歯数）は乳歯では総平均1.9歯で，2歳0.4歯，3歳0.9歯，5歳2.3歯となっている．7歳で4.2歯とピークとなり乳歯の脱落もあり漸次減少する．永久歯（DMFT歯数）では総平均16.1歯であり，年齢別では5〜9歳で0.4歯，10〜14歳1.9歯，15〜19歳4.4歯と徐々に増加，25〜29歳で9.6歯，40〜44歳で15.5歯と多くなる．DMFT歯数はこの後，加齢と共に累積的に増加する．反対に現在歯数は減少する．70歳以降，半数の14歯以上を喪失する．性差として1人平均う蝕歯数（DMFT）では女性がやや高いが，その差は大きくない（図8-7）．

　歯種別う蝕罹患頻度は，乳歯では低年齢時には上顎乳切歯，4歳以上では上下顎の乳臼歯が高く，永久歯では上下顎第1大臼歯が最も高い．次いで第2大臼歯，上顎前歯が高い．

　う蝕の発生頻度は食習慣の相違によっても差があり，先進国と未開発地域とでは一

Side Memo

う蝕と砂糖消費

　第二次世界大戦中に食糧事情が悪かった英国，イタリア，日本などはう蝕罹患率が著明に減少した．これらの国では食糖の不足，特に砂糖の不足が目立っていたが，戦争終了後食糧事情の好転とともに砂糖消費量は増え，う蝕も次第に増加した．近年わが国の砂糖（蔗糖）消費量は1970年代後半をピークに減少傾向にあり，小学校児童のう蝕罹患者率は1980年頃に比べ1〜2ポイントとわずかに減少している．このようなことから砂糖がう蝕の発生に重要な役割を果たしていると考えられている．

150　8章　歯および歯周組織の感染性疾患

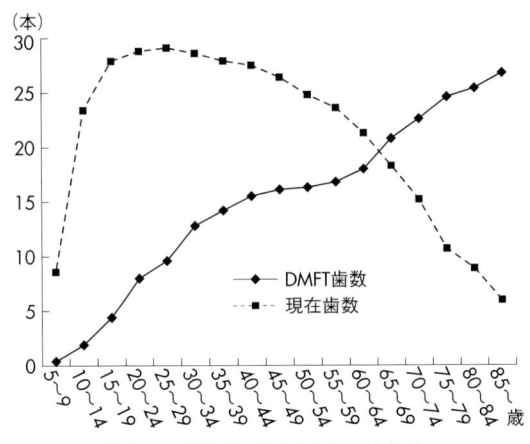

図8-7　DMFT 歯数および現在歯数
DMFT：1人平均う蝕経験歯数
(2005年度歯科疾患実態調査報告，厚生労働省)

般に前者での罹患率がはるかに高い．これは加工食品，特に砂糖含有食品の摂取量とう蝕罹患率に相関があるためといわれている．

4. う蝕の発生機序

う蝕はう蝕原性細菌バイオフィルムにより歯の表面に生じる無機質の脱灰と有機質の溶解に始まるが，う蝕発生を考えるに当たっては歯の環境について説明する必要がある．歯は口腔内にあって絶えず唾液，食品，口腔細菌，歯肉溝滲出物などに接している．食物咀嚼による摩擦，あるいは歯ブラシによる清掃を受けにくい部位，すなわち小窩裂溝，隣接面，歯頸部歯面には食渣，唾液中の有機物などが付着しやすい．歯面への有機物の付着と歯垢形成がう蝕発生の第1段階である（図8-8）．以下順を追って記載すると次のようになる．

1）ペリクル (pellicle) の形成

萌出後歯の表面はペリクルという薄い被膜（$0.3 \sim 1.0 \mu m$）で覆われる．ペリクルとは歯面に付着したクチクラ（小皮）で主成分は高プロリンタンパクと唾液中の高プロリン糖タンパクが歯のヒドロキシアパタイトに強く吸着して形成されると考えられている．

2）ペリクルへの細菌付着

ファンデルワールス力や静電気的結合で弱く結合し，アドヘシンや多糖体により強固に付着する．

3）プラーク（歯垢，歯苔，dental plaque）の成熟

ペリクルに付着したミュータンスレンサ球菌（Streptococcus mutans, Strepto-

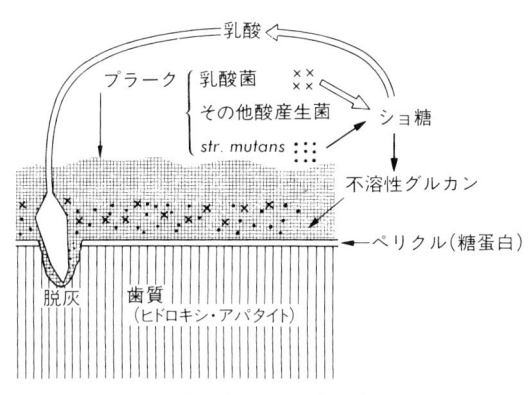

図 8-8 歯の表面の付着物と歯の脱灰

Side Memo

＜う蝕発生の 4 要素＞
- う蝕原性ミュータンスレンサ球菌を中心とした連鎖球菌群
- ショ糖の過剰摂取
- 歯質
- プラークの蓄積時間

＜ミュータンスレンサ球菌の病原因子＞
- 歯面付着能：ショ糖から粘着性不溶性グルカンを合成する酵素グルコシルトランスフェラーゼをもつ．
- 酸産生能（乳酸が中心，蟻酸，酢酸）
- 耐酸性能

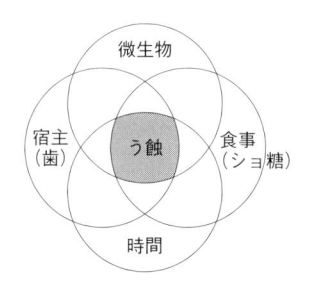

図 8-9 う蝕発生に必要な因子
（口腔微生物学より抜粋，改変）

Streptococcus mutans の菌種分類

以前に Streptococcus mutans と呼ばれていた菌種は，DNA-DNA ホモロジーや血清型から，いくつかの菌種に再分類された（1989）．従来の「S. mutans」は，ミュータンスレンサ球菌といわれるようになり，本書ではこの呼称を用いる．

再分類された菌種には，ヒトのう蝕病巣から分離される Streptococcus mutans（血清型 c/e/f），Streptococcus sobrinus（血清型 d/g）および，動物のう蝕由来の Streptococcus cricetus（血清型 a），Streptococcus rattus（血清型 b），Streptococcus downei（血清型 h）など，う蝕誘発能を示す一群のレンサ球菌が含まれる．

coccus sobrinus）がショ糖から多糖体である不溶性グルカンを合成し，このグルカンがペリクルに付着する．グルカンは増加，蓄積し，この中に細菌が増殖する．線毛やレクチン様リガンドが共凝集素として働き種々の菌種からからなる細菌集塊が厚さを増し，成熟したプラーク（歯垢）すなわちバイオフィルムとなる．

4）有機酸の産生

プラーク内にはミュータンスレンサ球菌以外に多種類の口腔内細菌の増殖がみられる．特に乳酸桿菌（*Lactobacillus*），S.sanguis を始めとする酸産生菌による解糖作用によって発酵性の糖から乳酸が産生される．その他，蟻酸，酢酸なども作られる．

5）歯の溶解

不溶性グルカンを含むバイオフィルムは歯面を被って酸の拡散や唾液の緩衝能を阻害するので，プラーク内に酸が蓄積し歯の脱灰が始まる．エナメル質は無機質が99％以上を占めるため pH 5.5（臨界 pH）以下になると脱灰がおこり，無機質の崩壊によって歯質の欠損が生じる．象牙質では有機成分が多いため脱灰がある程度進行した段階でも，象牙質は軟化象牙質として残る．しかしこれも蛋白分解酵素産生細菌の作用によって有機質が徐々に溶解されてう窩は拡がる．

5. う蝕の誘因

1）歯の形態

小窩裂溝の深い歯，食渣などの溜まりやすい歯間空隙はう蝕の好発部位である．いずれも歯磨きによっても充分清掃されにくく歯垢の付着しやすい場所である．

2）歯の形成不全

ビタミン A・C・D の欠乏，内分泌異常などによる代謝異常が原因となって生じる石灰化度の低い歯はう蝕に罹患しやすい．

3）唾液分泌低下

唾液は歯の洗浄液としても役立っている．唾液分泌の減少する Sjögren 症候群ではう蝕が多発する．高齢者や薬の副作用により唾液分泌が低下すればう蝕が増える．糖尿病においても唾液分泌減少が原因と考えられるう蝕の多発がみられる．

4）食　物

摂取食品のうちショ糖（砂糖）はう蝕発生に最も重大な影響をもつものである．う蝕を発生しやすい食品としては発酵性食物（糖を含む菓子，パンなど）で，かつ歯の表面に粘着しやすい停滞性食品があげられる．また精製糖はアルカリ性の下で歯質からカルシウムを溶出させるためう蝕を生じさせる率が高いといわれる．

5）歯垢清掃不良

バイオフィルムすなわちデンタルプラーク（歯垢）の機械的除去としてのブラッシングが困難になれば確実にう蝕が増加する．よって知的障害者，身体的障害者，被虐待児童，薬物中毒者にう蝕が増えることが知られている．また，不規則な間食による糖類への反復曝露も歯の汚染を拡大させる．

6. う蝕の症状

1）う窩の形成

ごく初期の小窩裂溝う蝕ではう窩は小さいので，尖った探針による触診によって初めて確認される．う蝕の進行に伴いう窩は拡大し，ついには歯冠の完全な崩壊をきたす．う窩の深さによりう蝕第1度から第4度までに分類される（☞p.144）．

2）歯質の着色

歯質の脱灰が始まると，エナメル質の構造が変化し，歯表面の半透明性が失われ不透明，白濁となり，さらに黄褐色の着色がみられる．う窩が深遠・拡大すると象牙質が変色し，崩壊層（軟化象牙質）は黄褐色から黒褐色を呈するようになる．歯冠の注意深い観察でエナメル質を透過に内部の変色が判別できる．

う蝕による歯質の破壊は緩慢に進行するが，時に乳歯にみられる汎発性う蝕（rampant caries）のように急速に拡大するものもある（図8-10）．

3）歯　痛

C_1では痛みはないが，C_2でう窩が象牙質内部に深く拡大すると，冷刺激（冷水，冷風）によって歯痛を生じる．これは象牙線維に対する刺激による発痛，あるいは

Side Memo

汎発性う蝕 rampant caries
　突然発現して広範囲に拡がり，迅速に深く進むう蝕で，通常はう蝕の発生しにくい唇面などに生じるのが特徴である．乳歯に発生することが多いが，萌出後間もない永久歯（6〜10歳）にも生じる．乳歯の汎発性う蝕はエナメル質の減形成も原因の1つと考えられる．

哺乳瓶う蝕 nursing bottle caries
　上顎乳切歯にみられるう蝕で，rampant cariesを示し，乳臼歯の罹患は遅れてみられる．下顎乳歯のう蝕罹患は少ないのが特徴である．果物ジュース，甘味飲料などの哺乳瓶による摂取が原因と考えられている．

フッ素の虫歯予防機構
　フッ素溶液の歯面への塗布により，CaF_2が形成され耐酸性が増強されるため歯がう蝕に罹患しにくくなると考えられている．またフッ素はヒドロキシアパタイト〔$Ca_{10}(PO_4)_6(OH)_2$〕の結晶性，耐酸性を向上させるといわれる．上水道フッ素化では歯の形成中微量のフッ素が作用してフルオロアパタイトが形成され，歯の耐酸性が増加する．

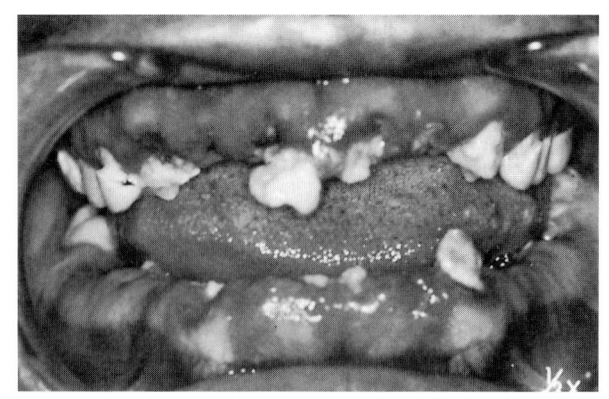

154　8章　歯および歯周組織の感染性疾患

図 8-10　汎発性う蝕

刺激により生じる象牙細管内の組織液の移動による圧変化の痛覚受容器への影響（動水力学説）のためと考えられている．また，歯髄から神経線維そのものが象牙細管内に侵入しており，僅かな象牙芽細胞突起の変化でも象牙質内に存在する知覚神経終末 A-δ線維を刺激することでおこる知覚受容複合体説も提唱されている．C_2 がさらに進行すると，間欠的歯痛をきたす．C_3 になると歯髄炎，根尖性歯周炎を続発するため持続性歯痛を生じる（C 線維，A-β線維）．ただ歯髄壊疽，慢性歯根尖性歯周炎では大きなう窩が存在するにもかかわらず，無痛性に経過することもある．根尖性歯周炎が骨髄炎，骨膜炎，蜂窩織炎を続発すると歯痛だけでなく，顎骨痛を始め，歯肉，口底，頰部などに炎症症状を伴う．

　人間の体の中で一番硬い歯質の中は神経走行のない場所だからこそ，歯痛という臨床的症候は重要なサインとなる．う蝕になりエナメル質が崩壊すると冷水痛を感じ，感染が象牙質から歯髄まで達すると温熱痛が優勢になる．そして根尖孔外まで達すると圧痛（打診痛）に変化する．

7. う蝕の治療

1）痛みと感染に対する治療

　う蝕治療の原則は，細菌感染に陥った歯質を完全に除去することである．

　歯痛に対しては，脱灰エナメル質，感染象牙質を削除して，う窩にカルボール系，ユージノール系，アイオノマー系，水酸化カルシウム系セメントや消毒剤，抗菌剤等を，鎮静，鎮痛，除菌の目的で貼付する．ただし，これは永続的な療法ではなく，消毒と鎮静が完了したあと，修復治療に進む．

　深在性う蝕で化膿性歯髄炎がある場合は，象牙質を削って穿孔をつくることで歯

髄内圧を下げ，痛みを止める．歯髄炎の各型，歯髄壊死，歯髄壊疽，根尖性歯周炎はいずれも歯髄腔内の機械的，化学的清掃，消毒の歯内療法を経て，内部の腔（根管腔）を完全に閉鎖の後，修復治療に進む（☞p.157 歯髄炎，治療の項）．

2）歯質の修復治療

う蝕あるいは外力により，歯質の部分的な崩壊，破折，摩耗が生じた箇所を人工材料を用いて元の形に戻すことを，修復治療あるいは歯冠修復という．

歯冠修復や充填に先立って病変歯質の除去，う窩の形態形成（歯冠形成，窩洞形成）を行う．

部分修復：う窩が比較的小さいものには，窩洞形成と消毒の後，修復材料の填塞を行う．これを修復充填という．う窩の大きさ，部位の相違によってレジン充填（微細なシリカ粒子入りの合成樹脂である複合レジンに光を照射し重合させる方法），セメント充填（グラスアイオノマー系セメントを練和して用いる方法），メタルインレー，陶材インレーなどを選択する．

歯冠修復：歯質の大きな崩壊に対しては，う蝕を削除後，歯質の基礎形態を回復（支台構造という）し，部分被覆冠，全部被覆冠，前装冠，ジャケット冠，歯冠継続歯などを選択する．

8．う蝕の予防

う蝕は自然治癒のない病変であるとともに無症状のままある程度まで進行する．また罹患率の非常に高い疾患であるため予防は極めて重要な課題となっている．

1）プラーク形成の防止

酸産生環境となるプラークからバイオフィルムの形成を防ぐために適切な歯の清掃（歯磨き，あるいは刷掃という）を実施する．特に食後の刷掃が有効である．

2）歯質の強化

全身的にバランスのとれた栄養は，歯牙形成期の年代に特に重要である．歯質アパタイト形成期に微量のフッ素の摂取は歯質を強化するといわれ，上水道フッ素化，フッ素錠の服用が試みられている．フッ素溶液の歯面塗布，フッ素液による洗口法もう蝕予防に有効である．

3）食事指導

ショ糖を含む甘味食品，酸性飲料の摂取指導と食後の刷掃強化を行う．甘味食品中の糖は酸産生を促進するので食後の充分な含嗽，清掃を行うことはう蝕予防に大いに役立つ．また繊維性食品（生野菜等）の摂取は歯面刷掃に役立つといわれる．

う蝕予防の観点から最近では代用ショ糖としてキシリトール，ソルビトール，カップリングシュガー，オリゴ糖，パラチノース等が食品に利用されている．

4）早期発見，早期治療

定期検診により予防充填もしくはう窩の小さい時期に充填処置する．乳歯は萌出後比較的早くう蝕に罹患するので，1歳半，2歳半頃の歯の検査が奨励されている．

2 歯髄の炎症

歯髄組織は半透明半流動性のゼラチン様粘液物質および結合組織線維よりなる基質と，歯髄細胞とから構成される．細胞がまばらに存在する疎性結合組織で，臍帯とほぼ同様の構造を呈し，膠様組織ともいわれる．このため歯髄は感染に対する修復反応が弱く，病変が急速に拡大しやすく壊死に陥る．歯髄細胞として象牙芽細胞は髄室内の外層の象牙質面に単層で並んでいる．その直下に樹状細胞が多数見られる．それ以外にも線維芽細胞，未分化間葉系細胞がみられる．

1. 歯髄炎 pulpitis（図8-11）

〔原因〕 細菌性歯髄炎はう蝕が進展して，う窩内の細菌が象牙細管を通り，歯髄に達して生じるものと，稀に歯の破折のため歯髄感染が起こるものがある．

時として歯周ポケット内の炎症が歯根膜を経て根尖周囲組織に達し，根尖孔から歯髄に拡大するものを上行性歯髄炎という．歯科診療のために行う歯の削合，う窩への充填物〔合成樹脂（レジン），接着性セメント，金属〕などによる物理化学的刺激が歯髄の炎症，変性，壊死をきたすこともある．

〔症状〕 いわゆる歯痛が生じる．歯痛は機械的・温熱寒冷刺激に対して生じるとともに自発的歯痛もある．刺激痛は歯髄炎の初期では主として寒冷刺激（冷水，冷風）などによる一過性のものが多い．病変が進行すると自発痛が生じ，耳，目，顔面，頭

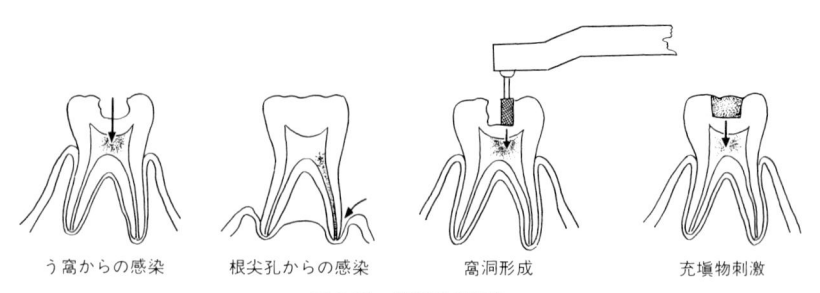

う窩からの感染　　根尖孔からの感染　　窩洞形成　　充填物刺激

図8-11　歯髄炎の発生

部，腕などに放散痛を伴うことが多い．また三叉神経痛様の疼痛を生じ，原因歯を明示できない場合が多い．夜間就床後に生じる歯痛は歯髄炎に起因することが多い．

歯髄の炎症が進行して歯髄死をきたすと歯痛が消失する．

〔**診断**〕 う蝕の存在，自発痛，打診反応，温度診（冷水にて痛みが増強する）が参考になる．咬合面う蝕は容易に視診できるが，隣接面う蝕が原因となる場合は診断が困難である．X線像によって発見されることが多い．

〔**治療**〕 歯内療法を行う．すなわち感染した歯髄組織の摘出，歯髄・根管腔の消毒，根管腔の閉鎖などであるが，だいたい次のような順序で行われる．

1）**鎮痛・鎮静**：う窩内へ硬組織用消毒・鎮痛剤の適用．
2）**抜髄**：局所麻酔の下に歯髄の完全摘出を行う．歯髄の部分的摘出を行う方法（断髄）もある．
3）**根管治療**：歯髄・根管腔内の感染物質や壊死組織の完全除去（機械的・化学的清掃）を目的とした根管拡大を行い，根管を消毒する．

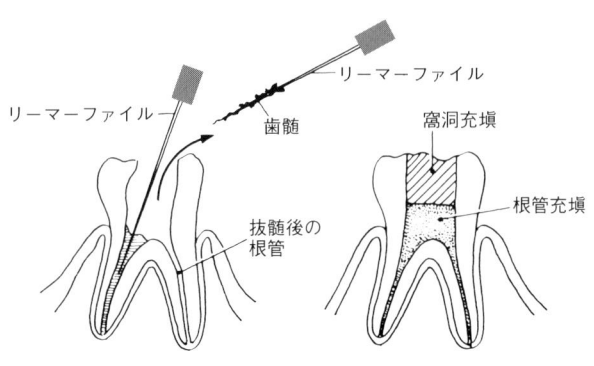

図8-12 歯髄炎の治療

Side Memo

歯髄腔の形

　歯髄腔の形はだいたい歯の外形に一致しているが，歯が萌出完了後も象牙質が厚くなり，歯髄腔は狭小となる傾向がある（第2象牙質）．咬耗，磨耗，う蝕などで歯の表面が削られ，歯質が薄くなると，それを代償するかのように歯髄壁に修復第二象牙質（第3象牙質）が形成されて，歯髄腔は狭窄してくる．時には歯髄がほとんど閉鎖されたように細くなることがある．

　また，歯根部の歯髄腔（根管）は，歯根の形や複根歯の根癒合の状況により，弯曲や分岐・枝分かれなど複雑な内腔形態をとる場合がある．

4）**根管充填**：根管治療後の歯髄・根管腔に無毒性貼薬剤あるいは弱殺菌剤，石灰化促進剤やガッタパーチャ材を挿入し，根管腔を完全に閉鎖する．

5）**窩洞充填，歯冠修復**：歯質の欠損部にセメント，合成樹脂（レジン），金属などを充填する．歯質の破壊が大きい場合はまず基礎形態を築造（支台築造）したあと，個々の歯の形態と機能が回復するよう金属冠，陶材冠などを作成して歯冠を修復する．

2. 歯髄壊死 pulp necrosis

非感染性に歯髄組織の死をきたすもので，原因は①機械的刺激，外傷，②温熱的刺激，③化学的刺激がある．歯が不完全脱臼で歯根尖部で血管の切断された場合や，歯髄に対し刺激性のある充填剤をう蝕窩洞に充填した後に歯髄死が起こる．

歯髄死が起こると歯冠の色が変化し，天然歯にみられる透明度が低下し，灰白色，灰赤色などの暗い色となる．

治療は歯髄炎の項の根管治療以降を行う．

一方，細菌感染を伴うものは歯髄壊疽（pulp gangrene）となり，内圧亢進，歯痛，内腔の腐敗臭を呈する．

3 歯周組織の炎症

歯周組織とは歯肉，歯槽骨，歯根膜，セメント質の総称で，歯牙支持組織ともいう．歯肉炎，歯根膜炎などのように，病変が特定組織に限局することもあるが，病変はしばしば歯肉＋歯槽骨，歯肉＋歯槽骨＋歯根膜，歯根膜＋歯槽骨などのように近接の組織に拡大していることが多いので，これらの組織の病変を理解するには歯肉，歯槽骨，歯根膜など，それぞれ単独組織の病変としてではなく，すべての組織に何らかの異常を伴う病変として考えるのが妥当である．このためこれらの部位に起こる炎症を歯周組織炎（広義の歯周炎）と呼んでいる．

Side Memo

根尖病変の分類
1. 急性根尖性歯周炎
2. 慢性根尖性歯周炎
3. 歯根膿瘍，肉芽腫，囊胞
4. 2，3の急性発作

③ 歯周組織の炎症　**159**

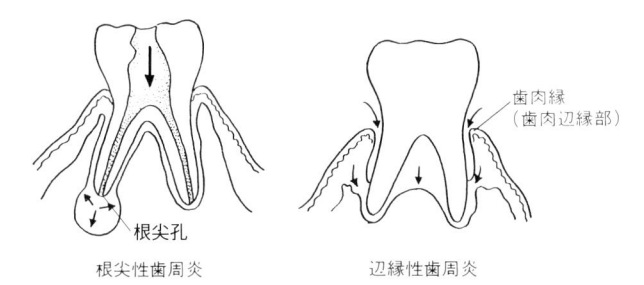

図 8-13　歯周炎の発症経路

　広義の歯周炎は発生過程から2つに大別される（図8-13）．すなわち根尖性歯周炎と辺縁性歯周炎である．**根尖性歯周炎（根尖病変）**は歯髄または歯髄腔の病変が根尖孔を経て歯周組織に拡大したものであり，**辺縁性歯周炎**は病変が歯肉縁に始まり歯周組織に拡大したものである．単に歯周炎・歯周病と言った場合，辺縁性歯周炎のことを意味する．
　このように成立過程が全く異なるため，それらの病態，症状，治療，予後などもそれぞれに特徴があり，別個に考える必要がある．

1. 根尖性歯周炎 apical periodontitis

　歯髄の感染からの続発感染症で，根尖孔外の根尖部の歯周組織へ感染が波及して生じる．
　〔原因〕　細菌感染ではう窩からの感染が多く，歯髄炎が歯根膜に波及するもので，病原菌としては *Peptostreptococcus*, *Porphyromonas*, *Prevotella*, *Streptococcus* などが多い．嫌気性菌の感染が多いのも特徴である．
　非感染性には歯の外傷（歯を強打された時），あるいは化学的刺激（一部のレジン充塡材などの歯髄への作用）で生じ，前者を外傷性歯根膜炎と呼ぶ．
　〔症状〕　急性炎では種々の程度の歯痛（自発痛，咬合痛，打診痛），歯の挺出感（歯の浮いた感じ）が強く，病変が進展すると歯の動揺が生じ，局所リンパ節の腫脹，圧痛などをきたす．歯肉の腫脹，発赤はほとんどない．病原菌が根尖孔を経て細菌性バイオフィルムが根尖孔外の歯質に形成されると慢性化，難治化する．さらに炎症が拡大すると根尖部を中心とし歯槽骨内に膿瘍（**歯根膿瘍** radicular abscess）を形成する．根尖部の炎症が隣接組織に拡大すると歯槽骨骨髄炎を惹起する．歯槽骨骨髄炎が拡大すると，骨膜に達し，骨膜下膿瘍を生じ，さらに骨膜を破り**歯肉膿瘍**（gingival abscess, parulis）を形成し，ついには自潰して瘻孔を形成する．この瘻孔を**歯瘻**（dental fistula）という．

8章 歯および歯周組織の感染性疾患

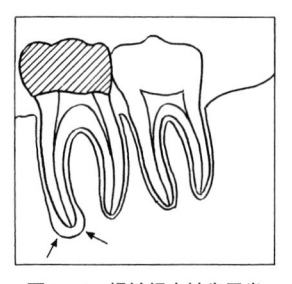

図 8-14 慢性根尖性歯周炎
歯根膜腔拡大，|6 金属冠

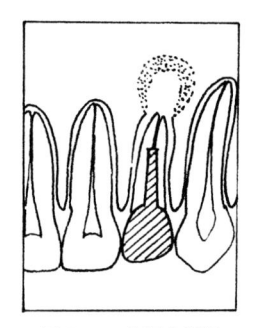

図 8-15 歯根肉芽腫

表 8-2 歯髄炎と根尖性歯周炎との鑑別

病名 症状	歯髄炎	根尖性歯周炎
痛みの種類	刺痛・就寝増強	鈍痛・持続性
痛みの発位	不明確	確　認
関連痛	＋	－
咬合痛	－	＋
打診痛	－	＋
歯の挺出感	－	＋
歯の動揺	－	±
寒冷反応	＋	－
リンパ節腫脹	－	＋

　歯瘻の形成は歯周炎が始まってから急性炎，慢性炎を繰り返しながら一定期間存続した後にみられる．根尖性歯周炎の進展様式については図8-13, 図9-1に示すようである．

　慢性炎は急性炎から移行する場合と，始めから慢性炎として発生する場合とがある．慢性歯周炎はすでに治療が終了している歯に生じることも多い（図8-14）．亜急性炎では歯根膿瘍を，慢性炎では炎症性肉芽（**歯根肉芽腫** radicular granuloma）を作る．またマラッセの上皮遺残を刺激することで囊胞（**歯根囊胞** radicular cyst）を作る傾向がある（図8-15, ☞ p.226, 図11-3）.

　慢性根尖性歯周炎は，全く無症状に経過するものから，時に軽い痛み，歯の挺出感，動揺をきたすものまである．症状が軽いため長年にわたり放置されて，慢性炎が持続することも多い．時に急性発作を起こすこともある．歯瘻を通して病巣部の滲出物が少しずつ流出するために自覚症状がなく経過することも多い．このような歯を抜歯し

Side Memo

歯性病巣感染 dental focal infection

　病巣感染とは「生体のどこかに限局した細菌性慢性病巣があって，それ自身はほとんど無症状か，または時に軽微な症状を呈するにすぎないが，この病巣が原病巣となって直接連絡のない離れた諸臓器に器質的または機能的障害を起こしてくる病変をいう」と述べられている．原病巣としては，扁桃，歯，副鼻腔，胆嚢，子宮などの慢性炎症が考えられているが，特に歯および歯周組織が原病巣となるものは歯性病巣感染（dental focal infection）と呼ばれている．

　歯性病巣感染の原病巣となる疾患は歯髄炎，歯根膜炎，歯根肉芽腫，歯根膿瘍，顎骨炎，歯肉炎，歯槽膿漏などである．これらの疾患に共通している症状はいずれも慢性の感染性疾患であることであり，数か月，数か年にわたり存在し，弱毒性細菌の存在する肉芽組織，あるいは組織の壊死，膿瘍が認められる．

　歯髄炎，歯根膜炎，歯槽膿漏などの代表的疾患はいずれも慢性炎症性疾患で，病巣内には多数の細菌と細菌毒素，組織分解物質が充満している．これらの病巣が原病巣となる病巣感染の成立機序については，細菌説，アレルギー説，病巣中毒説，神経障害説などがある．

　病巣感染によって遠隔臓器に生じる疾患を二次疾患という．病巣感染性に生じる二次疾患としては古くは次のような各種疾患があげられていた．
　①骨，関節，腱および漿液膜疾患：関節炎，関節リウマチ，筋炎，腱炎，肋膜炎……
　②心臓血管系疾患：心内膜炎，心筋炎，動静脈炎，血管攣縮……
　③腎疾患：腎炎，ネフローゼ……
　④神経疾患：神経炎，多発性硬化症，神経痛，神経麻痺，神経症……
　⑤アレルギー疾患：気管支喘息，クイケン浮腫，湿疹，じんま疹……
　⑥眼疾患，胃腸疾患……
　⑦皮膚疾患：掌蹠膿疱症，多形滲出性紅斑……

　二次疾患として，以上のごとく種々雑多な疾患があげられているが，歯性病巣との因果関係についてはすべて明確であるというわけでもない．我々の経験では神経循環不全に起因すると考えられる神経症様疾患，掌蹠膿疱症，多形滲出性紅斑などが，歯性病巣の処置によって軽快している．またごく少数ではあるが，前述したような全身疾患が抜歯などの歯科治療によって，症状の改善がみられたという報告が発表されてきている．このことから各種治療に反応しない原因不明の全身疾患の治療に際して，この疾患が病巣感染性のものであるかどうかについて考慮すべきであろう．そして身体各部の原病巣となる可能性のある病変の発見，原病巣の治療を試みるべきである．

　しかし病巣の存在することが，すなわち病巣感染性二次疾患の成立と考えることはできない．歯，歯肉の慢性炎症としての歯髄炎，歯根膜炎，歯肉炎，歯槽膿漏，歯根肉芽腫，歯根膿瘍などはごくありふれた罹患率の非常に高い病変であり，このような歯の病変があるにもかかわらず，ほとんどの人には歯性病巣感染性二次疾患はみられない．このことから病巣感染性に二次疾患が生じるとすれば，その発症には個人の免疫機能，自律神経環境，内分泌，その他生活活動条件が複雑に影響しあっているものと考えられる．

た後，原因不明の心内膜炎，腎炎などが治癒することがあると報告されて以来（1911年 Hunter），ある種の全身疾患の発生に化膿性歯科疾患が重要な役割を果たすと考えられ，これが歯性病巣感染と呼ばれた．よって全身疾患患者の歯科治療時には注意を要する（☞p.161, ☞p.174）．

歯根肉芽腫，歯根囊胞は病理診断名であり根尖孔を中心にレントゲン上に同じ様な吸収像を示す．よって臨床的には鑑別困難なことが多い．ただ根尖性歯周炎と歯髄炎との鑑別は重要なので，その要点を表示する（表8-2）．

〔診断〕 症状，経過を参考とするが，エックス線像が病巣の範囲，性状の決定に役立つ．エックス線像の解読には歯根膜腔拡大の有無，歯槽硬線の有無，根尖部歯槽骨質の吸収の程度，歯槽骨縁の吸収の有無などを観察する（☞p.370, 図16-11）．根尖性歯周炎では根尖部を中心とする歯根膜腔の拡大などがみられる．根尖部歯槽骨の骨吸収は歯根肉芽腫，歯根囊胞では，輪郭が比較的明瞭であるが，歯根膿瘍では不明瞭なことが多い．

歯根囊胞のエックス線像の特徴は，歯根膜腔から根尖病巣の像が続いていてエックス線陰影像の中に根尖が突出していることである．これによって他の骨吸収像を示す

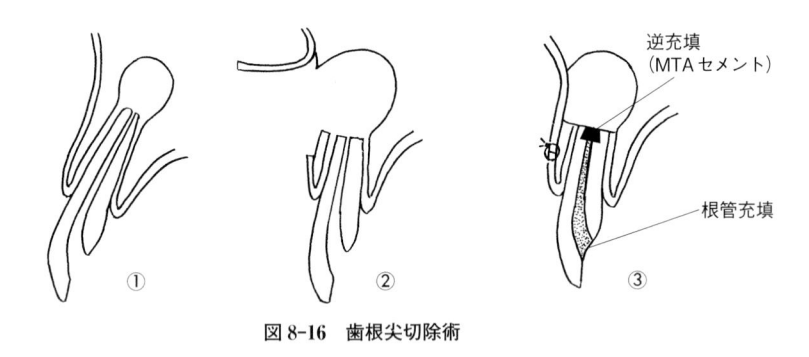

図8-16 歯根尖切除術

Side Memo

歯　石 dental calculus, tartar

歯石とは唾液や血清中の可溶性無機塩類が歯の表面に沈着したもので，歯頸部にみられることが多い．歯肉縁上歯石は歯の表面に付着した有機性沈着物（歯垢）が石灰化したもので，歯面に密着しており自然に脱落することなく，次第に大きくなる．無機質はリン酸カルシウム，炭酸カルシウムなどからなり，アパタイトを形成する．歯石の表層は石灰化度が低く，有機質に富み，多くの細菌も付着する．歯石を歯面から除去することをスケーリング（scaling）という．根面に付着する歯肉縁下歯石は細菌が石灰化したもので歯周病の原因となる．

3 歯周組織の炎症　*163*

囊胞性疾患，腫瘍などと鑑別される．

〔治療〕　急性炎に対しては鎮痛，消炎，薬物療法を行う．次いで保存療法としては歯内療法を実施，さらに充塡，歯冠修復を行う．根尖病巣の小さいものでは歯内療法が有効なこともある．無効の時は急性炎が消退した後に，慢性炎と同様な歯根尖切除術を行う．

慢性炎には保存療法と外科療法がある．外科的処置としては，歯肉膿瘍の切開，歯

Side Memo

歯　瘻 dental fistula
　歯性化膿性炎が原因となって生じた瘻を歯瘻と呼び，歯根膿瘍，辺縁性歯周炎などの際に生じる．瘻孔が歯肉歯槽部などの粘膜すなわち口腔内にある内歯瘻と，顔面皮膚に生じる外歯瘻がある（☞カラー口絵，付図12）．外歯瘻が歯性のものと診断されないで，顔面皮膚の癤または良性腫瘍として長期間治療を続けても治らずに経過することがある．したがって顔面，特に顔面下部，頸部皮膚に病因不明の瘻孔のある場合は歯疾患の存在をまず疑うべきである．

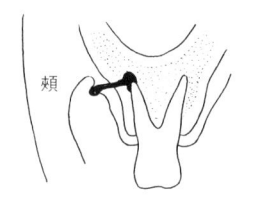

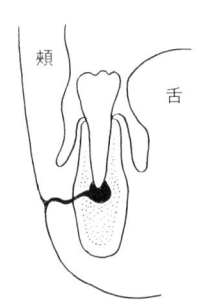

図 8-17　歯瘻（内歯瘻／外歯瘻）

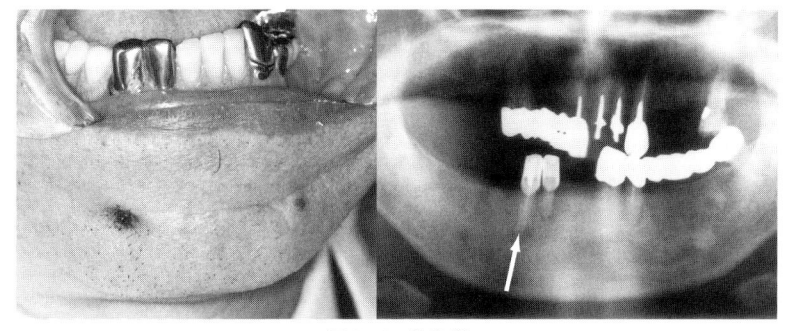

図 8-18　外歯瘻
左：オトガイ部外歯瘻，右：3̄ 歯根膿瘍を原因とする

根膿瘍，歯根肉芽腫，歯根嚢胞などの摘出術（歯根尖切除術），抜歯を行う．

歯根尖切除術（図8-16）は前歯などの単根歯で，根尖病巣が小さく，摘出術後も歯の骨植が堅固に保たれることが確実なものに対して行う．病巣の大きい場合は抜歯を行う．

〔**合併症**〕 根尖性歯周炎が拡大，進展すると顎骨骨髄炎，顎骨骨膜炎，蜂窩織炎を生じる．根尖性歯周炎は歯槽骨，顎骨内を進展，骨膜を破った後は皮下組織あるいは筋肉間組織間隙を経て拡大する．顎口腔領域には多くの複雑な組織間隙があり，蜂窩織炎，膿瘍を生じることがある．

顎骨骨髄炎，顎骨骨膜炎，蜂窩織炎などの原因としては根尖性歯周炎だけでなく，辺縁性歯周炎あるいは抜歯などの手術創，外傷がある（☞p.183）．

2. 歯周疾患 periodontal disease

歯周組織（図8-19）の辺縁，つまり歯肉溝から病変が始まる炎症性疾患で，ごく初期には炎症（歯肉の腫脹や出血）は歯肉に限局するので歯肉炎（gingivitis）という．病変が進行すると歯と歯肉の間隙が深くなり，いわゆる仮性ポケット形成がみられ，歯肉溝の上皮と歯の表面の有機的結合は破れポケット底に潰瘍が形成される．潰瘍面からの滲出は続き自然治癒することなく病勢は進行し，歯根膜線維の破壊や歯槽骨の吸収などが生じる．この時できたポケットを真性（歯周）ポケットと呼ぶ．このような疾患を慢性辺縁性歯周炎と称するが，わが国では古くから**歯槽膿漏**（外国ではalveolar pyorrhea）と呼ばれていた．最近では歯肉炎，辺縁性歯周炎を含めて歯周疾患（periodontal disease）と包括的な名前で呼ばれる．また，単に歯周炎，歯周病と言った場合，辺縁性歯周炎を指すことが多く，根尖性歯周炎は俗に根尖病巣（変）と呼ぶ

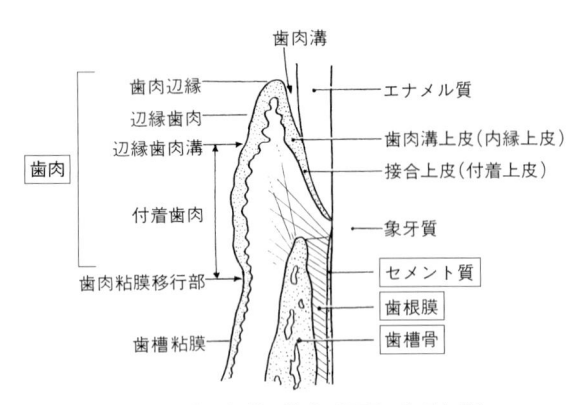

図8-19 歯周組織の構造（☐が歯周組織）

ことが多い．

　辺縁性歯周炎の成立にはその初期病変として必ず歯肉炎が先行することから，ここでまず歯肉炎について説明しておく．つまり歯炎は歯肉組織にその炎症が歯肉に限局しており，骨吸収はみられない．歯肉辺縁が腫脹発赤し歯肉溝が拡大（仮性ポケット）がみられ易出血性である．

　一方，歯周炎は骨吸収を伴うポケット形成（真性ポケット）がみられ歯周組織全体に炎症が波及している．ポケット内の潰瘍面から出血や排膿がみられる．

A. **歯肉炎** gingivitis（図8-21A）

　歯肉組織の急性，亜急性，慢性炎症を歯肉炎と呼ぶ．急性あるいは亜急性歯肉炎は比較的少ないが，慢性歯肉炎はしばしばみられ，特に壮年以後の人には極めて発生頻度の高いものである．この項では慢性歯肉炎について述べる．

〔原因〕　局所的原因としては口腔内細菌，歯石，食渣，不適合修復物，口呼吸，歯列不正などがある．全身的原因としては栄養障害，内分泌障害，アレルギー，薬物中毒などがある．

　これらの原因がいくつか重複している場合が多いが，特に注目すべきことは**歯石**による歯肉刺激が歯肉炎の原因としては最も大きな要素となっていると考えられる（☞ p.162）．

　また，薬物の作用としては石炭酸，硝酸銀，アスピリンなどが直接触れた場合などは歯肉炎を生じる．またある種，薬剤の副作用として歯肉に増殖性変化がみられ，ヒダントイン抗てんかん剤，ニフェジピン系Ca拮抗型降圧剤，サイクロスポリン系免疫抑制剤がよく知られている．

妊娠性歯肉炎（pregnancy-associated gingivitis）：妊婦の約50％にみられる．時として，歯肉に限局性の炎症性増殖がみられること（約2％）があり，妊婦性エプーリス（pregnancy epulis）という特徴的腫瘍がみられる．これらの妊娠期にみられる歯肉の病変は出産後，軽快，消失する．妊婦性歯周炎の発症には性ホルモンが関与しており，特に卵巣ホルモンのエストロゲンの構成成分であるエストラジオール（E2）と黄体ホルモンのプロゲストロンは，歯周病原菌の一つである *Prevotella intermedia* の発育にとって必須要素のビタミンKの代用物として作用するため，選択的に発育し，歯肉炎を誘発していると考えられている．

思春期性歯肉炎（puberty-associated gingivitis）：青年期の内分泌機能が関係していると考えられている．しかし扁桃肥大による口呼吸が原因ではないかともいわれる．口呼吸は口腔粘膜の乾燥をきたし，その結果として歯肉炎を惹起する原因となると考えられている．女性に多くみられる．

　歯肉炎の罹患率は，小児学童期の乳歯，永久歯の交換期では約80％，その後低く

なるが，ごく軽い歯肉炎（病理学的に細胞浸潤のみられるもの）を含めると，各年代とも 50 ～ 60 ％の高い罹患率である．すなわちほとんどすべての人が罹患していると考えてよい．しかし口腔衛生の知識と技術をもつ人では歯肉炎は少なく，存在していても軽症である．

〔**症状**〕 辺縁歯肉の発赤，腫脹，歯肉溝からの排膿，歯ブラシなどの刺激で歯肉から容易に出血しやすい．歯間乳頭（interdental papillae）が最初に浮腫性に腫脹することが多い．炎症が拡大すると正常歯肉にみられるスティップリング stippling（図 8-20）が消失する．歯肉の腫脹のために歯肉溝内には食渣や細菌が停滞し，これがさらに刺激となり炎症を増悪させ，炎症性滲出物が歯石形成を増進させるなど悪循環が生じ，慢性歯肉炎が続く．歯ブラシなどによる摩擦のために歯肉が退縮し，歯根部が半月状に露出する部を外傷性三日月（traumatic crescent）という（図8-20）．厳密な意味の歯肉炎は病変が歯肉に限局したものであるからエックス線では骨の吸収像などはみられない．

〔**治療**〕 歯垢，歯石の除去，口腔清掃に留意する．

B. 壊死性潰瘍性歯肉炎 necrotizing ulcerative gingivitis；NUG

潰瘍性歯肉炎，壊死性歯肉炎，壊疽性歯肉炎，ワンサン歯肉炎などと呼ばれ，壊死

Side Memo

歯周疾患の分類（日本歯周病学会 2006）
Ⅰ．歯肉病変
　1．プラーク性歯肉炎
　2．非プラーク性歯肉病変
　3．歯肉増殖
Ⅱ．歯周炎
　1．慢性歯周炎
　2．侵略性歯周炎
　3．遺伝疾患に伴う歯周炎
Ⅲ．壊死性歯周疾患
　1．壊死性潰瘍性歯肉炎
　2．壊死性潰瘍性歯周炎
Ⅳ．歯周組織の膿瘍
　1．歯肉膿瘍
　2．歯周膿瘍
Ⅴ．歯周-歯内病変
Ⅵ．歯肉退縮
Ⅶ．咬合性外傷
　1．一次性咬合性外傷
　2．二次性咬合性外傷

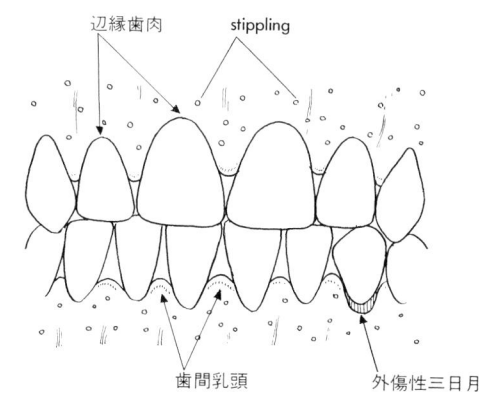

図 8-20　stippling と外傷性三日月

と潰瘍を伴う急性歯肉炎である．全身衰弱，栄養失調，重金属中毒，血液疾患，AIDS 患者などにみられる．その他不規則な食事や肉体的，精神的ストレスが関与していると考えられるが，はっきりとした原因は解明されていない．

歯間乳頭，辺縁歯肉に発赤，腫脹，疼痛が生じ，急速に進展して壊死，潰瘍を生じ，易出血性である．歯肉の病変は口腔粘膜に拡大することがあり，広範な口内炎に発展し，流涎，口臭，強い疼痛，食事摂取困難をきたす．全身的には発熱，不眠が起こり，衰弱をきたす．第一次世界大戦中の兵士間に多く発生したので塹壕口内炎 (trench mouth) とも呼ばれている．スピロヘータと紡錘菌（フゾバクテリウム）混合感染であるワンサン感染症 (Vincent's infection) と考えられている．現在では *Prevotella intermedia* も有力な原因菌の一つである．しばしば潰瘍性口内炎 (☞ p.200) へ発展する．繰り返すと壊死性潰瘍性歯周炎に移行する．

治療は口腔清掃，消毒，抗菌剤投与，栄養補給を実施する．

C. **慢性歯周炎** chronic periodontitis（図 8-21B）

辺縁歯肉の炎症が進行して，歯槽骨にまで病変が波及したものである．いわゆる**歯槽膿漏**（alveolar pyorrhea）あるいは**歯周病**と呼ばれる．その罹患率は成人の 30 % 見られ加齢と共に累積的に増える．男性に多い．

〔原因〕　慢性歯肉炎の原因となるものはすべて本疾患の原因となる．歯周病原細菌を含むポケット内バイオフィルム（グラム陰性嫌気性細菌の集塊），歯石，食渣，不適合充填物，補綴物，口呼吸，歯列不正などがある（表 8-3，表 8-4）．

さらに栄養障害（ビタミン欠乏，糖尿病）があると局所刺激に対する抵抗が減弱して感染を生じやすく，かつ治癒が悪く慢性になりやすい．炎症が存続すると組織の壊

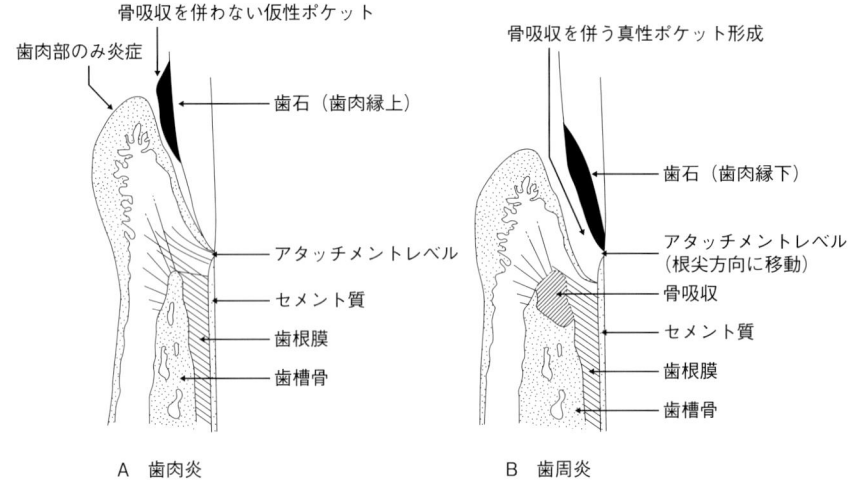

168　8章　歯および歯周組織の感染性疾患

```
              骨吸収を併わない仮性ポケット           骨吸収を伴う真性ポケット形成
歯肉部のみ炎症
                          歯石（歯肉縁上）                       歯石（歯肉縁下）

                          アタッチメントレベル                  アタッチメントレベル
                                                              （根尖方向に移動）
                          セメント質                            骨吸収
                          歯根膜                                セメント質
                          歯槽骨                                歯根膜
                                                              歯槽骨

        A　歯肉炎                             B　歯周炎
```

図 8-21　歯肉炎と歯周炎の違い

死，炎症滲出物のため病巣部は汚染され，汚染物が停滞，石灰化し歯石となる．歯石が原因となって，さらに炎症を継続，増悪させる．また，タバコは歯周炎の最大のリスクファクターである．

　外傷性咬合も原因となる．外傷性咬合とは歯列の不正，歯欠如，歯間空隙が広いなどの場合，咀嚼時に生理的に歯に加わる圧力が特定の歯に対して過剰刺激となり，この歯の支持組織に負担加重が生じるような咬合である．その結果，歯槽骨の萎縮消失，さらに二次的に歯周組織の慢性炎が発症してくる．負担加重が原因となる辺縁性歯周炎は単独の歯あるいは数本の歯に限局して発症するのが特徴である．

　〔病理〕　歯周組織の慢性炎症で，歯肉，歯根膜における組織の変性，セメント質壊死，炎症性細胞浸潤，炎症性肉芽の形成，上皮突起の深行増殖，歯槽（骨）突起の辺縁からの吸収，セメント質の吸収がみられる．歯と歯肉の有機的結合である上皮付着や結合組織付着は破壊されて病巣表面に潰瘍を形成する．このため歯面（エナメル質表面）と辺縁歯肉との間隙は大きく深くなり歯周ポケットを形成する．ポケット内には組織壊死物質，炎症性滲出物が貯留する．歯面には歯石の沈着が認められる．骨吸収とポケット形成は歯周炎の重要な病態である．また，全身疾患とも関連する（☞ p.178, Side Memo）．

　〔症状〕　歯肉の発赤，腫脹は比較的軽度でほとんど肉眼的には認められないこともある．歯肉溝（健康歯肉では深さ 1〜3 mm）が深くなり，ポケットを形成（4 mm 以上）する．歯肉縁を圧迫すると，ポケットからの排膿ないし出血がみられる．歯ブ

表 8-3 歯周病の病型と歯周病原細菌

病型	歯周病原細菌（菌種）
慢性歯周炎	*Porphyromonas gingivalis* *Prevotella intermedia* *Fusobacterium nucleatum* *Actinobacillus actinomycetemcomitans* *Tannerella forsythia* *Campylobacter rectus* *Treponema species*
侵襲性歯周炎	*Actinobacillus actinomycetemcomitans* *Porphyromonas gingivalis*
思春期関連性歯肉炎	*Prevotella intermedia*
妊娠期関連性歯肉炎	*Prevotella intermedia*
壊死性潰瘍性歯肉炎／壊死性潰瘍性歯周炎	*Prevotella intermedia* *Treponema species* *Fusobacterium nucleatum*

（口腔微生物学より引用，改変）

表 8-4 歯周病原細菌の保有する病原因子

定着因子	付着因子，共凝集因子
毒素	リポ多糖（LPS），ロイコトキシン，代謝産物
組織破壊性の酵素	コラゲナーゼ，トリプシン様酵素（ジンジパイン），ヒアルロニダーゼ，プロテアーゼ，アルカリホスファターゼ，ノイラミニダーゼ
生理活性物質	ペプチドグリカン，多糖体，リポタイコ酸，線毛
免疫応答の回避	免疫グロブリン分解酵素，莢膜
その他	小胞（ベジクル），運動性，ヒートショックプロテイン（HSP）

（口腔微生物学より引用，改変）

ラシによる軽い刺激で出血しやすい．ポケットからの滲出物が多いため口臭（☞p.175, Side Memo）があるが，口臭は自分では気づかないことが多い．歯槽骨が吸収するため歯肉縁の位置が根尖方向に移動し，歯根が露出し，歯が長くのびてきたようにみえる．これは歯がのびたのではなく，歯肉の萎縮のための現象である．歯根が露出し，薄いセメント質が溶解されると，象牙質が露出し，冷温刺激や爪楊枝などの機械的刺激で，強い歯痛を生じることがある．これを象牙質知覚過敏症（☞p.113, Side Memo）という．

歯槽骨の辺縁から炎症性骨吸収が始まり歯槽骨は低くなり，歯を維持する力が減弱

して，歯の動揺が始まる．歯の動揺は歯槽骨の吸収度に比例するので，歯の動揺度によって歯槽骨病変の程度を知ることができる．歯の動揺が激しくなる時期には，歯根膜腔の拡大も強く歯の植立方向も一定しなくなるため歯列不正が生じる．歯根膜の慢性炎のため咀嚼時の歯痛，あるいは咬合痛があり，堅い食物の咀嚼が不可能となる．歯槽骨の吸収が進行すると，最終的には歯の自然脱落が起こる．

　症状は長年にわたって経過し，次第に増悪するが，慢性炎のため病状の進展を自覚しないことが多い．しかし経過中に時に急性発作（増悪）を生じ，歯周組織全般に痛みを伴う急性炎症症状がみられることがある（☞カラー口絵，付図5）．

　本症の症状を列記すると次のようである．

　　1）口腔内不快感，歯肉出血
　　2）ポケットからの排膿，唾液粘稠，口臭
　　3）歯の動揺，咀嚼時歯痛
　　4）歯肉の退縮，歯根露出，歯の挺出
　　5）知覚過敏

　末期になると，すべての症状が強くなり，充分な咀嚼機能を果たせなくなる．いろいろな症状があるが，次の3つを歯周炎の3大徴候という．すなわち①歯周ポケットの形成，②ポケットより出血排膿，③骨吸収による歯の弛緩動揺である．

　〔診断〕　ポケットとアタッチメントレベルの測定とともに歯槽骨のエックス線所見を参考にする．

　歯周病のエックス線所見で歯槽骨の吸収の程度，吸収の形，歯石沈着などを観察する．歯槽骨の吸収は特定の部位に限局して生じるもの（垂直型吸収）と，広範囲に拡がるもの（水平型吸収）がある（図8-22）．吸収の程度は4段階に分類されている（図8-23）．

　　第1度：歯槽骨頂縁からの骨の吸収が歯根の長さの1/3以内のもの，歯槽骨頂縁の骨吸収が始まると，骨皮質が吸収されてX線像で歯槽骨頂縁の歯槽硬線が消失する．（軽度）
　　第2度：歯槽骨吸収が歯根の長さの1/2に及ぶもの．（中度）
　　第3度：同じく2/3に達するもの．（重度）
　　第4度：第3度以上のもの．（末期）

　〔予後〕　慢性進行性の炎症であり，病因となる歯垢，歯石などが沈着している限り病変は進行する．しかし歯垢，歯石の除去，さらには沈着を予防すれば，初期では治癒がみられ，中期でも病変の進行が停止ないし遅延する．

　種々の治療法が行われるが，歯周組織の炎症を完全に消退させることは極めて困難で，最後には歯の喪失をきたす．特に自発痛，咬合痛などの歯痛のため抜歯したり，

動揺が強く咀嚼時に強い痛みを伴うために抜歯される（☞p.177）．

〔**歯周炎局所における歯槽骨吸収のメカニズム**〕

歯周炎はバイオフィルム疾患であるから，基本的には歯周病原細菌の構成成分であるLPSやLTAなどと宿主細胞が反応し，炎症性サイトカイン（IL-1, TNF-α, IL-6, IL-8, IFN-γ, MCP-1, CSF），メデエーターやプロテアーゼが産生される．これらの相互反応によって破骨細胞が活性化し骨吸収（コラーゲンの分解とミネラルの吸収，排出）がおこる（図8-22 上）．

〔**歯周炎における骨のリモデリング**〕

歯周炎局所において最大の骨吸収活性を有する炎症性サイトカインはTNF-αとIL-1,

骨吸収の促進（＋）と抑制（－）に関与する物質
グラム陰性菌
Ag：抗原
LPS：リポ多糖（内毒素）

グラム陽性菌
Ag：抗原
LTA：リポタイコ酸
E：酵素

宿主細胞
B：B細胞
PC：形質細胞
TH：Tヘルパー細胞
Mφ：マクロファージ
FIB：線維芽細胞

宿主分子
C：補体
IL-1：インターロイキン1
LPSレセプター ┌CD14：シーディー14
            └TLR4：トールライクレセプター4
IFNγ：インターフェロンγ
MMP：マトリックスメタロプロティナーゼ
PGE2：プロスタグランジンE2
TIMP：MMPのインヒビター
TNFα：腫瘍壊死因子α

局所的成長因子
BMP：骨形成蛋白
TGFβ：トランスフォーミング成長因子β

骨芽細胞の抑制
A1：前骨芽細胞から骨芽細胞への分化の抑制
A2：TGFβ，BMPの産生抑制
A3：基質産生の抑制

破骨細胞の活性化
B1：破骨細胞の分化の促進
B2：破骨細胞の活性化の促進

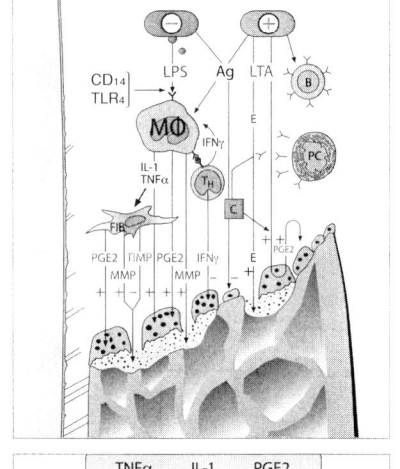

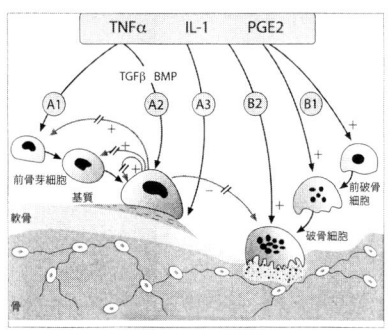

図8-22 歯槽骨吸収のメカニズム
（ラタイチャークカラーアトラス歯周病学第3版より引用，改変）

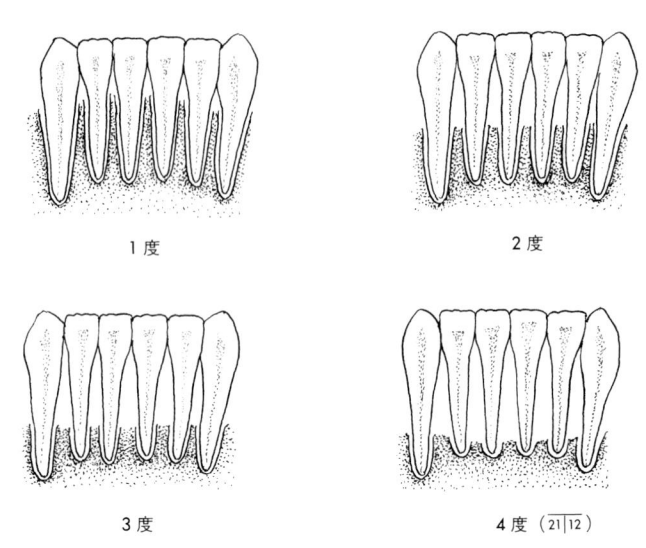

172 8章 歯および歯周組織の感染性疾患

1度

2度

3度

4度（2̄1̄|1̄2̄）

図8-23 辺縁性歯周炎の歯槽骨吸収X線像

IL-6であり，メディエータはPGE2である（促進因子）．これ以外にIL-4, IFN-γ, TGFβなどの抑制因子も存在し複雑にからみ合いながら骨吸収が進行する（図8-22 下）．

〔治療〕　局所療法と全身療法があるが，局所療法が主体となり，全身療法はあくまで副次的なものである．

　1）**スケーリング（除石）とルートプレーニング（根面平滑化）**：歯面に付着する歯石を特殊な形をした歯石除去器（スケーラー）で除去し，根面を滑沢にする．この際，歯肉縁より下方の歯石を完全に除去することが肝要である．

　2）**ポケット掻爬**：歯肉溝上皮から盲嚢底の不良肉芽を掻爬，除去し新鮮創とする．歯石除去と盲嚢掻爬は同時に行われなければならない．

　3）**外科療法**：罹患歯周組織を除去し盲嚢（ポケット）を消失させ，歯石除去によって歯面を清掃する．急性炎のある場合は禁忌である．

　　a）歯肉切除術：歯槽骨の吸収が軽度（歯根の1/3以内）で盲嚢は浅く，付着歯肉の広いものが対象となる．遊離歯肉を盲嚢底下部で切断し，歯面の歯石除去，清掃を行い，新鮮な歯肉上皮の再生をはかる（図8-25）．

　　b）歯肉剝離掻爬術（歯肉被弁術）：歯槽骨の吸収が中程度から重度のものが対象となる．遊離歯肉の切除，歯面の清掃とともに，歯肉を歯槽骨から剝離し，歯槽骨頂部の感染骨組織の一部をも削除する（図8-26）．

　　c）歯周再生治療：垂直性骨欠損部に各種再生材料を用い骨の再生を計る．

Side Memo

歯の喪失とその原因

1人当たりの平均喪失歯数は永久歯28歯中, 40歳1.4本, 50歳3.7本, 60歳7.1本, 70歳13.4本, 80歳19.3本となっている（図8-24a）（2005年歯科疾患実態調査報告, 厚生労働省）.

歯の喪失の原因としては, う蝕と歯周疾患との頻度が最も高いが, う蝕による歯の喪失は20〜30歳代に多いのに対し, 歯周疾患による歯の喪失は40〜60歳代に多い. 歯根破折による歯の喪失は30〜40歳代から漸次増加する（図8-24b）（2005年度永久歯の抜歯原因調査報告, 8020推進財団）.

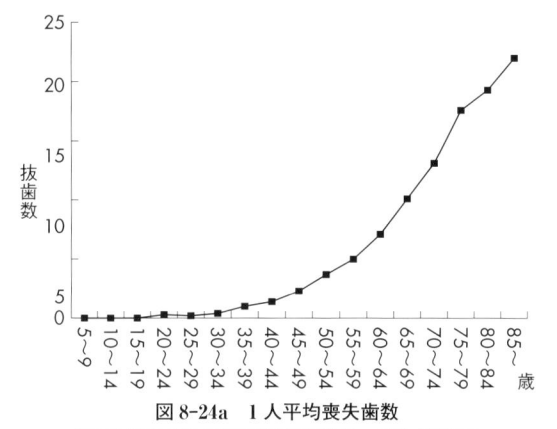

図8-24a　1人平均喪失歯数
（2005年度歯科疾患実態調査報告, 厚生労働省）

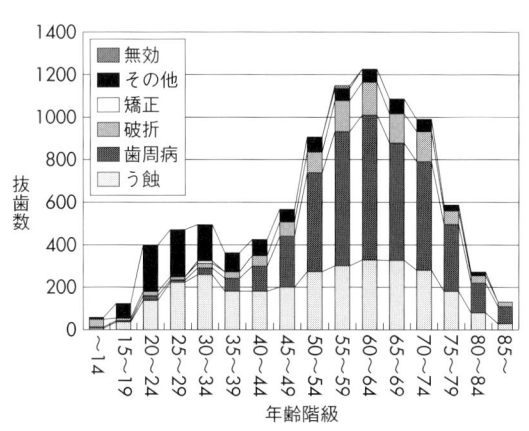

図8-24b　抜歯の主原因別にみた抜歯数（年齢階級別, 実数）
（2005年度永久歯の抜歯原因調査報告, 8020推進財団）

再生材として，コラーゲン膜，ゴア膜，BMP，PDGF，人工骨などが応用されている（サイトカイン療法）．

4）負担軽減療法：特定の歯に加わる異常な咀嚼圧を軽減する方法である．

咬合調整法：負担過重は咬合時に対合歯と強く接触するために生じるので，接触を弱めるために，歯の先端，咬頭の強く当たる部位を削除する（咬合調整）．これによっ

Side Memo

全身疾患患者の歯科治療時の注意

　各種全身疾患患者の歯科治療に当たって歯科治療の内容は多岐にわたり，歯・歯肉への貼薬，義歯の装着のごとく，患者に対して心身的刺激の非常に少ないものから，歯の削合，抜歯，手術のごとくある程度の疼痛と組織の損傷，出血を伴うもの，また患者自身の緊張が非常に亢進する場合もある．抜歯手術などでは一過性の菌血症がみられることが多い．このため各種全身疾患を有する患者の歯科治療に当たっては歯科治療による侵襲が全身状態にどの程度影響するかという予想と偶発事故に対する対策を万全にしておく必要がある．

　歯科治療の際，生体反応はまず，①歯科治療を受けるという不安，恐怖に伴う交感神経の緊張がある．このため頻脈，血圧の上昇，あるいは三叉，迷走神経反射のための血圧下降，徐脈，脳貧血，失神をきたすことがある．②歯科治療では局麻剤がしばしば使用されるので，局麻剤に含まれる血管収縮剤としての微量のアドレナリン（8万～10万分の1）の交感神経系への作用にも注意されなければならない．高血圧，循環器患者にはアドレナリン無添加のものが使われる．③抜歯，手術などの外科的侵襲時に一過性の菌血症を発生することが証明されている．発生頻度は50％以上といわれるが，血流中の細菌は10～30分以内に消失するのが普通である．しかし一過性にせよ細菌が血流中に存在するということは，非常に危険であり，特に先天性奇形心では細菌の付着，増殖の可能性もある．このため心疾患に限らず，感染抵抗力の減退，免疫不全などのある患者に対して，歯科治療，特に抜歯，手術などの外科処置を行う場合には術前から抗生物質投与を行い，血中細菌の速やかな消失をはかるべきである．心内膜炎の原因の1つとして歯の感染，特に感染歯の外科的処置があげられていることは，歯の疾患と全身疾患の関係を示す代表的なものである．これは慢性病巣を原因とする病巣感染という概念とはやや異なるが，歯の疾患が全身疾患の発生に重要な意味をもつことを示すものである．

歯周病や若年性歯周炎にみられる菌種

　世界歯周疾患ワークショップ（1996）により歯周病原細菌として
Actinobacillus actinomycetemcomitans（A.a 菌）
Porphyromonas gingivalis（P.g 菌）
Tannerella forsythia（T.f 菌）
が認定された．

　これ以外にも関連細菌として約10種が挙げられている．

　歯周病やう蝕病巣の細菌など，口腔領域には偏性嫌気性菌（狭義の嫌気性菌）が多く，ミュータンスレンサ球菌（☞p.151, Side Memo）に代表される通性嫌気性菌とあわせて，顎・顔面・口腔の慢性化膿巣や急性感染症の原因菌になる．

③ 歯周組織の炎症　**175**

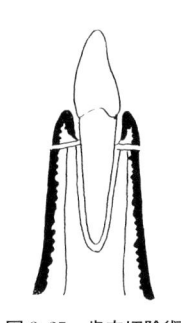

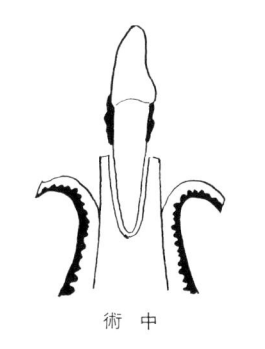

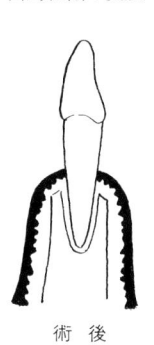

図 8-25　歯肉切除術

図 8-26　歯肉剝離搔爬術　術中　術後

て特定の歯のみに強い咀嚼圧が加わらないようにする．

　5）**薬物療法**：抗菌剤の全身投与と局所投与を組み合わせ，積極的にスケーリング，ルートプレーニングを行うと効果がある．特に局所投与ドラッグデリバリーシステム（ミノサイクリン徐放薬）は有効である．

〔予防〕　歯垢，歯石沈着を防ぐ意味で，歯の清掃を充分に行う．定期的に口腔検診，プロフェッショナルケアとして機械的プラークコントロール（PMTC），歯石除去によって高い予防効果をあげている．正しい歯みがきの方法を行う，すなわち歯ブラシの毛先を歯面にあて歯頸部から歯冠頂の方向に回転させるように磨くと，歯頸部，歯間部の沈着物が除去されやすい．正しい歯みがきは歯肉のマッサージ効果がある．歯周病は注意深い予防措置によってかなり防止できるものである．

Side Memo

口　臭

　人それぞれに体臭があるのと同様に，口の「におい」には個人差があり，また年齢，性，心理状態などによっても変化するものである．また同一人物であっても日内変動がある．一般に，誰でも起床時の呼気は臭く，不快であり，また空腹時は食後 1～2 時間時と違って口臭が強くなる．これらは「生理的口臭」と呼ばれ，特定の身体器官の疾患に起因する「病的口臭」ではない．日常の臨床で，口臭を訴えて受診する患者には次の 3 つのタイプがある．

(1) 自覚的，他覚的に口臭がある．
(2) 自覚的にはないが，他覚的に口臭がある．自分は感じていないが，夫や妻など，家族から口臭を指摘されて受診する．
(3) 他覚的にはないが，自覚的に口臭がある．

　日常，口臭は，起床時，空腹時に自覚することはあっても，常に自分の口臭を感じていることはないものである．したがって(1)および(2)のタイプは何らかの原因があって口

臭を発生しているものであるので，原因の探索に積極的に努めるべきである．診断，治療に苦労するのは(3)のタイプである．このタイプは口臭症（自臭症）とも称され，一部の舌痛症とともに口腔神経症のなかで最も多いものの1つである．本症患者は，口臭があるものと確信し，これに強く悩み，対人面で障害を有しており，精神医学的アプローチが必要な場合が少なくない．

口臭の原因
　口臭の原因は，(1)口腔内にあるものと，(2)口腔以外にあるものとに大別される．
(1)口腔内にあるもの
1) 口腔粘膜の脱落上皮，食物残渣，唾液等が口腔内細菌の作用により腐敗発酵して臭気を発する．
2) 歯垢や歯石沈着，う蝕，歯肉炎，歯周病，歯槽膿瘍，口内炎など．
3) 唾液分泌の低下
　　ある種の薬剤の常用薬，唾液腺疾患，老化などにより唾液分泌量が低下すると，唾液の持つ清浄作用や抗菌作用が低下する．
4) 歯肉癌，舌癌，頬粘膜癌，口底癌などの口腔悪性腫瘍は特有の口臭を伴う．
(2)口腔以外の部位にあるもの
　呼吸器疾患（肺癌，気管支炎），鼻咽腔疾患（慢性副鼻腔炎，慢性鼻炎），消化管疾患（とくに食道，胃，十二指腸潰瘍や癌），肝疾患，代謝性疾患（糖尿病）など．

診断と治療
　まず口臭の有無を判断しなければならない．患者の口からおよそ30cm以内の距離で患者の呼気をかぐ．できれば複数の検者で調べる．口臭判定マスクがあればなおよい．
　また問診で，どのような時に口臭を自覚し，あるいは他人から口臭を指摘されたのか聞き，生理的口臭か病的口臭かをある程度判断しておく．
　口臭が有ると判断した場合はその原因が口腔内にあるか，口腔外にあるかを探索する．口腔内では，歯肉，舌，口腔粘膜，う歯，義歯や金属冠の有無などを注意深く詳細に診査する．異常を認めれば歯科医に受診するよう指示を与える．歯科医では，歯垢や歯石除去，う蝕，歯肉炎，歯周病，歯槽膿瘍，口内炎などの治療を行い，殺菌性含嗽剤によるうがいや歯ブラシによる刷掃指導が，徹底的に行われる．口腔内に異常を認めず，あるいは歯科医による口腔疾患の治療や口腔衛生管理が十分に行われている患者の場合は，前述した全身性口臭源の有無を審査する必要がある．
　口臭は，自分のみならず，他人に不快感を与えることから受診する患者は多い．これらの患者のなかから2例の自験例を紹介する．
1) 48歳の看護師．夫から口臭を指摘されて以来，口臭に悩み，病院で患者と接することを避け，真剣に退職を考えるようになり，治療を求めて受診した．私を含め3名で口臭の有無を審査したがいずれも不快な口臭を認めず，約半年間口臭が無いことを説明し，種々説得したが結局退職した．
2) 52歳の男性．空腹時口臭を自覚し，妻からも指摘されたので受診した．口腔衛生状態良好，舌苔がやや厚い．上部消化管の精査を勧めたところ早速検査を受けた．胃癌の存在が確認された．
　口臭は，日常的であり，医師も軽視しがちであるが，注意を忘れない主訴である．

Side Memo

抜歯術 tooth extraction

適応
1）歯冠の崩壊が著しく，修復保存不可能な歯（う蝕4度 C_4）
2）動揺の著しい歯（高度の歯周病歯）
3）大きな根尖病巣のある歯（歯根嚢胞，歯根膿瘍）
4）智歯周囲炎の原因となっている智歯
5）歯列不正の原因となっている埋伏歯，過剰歯
6）後続永久歯の萌出障害となる晩期残存乳歯　など

禁忌あるいは要注意
1）急性炎症を伴う歯
2）出血傾向の高い患者（白血病，血友病など）
3）重篤な全身疾患を伴うもの（循環器疾患，糖尿病など）

術式
1）麻酔：局所麻酔として当該歯の頬側，舌側の歯肉，歯槽骨の浸潤麻酔を行う．下顎臼歯の抜歯には伝達麻酔（下顎孔）を併用する．局麻剤アレルギー患者，小児では全身麻酔を必要とすることもある．
2）歯の脱臼：歯科用エレベーター（歯牙挺子）を歯槽突起縁と歯根との間に挿入し，挺子の原理を応用して歯を歯槽窩から脱臼させる．
3）歯の抜去：抜歯鉗子で歯をしっかりと把持し，頬舌的，唇舌的にわずかに動揺させながら歯を抜去する．抜歯鉗子には歯の形態に適合するように作られた前歯用，小臼歯用，大臼歯用があり，さらにそれぞれに上顎用，下顎用，永久歯用，乳歯用に分かれている．
4）後処置：抜歯窩の掻爬，スポンゼルの挿入，ガーゼを噛ませ圧迫止血を行う．通常7〜10日で抜歯創は閉鎖する．骨が再生，完全治癒までには5〜6か月かかる．

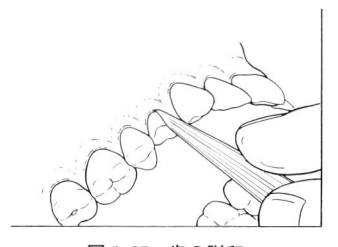

図8-27　歯の脱臼
（エレベーター使用による）

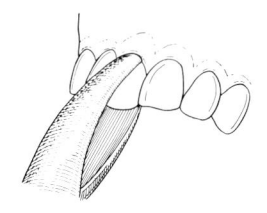

図8-28　抜歯鉗子による歯の把持

3. 侵襲性歯周炎 agressive periodontitis

この歯周炎として代表的なものに若年性歯周炎と急速進行性歯周炎がある．

A. 若年性歯周炎 juvenile periodontitis

若年性歯周炎は，11歳から20歳までの若年齢層に発現する，歯槽部の局所的骨破壊と歯の動揺をきたす歯周組織の病変である．発現頻度は0.1～1％と極めて低く，人種差がある．

一般に20歳代以下では歯周病の発現は少なく，相対的にう蝕への罹患が多くみられる．

本症は，永久歯の萌出後に発現し，女性にやや多い．限局型と広汎型があり，いずれも左右対称的に，限局型では初発部として第一大臼歯付近と切歯部に病変が生じる．広汎型では初発部から他の部位へ広がる．歯周組織の破壊は，接合上皮の歯頸部への

Side Memo

歯周疾患が全身に及ぼす影響（歯周医学）

- **細菌性心内膜炎**：白血球毒を有する *Actinobacillus actinomycetemcomitans* は容易に殺菌されず，弁膜に付着，定着して心内膜炎を起こす．歯周炎の原因菌である *Porphyromonas gingivalis* も強い付着能によって心内膜に感染することなどが示唆されている．
- **動脈硬化**：グラム陽性菌の細胞壁成分や歯周病原菌の内毒素などが血流中に入り，細胞を刺激するさまざまな物質の産生をもたらす．その結果，血管壁にコレステロールが沈着して，アテローム性動脈硬化症の引き金になる．
- **心冠状動脈疾患**：歯周ポケット内のグラム陰性菌は内毒素を外膜成分として保有しているが，歯肉溝内に遊送してきたマクロファージや好中球に取り込まれた内毒素がそれらの白血球に運搬され血流中に入り込む．あるいは，歯肉溝浸出液中の内毒素結合性タンパク質に結びついて血流中に入り込み，それが好中球やマクロファージに運搬されて動脈硬化などに関わってくる．歯周病原性グラム陰性菌が動脈硬化部位や心冠状動脈疾患部位から検出されるという報告も増えている．
- **誤嚥性肺炎**：老人性肺炎は重篤な感染症であり，死亡率の高い疾患である．ほとんどは咽頭や歯周局所のバイオフィルムとなっている口腔内細菌の誤嚥によって発症する．肺炎を起しやすい老年者70％に，睡眠中に肺や気管支への不顕性誤嚥が起きている．不顕性誤嚥は，嚥下反射と咳反射の低下によって生じる．寝たきり老人では，口腔全体に細菌が多いため，不顕性誤嚥として口腔細菌を気管支や肺胞にまでもち込んでしまう．
- **糖尿病の悪化**：歯周炎の状態では，サイトカインの一つであるTNF-αの血中濃度が上昇する．TNF-αはインスリン刺激によって惹起されるインスリン受容体の細胞内チロシンリン酸化，およびその下流に存在するインスリンチロシンリン酸化を阻害することで，インスリンシグナルを負の方向へ制御することにより糖尿病の病状を悪化させると考えられている．
- **早産**：妊娠性歯肉炎を起こすと，歯周病原菌の内毒素が血流に入り，血中のPGE2が上昇し早産や未熟児出産の原因となる．

付着の破綻と深い歯周ポケットの形成，および垂直性の歯槽骨吸収としてみられ，4〜5年のうちに罹患歯の周囲で歯根1/2〜3/4以上の量の歯槽骨が吸収されていく．

何らかの免疫異常が若年性歯周炎の発症に関与し，患者の多核白血球遊走能が低下している場合があるといわれる．家族性の発症もみられる．細菌的にはポケット内に，限局型ではグラム陰性桿菌の *Actinobacillus actinomycetemcomitans* と広汎型になると *Porphyromonas gingivalis* も認められる．

治療は成人の歯周病と同様に行う．ただし，進行が早いので，早期の化学療法（ミノサイクリン投与）が有効とされている．

B. 急速進行性歯周炎 Rapidly progressive periodontitis

急速進行性歯周炎は20歳から35歳まで比較的若い成人に発現する．

女性の方が男性よりも罹患しやすい．残存歯の多くの歯に広がっている．骨吸収の進行が早く急性期と慢性期を繰り返す．発見が遅れると抜歯適応となる場合が多い．

ポケット内に *P.gingivalis*，*T.forsythia*，*P.intermedia*，*Fusobacterium nucleatum*，*T.denticola* などの混合感染細菌叢を作っている．通常の歯周病治療を行うと共に，抗菌剤の全身投与，局所投与の併用が有効である．

4 特殊な歯周の疾患：歯の萌出期の炎症性歯周疾患

1. 生歯疾患 dentition disease

乳歯の萌出時の歯肉炎，歯冠周囲炎で，歯肉の発赤，腫脹，痛みとともに，突発的に生じる発熱（生歯熱ともいう）が特徴である．さらに不機嫌，不安，不眠，興奮，けいれんなどの神経症状を呈するが，この症状と歯の萌出との関係については疑問視されている．生歯疾患の際，咽頭・気管支カタル，咳嗽，流涎，食欲不振，胃腸障害，皮膚の湿疹などを伴うことが多いが，これらの疾患と歯の萌出とは直接関係ないものであろう．したがって従来からの生歯熱といわれたものは，歯の萌出期にたまたま合併した咽頭炎，気管支炎に原因するとも考えられる．

2. 智歯周囲炎 pericoronitis of wisdom tooth

智歯の周囲組織に生じる炎症で，急性，慢性がある．20歳前後の下顎智歯の萌出期に多い．

〔原因〕 智歯難生（difficult dentition of the wisdom tooth），すなわち智歯の萌出異常，萌出障害のために炎症が生じる．智歯難生は顎と歯の発育の不調和（萌出場所

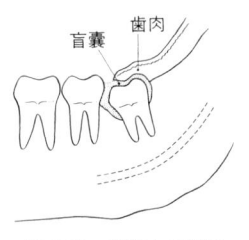

図8-29 萌出中の智歯

の狭小，萌出方向の異常，弱い萌出力）によって生じる．上顎智歯は萌出方向の異常があっても上顎歯槽突起の後方部は上顎結節へ移行するため萌出部の面が広く，萌出障害を起こすことは少ない．このため上顎の智歯周囲炎の頻度は下顎より低く，稀に上顎智歯が頬側に向かって萌出し，歯冠の圧迫による頬粘膜の炎症がみられる．

下顎智歯では萌出時に歯冠を覆っている歯肉と歯の間のポケット（深くなった歯肉溝）が大きく深いため（図8-29），食渣が停滞しやすく，炎症を起こしやすい．また智歯を被覆する歯肉が咬合時に対向歯（上顎の智歯，第2大臼歯）によって機械的に圧迫を受け，炎症を起こすことがある．

下顎智歯は萌出方向によって，近心傾斜歯，水平智歯，逆生智歯などといわれるものがある．さらに萌出状態によって半埋伏智歯，完全埋伏智歯がある．下顎智歯の植立状態は正常位のものはわずかに20％足らずで，図8-30のように多くは傾斜したり，埋伏している．これらの萌出異常の智歯のうち無症状に経過するものもあるが，半埋伏智歯は智歯周囲炎を起こしやすい．水平智歯は萌出に伴い近心側の第2大臼歯を圧迫し歯痛を起こす．また完全埋伏歯による下歯槽神経圧迫のため神経痛様疼痛を生じることもある．しばしば耳への放散痛を伴うことがある．

〔**症状**〕 急性智歯周囲炎では歯冠周囲部歯肉の強度の発赤腫脹と歯肉と歯冠との間の深い盲嚢の形成，排膿，接触痛，自発痛がある．炎症は智歯周囲から顎間皺襞部に拡大し，扁桃周囲炎，扁桃周囲膿瘍を生じることがある．開口障害を伴い，開口障害の程度は炎症の強さと範囲に比例する．炎症はさらに近傍組織に拡大し，重症化する．

慢性智歯周囲炎では自覚症状は軽く，他覚的には智歯部歯肉の軽度の発赤，腫脹がみられる．腫脹した歯肉が智歯を覆い，その歯肉弁の下に盲嚢を形成し，少量の膿が貯留していることが多い．慢性の場合は無痛に経過するが，時に急性発作を起こす．病理組織学的には種々の程度の炎症像がみられる．炎症は歯肉だけにとどまらず，限局性の歯槽骨炎を併発していることが多い．

〔**治療**〕 急性型では全身的には抗菌剤，抗腫脹剤，鎮痛剤の投与，局所的には洗浄，消毒，膿瘍形成の場合は切開を行う．急性型で開口障害が強く，口腔内処置の困難な

場合には刺激の少ない消毒薬による含嗽を併用させる．急性症状消退後抜歯する．
　慢性型では歯肉弁切除術（図8-31），ないし抜歯を行う．歯肉弁切除術は智歯の萌出方向が正常で，後臼歯部に智歯萌出の充分なスペースがある場合に行う．
　智歯の抜歯は術野が狭いので困難なことがある．歯槽骨の削除，歯の分割を必要とすることも多い．分割には歯科用バーあるいはノミを使用する．

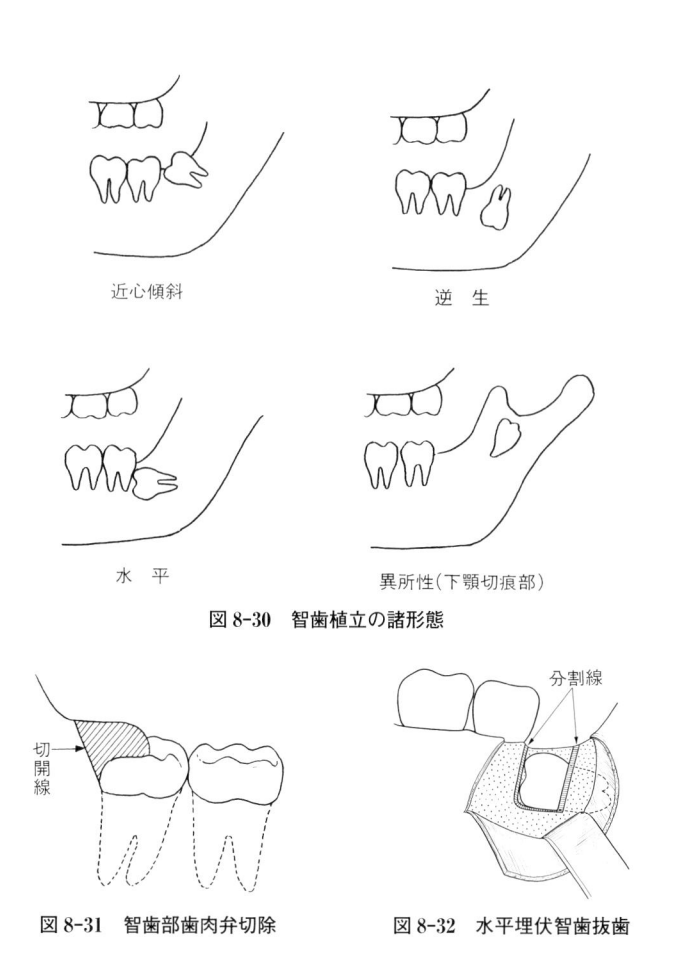

近心傾斜　　　　　逆　生

水　平　　　　　異所性（下顎切痕部）

図8-30　智歯植立の諸形態

図8-31　智歯部歯肉弁切除　　　図8-32　水平埋伏智歯抜歯

9章
顎の炎症
Osteitis of Jaw

　顎の炎症には顎骨の炎症と顎骨周囲組織の炎症が含まれる．顎骨の炎症の中で，歯槽（突起）部に限局するものを特に歯槽骨炎と呼び，顎骨体部の炎症とは若干症状が異なる．顎骨では炎症巣の所在部位によって骨髄炎，骨炎，骨膜炎と病理学的には分類されるが，実際の臨床では骨髄，骨質，骨膜が炎症反応に巻き込まれていることが多いため区別しにくいので広く顎炎（顎骨炎）といわれている．
　顎（骨）炎の原因として最も多いのは，う蝕あるいは歯周病に続発する歯周炎から

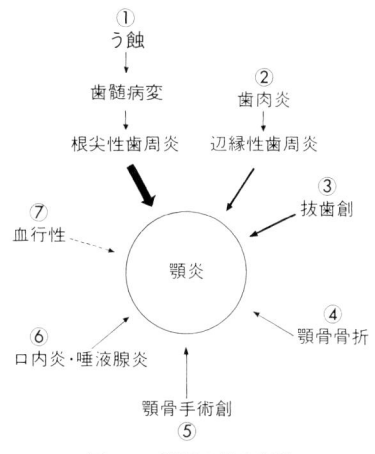

```
          ①
         う蝕
          ↓
        歯髄病変      ②
          ↓        歯肉炎
       根尖性歯周炎  辺縁性歯周炎
                         ③
   ⑦                    抜歯創
  血行性
          ┌─────┐
          │ 顎炎 │
          └─────┘
                         ④
                       顎骨骨折
       ⑥
   口内炎・唾液腺炎
          ↑
       顎骨手術創
          ⑤
```

図 9-1　顎炎の発生経路

生じるものである．さらに抜歯創，顎骨骨折，手術創からの感染，口腔粘膜の炎症の波及，時に血行性感染によって生じることもある．
　図9-1の①②を歯性顎炎（歯性顎骨炎）と称する．顎炎の多くは歯性感染を原因とする歯性顎炎に属する．

歯性顎炎の特徴

　1）歯と顎骨の解剖学的特性：歯と顎骨（歯槽骨）は厚さ0.25 mmという薄い歯根膜によって結合されているため，歯根膜の炎症は容易に歯槽窩壁の骨質に波及する．歯槽骨も薄いため歯槽骨髄の炎症は骨膜に波及しやすく，歯槽骨では骨髄，骨質，骨膜の炎症は区別できない．

　2）歯性感染の多くの場合，口腔内細菌の混合感染である．原因菌としては好気性ならびに嫌気性菌，ぶどう球菌，連鎖球菌，紡錘菌，大腸菌，肺炎菌，口腔スピロヘータがある．このため抗生物質の使用に当たっては，特に骨への移行率の高い抗菌剤が望ましい．

　3）顎の炎症の原因となっている歯（原因歯）は，それ以前に治療されて充塡，金属冠などを装着され，原因歯であるかどうか判定困難なことがある．原因歯には歯痛，打診痛，動揺がみられることが多いが，顎骨炎の際には原因歯以外の歯にも上記症状が生じることがあるので原因歯の決定が困難である．X線像（単純X線，CT）などを参考に診断する．

　4）歯性顎炎の診断（歯にみられる症状）

　　a）歯痛：顎炎に先行して歯痛が生じることが多い．歯痛は原因歯以外の歯にも生じ，特に下顎では炎症部位より近心位の歯の疼痛を生じることがある．これは下顎骨骨髄炎の際，下歯槽神経に対する炎症刺激が原因と考えられ，弓倉症状とよばれる．歯の自発痛の他に咀嚼痛，咬合痛を伴う．

　　b）打診痛：歯根膜の炎症を伴う場合は打診痛を伴う．

　　c）歯の動揺：歯根膜の浮腫性腫脹，あるいは歯槽骨の炎症性吸収が原因となって生じる．

1. 歯槽骨炎 dentoalveolar osteitis（alveolar osteitis）

　顎骨の歯槽部に限局する炎症をいう．歯槽骨は歯槽窩の周囲を構成する骨で，歯根膜の炎症，歯肉の炎症などが波及しやすい．特に内側の歯槽窩壁には骨膜はなく，歯根膜線維が骨質中に埋入しており，歯根膜の炎症は速やかに歯槽骨内に拡大する．すなわち歯周炎ではある程度の歯槽骨炎が必ず合併していると考えてよい．

　〔原因〕　根尖性歯周炎，辺縁性歯周炎の拡大，あるいは抜歯創，歯肉損傷，骨折部からの感染により生じる．

〔症状〕 歯槽骨は菲薄であるため，急性炎では歯槽骨髄の炎症は急速に外側の歯槽骨骨膜に達し，さらに歯肉の炎症を生じる．このため原因歯の疼痛，動揺とともに歯槽部歯肉の発赤，腫脹，疼痛が生じる．歯槽骨膜炎，歯槽膿瘍を生じ，膿瘍が表在性になると歯肉膿瘍（gingival abscess）を形成する．歯肉の腫脹のため深い歯周ポケットが形成され，ポケットからの排膿，出血がみられる．さらに膿瘍の自潰，瘻孔形成がみられる．局所リンパ節の腫脹を伴う．

慢性炎では病巣は限局化し，疼痛，発赤などの急性症状は少ないが，瘻孔からの排膿がみられる．根尖性歯周炎に続発した急性の歯槽骨炎は，慢性化すれば，病巣は根尖部付近に限局し歯槽膿瘍（alveolar abscess）となる．

〔治療〕 抗菌剤，消炎剤の投与．膿瘍形成に対しては切開・排膿をはかる．原因歯の根管開放，根管治療あるいは原因歯を抜歯する．

2. 顎骨骨膜炎 periostitis of the jaw

骨膜炎は小児，青年期に多く，成人にはあまりみられない．また顎骨では下顎骨，それもほとんど大臼歯部に発生しやすい．

〔原因〕 骨膜炎の原因は外傷性，薬物性刺激，感染などに分類されるが，歯性感染によるものが最も多い．外傷性のものは，手術器具による顎骨に対する機械的刺激，

Side Memo

ドライソケット dry socket, localized alveolar osteitis

抜歯後，抜歯窩の治癒不全と痛みを症状とする疾患で，歯槽骨の表在性，限局性の炎症と考えられている．抜歯窩は血餅で充満されているのが普通であるが，時にこの血餅が分解，消失して抜歯窩は灰白色，黄白色の陥凹のままで自発痛，接触痛を伴う．

〔原因〕 ドライソケットを呈する抜歯窩周囲の歯槽骨の炎症が抜歯前から存在していた歯周炎からのものか，抜歯窩からの口腔内細菌感染によるものか明らかではない．細菌感染というよりは変性した歯根膜などの残存による局所循環障害が，血餅形成，血餅の器質化を遅延させる原因とも考えられる．

抜歯術中の組織損傷が原因ともいわれるが，確定的ではない．18歳以下には発生せず，高齢者に多い．また上顎骨より下顎骨（皮質骨が厚い）に多いことから，局所の循環障害が関係していると考えられる．Paget 病の患者や放射線治療を受けた患者の抜歯後に発生しやすい．

〔症状〕 抜歯の翌日に生じるが，時には2～3日後に生じることもある．典型的症状は抜歯部の痛みで，鈍痛，時に放散痛（耳へ），拍動痛，睡眠障害を伴うこともある．

抜歯窩には血餅がなく，壊死組織，食渣が停滞，臭気を伴う．抜歯窩壁の骨面が露出し，接触痛がある．歯肉にも炎症，圧痛がある．X線所見では特徴は認められない．しかし抜歯窩周辺に不透過像がみられることもある．

〔治療〕 初期では局所安静と創の保護をはかる．軽快しない場合は，搔爬によって壊死組織となった抜歯窩壁の骨組織を削除し，新創面を作ると正常な血餅が形成される．

骨膜下血腫などが原因となる．

感染性のものとしては多くは歯性疾患が原因となり，時には顎骨の複雑骨折などから生じることがある．

梅毒，結核，放線菌症などで骨膜炎を生じることもある．

〔症状〕歯性感染に由来するものでは歯根膜炎，歯周炎などの症状を伴う．すなわち歯肉の発赤，腫脹，圧痛さらに原因歯の自発痛，挺出感，打診痛，咬合痛がある．

急性化膿性骨膜炎では，自発痛，圧痛の他に口腔粘膜，顔面皮膚の浮腫性腫脹を生じる．骨膜の炎症は粘膜下，皮下組織を急速に拡がるので，骨膜炎の早期から腫脹，発赤，局所熱感などがみられる．上顎では眼瞼部に浮腫を生じやすく眼窩下縁を触れにくくなる．特に小児では口唇の浮腫性腫脹を伴うことがあり，顔面の腫脹が強度に現れる．下顎では下顎下縁を触知できなくなる．顎骨周囲に拡大すると，蜂窩織炎，膿瘍を形成する．炎症は組織間隙を通って進み，上顎では口蓋膿瘍，頰部膿瘍を，下顎ではオトガイ部膿瘍，顎下部膿瘍，口底膿瘍などが形成される．病変の進展段階からみると骨膜炎──→骨膜下膿瘍──→蜂窩織炎──→粘膜下・皮下膿瘍の順序である．咀嚼筋群（開・閉口筋）へ炎症が波及すると顎運動障害，開口障害，嚥下障害をきたす．局所リンパ節の腫脹，圧痛を生じ，発熱，倦怠感，食欲不振などの全身症状を伴うことがある．

〔治療〕抗菌剤，消炎鎮痛剤，消炎酵素剤の投与を行う．症状が強い場合は抗菌剤の点滴投与がより有効である．急性期の腫脹には冷罨法を行う．

歯性感染では原因歯の処置を行う．処置としては根管開放，すなわち歯髄腔を通じてのドレナージにより歯周組織病巣産物の排泄を促す．また急性症状が鎮静した時期に抜歯，歯肉の切開を行う．また歯周の洗浄，消毒，抗菌剤軟膏の塗布などを行う．骨膜下膿瘍形成に対しては切開，排膿を行う．

3. 顎骨骨髄炎 osteomyelitis of the jaw

ぶどう球菌，連鎖球菌，その他の病原菌の感染による骨髄，ハバース管の炎症であるが，同時に同部の骨膜にも炎症が波及する．骨髄腔や骨膜下における膿汁の貯留のため，骨組織の循環障害をきたし，病変が長期に及ぶと腐骨が形成される．

顎骨骨髄炎の局所的原因をみると歯周組織，抜歯窩の炎症あるいは囊胞，腫瘍からの二次感染が病因となることが多い．骨髄炎の発生には骨の感染抵抗の減退，循環不全が関係するが，その要因として強度の栄養障害，糖尿病，白血病，無顆粒球症，免疫不全，高齢などがある．また放射線照射後（50～100 Gy 以上）に放射線骨壊死（osteoradionecrosis）が生じやすい．

骨髄組織に始まった急性化膿性炎は骨内膜組織の壊死を起こし，さらに骨梁の血液

供給障害,壊死を起こし,腐骨が形成される.炎症はハバース管,フォルクマン管を通って拡大し,骨皮質の貧血を起こし,炎症が骨表面に達すると骨膜を挙上し,皮質骨の壊死が生じる.腐骨を生じることもある.炎症が慢性となり顎骨内に長くとどまり,頬部皮膚,あるいは歯肉に瘻孔を残すことがある.

骨髄炎は多くの場合下顎骨に生じる.これは上顎骨では血液供給は多くの血管から行われるが,下顎では,特に骨体部では下顎管を通るただ1本の下歯槽動脈が主たる血液供給管であり,骨質の血液供給不全が生じやすいためと考えられる.

骨髄炎の経過によって急性と慢性に分かれる.

A. 急性顎骨骨髄炎 acute osteomyelitis of the jaw

〔症状〕 多くの場合歯性感染に続いて発症し,顎骨の深部痛を生じる.顎部の痛みは側頭部に放散性の頭痛を伴う.炎症が骨膜に拡がると骨膜炎となり,頬部あるいは

Side Memo

ビスフォスフォネート関連顎骨壊死 bisphosphonate related osteonecrosis of the jaw(BRONJ)

ビスフォスフォネート(BP)製剤は,窒素含有BPが開発されて以来,骨粗鬆症をはじめ,多発性骨髄腫・乳癌・前立腺癌などにみられる骨関連事象の治療と予防,骨痛の軽減などに広く使用されている.

BRONJは2003年に初めて報告された病態で,一般的に診断基準は,米国口腔外科学会が提唱する①現在もしくは過去にBPでの治療歴があること,②顎顔面領域の骨露出が8週間以上持続していること,③顎骨に対する放射線治療歴のないこと,とされている.

当初のBRONJ報告では無血管性顎骨壊死と表現されていたが,今までに報告されている症例のほとんどは無血管性顎骨壊死ではなく,顎骨骨髄炎の腐骨形成期以降の状態である.これは他の医科分野で無血管性骨壊死のみを骨壊死といい,骨髄炎とは明確に区別されていることと合致しておらず,混乱をきたす一因になっている.既BRONJ報告では,放線菌菌塊,壊死骨周辺の骨吸収,炎症性肉芽組織の存在などの特有の病理組織所見を示すことが多い.

未だ,BRONJの発症機序は不明であり,BP製剤が全身投与されているにも関わらず,顎骨のみに発症する理由も明確には解明されていない.このため,対症的処置に留めた消極的な治療を推奨するガイドラインもあるが,一般的な顎骨壊死・顎骨骨髄炎の治療方針に則った高圧酸素療法や外科的治療も含めた積極的な治療は施術時期を考慮すれば,有効との報告も多い.

BRONJ発症予防としては,口腔内を清潔にし,歯周病などの顎骨に至る慢性炎症がない状態を保持することでBPの強集積を防ぐこと,および顎骨への感染をきたさないよう外科的な歯科治療を行う際に注意することで発症契機を作らないことが有効と考えられる.BP製剤投与前に口腔内診査を行うこと,顎骨に及ぶ歯科治療を終わらせておくこと,口腔内清掃状態を良好に維持する手法の指導を行っておくことに加え,BP製剤投与中にも定期的な口腔内診査を行うこと,継続した口腔内保清指導を行うことも有用と考えられる.

188　9章　顎の炎症

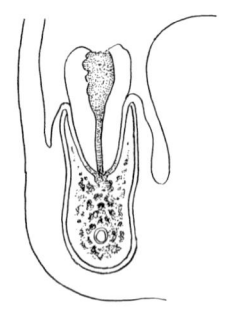

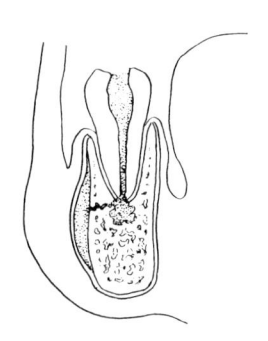

顎骨骨髄炎の病変　　　　骨膜炎の病変
　　　　　　　　　　　骨膜下膿瘍の形成

図 9-2　顎骨骨髄炎

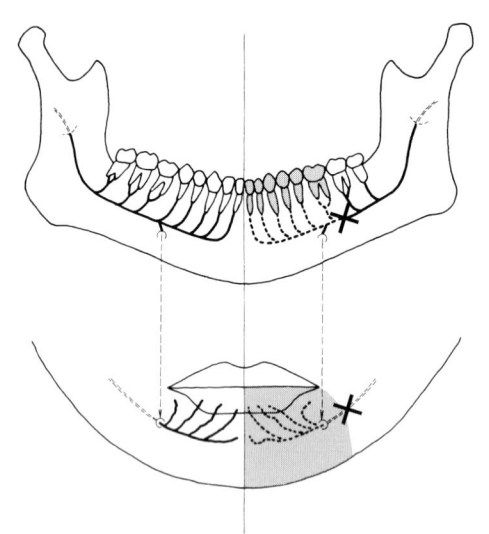

弓倉症状
　打診反応：病変部より末梢
　　　　　　側（歯列では近
　　　　　　心位）の歯に叩
　　　　　　打感の低下，違
　　　　　　和感，亢進など

ワンサン症状
　知覚：患側下唇および頦部
　　　　皮膚に知覚の喪失，
　　　　低下，違和感〔しび
　　　　れ感〕など

図 9-3　下顎骨骨髄炎の症状

・*Side Memo*

新生児（幼児）上顎骨炎 maxillary osteitis in child
　上顎洞の発育不充分な新生児では上顎骨質が厚いため，ごく稀に上顎骨髄炎を生じることがある．口腔粘膜損傷からの感染と考えられ，上口唇の浮腫に続く内眼角下部の発赤，腫脹をもって始まり，著明な眼瞼浮腫をきたす．強度の発熱と全身衰弱がみられる．上顎歯肉腫脹，鼻漏が生じる．慢性になると腐骨形成，歯芽の壊死脱落をきたし，後に上顎骨発育不全が生じる．

顎部の腫脹が生じる．

　下歯槽神経，眼窩下神経の支配領域の知覚麻痺が生じる．下顎骨骨髄炎の時，オトガイ神経領域に生じる知覚麻痺をワンサン症状（Vincent's symptom）という（図9-3）．これは下歯槽神経の機能障害，あるいは神経の変性のために生じる．罹患部の歯牙の動揺，打診痛は原因歯だけでなく，原因歯から近心位にある骨植堅固な歯にもみられる．これを弓倉症状といい，下顎骨骨髄炎（臼歯部）の早期診断の指標となる．

　顎下リンパ節の有痛性腫脹を伴う．全身症状としては中等度，あるいはそれ以上の発熱，時に悪寒戦慄を伴う．骨髄炎は進展すると必ず骨膜炎を発症し，骨髄骨膜炎となるが，これを総称して顎炎（顎骨炎）ということが多い．

〔治療〕　全身的には安静，抗生物質，消炎剤，鎮痛剤の投与を行う．急性期の初期には抗生物質の大量点摘投与がより有効である．起因菌の感受性の高い抗菌剤が望ましいが，感受性テストの結果がわかるまでには日時がかかるので，薬剤過敏皮内テストを行い，とりあえず広範囲かつ抗菌力の高い抗菌剤を投与する．

　局所的には冷罨法，口腔内洗浄，特に原因歯となっている歯の歯周ポケット洗浄，根管内ドレナージを行い，症状によっては骨皮質穿孔あるいは抜歯による骨髄内圧の減圧をはかる．膿瘍形成があれば切開，排膿を行う．

　B．**慢性顎骨骨髄炎** chronic osteomyelitis of the jaw

　弱毒菌の感染あるいはPaget病や大理石病のような長期に及ぶ異常栄養の骨に生じやすい．また急性骨髄炎や急性骨膜炎に続発する．血管塞栓，骨組織壊死のため腐骨を生じ，骨枢に囲まれ，長期間存在する場合がある．腐骨形成は小児では特に早い時期に起こる．小児期の骨髄炎のため下顎発育不全をきたすと小下顎症となり，鳥貌を呈する．

〔症状〕　疼痛，腫脹は軽度であるが，腐骨を囲む骨枢内からの膿が歯肉瘻，頬瘻を通して排出される．排膿が続いている間，痛み，腫脹を全く訴えないこともある．骨破壊が強度の場合，稀に病的骨折が生じる．

　X線所見は骨髄炎の病期によって異なる．早期には顎骨体部での異常はみられず，X線像の変化は骨髄炎の約3週目になって初めて観察される．骨組織のX線所見の異常は石灰塩の30～50％の減少が生じて初めて観察され，骨梁の消失，透過性の亢進，斑紋状陰影がみられる．骨シンチでは，X線像で異常所見の認められない骨髄炎の比較的早期にRIの集積が認められる．またCT所見においても骨破壊像が認められる．

〔治療〕　膿瘍には切開，排膿を行い，原因歯および，歯髄死をきたし動揺の著しい歯の抜歯を行う．腐骨ないし感染骨組織を外科的に除去，ドレナージをはかるとともに，原因菌に対し感受性の高い抗菌剤を投与する．除去骨片が大きい場合は，術後の骨折予防に留意し，顎骨の固定あるいは骨移植を行う．

C. **Garré 骨髄炎** Garré osteomyelitis of the mandible

緩慢な刺激あるいは感染によって起こる反応性骨形成を伴う慢性骨髄炎である．骨形成能の旺盛な若年者の下顎骨に多く，下顎骨下縁に骨膜の肥厚，骨添加が起こる．臨床的には下顎骨の慢性の無痛性腫脹，瘻孔形成をみることもある．多くの場合圧痛を伴うが，痛みは主症状ではない．

病巣の範囲は数 cm から顎骨全体に及ぶものもある．全身的には微熱と中等度の白血球増加があるが，赤沈は正常範囲内である．

治療としては掻爬，骨膜あるいは新生骨の切除，抗菌剤投与を行う．

4. 口底蜂窩織炎 phlegmon of floor of the mouth

顎骨骨髄炎，骨膜炎などに引き続いて発症することが多く，病変の部位が頸部に拡がると深頸部蜂窩織炎（Ludwig アンギーナ）とも呼ばれる．

口底（口腔底）では疎性結合組織の中を種々の筋肉が錯走し，また唾液腺があり，複雑な組織間隙が形成されている（図9-4）．すなわち舌下隙，顎下隙，オトガイ下隙が互いに連絡しており，また翼突下顎隙，側咽頭隙，後咽頭隙さらには縦隔にも続いているため，口底の炎症はこれら組織間隙を通って拡大しやすい（図9-5）．口底蜂窩織炎の前段階として歯の炎症，顎骨の炎症があることが多い．

〔**症状**〕 ごく初期は片側性の口底の腫脹，圧痛に始まるが，急速に口底全体に拡大して舌は挙上されて二重舌（double tongue）を呈する（図9-6）．舌運動が障害され，言語障害，嚥下障害が生じる．唾液分泌亢進と嚥下障害のため流涎がみられる．炎症

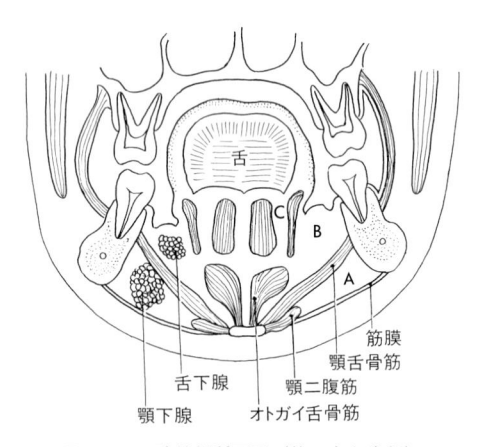

図 9-4 口腔前額断面図（第 1 大臼歯部）
A：顎下隙，B：舌下隙，C：傍舌下隙

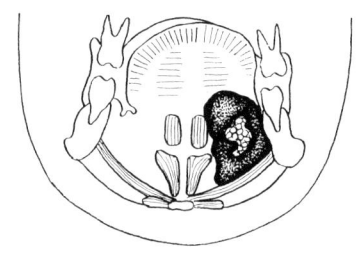

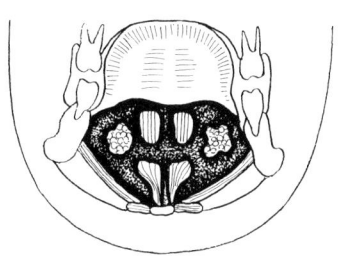

舌下隙に限局　　　　　両側舌下隙

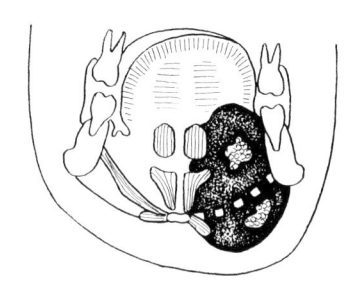

舌下隙・顎下隙

図9-5　口底蜂窩織炎

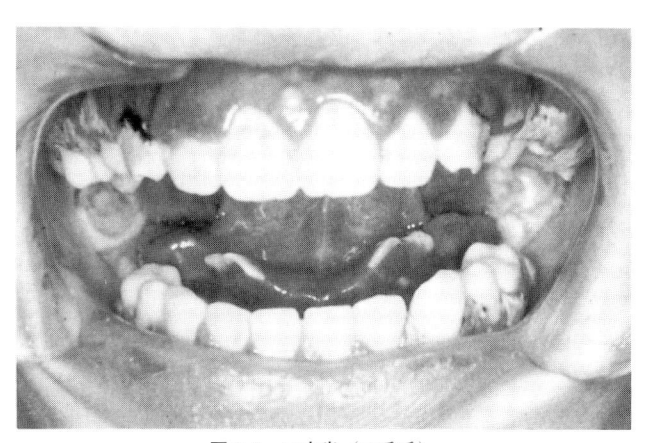

図9-6　口底炎（二重舌）

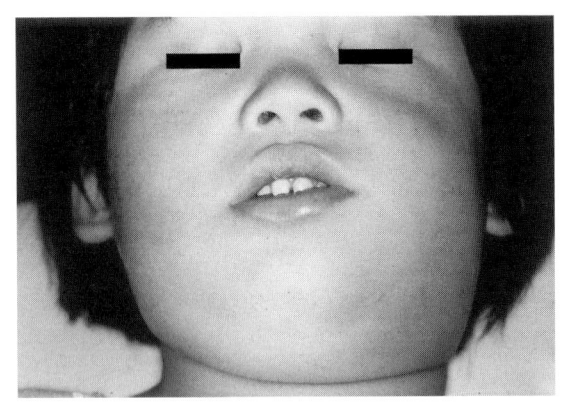

図 9-7　口底蜂窩織炎

の拡大により開口障害をきたす．大臼歯部，智歯部からもたらさせる感染は顎舌骨筋の下方へ進展するものが多く，顎下部，オトガイ下部の広汎な腫脹，圧痛が強く，下顎下縁を触知できなくなる（図 9-7）．後方に進むと舌根部が強く挙上され，咽頭部の腫脹，頸部腫脹のため呼吸困難，さらには窒息をきたすことがある．

　腫脹は急速に進行するので，充分気をつける必要がある．病変は1～2日の間に口底全般に拡大し，さらに咽頭隙，後咽頭隙の方向に，あるいは鎖骨上窩，さらに縦隔へ拡大し呼吸困難を伴う重篤な状態になる．口底に限局されるとオトガイ下膿瘍，顎下膿瘍を形成する．さらに瘻孔形成，排膿をみる．

　全身所見としては，悪寒，発熱，食欲不振，白血球増加，核左方移動などがみられる．

〔治療〕　急性期に対しては抗菌剤の点滴投与が必要である．水分の補給に留意する．呼吸困難に対しては気管切開などによる気道確保を必要とする．腫脹が極めて強度の場合および膿瘍形成の場合は造影 CT にて膿瘍の位置，大きさを確認した後，皮膚切開を大きくあるいは複数個所に加え，排膿，減圧ドレナージを行い，薬物投与とともに栄養補給を行う．原因歯および原因となる病巣の除去を行う．

5. 頬部蜂窩織炎 phlegmon of the cheek

　上顎あるいは下顎の臼歯部の歯周炎，顎骨炎，智歯周囲炎などに続発する．また抜歯創，顎骨骨折，頬部皮膚の化膿性炎症，外傷などに続発する．耳下腺炎，口唇炎の波及が原因となることもある．

〔症状〕　頬部の発赤，腫脹，疼痛，開口障害が強い．急性期では腫脹の範囲は広く，境界不明瞭，びまん性で，顎下部，口唇，下眼瞼まで及び，開眼不能となる．頬粘膜

図 9-8　頰部膿瘍

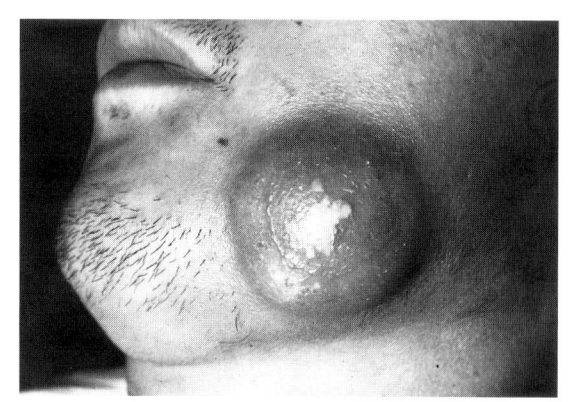

の腫脹，原因歯の歯肉の腫脹，圧痛がある．顎下リンパ節の有痛性腫脹がある．全身的には悪寒，発熱を伴う．急性期に続いて限局性の膿瘍を形成する（図 9-8）．板状硬結へ移行する場合は放線菌症を疑う（☞ p.204）．

〔治療〕　抗菌剤の投与など，口底蜂窩織炎に対する処置とほぼ同様の消炎療法を行う．膿瘍に対しては切開排膿，原因歯の処置を行う．

6. 歯性上顎洞炎 odontogenic maxillary sinusitis（図 9-9）

〔原因〕　上顎の小臼歯，大臼歯の歯根の先端（歯根尖）は上顎洞底に接近しており，時に根尖が洞内に突出していることもある．

したがって歯根尖部の歯周組織の炎症は洞粘膜に波及しやすい（図 9-10）．また抜歯時の穿孔，感染などから上顎洞炎を生じることがある．これを歯性上顎洞炎という．

上顎洞と歯根尖の解剖学的関係をみると，大臼歯で歯根尖は洞底に最も接近している（☞ p.9, 図 1-11）．歯性上顎洞炎の原因の 60 ％は第 1 大臼歯の病変といわれる．歯性上顎洞炎の原因となる根尖性病変は歯根膿瘍，歯根肉芽腫，歯根囊胞である．同部の歯周疾患からの炎症の波及例もある．

---- *Side Memo* ----

口腔上顎洞瘻 oroantral fistula

　口腔と上顎洞の交通で，原因としては抜歯，上顎洞の手術，骨髄炎，外傷，悪性腫瘍がある．症状としては瘻孔を通じて，空気や液体が漏れる．上顎洞炎を併発すると鼻閉感，鼻漏がある．治療法は炎症のない場合は瘻孔の一次閉鎖術，炎症のある場合は上顎洞根治術と瘻孔閉鎖術を行う．抜歯直後の瘻孔では，小さい場合（φ5 mm 以下）は自然閉鎖することもある．

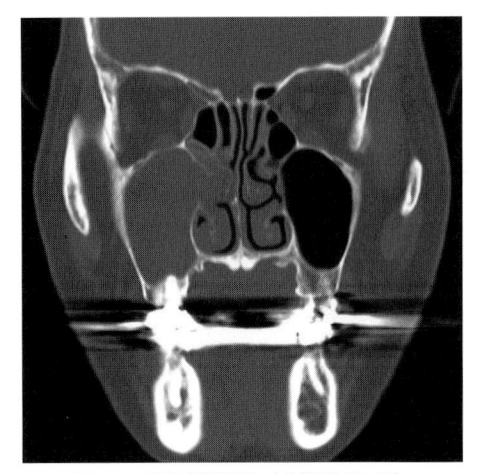

図 9-9 歯性上顎洞炎（前額断 CT 像） 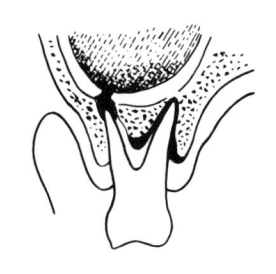　　図 9-10 歯性上顎洞炎の感染経路

〔症状〕　急性型では片側性の眼窩下部から頬部のびまん性の腫脹と強い疼痛，片頭痛，鼻閉，鼻漏，臭覚障害とともに，原因歯の挺出感，打診痛，歯肉圧痛がある．抜歯後の場合は抜歯窩からの排膿をみる．

　慢性型では鼻閉，頭重感があり，原因歯の打診痛などの歯の症状は軽度である．口腔上顎洞瘻を合併する場合は，お茶などの流動物が鼻に流れることがある．歯性上顎洞炎は片側性に起こり，洞粘膜の病変は比較的限局性だが，時には篩骨洞，前頭洞に達することもある．そのため，単純 X 線のみではなく CT による診断が必要である．

〔治療〕　保存療法としては抗生物質，消炎剤の投与，原因歯の歯内療法，歯周ポケット洗浄を行う．

　歯の炎症巣の完治が困難なものでは原因歯の抜歯を行う．抜歯窩よりの洞内の通過洗浄，抗生物質の注入を行う．洞粘膜の肥厚を伴う慢性炎に対しては，上顎洞根治手術として Caldwell-Luc 法，Denker-Watsuji 法を行う．また最近では鼻内視鏡手術が施行される例が多い．

　陳旧性の上顎洞穿孔では口腔粘膜弁を利用する閉鎖術を行う．

7. リンパ節炎 lymphadenitis

　顎口腔領域のリンパ節としては顎下リンパ節，オトガイ下リンパ節，頬部リンパ節，耳下腺リンパ節があり，これらのリンパ節からのリンパは浅頸リンパ節，深頸リンパ節へと注ぐ．リンパ節はリンパ末梢領域の炎症により二次的に腫脹し，あるいはリンパ節炎を発生することがある．

リンパ節炎は末梢領域の炎症のみでなく，結核，梅毒のごとく血行性感染により生じることもある．

〔**症状**〕　リンパ節の腫脹，圧痛，周囲組織との癒着，膿瘍形成など，炎症の程度，性質によって種々な症状がみられる．梅毒性，結核性のものでは痛みは全くないか少ない．

顎下リンパ節は顎口腔領域に何ら自覚症状のない人でも，小豆大，大豆大に触知することがある．これは歯髄，歯周組織などに自覚症状に乏しい慢性炎症が存在するためである．

〔**鑑別診断**〕　結核，梅毒などの特異性炎，あるいは悪性リンパ腫または腫瘍転移によるリンパ節の腫脹が鑑別されなければならない．

鑑別の要点としては，梅毒性では一定期間の無痛性腫脹，自然消失，結核性では多数のリンパ節の腫脹，自潰による皮膚瘻孔の形成，悪性リンパ腫は無痛性，可動性，弾性硬，転移腫瘍では初め可動性であるが，腫大すると癒着のため非可動性となる．顎下リンパ節の場合は部位的に唾液腺の腫瘍，炎症とまぎらわしいことがある．関連領域あるいは遠隔部位からの腫瘍転移にも注意が必要である．

〔**治療**〕　原病巣の治療，抗菌剤の投与を行う．反応性の炎症の場合は原病巣の治癒によって治る．慢性炎では摘出する．

10章
口腔粘膜疾患および特異性炎
Disease of oral mucosa, Specific infection

口腔粘膜は飲食物，喫煙などにより，絶えず機械的，化学的刺激を受け，また歯石，歯牙充填物，補綴物などの刺激を受けている．

口腔内には健康人においても**口腔常在菌**として多種類の細菌が棲息している．健康時においては，これらの細菌は特定の細菌のみが増殖，増加することなく一定の均衡が保たれており，**口腔細菌叢**（bacterial flora）を形成している．口腔常在菌はう蝕歯の窩洞，歯周ポケットなどに棲息しているが，多くは病原性がなく，多数の細菌が生存するにもかかわらず，口腔病変を発生するようなことはない．

口腔細菌（口腔常在菌）を示すと，表10-1のようである．

表 10-1　口腔常在菌

口腔常在菌	口腔スピロヘータ：Borrelia, Treponema, Leptospira その他の bacteria：嫌気性 Vibrio，紡錘菌，ベイヨネラ菌，放線菌，Clostridium 菌，diplococcus，ラセン菌，嫌気性乳酸菌，Leptothrix, yeast, micrococci, staphylococci, Neisseria, Corynebacteria, Escherichia, proteus, Pneumococci, influenza, Streptococcus, …

これらの細菌の中には病原性をもつものもあるが，非病原性細菌が多く，また上述のごとく，口腔細菌は細菌叢を作っているので，健康な場合は病原細菌が増殖して口腔粘膜を侵すことはない．しかし粘膜の損傷があると，この部からの感染により粘膜に炎症を生じる．

また全身抵抗力の減弱，代謝異常時に細菌叢の破綻を生じ，特定の細菌が増殖し粘膜病変を生じることがある．例えば抗菌剤の長期間連続投与による菌交代現象として，口腔カンジダの増殖により口内炎を生じることがある．あるいは後天的免疫不全症候群（AIDS）患者にみられる．日和見感染による口腔粘膜カンジダ症は有名である．
　全身性疾患のある患者では口腔粘膜に種々の病的反応が現れやすい．例えばある種の伝染病（麻疹，猩紅熱など）の場合，初期病変として小水疱，偽膜形成などの口腔粘膜病変を認める．また白血病，紫斑病などの血液疾患にも歯肉出血とか，粘膜下出血などの病変が比較的早期に現れる．
　薬物中毒の際には口腔粘膜の炎症とか，歯肉に特有な色素沈着，粘膜の肥厚などが認められる．ベーチェット病の時，皮膚粘膜疾患の一部分症状として口腔粘膜に潰瘍形成が認められる．その他，ビタミン欠乏，内分泌異常時には口腔粘膜に特有な病的所見を呈してくることもある．
　口腔粘膜は飲食物，喫煙などによる物理的，化学的，温熱的刺激を受けやすく，口腔内には多種類の細菌が存在するため炎症を起こしやすいが，一方では感染防御反応も旺盛で，口腔粘膜の損傷，手術創，抜歯創などは口腔細菌の侵襲を受けるが，感染することもなく治癒する．このことは口腔が感染に対する抵抗の強いことを示すものである．
　口腔の感染防御機構としては，①口腔粘膜上皮による防御，②唾液の洗浄作用，③唾液中の静菌物質，抗菌物質，免疫物質（リゾチーム，抗体 S-IgA などの存在），④口腔常在菌の抵抗作用などがあげられている．
　口腔粘膜は口腔の内面を覆う扁平上皮組織で形成され，頬部，口底の粘膜は粘膜下結合組織に富むが，歯肉では粘膜下結合組織に弾力線維を欠いているため，歯肉は歯槽骨表面に固着し可動性がない．また舌粘膜では粘膜表面は大小の凹凸を形成，いわゆる舌乳頭がみられ，味蕾を内蔵している．口腔粘膜の最表層の細胞は脱落上皮となって，剥がれてゆき，角化層の再生が絶えず行われている．角化の程度は年齢によって異なり，幼児では角化度は低いが，高齢者になると義歯などの刺激により角化度が高い．角化の程度は味覚にも影響を及ぼし，幼児では味覚は味覚という化学的刺激よりも角化度の低い口腔粘膜の刺激感が主体となるため，ざらざらした食品，魚の小骨な

Side Memo

口腔粘膜からの薬物の吸収
　口腔粘膜には薬物を吸収する性質があり，その代表的なものとしては狭心症発作時に行われるニトログリセリンの口腔内適用による狭心症発作の鎮静作用である．舌下部にニトログリセリン錠を挿入しておくと，口底粘膜から少しずつ吸収され冠状動脈が拡張する．

どは口ざわりが悪く，嫌がる．高齢者では角化度が高くなり，味覚を損なうようになる．

口腔粘膜の角化異常はビタミンA欠乏症，天疱瘡，麻疹，扁平苔癬のごとく全身性疾患の局所症状としてみられるものと，白板症，地図状舌，毛様舌，ボウエン病，癌腫などでもみられる．

口腔粘膜は唾液によって湿潤状態に保たれており，このことが，舌の運動，粘膜の移動を円滑にし，食品の摂取にも好都合な条件を作り出しているが，この唾液は耳下腺，顎下腺，舌下腺などのいわゆる大唾液腺からの分泌液だけでなく，口唇，口蓋などの粘膜下に散在している粘膜腺（小唾液腺）からの分泌物などの混合物である．分泌障害が起こる口腔粘膜は乾燥し，粘膜の抵抗力が衰えて炎症を起こしやすくなる．

1 口内炎 stomatitis

局所的あるいは全身的原因により惹起された口腔粘膜の炎症を総称して口内炎という．病変が比較的限局された部位に存在する時は口蓋粘膜炎，頬粘膜炎，歯肉炎，舌炎，口唇炎，口角炎などの名称が用いられる．しかし口蓋，頬粘膜のみに炎症が限局することは少ない．

局所的原因により生じる口内炎を原発性口内炎，全身疾患が原因となるものを症候性口内炎という．症状から分類するとカタル性口内炎，びらん性口内炎，潰瘍性口内炎，壊疽性口内炎，アフタ性口内炎などに分けられる．原因的には細菌性，ウイルス性，アレルギー性，代謝異常性などに分類される．さらに内分泌異常，血液疾患由来のもの，あるいは全く原因不明のものも多い．

1. 単純性口内炎（カタル性口内炎）stomatitis catarrhalis
〔原因〕
1）局所的原因：刺激性の強い食物の摂取，高濃度アルコール飲料の過飲，喫煙などが原因となる．悪性腫瘍の治療のために行う放射線照射などが原因となる放射線性口内炎（radiostomatitis）がある．このように局所的原因で生じる口内炎を原発性口内炎ともいう．

2）全身的原因：感冒，インフルエンザ，扁桃炎，気管支炎，胃腸障害あるいは妊娠，月経，甲状腺機能障害などの内分泌異常といった全身性病変の際に生じるものを症候性口内炎という．アミノピリン，アンチピリン，抗菌剤などの薬物による

副作用，またはヨード過敏症が原因となることもある．薬物により生じるものを薬物性口内炎（☞カラー口絵，付図9）といい，アレルギー性に発症すると考えられる．

〔症状〕 歯肉をはじめ口腔粘膜全体の腫脹，発赤がみられ，浮腫の強い場合，粘膜は白味がかってみられる．粘膜の抵抗力が弱り，歯牙の鋭縁，補綴物の刺激によって容易にびらん，潰瘍を形成する．味覚の異常，食物刺激に過敏となり，いわゆる口の中がざらざらして"荒れた"という感じになる．

舌苔，口臭とともに，口腔粘膜から滲出，また粘液腺からの分泌の増加のため流涎（ptyalism）を伴う．しかし発熱性疾患では口唇，口腔乾燥が著明となり，口唇に亀裂を生じる．インフルエンザでは軟口蓋のびらん，充血，リンパ濾胞腫大による顆粒形成がみられる．

カタル性口内炎は潰瘍性口内炎，壊疽性口内炎の前駆症状である場合が多い．

放射線性口内炎では照射量が10 Gy前後から口腔粘膜の発赤，ざらざら感，味覚障害，知覚過敏が生じ，15〜20 Gyになるとびらんを生じ，激しい疼痛のため飲食物の摂取が困難となる．びらんは照射側の頬部，舌，口蓋，歯肉に生じるが，深い潰瘍を形成することはない．粘膜の全体的な腫脹が強い．

〔治療〕 ポピドンヨード，アズレンなどによる含嗽を行う．口唇，口腔乾燥に対してはアズレン軟膏塗布，口腔湿潤剤や人工唾液の使用を行う．

刺激の強い食物の摂取をやめ，歯石，歯垢などの口腔汚染源を除去する．全身的原因で生じた口内炎では局所療法だけでは不充分であるから局所原因の除去とともに原疾患の治療を行う．疼痛に対しては，食前にキシロカインによる口腔内の表面麻酔を行う．

2. 潰瘍性口内炎 stomatitis ulcerosa

〔原因〕 紡錘菌・スピロヘータなどの嫌気性菌の感染による口腔粘膜の急性炎症で，紡錘菌・スピロヘータ口内炎（fusospirochetal stomatitis あるいは fusospirochetosis）またはワンサン口内炎（Vincent's stomatitis）と呼ばれている．

紡錘菌・スピロヘータは口腔常在菌で健康時には感染を起こさないが，全身抵抗力の低下，口腔の感染防御能の低下時に口腔細菌叢の均衡が破れ，紡錘菌・スピロヘータが異常増殖して口内炎が生じる．カタル性口内炎から移行する場合もあるが，多くは急性壊死性潰瘍性歯肉炎に引き続いて発生する．

〔症状〕 前駆症状として全身違和感，発熱，頭痛がある．口腔粘膜の灼熱感が数日続き，この間に歯肉に潰瘍が生じ，次第に口腔全体に拡がり，自発痛，刺激痛，流涎をきたし，口臭が強い．顎下リンパ節が有痛性に腫脹する．発熱も強く，悪心嘔吐を

伴う．

〔治療〕 口腔内の清掃，消毒薬の塗布，噴霧吸入を行う．抗菌剤の投与，食事摂取不能時には補液，栄養補給を行う．

3. 壊疽性口内炎 stomatitis gangrenosa

強度の全身衰弱（例えば麻疹，肺炎，無カタラーゼ血症，白血病，栄養失調）のある小児にみられる．口腔粘膜の壊疽は急性に進展し，顎骨の骨壊死をきたすこともある．組織破壊が強度で水癌（noma）とも呼ばれる．しかし現在，わが国では本症はほとんどみられない．

〔原因〕 紡錘菌，スピロヘータ，連鎖球菌などの混合感染によるものと考えられる．

〔症状〕 潰瘍性歯肉炎，壊疽性歯肉炎に始まり，さらに頰部の腫脹，硬結に次いで壊疽性崩壊が起こり，病巣部は暗紫色，黒紫色にかわり，腐敗臭が強い．壊疽は進行すると頰部その他の皮膚を破壊，穿孔し顎骨の骨壊死（骨疽）を生じる．

全身的には高熱，衰弱が強く，2週間ないし2～3か月以内に死亡するものが多いが，治癒したものでも強度の瘢痕のため顔面の変形，開口障害を残す．

〔治療〕 全身状態の改善のため，補液，ビタミン，抗菌剤，解熱剤などの投与とともに口腔清掃，消毒を行う．実質欠損，瘢痕に対しては形成手術を行う．

2 アフタ aphtha

アフタとは口腔粘膜に生じる境界明瞭な有痛性の小潰瘍で，帽針頭大から大豆大の円形ないし楕円形の潰瘍である．さらに融合して大きな潰瘍を形成することがある．赤い丘疹や小水疱が先行することが多い．組織学的には線維素性炎である．潰瘍面は周囲より陥没し，白色または黄白色の偽膜で覆われ，周囲に紅暈が認められる．潰瘍は通常1～2週間で瘢痕を残すことなく治癒する．canker sores ともいわれる．

突発的に1～2個のアフタが生じ，1週間から10日間で瘢痕を残さず自然治癒するものを**孤立アフタ**（solitary aphtha）という（☞カラー口絵，付図10）．

Side Memo

ベドナーアフタ Bedner's aphtha
　乳児の口蓋粘膜に左右対称性にアフタ様潰瘍が生じることがある．これは哺乳時の外傷や，口腔内清掃時の機械的刺激によって生じる一種の潰瘍性口内炎である．

1～数個のアフタが再発を繰り返す場合は**再発性アフタ**（recurrent aphtha）あるいは**習慣性アフタ**（habitual aphtha）という．発生部位も常に同一部位のものと，そうでない場合がある．好発の年齢は特になく，幼児から高齢者が罹患する．

〔原因〕 特定の原因は認められず，全身的変調の部分症状と考えられる．例えばアレルギー，内分泌異常，熱性疾患，消化器病，ウイルス感染，自己免疫疾患などが原因として考えられているが，なお不明な点が多い．

〔症状〕 口腔粘膜に1～数個の円形あるいは楕円形の潰瘍がみられ，飲食物の刺激に対して強い疼痛を伴う．疼痛は数日間で次第に軽減する．

アフタは再発を繰り返すものが多く，数年から十数年間続く．アフタ様の潰瘍はベーチェット病にみられ，特にベーチェット病の初期には口腔のアフタのみ生じることもあるので，鑑別が困難である．鑑別点としては単純なアフタは円形，楕円形で，境界線が単純で紅暈の幅が狭く潰瘍が浅い．ベーチェットのアフタは形が不整形，境界線が複雑，紅暈が不明瞭，潰瘍底が深いなどの点が参考になる（☞カラー口絵，付図11）．

〔治療〕 抗菌剤あるいはステロイド含有軟膏の塗布を行う．硝酸銀の塗布は鎮痛効果はあるが，かえって潰瘍を増大させる傾向がある．

歯牙充填物，補綴物などに口腔粘膜を傷つけるような鋭縁があれば滑沢にしておく．

3　疱疹性口内炎 stomatitis herpetica

〔原因〕 小児期に罹患することが多く，ウイルス感染といわれるが，自律神経障害ともいわれている．従来は**アフタ性口内炎**と呼ばれていたもので，アフタと混同されやすい．

〔症状〕 潜伏期は7日で，口唇，舌，歯肉などに1～数個の米粒大から小豆大の粘膜のびらんが散在性に生じ，急速に口腔粘膜，歯肉全体に拡がる．疼痛が強く，特に摂食時に激しい．流涎，口臭，顎下リンパ節の腫脹，圧痛がある．全身的には発熱，頭痛，不眠，食欲不振があり，全身衰弱を伴う．潰瘍は2週間以内に治癒，消失する．

〔鑑別診断〕 慢性再発性アフタ（口内炎を欠く，再発性），単純性疱疹（口唇皮膚粘膜移行部，集簇性），帯状疱疹の初期症状などと区別する．

〔治療〕 抗菌剤の投与，含嗽，口腔内消毒，補液，栄養補給を行う．

4 カンジダ症 candidiasis

〔原因〕 *Candida albicans* による感染症であるが，*Candida* は正常人の口腔でも 15～20％は証明される口腔常在菌であり，通常は病原性はないが，全身的あるいは局所的抵抗力の減退が生じると *Candida* が増殖してカンジダ性口内炎を発症する．新生児，高齢者，妊産婦に多くみられる．また栄養障害，消耗性疾患，糖尿病，白血病，悪液質などが誘因となる．局所的には義歯の刺激，粘膜皺襞部の汚染，白板症なども誘因となる．

Candida は免疫不全あるいは抗菌剤長期投与による口腔内菌交代現象の結果として異常増殖することもある．ステロイドの投与もカンジダ症の発症を促進する．口腔のカンジダ症には病巣が表在性の炎症性変化をきたすものと，肉芽腫性変化をきたすものがある．

〔症状〕
1) **急性偽膜性カンジダ症**（☞カラー口絵，付図23）
口腔粘膜の小白斑に始まり，拡大して帯状，斑紋状の被苔を形成する．最初は粘膜のザラザラした感じがあるが，被苔は容易に剥がれ，びらんを生じると飲食物の刺激に対して過敏になる．舌，頬粘膜に好発し，口角部では特殊な病型となり，これは**口角炎**（perléche）といわれる．カンジダ症の初期病変は**鵞口瘡**（thrush）とも呼ばれる．

2) **慢性肥厚性カンジダ症**
慢性に移行すると偽膜は剥離しにくくなって，白色の被苔は肥厚し，一見白板症のようにみえる．

3) **肉芽腫性カンジダ症**
これは稀であるが，5歳までの乳幼児において口腔カンジダ症が顔，頭部の皮膚，手足の爪に波及して，硬い痂皮状の炎症性肉芽腫性の腫瘤を形成する．口腔粘膜には急性偽膜性カンジダ症，慢性肥厚性病変が混在し，口角炎もみられる．思春期に自然治癒するが，カンジダ性の肺炎，脳脊髄膜炎などの全身感染で死亡することがある．

〔診断〕 *Candida albicans* の証明によって決定される．*Candida* の胞子菌および偽菌糸は上皮の角質層に存在し，PASで赤紫色に染まる．

〔治療〕 誘因の除去として，抗菌剤，ステロイドの投与を中止することもある．口腔カンジダ症にはイトコナゾール，ミコナゾールなどの抗真菌口腔用剤の内服を行う．

5　淋毒性口内炎 stomatitis gonorrhoica

〔原因〕　淋病に罹患した産道を通過する時の感染，あるいは口腔清掃に用いたガーゼや手指からの感染で新生児にみられる．大人では性交渉，淋菌で汚染された手指による感染が原因となる．極めて稀である．
〔症状〕　軟口蓋，舌，口唇などに紅斑を生じ，時には上皮が剝離し，偽膜を形成する．
〔治療〕　抗菌剤の全身的投与，抗菌剤トローチが有効である．

6　ジフテリア性口内炎 stomatitis diphtheriae

　咽頭ジフテリアが扁桃，口蓋弓，口蓋垂，舌根，舌背に拡がった場合に偽膜形成がみられる．ジフテリアは潜伏期6〜7日で，発熱とともに喉頭，鼻腔などの上気道に偽膜性炎を起こし，口腔にも拡大する．偽膜は剝がしにくく，無理に剝がすと出血する．強い口臭を伴う．
〔治療〕　ジフテリア血清療法，含嗽，口腔の消毒を行う．

7　放線菌症 actinomycosis

〔原因〕　放線菌（*Actinomyces bovis, Actinomyces Israelii*）の感染により起こる特異性炎で，顎・口腔領域は好発部位の1つであり，全身の放線菌症のうち約50％は顎・口腔の領域にみられる．放線菌はヒトの口腔には常在菌として存在しており，時に病原性を獲得するが，その理由は不明である．
　感染経路としては，う窩，抜歯創，その他口腔内創傷，歯周ポケット，扁桃が侵入門戸とされるが，罹患部位は大臼歯部，特に智歯部に最も多い．
〔症状〕　*Actinomyces* 単独の感染では慢性に経過する特異な硬結，腫脹が生じる．多くは混合感染による発赤，疼痛，腫脹を伴う急性炎として始まり，急性炎症が消退するにつれて典型的な本症の症状を現してくる．病変が軟部に発症する軟組織型と顎骨の内部から顎骨を侵す顎骨型がある．

1）**軟組織型**：頬部，顎下部に硬結を生じ，次第に拡大して，極めて硬い板状硬結となる．硬結が咀嚼筋に及ぶと開口障害を生じ開口不能となる．硬結部は暗紫赤褐色を呈し，多発性膿瘍が形成される．この膿瘍は自潰し，あるいは切開後瘻孔を作り，瘻孔は瘢痕を残して治癒する．しかし相次いで新たな膿瘍形成，瘻孔が生じるので，多発性膿瘍とその瘢痕の存在が本症の特徴でもある．膿汁に放線菌塊（Druse）が存在するが，実際には菌塊を見出すことは困難なことが多い．

  2）**顎骨型**：顎骨内部に肉芽組織形成，膿瘍形成が生じ，放線菌性顎骨炎を生じる．顎骨の膨隆とともに内部からの吸収が生じ，骨質が薄くなり病的骨折を起こすことがある．顎骨周囲組織に拡大すると軟組織型の症状を呈してくる．

軟組織型，顎骨型いずれも経過は長く，数週から数か月に及ぶことがある．混合感染が軽度の場合は，全身症状は軽く，局所のリンパ節の腫脹がないのが特徴である．

〔治療〕　放線菌は抵抗が強く，治療期間が長期にわたる．全身的には抗菌剤（ペニシリン系）の大量衝撃療法が行われる．局所的には膿瘍切開，超短波療法などが行われる．

8　口腔結核　tuberculosis of the mouth

〔原因〕　口腔粘膜に結核病変が生じることは稀で，特に初感染による病変は極めて少ない．結核病変が生じるのは大部分が管内性で，時に血行性あるいはリンパ行性の二次感染もある．原病巣は多くは肺結核であるが，消化結核から生じることもある．

〔症状〕

  1）**初期結核**あるいは**初期感染**（Ghon 病変）：口腔の初期変化は稀であるが，免疫不全の小児，青少年に発症する．最初歯肉からの出血と脂様苔で覆われた乾酪性潰瘍と局所リンパ節の無痛性の腫脹が生じる．リンパ節は鳩卵大から鶏卵大にも達する．潰瘍は3週間位で治癒することが多い．

  2）**二次結核**：発現率は低く，結核患者の0.1％といわれている．二次結核の病像は多様で，①潰瘍性結核症，②軟化性結核症，③尋常性狼瘡に分類されている．

  a）潰瘍性結核症は開放性結核患者の末期に生じ，最も頻度が高い．潰瘍性結核症では特有な結核潰瘍を形成する．潰瘍は辺縁不規則，柔軟，有痛性，穿堀型である．潰瘍底は乾酪物質で覆われている．好発部位は舌である．

  b）軟化性結核症は皮膚腺病ともいわれ，口腔では粘膜下，特に舌粘膜下に無痛性の結節を形成し，乾酪化する．増大すると潰瘍を作り，強い瘢痕を残す．リ

ンパ節の腫大もある．
　　c）尋常性狼瘡は多くは顔面皮膚に生じる．粘膜の狼瘡の3/4は鼻粘膜といわれ，口腔粘膜は1/4で頻度は少ない．口蓋，頬粘膜に大豆大の淡紅色あるいはガラス様灰色の結節を生じたり，出血性潰瘍を生じる．舌では稀である．口唇では象皮病様の肥大性腫脹を示すものと，潰瘍瘢痕を形成し小口症の原因になるものがある．

〔診断〕　身体他部の結核症の存在，組織診，菌の証明，ツベルクリン反応などによる．

〔治療〕　抗結核剤の投与，安静，食事療法，口腔に対しては清掃，刺激源の除去に努める．

9　口腔梅毒 syphilis of the mouth

　先天梅毒と後天梅毒がある．先天梅毒は胎内感染で，後天梅毒の感染経路として，口腔は外陰部に次ぎ侵入門戸となる頻度の高い部位である．しかし最近では梅毒性口腔病変は極めて稀である．

A. 先天梅毒
感染の時期によって，新生児梅毒と，7～8歳から青年期に症状が顕著となる晩発性先天梅毒の2つの型がある．

　1）**新生児梅毒**は生後間もなく発症する．梅毒性鼻カタルが特徴で，鼻腔と上唇に発赤，腫脹，びらんがみられ，壊死性崩壊が骨まで及んで鞍鼻を生じる．治癒後は口唇周囲に放射状の瘢痕を残し，これを Parrot's furrow（パロー凹溝）という．前頭突起の突出などの頭蓋の変形もみられる．

　2）**晩発性先天梅毒**では7～8歳から青年期に症状が顕著となる．胎生期の障害による Hutchinson's triad として，①Hutchinson's teeth（切歯が樽型に変形し，切端が半月状凹陥する），②実質性角膜炎（角膜の雪状混濁），③内耳性難聴（蝸牛神経の変性）がみられる．

B. 後天梅毒
口腔の後天梅毒は接吻，性交，食器などによる感染から生じる．

〔症状〕　4期に分類される．

　1）第1期はスピロヘータ感染後3週間頃，初期硬結と所属リンパ節の無痛性腫脹を生じる．初期硬結は口唇次いで扁桃に生じやすい．増大するとびらん，潰瘍を

形成する．潰瘍は辺縁が堤防状に隆起し，潰瘍面には豚脂様の被苔が認められる．この潰瘍は約3週間で自然に消退する（☞カラー口絵，付図21）．

　2）第2期では感染約3か月で梅毒スピロヘータは血中に移行し，全身に血行性感染を起こす．全身の皮膚には梅毒疹（バラ疹）が出現し，発熱，頭痛，関節痛をきたす．口唇，頬，口蓋，舌などの粘膜に境界明瞭な紅斑を生じる．これは2～3週間で自然に消退し，次いで丘疹性梅毒が生じる．この丘疹は小豆大から大豆大の境界明らかな形の銅紅色を呈する硬い浸潤である．口角部に梅毒性丘疹が形成されると，丘疹の中心部は亀裂を生じ，口角びらん症となる．

　3）第3期は感染後約3年で発症する．増殖性炎（ゴム腫）の形をとる．口蓋では骨を破壊して口蓋穿孔をきたす．

　4）第4期は感染後10～15年に発症する脊髄癆，脳梅毒であり，稀に口唇，頬，舌などの穿孔性潰瘍，顎骨の壊死，歯牙の脱落をきたすことがある．

〔治療〕　抗菌剤の投与が行われる．

10　サルコイドーシス sarcoidosis

　類上皮細胞，巨細胞よりなる非壊死性の肉芽腫形成を特徴とする全身性の疾患で，類肉腫症ともいう．免疫異常による疾患と考えられている．発生頻度は人口10万対1～2で，好発部位は胸部，眼，皮膚など口腔領域における頻度は極めて少なく（2.8％），口腔での発生は口唇，口蓋，頬粘膜，歯肉，舌の順である．女性に多く，地理的には北に多く，南に少ない．

〔症状〕　口腔粘膜下に帽針頭大からくるみ大の孤立性，あるいは集簇性の弾性軟，弾性硬の腫瘤ないし硬結を触れる．表面は平滑か，やや隆起する．自発痛，圧痛はない．色は白濁部，赤色部が混在するのが特徴である．非常に緩慢に増大し，経過は長い．白血球，リンパ球の減少，血清グロブリンの増加，ツベルクリン反応の陰性化がある．

　Kveim反応は本症の特異診断法である．

〔治療〕　口腔内限局性のものは摘出，全身的にはステロイド投与を行う．

11　重金属による口腔病変

　水銀，蒼鉛，鉛などの重金属あるいはその製剤の使用，接触などにより，金属中毒として口腔粘膜への金属塩の沈着，粘膜の炎症がみられることがあったが，最近では公害規制，環境保全の実施が進み，金属塩中毒による疾患は非常に稀となってきた．

1. 水銀中毒性口内炎 mercurial stomatitis

　水銀製剤の使用者にみられ，特に有機水銀中毒は水俣病として有名である．
　〔症状〕　歯肉の腫脹，びらんおよび潰瘍，歯肉出血，歯槽骨壊疽を生じ，歯牙脱落，流涎，顎下リンパ節の腫脹を認める．全身的には不眠，頭痛，心臓障害を伴うことがある．

2. 鉛中毒性口内炎 saturnine stomatitis

　鉛を取り扱う職業の人に発症する．慢性の鉛中毒では歯肉縁に黒褐色の着色（毛細血管内細胞，組織球への硫化鉛の沈着・鉛縁）がみられ，鉛中毒の初期症状として重要である．
　口内炎と舌苔形成，金属性味覚を生じ，全身的には頭痛，不快感，食欲不振，貧血，脱力感，四肢の神経炎の発作がある．口内炎を生じる場合は急性中毒に限る．しかし鉛中毒でも鉛縁を欠くものもある（20～40％）．

12　血液病にみられる口腔病変

　白血病，顆粒球減少症，悪性貧血，再生不良性貧血，萎黄病，無カタラーゼ症などではしばしば口内炎症状を伴う．時には口腔症状が初発症状となって現れ，また疾患の種類によって独特な口腔所見を示すものもある．

> **Side Memo**
> **血友病の口腔内出血**
> 　血友病（83％は血友病 A）では口腔粘膜損傷による出血，抜歯後出血がみられる．抜歯に際しては第Ⅷ因子あるいは第Ⅸ因子製剤による補充療法が必要となる．血中因子レベルを20～30％に上昇させて抜歯などの外科処置を行う．

1. 白血病 leukemia
　歯肉の浮腫性腫脹，歯肉出血，歯牙挺出感，歯痛があり，病状が進行すると，口腔粘膜の潰瘍，壊死がみられる．歯肉出血は急性白血病患者の 17.7 %，慢性白血病では 4.4 %はみられる．

2. 顆粒球減少症 agranulocytosis
　突然の高熱と顆粒白血球の減少をきたし，口腔では強度の発赤，浮腫を伴う歯肉炎（☞カラー口絵，付図 6），潰瘍性口内炎，壊疽性口内炎を生じる．

3. 鉄欠乏性貧血 iron defficiency anemia
　高度の貧血になると舌乳頭が萎縮し，舌が平滑化する．舌は発赤し，知覚過敏を訴える．口腔粘膜の萎縮が咽頭，食道に及ぶと狭窄感，嚥下困難が生じる．このような上部消化器症状と低色素性貧血のあるものを Plummer-Vinson 症候群という．

4. 悪性貧血 pernicious anemia
　胃液内因子の欠如，低下により，食品中の B_{12} の腸管吸収が低下した結果起こる B_{12} 欠乏症で，舌乳頭萎縮と舌炎が生じる（Hunter 舌炎，☞p.220）．

5. 再生不良性貧血 aplastic anemia
　強度の貧血，白血球減少，出血傾向とともに口腔では歯肉の出血性壊死，口腔粘膜の潰瘍がみられる．

6. 無カタラーゼ症 acatalasis
　1951 年高原によって発見され，血液および組織中のカタラーゼを欠如する不完全劣性遺伝性疾患で，歯肉炎から始まり，歯肉の潰瘍性炎，壊疽性炎となり，小児では水癌に発展する．顎骨に波及すると腐骨を生じ，歯牙動揺，脱落をきたすこともある．

13　歯肉増殖症・肥大症 gingival hyperplasia / hypertropia

1. ヒダントイン（フェニトイン）歯肉増殖症 gingival hyperplasia due to hydantoin（☞カラー口絵，付図 18）
　〔原因〕　抗てんかん薬であるフェニトイン（Aleviatin）などのヒダントイン系製

剤を連用する場合に副作用として，歯肉に増殖性炎が生じ，歯肉が肥厚，増殖することがある．

　ヒダントイン服用者の約60％に発症し，10〜20歳に多い．本症の発生にはヒダントイン服用期間というよりも服用量が関係が深く，連日0.3gずつ服用した場合は約1か月以内に歯肉増殖が起こるといわれている．多毛症，性的早熟を伴うことが多い．

　〔症状〕　歯肉の増殖は歯に接する歯肉のみに生じ，抜歯した後の歯のない歯肉とか，その他の口腔粘膜には増殖はみられない．歯肉には発赤などの循環異常を示す炎症所見は少なく，組織学的には粘膜下結合組織の増殖が強い．歯肉増殖は前歯部の歯間乳頭部に始まり，次第に歯肉縁全体に拡がり，増殖が強度になると肥大した歯肉によってそれぞれの歯軸が傾斜し，歯が開離し，さらには歯冠が覆われてしまう．ヒダントイン歯肉増殖症では，疼痛を伴わないので，症状が強くなるまで放置されていることが多い．二次的な炎症や歯周ポケットの滲出を呈する場合は，歯垢，歯石の除去，歯周ポケットの洗浄を行う．

　ヒダントイン投与を中止すると進行は止まるが，治癒することは少ないので，歯肉切除術を行う．充分な歯の清掃によって局所を清潔に保ち，増殖の再発を抑制する．

2. ニフェジピン歯肉増殖症 gingival hypertropia due to nifedipine

　一連のカルシウム拮抗薬は，その副作用として歯肉増殖を起こすことが知られている．循環器系治療薬ニフェジピンによっても歯肉増殖が起こり，休薬により改善へ向かう．

3. シクロホスファミド歯肉増殖症 gingival hypertropia due to cyclophosphamide

　免疫抑制剤，抗腫瘍剤シクロホスファミドによる歯肉増殖症も知られている．いずれも症状はヒダントインによるものと同様である．

4. 歯肉線維腫症 gingival fibromatosis （☞ p.252，Side Memo）

14　水疱性疾患

1. 天疱瘡 pemphigus

　上皮細胞の相互の連絡が失われて，上皮内に裂隙または水疱の形成される疾患で，次の3型がある．

A. **尋常性天疱瘡** pemphigus vulgaris（☞カラー口絵，付図20）

皮膚では突然水疱が生じるが，口腔粘膜では水疱の時期は観察されず，出血しやすい鮮紅色のびらんを形成する．びらんの辺縁部に水疱の表皮が薄く付着していることもある．歯肉，口唇，頰粘膜，舌に生じ，口内炎の症状を呈し，口臭と強い痛みを伴う．口腔粘膜は好発部で本症の30％が口腔に初発する．皮膚では表在性水疱を多発し，破れてびらんを生じ，血漿蛋白が漏出し，低蛋白質，電解質減少，栄養失調をきたし，治療を行わなければ死に至る疾患である．Nicolsky現象陽性，Tzank試験で腫大した上皮細胞が認められる．

B. **増殖性天疱瘡** pemphigus vegetans

皮疹に先行して口腔粘膜にびらんを生じるが，出血傾向は少ない．口腔粘膜のどこにでも生じ，びらんの辺縁部に白色の表皮が認められ，塗抹標本で好酸球を多数認めることが特徴である．血清漏出は少なく尋常性天疱瘡に比して予後がよい．

C. **落葉性天疱瘡** pemphigus foliaceus

口腔粘膜に初発病変として生じることはない．皮膚に生じた天疱瘡の経過中に，一過性に口腔粘膜病変を生じるといわれている．

〔治療〕 尋常性天疱瘡では血漿蛋白漏出が強度のため補液，栄養補給を行う．また二次感染の予防のため抗菌剤投与，さらにステロイドの投与を行う．口腔内病変に対しては刺激性食品の摂取を避け，清掃を行う．

2. **類天疱瘡** pemphigoid

臨床症状は天疱瘡に似ているが，組織学的に有棘細胞間結合の消失（acantholysis）を示さず，表皮下に水疱を形成する慢性疾患である．類天疱瘡には粘膜類天疱瘡と水疱性類天疱瘡があるが，口腔には前者が多い．

粘膜類天疱瘡は口腔粘膜に次いで眼の変化が初発する場合が多い．すなわちカタル性結膜炎，ないし粘膜下水疱形成がみられる．口腔では大豆大までの水疱が形成されるが，破れて有痛性潰瘍を生じる．潰瘍は治療後，瘢痕，癒着を生じるのが特徴である（瘢痕性類天疱瘡 cicatrical pemphigoid）．瘢痕形成のために小舌症，小口症を生じ，あるいは失明することもある．ステロイドの全身投与，抗菌剤が有効なことがある．

3. **ジューリング疱疹状皮膚炎** dermatitis herpetiformis Duhring

皮疹に次いで粘膜疹（8％）が生じる．皮膚では炎症性潮紅の上に膨疹，水疱を形成する．口腔粘膜では，舌の先端，側縁，頰粘膜，口唇にアフタ様病変を形成するが，瘢痕は残さない．しばしば小脳の形態および機能異常とか内臓悪性腫瘍と関係があるといわれ，また妊娠時にも発生する．典型的な皮疹によって診断される．

ステロイドの内服，抗菌剤の投与を行う．

4. 先天性表皮水疱症 epidermolysis bullosa hereditaria

機械的刺激によって皮膚，粘膜に水疱のできやすい先天性遺伝性疾患で，単純性と栄養障害性がある．単純性では口腔の水疱は稀で（2％），症状も軽く，瘢痕を残さない．栄養障害性には劣性遺伝性と優性遺伝性があり，皮膚，粘膜の他に爪，歯にも異常を生じる．栄養障害性の口腔粘膜症状は哺乳刺激あるいは食物の機械的刺激により，舌，時には口蓋，頰粘膜，口唇に水疱を生じ，直ちにびらん・潰瘍を形成，瘢痕，萎縮を残す．舌では乳頭萎縮し，平滑舌あるいは小舌となり，言語障害を生じることがある．

咽頭，喉頭，食道などの粘膜も侵され，瘢痕，萎縮のため狭窄をきたすこともある．歯列不正，エナメル質の減形成などがみられる．

〔治療〕 機械的刺激を避ける．二次感染の防止に努める．

15 疱疹ウイルス感染症

1. 単純性疱疹 herpes simplex （☞カラー口絵，付図 7）

〔原因〕 疱疹ウイルス感染により生じるが，このウイルスは広く分布し，全人口の75％が血中に特異抗体を有するといわれている．抗体の存在にもかかわらず，再発性に発症することから，ストレス，熱性疾患，消化器障害などが誘因となると考えられる．

〔症状〕 皮膚粘膜移行部，すなわち口腔領域では口唇部に集簇性に発生する小水疱が特徴である（口唇ヘルペス）．水疱は初期には透明であるが，後に混濁して小膿疱となる．7～10日で，紅斑，褐色の色素沈着を残して治癒する．自覚的には，かゆみ，軽い痛みを伴う．四肢体幹の皮膚に水疱を生じることもある．所属リンパ節は有痛性に腫脹する．

〔治療〕 特効的なものはないが，10日位で自然治癒する．抗ウイルス剤の軟膏の塗布は症状の軽減に有効である．

2. 帯状疱疹 herpes zoster （☞カラー口絵，付図 15，16，17）

〔原因〕 水痘に罹患して varicella-zoster virus に対する抗体をもっているものが，ウイルスの再感染を受けて発生する病変と考えられている．成人，高齢者に発生する

ことが多い．老齢に伴う免疫の低下が発病の大きな要因となる．

〔症状〕　前駆症状として神経痛様の疼痛，発熱がある．顎・口腔領域では三叉神経の支配領域の皮膚，粘膜に小水疱が，散在性に帯状に出現し，強い疼痛を伴う．自発痛，飲食物による刺激痛も強い．水疱の周囲には紅暈があり，膿疱化することもあるが，破裂後，拡大癒合してびらんを生じる．皮膚のびらんは痂皮を形成して数週後に治癒するが，口腔粘膜ではびらんは黄白色の偽膜で覆われ治癒する．罹患部位は侵される三叉神経の枝によって異なり，第1枝では前頭部，上眼瞼部，第2枝では頰部，上口唇，口蓋，第3枝では耳前部，下顎部，下口唇，舌などである．病変は片側性に現れ，正中線を越えて反対側に及ぶことはない．皮膚粘膜症状の軽快後，帯状疱疹後神経痛（post herpetic neuralgia）を生じることがある．

〔治療〕　鎮痛剤，ビタミン B_{12}，抗ウイルス剤，免疫グロブリン製剤の投与を行う．

3. 手足口病 hand, foot and mouth disease

Coxakie ウイルス A16（稀に A5, A9），エンテロウイルス E71 の感染により生じる急性伝染病で，家族間で流行する．2～5日間の潜伏期間の後，有痛性の口腔粘膜の水疱や潰瘍，手足の発疹・水疱を生じる．全身症状は少ない．

口腔粘膜，舌の水疱は短期間に破れてアフタに似た潰瘍となる．手足の皮膚（特に肘・膝）に紅斑，水疱，びらんを生じる．紅斑・水疱は刺すような痛みを伴う．約10日間で自然治癒する．家畜にみられる口蹄病とは異なる．

16　口腔粘膜，皮膚病変を合併する疾患

1. ベーチェット病 Behçet's disease （☞カラー口絵，付図11）

①口腔粘膜の再発性アフタ，②再発性前房蓄膿性ぶどう膜炎，③皮膚の結節性紅斑，血栓性静脈炎，④外陰部潰瘍の4徴候を主症状とし，それに関節，胃腸，稀に神経系，血管系の炎症性病変を伴う全身性疾患で，慢性再発性に青壮年，男子に好発する．原因不明の疾患である．ぶどう膜炎と，それ以外の症状のうち2症状を伴うものを不全型という．

〔症状〕　口腔粘膜の再発性アフタが初発症状となることが多い．アフタは本症に必発の症状であり，アフタのないベーチェット病はないといってよい．しかし口腔アフタについて，ベーチェットのアフタか他のアフタであるかを区別すること（☞p.201）は困難で，ベーチェットの他の症状が出現して初めて診断が確定する．

ぶどう膜炎は本症診断に重要な症状である．眼症状の出現する以前に，頭痛，発熱，めまいなどが出現することもある．ぶどう膜炎の再発を繰り返していると視力が低下し失明することもある．

外陰部では陰嚢あるいは大小陰唇などに1～2個の膿疱，次いで潰瘍が形成される．潰瘍は境界鮮明で深く，接触痛が強い．多くは数個で治癒するが再発性である．顔面などにも出現し，圧痛を伴うが，数日で消退する．また皮下に索状の硬結を伴う移動性静脈炎を生じる．

その他，関節痛，関節の腫脹，腹痛，下痢などの消化器症状が約半数にみられる．それに中枢神経症状（neuro Behçet），血管症状（cardio Behçet）などがある．症状の発現は口腔粘膜，皮膚，外陰部，眼の順といわれ，症状が完全にそろうまでには1～2年の経過がある．

〔治療〕　原因不明のため的確な療法はない．ステロイドの不用意な投与は避けるべきである．非ステロイド系消炎剤，抗ヒスタミン剤，抗プラスミン剤の投与を行う．口腔粘膜のアフタにはステロイドの入った軟膏の塗布を行う．

2. ライター症候群 Reiter's syndrome

関節炎，尿道炎，結膜炎を3徴候とし，時に皮膚，粘膜に角化症，紅斑を生じる疾患である．わが国では稀とされている．発熱をもって急激に発症し，関節の強い疼痛と腫脹，化膿性結膜炎，化膿性尿道炎を発症する．頬粘膜，口蓋に直径1～10 mmの円形の白い線条でかこまれた赤い斑点を生じるが，潰瘍，瘢痕を作らないのが特徴である．

3. 多形滲出性紅斑 erythema exsudativum multiforme

原因としては薬物中毒，細菌，リケッチア，ウイルスなどの感染，アレルギーが考えられ，白血病，放射線療法，潰瘍性腸炎などに誘発されることもある．皮膚の滲出性炎症のため，発疹性の紅斑を生じるが，特発性と症候性があり，口腔に病変を生じるのは症候性である．薬物中毒時に生ずる点状，斑紋状の紅斑を薬疹（drug rash）という．

症候性は全身の皮膚だけでなく，粘膜にも紅斑以外に水疱，丘疹を生じ，皮膚粘膜眼症候群，正確には多形滲出性紅斑症候群と呼ばれる．口腔粘膜では，口唇，頬粘膜，舌に黄白色アフタ様潰瘍を生じ，特に口唇のびらんは出血しやすく，黒い痂皮を作るのが特徴である．重症になると口唇は浮腫性に腫脹し，口腔粘膜全体に腫脹，びらんが生じ，疼痛，流涎，口臭，顎下リンパ節の有痛性腫脹を生じる．眼結膜，外陰部などにもびらん性変化を生じる．

症候性多形滲出性紅斑では全身症状も強く，高熱，頭痛，関節痛，摂食困難，腹痛，下痢などを生じる．

〔治療〕 ステロイドの投与を行う．感染症の症状を伴うが，本症の要因が薬剤である場合があるので，抗菌剤，消炎剤，鎮痛剤などの投与には充分注意を必要とする．

4. 扁平（紅色）苔癬 lichen planus (ruber)（☞カラー口絵，付図 19）

〔原因〕 表皮基底細胞に対する T 細胞性の自己免疫反応が生じるために起こると考えられているが，はっきりした原因は不明である．降圧剤，血管拡張剤などの服用者に多い．局所的には義歯とか，金属冠が刺激となることがある．女性にやや多く，50〜60 歳代に好発する．元来は皮膚の赤紫色の丘疹を特徴とする疾患であるが，口腔粘膜にも組織学的に皮膚の扁平苔癬と似た病変を生じる．皮膚に病変がなく，口腔粘膜にのみ症状のみられる場合は**口腔粘膜扁平苔癬**（oral lichen planus: OLP）という．

〔症状〕 口腔粘膜の乳白色の細いレース状の線状白斑が特徴である．白斑は数条のものから網目状に広範囲に拡がるもの，時には円形，半円形の輪状を呈する．白斑の原因は角化異常が生じるためで，白斑はやや硬いが，隆起は認められない．粘膜には発赤，潮紅，びらんを認めることもある．軽症では自覚症状はないが，びらん，潰瘍があれば飲食物に対する刺激痛がある．好発部位は頬粘膜（80〜90％），次いで下口唇，舌である．口唇の病変には特徴があり，鮮紅色の紅斑部の上皮が萎縮をきたす結果，出血しやすく，黄色の被苔や血痂を形成する．舌背では境界明瞭な多数の白斑を生じ，次第に拡大して舌背全体を覆い，舌乳頭は消失し扁平に盛り上がる．

扁平苔癬の経過は長く，特に口腔粘膜の病変は治癒しにくい．網目状の苔癬は比較的治癒しやすいが，白斑状のものは治癒しにくい．扁平苔癬の悪性化は 1〜3％といわれるが，この点については問題が多い．

〔治療〕 原因不明のため的確な治療法はないが，ビタミン A，C，B_{12} などが使用されている．びらん，潰瘍型にはステロイド軟膏の使用も行われるが，再発しやすい．

5. 紅斑性狼瘡 lupus erythematodes

本症には全身性紅斑性狼瘡（全身性エリテマトーデス：SLE）と限局性の慢性円板状紅斑性狼瘡がある．遺伝性の抗体産生能の異常を基盤とし，これに種々の要因（感染，妊娠，薬物，精神的ストレス）が加わって発症し，血中に抗核抗体をはじめとする自己抗体が証明されるので自己免疫疾患と考えられている．

SLE は若い女性に罹患率が高く，高熱，頭痛，胸痛，関節痛など，急性の多発性の漿膜炎の症状を呈し，皮膚では鼻を中心に両頬に紅斑が蝶形に生じるのが特徴である．紅斑はさらに四肢，体幹にも生じる．さらに貧血，腎障害，心筋障害，中枢神経

症状，眼症状が現れ，増悪してくる．口腔粘膜に初発する頻度は少ないが（3％），急性増悪時に点状出血を伴う発赤，水疱，びらん，潰瘍を生じる．好発部位は硬口蓋であるが，口唇，頬粘膜にもみられ，口腔全体に拡がり，口内炎の所見を呈することもある．

慢性円板状紅斑性狼瘡では一般に全身症状を欠く．顔面，皮膚の角化の亢進を伴う境界鮮明な紅斑とともに，口腔粘膜では白板症に類似する症状がみられる．これは毛細血管拡張のみられる発赤部の表皮の萎縮，角化異常のためである．時には，浅い潰瘍を作ることがある．(☞カラー口絵，付図22)．口唇の病巣が長く存在すると悪性化し口唇癌を生じることもある．

SLEでは抗核抗体，LE細胞の出現，赤血球，白血球，血小板などの減少，赤沈の亢進，γ-グロブリン増加，尿蛋白陽性などがあるが，口腔粘膜病変のみでは診断は困難なことが多く，鼻背をはさみ対称性に拡がる中顔面の皮膚の潮紅（蝶形紅斑，顔面紅斑）が重要な参考となる．

〔治療〕 ビタミンB_6，B_{12}を投与，口腔粘膜病変に対してはステロイド軟膏の塗布を行う．

17 白板症 leukoplakia

白板症とは粘膜の角化異常に基づく限局性の白斑で，粘膜表面から隆起しないもの，疣状，乳頭状に隆起するもの，びらんを呈するものがある．

白斑の形は多くは不定形で，大きさも様々で，白斑が癒合して粘膜面に広く拡がるものもある．特発性白板症と症候性白板症があり，特発性は先天的，遺伝的に生じるもので，極めて稀である．

口腔粘膜の白斑の大部分は症候性白板症であり，歯牙の鋭縁，義歯などの刺激による白板症，タバコの慢性刺激によるニコチン性白色角化症などがある．また種々の皮膚粘膜疾患の部分症状として，口腔粘膜の角化異常をきたし，白色の病変を生じる場合もあるが，この場合は粘膜以外の皮膚に特有の病変が現れる．

口腔内における慢性刺激が原因となる白板症は口腔粘膜のみに限局し，組織学的に角化層のみの増殖で，粘膜固有層には特別の変化のないのが特徴である．角化層における過角化症（hyperkeratosis），棘細胞症（acanthosis）などの変化は前癌状態である場合もある．しかし白板症のすべてが前癌状態にあるわけでなく，悪性化の頻度は約10％といわれる．

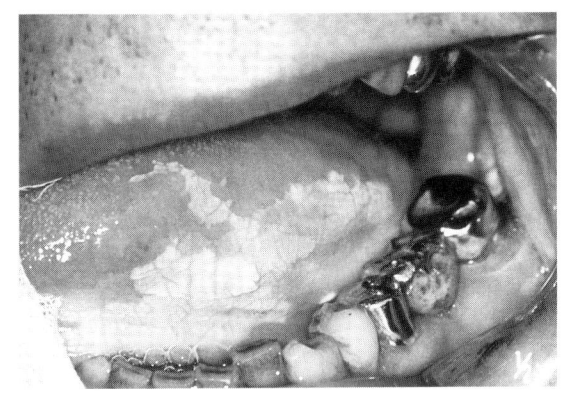

図10-1 白板症（舌縁）

　悪性化を疑わせる白板症の特徴は，①白斑の表面が疣状ないし乳頭状のもの，②表面に潰瘍を生じるものである．
　WHO の病型分類として，均一型（homogenous type）と不均一型（non-homogenous type）に分けられる．
　白板症は組織学的に 4 段階に分けられる．
　　第 1 期：上皮の単純な肥厚，可逆的変化
　　第 2 期：角化層，顆粒細胞層の増殖，白色角化症
　　第 3 期：角化層増殖，有棘細胞の増殖
　　第 4 期：有棘細胞の異型性，分裂の増加
　〔治療〕　特発性では特に治療を必要とせず，症候性では刺激を除去，ビタミン A の 1 日 10 万単位投与，あるいは外科的切除を行う．

18　口唇の病変

1. 肉芽腫性口唇炎 cheilitis granulomatosa

　思春期以後の男性に多い．わが国では典型的なものは少ない．原因は不明であるが，口腔領域の慢性炎症性刺激，歯根膿瘍，歯肉炎，扁桃炎，さらに遠隔部位の炎症病巣が誘因となり病巣感染性に生じると考えられる．
　〔症状〕　口唇の片側に無痛性の浮腫性腫脹を生じ，拡大して他側に及び，弾力性の硬い巨大口唇となる．表面は軽い発赤のみで，びらん，角化，痂皮などは認められな

い．圧痛はなく圧痕も生じない．口唇と同じような腫脹が舌（glossitis granulomatosa），口蓋，頰粘膜の他に，顎，眼瞼，四肢の皮膚，肛門に生じる．組織学的にはリンパ浮腫を示し，肉芽腫性炎症（リンパ結節性，プラズマ細胞性，類上皮細胞性）をきたす．

〔治療〕 口腔内慢性病巣の除去が有効なことがある．抗菌剤の投与，ステロイドを使用する．

2. 湿疹性口唇炎 cheilitis eczematosa（☞カラー口絵，付図8）

湿疹は皮膚に広範囲に生じるが，口唇のみに限局するものは接触性皮膚炎に属するもので，接触性口唇炎という．

〔原因〕 化粧品，特に口紅が原因となることが多く，含まれているエオジン，ローダミン，サフラニン，アニリンなどの色素剤あるいは溶媒剤，香料などが抗原となり，口唇アレルギー反応を起こすためと考えられる．マニキュア，白髪染のクリーム，パイプ，義歯，稀に歯磨剤なども抗原となる．

〔症状〕 原因となる化粧品，薬品などとの接触により突発的に発症する．口唇は発赤，腫脹し，いわゆる巨大口唇となり，表層粘膜の落屑を伴うのが特徴である．滲出の強い場合は小水疱が形成される．慢性経過をたどる時は口唇の乾燥，亀裂が生じる．

〔治療〕 原因の除去が重要である．ステロイドの局所塗布あるいは全身投与を行う．

3. 腺性口唇炎 cheilitis glandularis

多くは下口唇に生じる唾液腺の増殖性あるいは炎症性の病変である．

1）単純性腺性口唇炎（非炎症性）

小唾液腺増殖のために下口唇粘膜に帽針頭大，赤紫色の膨隆が生じ，中央で陥凹

Side Memo

前癌病変としての白板症

1）**紅色肥厚症** erythroplasia Queyrat
頰粘膜，舌，口唇粘膜に境界明瞭な表面平滑，時に小顆粒状の赤褐色斑を生じる．

2）**ボウエン病** morbus Bowen
口唇，頰粘膜，口蓋に灰白色，乳頭状あるいは疣状の隆起した白斑を生じる．皮膚のBowen病に比べ，口腔粘膜では悪性で癌化する．組織学的には紅色肥厚症とBowen病は区別しにくく，いずれも有棘細胞の配列は不規則，細胞核の大小もみられる．

3）**口腔粘膜乳頭腫症** oral florid papillomatosis
口腔粘膜に生じる多発性，融合性の乳頭腫で，臨床的に癌が疑われるが，組織学的には悪性化はない．頰粘膜，口蓋粘膜および歯肉に大小の乳頭状，疣状の粘膜増殖がみられ，表面は灰白色を呈する．外科的切除によっても急速に再発増殖する．

し，粘液が排出する．重症では口唇全体が腫大する．
　2）化膿性腺性口唇炎
　粘液腺の炎症で，膿性分泌物があり，潰瘍，痂皮，瘢痕を形成し巨大口唇となる．
　〔治療〕単純性腺性口唇炎では局所の消毒のみであるが，化膿性のものでは抗菌剤，ステロイドの外用あるいは全身投与を行う．悪化の徴候があれば外科的に切除する．

4. 剥脱性口唇炎 cheilitis exfoliativa

　口唇の落屑，痂皮形成を主徴とする病変で，独立疾患であるか，他の病変の部分症状であるか不明である．
　〔症状〕口唇粘膜の落屑を主とする軽症型と，びらんを主とする重症型がある．前者は小さい鱗屑が相次いで生じ慢性に経過する．重症型では鱗屑が大きく，剥離した後にびらんを生じ出血しやすく，難治性である．
　〔治療〕原因不明のため治療困難である．軽症型にはグリセリン，ワセリン塗布，重症型にはステロイドを使用する．

5. 口角びらん症 angular cheilitis, angular fissures

　口角炎，口角亀裂，口角潰瘍ともいう．栄養失調，全身衰弱，高熱性疾患，ビタミンB₂群の欠乏，シェーグレン症候群などが誘因となり，口角に限局する炎症が生じる．カンジダが原因となることもある．
　〔症状〕口角部の皮膚，粘膜の発赤，亀裂，痂皮がみられ，開口時に容易に亀裂を生じ出血しやすい．開口時に痛みが強い．2〜3週で治癒するが，再発しやすい．
　〔治療〕誘因となる疾患の治癒，局所的には抗菌剤，ステロイド軟膏の塗布を行う．カンジダ症では抗真菌剤を用いる．

19　舌の病変

　舌の表面は舌乳頭によって覆われているため表面粗糙である．糸状乳頭（papillae filiformes）は点状の微細な突起物で舌背に広く存在している．茸状乳頭（pp. fungiformes）は直径0.5〜1.0 mmの円形の乳頭で，糸状乳頭の間に散在し，上皮は角化しないため赤色を呈する．有郭乳頭（pp. vallatae）は舌根部に近い舌分界溝に沿って，7〜8個散在する直径2 mm前後の大きな乳頭である．葉状乳頭（pp. foliatae）は舌根部の側面にあり，大小数個の短径1 mm，長さ3〜5 mm位の皺状の乳頭で鮮紅色

を呈している．この乳頭にはリンパ組織が存在し，舌扁桃と呼ばれ，ワルダイエル扁桃輪（Waldeyer's tonsillar ring）の一部を構成する．

患者が偶然に正常範囲の葉状乳頭あるいは肥大した舌扁桃を見つけて病的異常ではないかと心配し，診察を依頼することがある．

舌乳頭，特に糸状乳頭は消化器疾患，熱性疾患，その他代謝異常などの場合，角化異常を起こし，上皮が増殖して灰白色を呈して，いわゆる舌苔を形成する．舌苔は微生物，剝落上皮，粘液，食物残渣などからなり，食品やタバコの色素，細菌の色素が沈着すると黄褐色，黒褐色，黒色を呈する．舌苔は軽度の場合は自覚症状はなく経過する場合も多いが，舌苔の多い場合は舌の粗糙感，味覚異常を訴えることもある．

1. Hunter 舌炎（Moeller-Hunter 舌炎）
悪性貧血にみられる舌病変で，舌乳頭の萎縮と発赤，舌の平滑化がみられる．舌の灼熱感，刺激痛がある．治療としては口腔清掃，ビタミン B_{12} の投与を行う．

2. 正中菱形舌炎 median rhomboid glossitis（☞p.67）

3. 地図状舌 geographic tongue（☞カラー口絵，付図 24）
舌表面に円形ないし類円形の境界明瞭な斑状模様が出現し，さらに融合して不整形の地図状を呈する．斑状部の上皮は落屑して赤色を呈する．幼児，若い女性に多く，地図状模様は日によって変化する．自覚症状はほとんどない．原因は不明であるが，滲出性体質，アレルギー体質，ビタミン欠乏症，あるいは精神的因子も関係するといわれる．的確な治療法はない．

4. 皺状舌（溝状舌） fissured tongue（☞p.68）

5. 苺状舌 strawberry tongue
猩紅熱の発疹期に茸状乳頭が発赤，腫脹して，あたかも苺状を呈することがある．

6. 黒毛舌 black hairy tongue，**毛舌** hairy tongue
糸状乳頭の角質増生のため乳頭が著しく延長し，これに食物の残渣，微生物，タバコなどの色素が沈着して，黒い毛の生えたような外観を呈する．乳頭の長さは 2 cm 以上に達することもあり，舌背の後部，中央部に生じやすい．色素沈着の少ない場合は褐色，黄色を呈し，毛舌（hairy tongue）という．

〔原因〕 抗菌剤の内服，口腔内使用，ステロイドの投与により口腔内の細菌叢が変

動（菌交代現象）することが誘因となる．また慢性の胃腸障害，糖尿病，腎障害などが関係することもある．

〔治療〕　誘因の排除と口腔内清掃，ビタミンB群の投与を行う．

7. 平滑舌 bald tongue（☞カラー口絵，付図26）

舌乳頭の萎縮のため，舌表面が平滑にみえるもので，老人性萎縮，シェーグレン症候群にみられる．悪性貧血，ニコチン酸欠乏では舌表面は乳頭の萎縮とともに赤色を呈し，赤色舌あるいはSandwich bald tongueという．

〔参　考〕

口囲皮膚炎

　1）**舌なめずり皮膚炎** lick dermatitis

　アトピー素因を有する小児にみられるもので，口唇周囲の舌でなめられる範囲に境界明瞭な，淡褐色のざらざらした変化を生じる．

　2）**口囲皮膚炎** perioral dermatitis，**酒さ様皮膚炎** rosacea-like dermatitis

　主としてステロイド軟膏の副作用として，中年の女性に好発する．口の周囲の境界明瞭な，毛細血管拡張を根底に有する炎症性の潮紅で，丘疹，膿疱が混在する．ステロイドないし配合剤による接触性皮膚炎とは異なる．

　3）**咬唇癖，弄舌癖，吸指癖**

　口腔の前方でみられる吸癖，咬癖，弄癖のそれぞれ代表的なもので，もてあそぶ唇・指の皮膚の変化，前歯部歯列の開咬を起こす．

20　HIV/AIDSと口腔

ヒト免疫不全ウイルス（HIV: human immunodeficiency virus）は，ヒトに後天性免疫不全症候群（AIDS: acquired immunodeficiency syndrome）を引き起こす病原体であり，HIV感染後，数年から20年経過後AIDSが発症する．主な感染経路としては，性交などによる性的感染，注射器の使い回し等による血液感染，母子感染があげられる．感染初期には，全身倦怠感や発熱などカゼに近い症状だが，AIDS期では日和見感染，肺炎，カポジ肉腫や悪性リンパ腫等により最終的には死に至る．

HIV 感染症においては，口腔に早い時期から関連病変が現れる．
- カンジダ症：HIV 感染症において最も頻繁に観察される症状の一つであり，HIV 感染症の初発症状として診断に重要である．
- ウイルス感染症：HIV 感染者ではヘルペス性口内炎，口唇ヘルペスも比較的多く認める．一般健康人と比較して治癒しにくい．
- 毛状白板症：EB ウイルスの活性化と関連すると考えられている舌の白色病変．免疫抑制の早期指標となる．
- カポジ肉腫：AIDS の診断を意味する．口蓋及び歯肉に好発する（☞カラー口絵，付図 13，14）．
- 悪性リンパ腫：稀に歯肉，口蓋等の口腔内に発生する．
- 口腔乾燥：唾液分泌の低下により，口腔乾燥症状が発生する．
- 帯状歯肉紅斑：歯肉辺縁に沿って 2 mm 程度の発赤が起こる．一般健康人にはあまり見られない非典型的歯肉炎．

口腔症状は HIV 感染と病態の進展の指標になるため，これらの口腔症状に留意する必要がある．

11章
顎・口腔の囊胞
Cyst of the Jaw and Oral cavity

1　歯原性囊胞 odontogenic cyst

1. **含歯性囊胞** dentigerous cyst, **濾胞性歯囊胞** follicular dental cyst（図11-1, 11-2B, 11-4D）

　歯胚またはこれと関係のある上皮組織から発生する囊胞で，歯冠形成過程中のエナメル上皮の変性により生じるもので，囊胞壁に種々の程度に発育した歯冠を認めるのが特徴である．濾胞性歯囊胞とも呼ばれている．歯と囊胞壁の位置関係により中心性含歯性囊胞，側方性含歯性囊胞，囲繞性含歯性囊胞に分類される．発生頻度としては中心性含歯性囊胞が最も多い．

　好発部位は上顎犬歯，小臼歯部，下顎大臼歯部である．

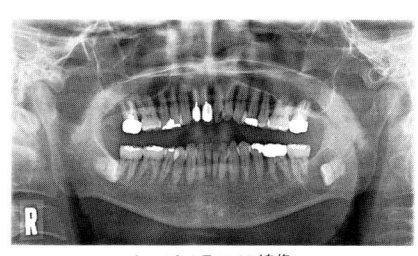

A. パノラマX線像　　　　　　　　　　B. CT像

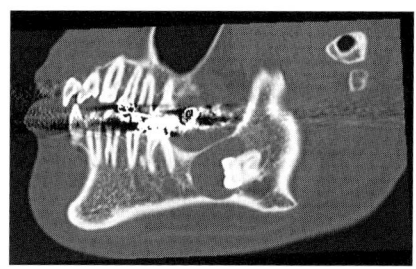

図 11-1　濾胞性歯囊胞

症状としては顎骨の徐々に増大する無痛性膨隆，顔面の非対称がみられる．顎骨表面は菲薄となり，羊皮紙音を発し，波動を触れることもある．原因歯が囊胞内に含まれて萌出してこないため歯数が不足する．また囊胞による圧迫のため歯列不正が生じたり，囊胞隣接歯の歯根吸収のために歯牙動揺がみられる．Noonan症候群では濾胞性歯囊胞が多発性に生じる．

X線所見では歯根を欠如する未萌出歯を含む境界明瞭な単房性の透過像がみられる（図11-2B, 11-4D）．

囊胞壁は薄い重層扁平上皮で覆われ，内容液は黄色漿液性でもある．

治療法としては外科的摘出手術を行う．

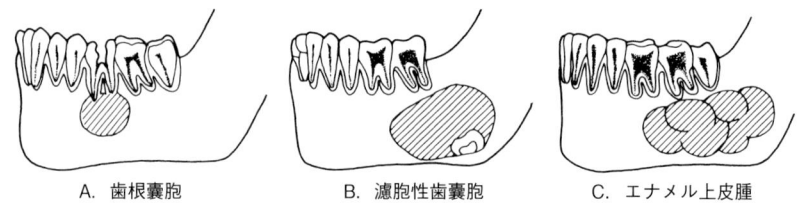

A. 歯根囊胞　　B. 濾胞性歯囊胞　　C. エナメル上皮腫

図11-2　囊胞，エナメル上皮腫のX線像

Side Memo

発生部位による囊胞の分類
1. 顎骨部に発生する囊胞
   A. 歯に由来する囊胞（歯原性囊胞）
      歯根囊胞
      濾胞性歯囊胞：含歯性，原始性（無歯性，単純性），多房性，多発性囊胞
      石灰化歯原性囊胞
   B. 歯に由来しない囊胞
      顔裂性囊胞：正中囊胞（上顎，下顎），球状上顎囊胞，鼻歯槽囊胞，鼻口蓋囊胞
         （切歯管囊胞，口蓋乳頭囊胞）
      単純性骨囊胞（外傷性骨囊胞）
      脈瘤性骨囊胞
      術後性頰部（副鼻腔）囊胞
      静止性骨空洞（囊胞）
2. 口腔軟組織に発生する囊胞
      粘液囊胞（粘液瘤，唾液停滞囊胞，ガマ腫）
      類皮囊胞，類表皮囊胞
      歯肉囊胞
      鰓囊胞
      甲状舌管囊胞

原始性嚢胞（primordial cyst）：歯冠形成期以前に星状網から発生したものでは嚢胞壁に歯冠を認めない．これを原始性嚢胞という．下顎第3大臼歯部に多い．

2. 萌出嚢胞 eruption cyst

萌出中の乳歯，稀に永久歯に関係して生じる．粘膜下組織で組織液または血液が萌出期歯牙の歯冠周囲に貯留するもので，歯槽頂に限局性の浮腫性腫脹を生じる．嚢胞内容が血液の時は紫色，濃青色を呈し，萌出血腫（eruption haematoma）と呼ばれる．原因は不明．歯の萌出によって自然に消失する．

3. 新生児の歯肉，口蓋嚢胞 gingival and palatal cyst of newborn infants

新生児の硬・軟口蓋移行部の口蓋縫線に生じる白色，黄色の小結節ないし小嚢で，生後1か月以内に消失する．嚢胞というよりも胎生期に生じる口蓋癒合部の上皮残留でエプスタイン真珠（Epstein's pearls），Bohn's nodules といわれる．このような上皮真珠は新生児の歯肉にもみられることがある．

4. 側根嚢胞 lateral paradental cyst，歯肉嚢胞 gingival cyst

成人の下顎犬歯，小臼歯部に生じる稀な嚢胞である．歯根膜に生じ歯肉に拡がるものは歯肉嚢胞という．智歯遠心のものはホフラート歯周嚢胞という．

5. 角化性石灰化歯原性嚢胞 keratinizing and calcifying odontogenic cyst

稀な嚢胞で嚢胞壁の上皮に壊死，石灰化がみられる．特にエナメル上皮に似た基底細胞の内層に好酸性の大型の細胞（ghost cell）が出現し，この細胞に石灰化がみられることが特徴である．上皮の角化の著明なこともある．下顎に多く，歯槽骨内に生じ，発生頻度は年齢，性には関係がない．石灰化歯原性嚢胞と同じものかも知れない．

6. 歯根嚢胞 radicular cyst（図11-2A，11-3）

顎骨内に生じる嚢胞では最も発現頻度の高いもので，う蝕，歯牙外傷などによる歯根膜の炎症が原因となる．すなわち歯髄腔の炎症が根尖部歯根膜に波及し，慢性経過

Side Memo

コレステリン結晶

動物脂肪の不鹼化物質で，嚢胞壁細胞代謝産物として生成され，針状結晶を示す．嚢胞液中では微細な光沢顆粒として観察される．光顕的には嚢胞壁の組織内に針状構造としてみられる．

をたどると歯根肉芽腫（radicular granuloma）が生じる．この肉芽組織内のMalassezの残存上皮が増殖し囊胞を形成する．囊胞壁は扁平上皮で内被され，組織球，リンパ球，形質細胞，ラッセル（Russell）小体，コレステリン結晶，ときに異物巨細胞などがみられる．内容液は帯黄色透明で，コレステリン結晶を含むことがある．

囊胞が小さいものではしばしば無症状に経過，X線検査によって偶然に発見されることが多い．X線所見では歯槽骨内の円形のX線透過像の中に原因歯の歯根尖が突出しているのが特徴である．しかし根尖が吸収され歯根が短くなっていることもある．また囊胞壁は歯根膜に移行しているため，X線所見で囊胞腔が無髄歯の歯根膜腔に移

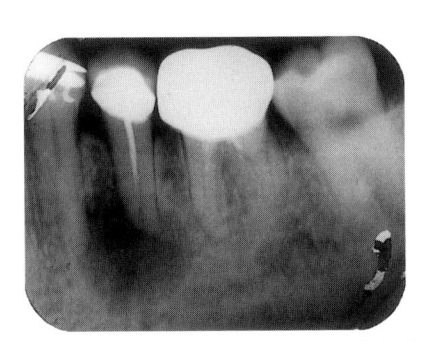

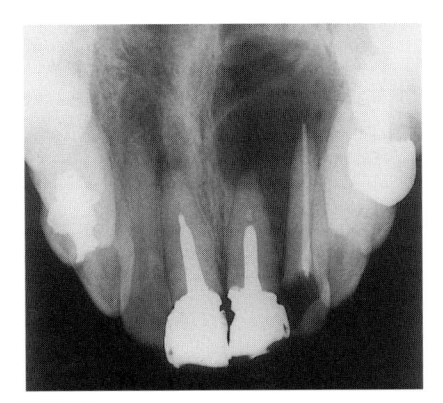

図11-3　歯根囊胞

Side Memo

各種の顎骨囊胞のX線像の特徴を示すと図11-4のようである．

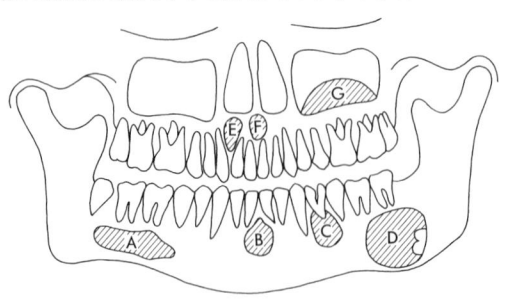

図11-4　各種囊胞のX線像（パノラマX線像）
A：孤立性骨囊胞　　B：下顎正中囊胞　　C：歯根囊胞
D：濾胞性歯囊胞　　E：球状上顎囊胞　　F：上顎正中囊胞
G：上顎洞粘液囊胞

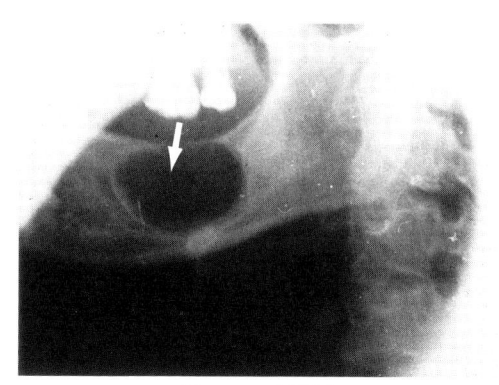

図 11-5 残留囊胞

行していることが，他の囊胞との鑑別点ともなる．
　囊胞が大きくなると顎骨の膨隆，歯槽骨の吸収，歯根の吸収が生じ，歯牙の動揺がみられる．しばしば二次感染を生じ，歯槽膿瘍，歯肉瘻（内歯瘻）を作る．
　治療法としては，囊胞の小さい場合には歯根管を通してのドレナージ（根管治療）を行う．大豆大以上のものに対しては囊胞摘出術（歯根尖切除術）を行う．さらに大きく歯の動揺を伴うものでは原因歯を抜歯しなければならない．原因歯の抜歯後も顎骨内に囊胞の残留することがあり，これは残留囊胞（residual cyst）という（図11-5）．

2　非歯原性囊胞 non-odontogenic cyst

　顎骨は胎生期に中鼻突起，上顎突起，球状突起，下顎突起などの癒合によって形成されるが，諸突起の癒合部に上皮が迷入，残遺することがある．この迷入上皮から発生する囊胞を**顔裂性囊胞**（fissural cyst，図11-6）といい，次のものがある．
（現在のWHOの分類では鼻口蓋管囊胞と鼻歯槽囊胞をあげ，顔裂性囊胞を除外している．）

1．球状上顎囊胞 globulomaxillary cyst（図11-4E，11-6C，11-7）

　球状突起と上顎突起の癒合部に発生するもので，上顎の側切歯と犬歯の間に生じる．発生頻度は少なく，顎囊胞の3％以下で，性差はない．
　発生学的には顎間骨顎骨囊胞と呼ばれる．ほとんど無症状に経過し，X線検査で偶然に発見されることが多い．X線所見では上顎側切歯と犬歯の歯根の間に逆西洋梨型

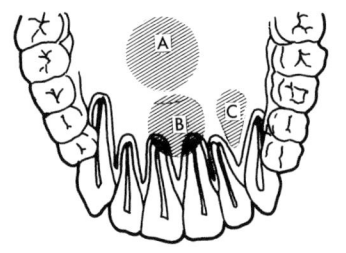

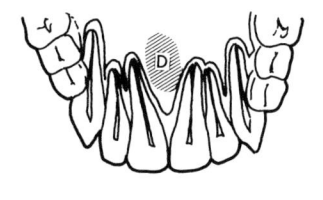

図 11-6　上顎顔裂性囊胞
A：正中口蓋囊胞　　B：鼻口蓋管囊胞
C：球状上顎囊胞　　D：正中歯槽骨囊胞

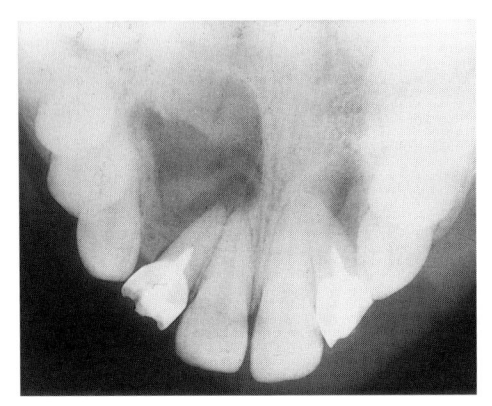

図 11-7　球状上顎囊胞

の境界明瞭な透過像を認め，側切歯，犬歯の歯根が囊胞のため圧迫され離開する．囊胞壁は重層扁平上皮，線毛上皮で内被されている．
　増大傾向があれば隣在歯歯根の損傷を避けて摘出する．

2. 鼻歯槽囊胞 nasoalveolar cyst, nasolabial cyst

　Klestadt 囊胞とも呼ばれ，球状突起，側鼻突起，上顎突起の癒合部，すなわち鼻翼の基底部に近く生じる．骨内に存在せず，粘膜下に生じるため顔面皮膚の腫脹，鼻腔底の膨隆をきたす．間欠的な痛みを伴うことがある．女性に多い（75 %）．

3. 鼻口蓋管囊胞 nasopalatine duct cyst（図 11-6B, 11-8）

　切歯管囊胞（incisive canal cyst）と口蓋乳頭囊胞（cyst of the palatine papilla）を含めて鼻口蓋管囊胞という．切歯管内に残遺した胎生期上皮から生じる．この囊胞の

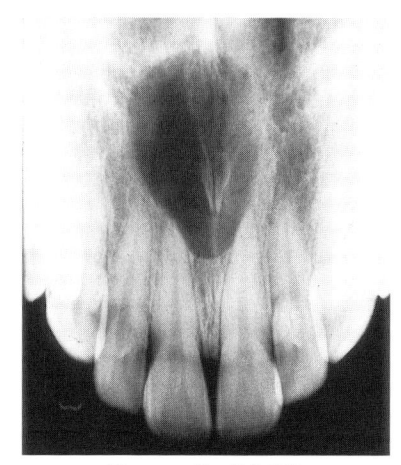

図 11-8　鼻口蓋管囊胞　　　　　　図 11-9　正中口蓋囊胞

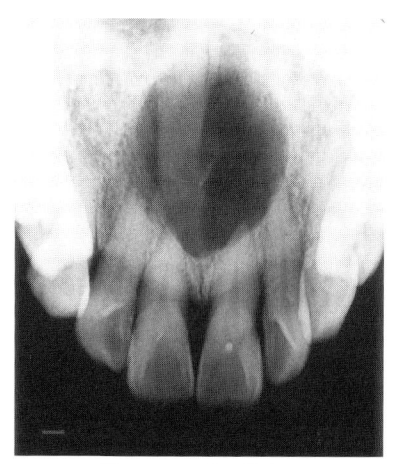

　40％は無症状に経過するので発見されないこともある．残遺上皮から生じる囊胞としては頻度の高いもので，100人に1人発生するといわれる．性差はないが，40〜60歳以上に多い．
　症状としては口蓋前方の無痛性の腫脹に始まり，X線所見で上顎前方の正中に円形，卵円形の透過像として認められる．しかし直径が0.6 cm以下のものは切歯管と区別できない．X線検査によって偶然に見つかることが多い．囊胞は歯根より後方に離れて発生するので歯根離開はない．囊胞壁は重層扁平上皮，移行上皮，円柱上皮，線毛上皮，サイコロ形上皮よりなる．内容液は淡黄色，粘稠である．

4. 上顎正中囊胞 median maxillary cyst（図 11-4F）

　上顎骨の正中縫合部の残遺上皮より発生する囊胞で，硬口蓋正中部に生じる正中口蓋囊胞（median palatine cyst，図 11-6A，11-9）と球状突起縫合部である歯槽突起正中に生じる正中歯槽骨囊胞（median alveolar cyst，図 11-6D）がある．いずれも発育は非常に緩慢である．X線所見では正中口蓋囊胞は上顎小臼歯部から大臼歯部に及ぶ正中部に境界明瞭な円形，楕円形の透過像を示し，正中歯槽骨囊胞は両側中切歯歯根部の正中部に，楕円形の透過像と囊胞の圧迫による歯根の離開が認められる．正中口蓋囊胞は歯根と離れているため歯根離開は認められない．囊胞壁は扁平上皮で内被され，淡黄色の内容液を有する．治療法としては外科的摘出を行う．

5. 下顎正中囊胞 median mandibular cyst（図11-4B）

　下顎正中部に生じる囊胞で，残遺上皮から発生するという説と埋伏過剰歯の歯胚から生じるという説がある．多くは臨床症状を現さずX線検査によって境界明瞭な透過像として発現することが多い．稀に骨の膨隆をきたすことがある．囊胞壁は重層扁平上皮で構成される．下顎中切歯根尖部に生じ，切歯歯根を側方に圧迫するため歯根の彎曲，歯の傾斜がみられる．

3　口底，頸部の囊胞

1. 舌前部囊胞 anterior lingual cyst
　舌前部正中に類上皮囊胞として生じる稀なものである．

2. 類表皮囊胞，類皮囊胞 epidermoid cyst, dermoid cyst（図11-10, 11-11）
　外胚葉の迷入によって生じるもので，囊胞壁に表皮と皮膚付属器が存在するものを類皮囊胞といい，表皮のみで構成されるものを類表皮囊胞と呼ぶ．口腔領域で類表皮囊胞が多く，主として口底に生じるが，稀に顎骨内，頰部，口唇，舌などにみられる．発生部位によって正中囊胞と側囊胞があり，正中に生じるものが多い．正中囊胞には顎舌骨筋の上方に生じる舌下型と，下方に生じるオトガイ下型がある．発生頻度は舌下型が多い（2倍）．男女差はない．好発年齢は20歳代であるが，これは囊胞が次第に大きくなって，この年齢に達して症状が著明になるためである．

　〔症状〕　無痛性の境界明瞭な粘土様の腫瘤として触れる．舌下型では口腔底正中部

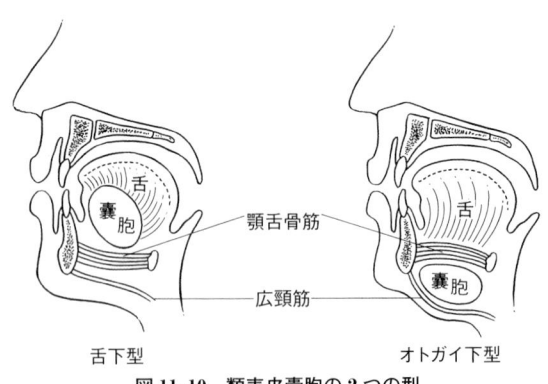

図11-10　類表皮囊胞の2つの型

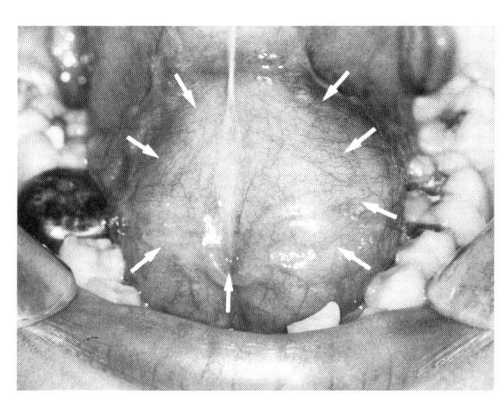

舌下型　　　　　　　　　　　　　オトガイ下型
図11-11　類表皮嚢胞

に半球状の膨隆を生じ，大きくなると二重舌を呈する（図11-11）．発音障害，咀嚼障害をきたす．被覆粘膜は厚く正常色調を示す．オトガイ下型ではオトガイ下部に腫瘤を生じ，口底の膨隆はない．口底以外の頬部，口唇，舌，顎骨内などに生じた場合はそれぞれの部に無痛性の腫瘤を生じる．

腫瘤には活動性がなく，軟泥様感があるのが特徴である．嚢胞内容は白色から黄褐色泥状であるが，時に液性のこともある．本嚢胞とガマ腫との鑑別は波動性の有無，被覆粘膜の色調の差による．ガマ腫では粘膜が非常に薄く，青紫色にみえる．またガマ腫は片側性に生じる．

オトガイ下型では正中頸嚢胞，リンパ節腫大と鑑別する必要がある．

〔治療〕　舌下型は口腔内より，オトガイ下型はオトガイ下部より摘出する．

3. 甲状舌管嚢胞 thyroglossal duct cyst（図11-12）

胎生期の甲状舌管の残遺上皮から発生する嚢胞で，甲状腺と舌盲孔の間に生じる．約80％は舌下部の正中に生じるので正中頸嚢胞というが，舌根部，口底に生じることもある．小児期に発見されることが多い．

頸部の正中に波動性をもつ腫瘤として生じることが多いが，舌根部のものでは舌が挙上される．

自然に破れて正中頸瘻を作り（15～30％），しばしば二次感染を伴う．嚢胞壁は重層扁平上皮，時に円柱上皮，線毛上皮で内被される．

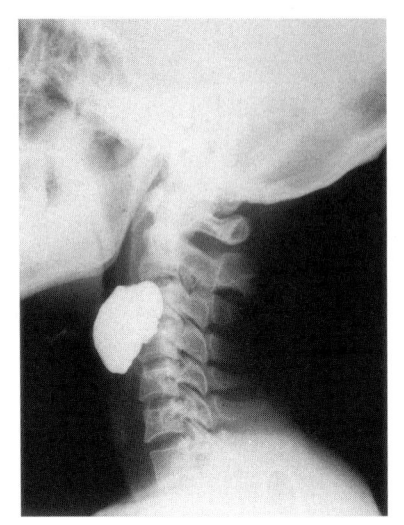

図 11-12　甲状舌管囊胞（造影像）　　　　　図 11-13　鰓原囊胞

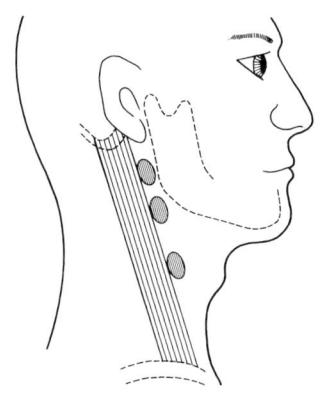

治療法としては摘出術を行う．

4. 鰓（原）囊胞 branchial cyst（図 11-13）

　胎生期の鰓溝裂の残遺上皮より生じる囊胞で，側頸部，胸鎖乳突筋前縁部に生じ，側頸囊胞とも呼ばれる．時には上頸部，口腔底，耳下部などに生じることもある．第2，第3，第4鰓弓の閉鎖不全で鰓弓裂が生じることもある．鰓囊胞はリンパ上皮性囊胞（lymphoepitherial cyst）とも呼ばれ，リンパ節に迷入した唾液腺上皮から生じるもので，乳頭状囊胞リンパ腫と同じ起源とも考えられている．瘻孔を形成するものは先天性側頸瘻といわれる．

　この囊胞は30歳代に発見し，性差はない．直径3〜4 cmの無痛性波動性のある腫瘤で，周囲組織との癒着はない．囊胞壁は重層扁平上皮で構成され，上皮下にリンパ組織の発達が著明である．ごく稀に壁の一部が癌化することが知られており，頸部に触知される腫瘤が長い経過の後に急激に増大する場合は注意が必要である．鑑別診断を要するものに囊胞性滑液囊胞，リンパ節炎，リンパ腫などがある．

　治療は全摘出を行う．

4 顎の偽嚢胞

　脈瘤性骨嚢胞（aneurysmal bone cyst）と孤立性骨嚢胞（solitary bone cyst）とは1992年のWHOの歯原性腫瘍の分類では非腫瘍性骨病変 non-neoplastic bone lesions の項に分類されている．

1. 脈瘤性骨嚢胞 aneurysmal bone cyst
　動静脈瘤あるいは骨髄内血腫が原因と考えられ，長管骨，脊髄骨に多いが，稀に顎骨，特に下顎骨に生じる．嚢胞壁には上皮が認められないので，真の意味の嚢胞とはいえない．一般に若年者に多く，しばしば外傷の既往歴をもつ．性差はない．軟らかい風船状の膨隆を生じる．脈瘤性骨嚢胞と巨細胞肉芽腫とはいずれも外傷などの刺激に対する組織反応の結果として生じるもので，血行が保たれている時は，脈瘤性骨嚢胞となり，遮断されている時は，巨細胞肉芽腫になるといわれている．
　X線所見では蜂窩状の透過像がみられる．大小の拡張した血管腔には血液が溜まっている．嚢胞壁は線維性組織からなり，各種の巨細胞が存在する．

2. 孤立性骨嚢胞 solitary bone cyst（☞図11-4A）
　出血性骨嚢胞（hemorrhagic bone cyst），外傷性骨嚢胞（traumatic bone cyst），単純性骨嚢胞（simple bone cyst）と呼ばれるもので，長管骨に多く，顎骨には稀である．長管骨では上腕骨，大腿骨に多い．
　顎骨では下顎骨に多く，10～20歳代の男性に多い．好発部位は下顎の大臼歯部である．
　原因は不明な点が多いが，外傷により生じた骨内血腫の器質化，液化によって生じるのではないかと考えられたこともあった．外傷に原因するとすれば，最も外傷の頻度の高い脛骨には全くといってよいほどみられないことから外傷説は疑われている．しかし約60％は外傷の既往があるといわれる．
　X線像では境界明瞭な不正円形の透過像を示すが，顎骨の膨隆は少ないか全くない．自・他覚症状は少なく顎骨のX線検査で偶然に発見されることが多い．

3. 静止性骨空洞 static bone cavity
　真の意味の嚢胞ではなく，顎骨の発育異常によって生じたと考えられるX線透過像を示す嚢胞様のものである．顔面動脈が下顎骨縁を通過する部位に一致してみられることが多い．大きさは1～2cmで下顎下縁に開口しているような所見もある．一方

下顎骨の中に限局した X 線所見を呈する例では，顎下腺の発育形成の際に下顎骨の顎下腺窩が深くなり，下顎骨が菲薄となって生じた透過像と考えられる．発現は女性に多く，平均年齢は 57 歳といわれる．

5 貯留囊胞 retention cyst

1. 粘液囊胞 mucocele（図 11-14）

口腔粘膜下に散在する粘液腺（小唾液腺）の導管が外傷あるいは炎症によって閉塞されて，腺内に粘液が貯留して囊胞を形成する．好発部位は口唇，頰粘膜，特に下口唇に生じやすい．舌下部に生じるものは Blandin-Nuhn 腺囊胞と呼ばれる（図 11-15）．

症状としては，粘膜面に境界明瞭な無痛性，半球状，軟らかい腫瘤を生じ，大きいものでは波動を触れる．囊胞壁が薄いため半透明，青紫色にみえる．自然に破れて一時的に縮小することもあるが再発しやすい．

治療は囊胞摘出術を行う．粘膜腺を含めて摘出する．またレーザーを用いる開窓法も有効である．穿刺，切開により囊胞を消失させる方法は成功せず，再発をみる．

2. ガマ腫 ranula（図 11-16）

舌下腺，顎下腺の導管（Wharton 管）の閉塞あるいは狭窄が原因となる貯留囊胞で，口底が膨隆してガマの喉頭囊に似るため，この名称がある．

〔症状〕舌下部の片側性に，稀に両側性に，長円形，半球状の軟らかい膨隆として生じ，大きくなると正中を越えて拡がり，また舌を挙上し，舌運動障害をきたす．被覆粘膜は薄く内容液が透視できるため青紫色を呈する．内容液は無色透明で粘稠な粘液（唾液）である．

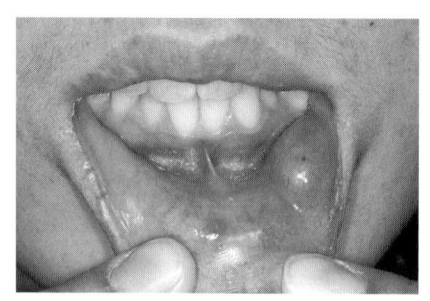

図 11-14　下口唇粘液囊胞

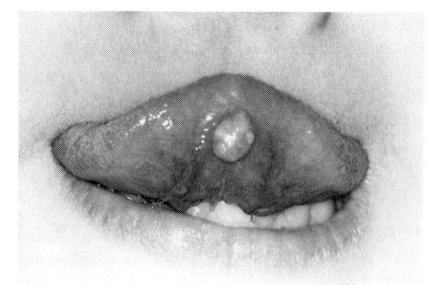

図 11-15　Blandin-Nuhn 腺囊胞

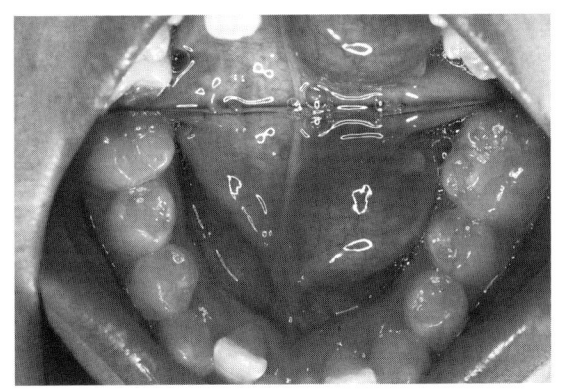

図 11-16 ガマ腫

〔治療〕 囊胞摘出を行うが囊胞壁が薄く破れやすい．囊胞壁を取り残すと再発することがある．内容液を吸引後，囊胞内に硬化剤を注入したり，ガーゼをつめ，囊胞壁を確認しながら摘出する．顎舌骨筋の下方にも進展する顎下型ガマ腫では，顎下部からの圧迫療法を併用する．

3. 上顎洞粘液囊胞 mucocele of the maxillary sinus （☞図 11-4）

上顎洞底粘膜は球状に膨隆し，粘液貯留囊胞と考えられる．自覚症状を欠きX線検査で偶然に見つかることが多い．自然消失することもあるので，鼻閉などの症状がなければ特に治療の必要はない．臼歯部歯根尖または歯周病変の存在が原因と考えられることもある．

6 術後性上顎（頰部）囊胞 postoperative maxillary cyst （図 11-17）

副鼻腔炎の根治手術後，数年あるいは数十年を経て，同部の瘢痕組織内に生じる囊

Side Memo

顎骨囊胞（5914 例）**の発生頻度**（%）（WHO，1972-1981）
歯根囊胞 58.7，残留囊胞 12.0，歯原性角化囊胞 5.4，濾胞性歯囊胞 18.6，側根囊胞 0.8，鼻口蓋囊胞 3.5，上顎正中囊胞 0.05，脈瘤性骨囊胞 0.05，外傷性骨囊胞 0.5，非特異性囊胞 0.1．

胞で，上顎洞内に拡がっていることが多い．本囊胞は久保（1927）が最初に術後性頰部囊腫として記載し，以後この名称が広く用いられていたが最近では術後性上顎囊胞と呼ばれている．原因としては手術後に残留した洞粘膜からの発生，残存粘液腺からの貯留囊胞あるいは手術創内の凝血に由来する外傷性囊胞などが考えられる．囊胞壁は円柱上皮，線毛上皮，重層扁平上皮などで構成される．

症状としては頰部，歯槽基底部，後臼歯部などの腫脹，異和感，疼痛，歯痛を伴うこともある．腫脹には波動を認めることが多く，穿刺により暗褐色，黄褐色ないし黄白色の粘稠な内容液を認める．この内容液の色調と粘稠性があることが本囊胞の特徴である．囊胞が大きくなると歯槽骨，歯根吸収のための上顎臼歯の動揺が生じる．

単純X線所見では片側（患側の）上顎洞部の不透過像を認め，CT画像で上顎洞粘膜の肥厚，上顎洞内の軟部陰影，骨壁の部分的な消失傷などを認める．

治療法としては上顎洞根治手術を行う．近年は副鼻腔炎に対する鼻内視鏡手術の普及により発生のリスクは低くなりつつある．

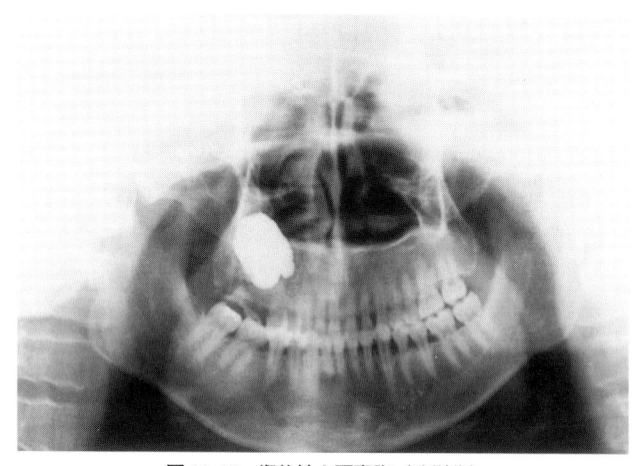

図11-17 術後性上顎囊胞（造影像）

12章
顎・口腔の腫瘍
Tumor of the Jaw and Oral Cavity

　口腔には歯の組織に由来する特殊な腫瘍と，癌・肉腫などのように身体他部のものと同じ組織型の腫瘍が生じる．前者を歯原性腫瘍（歯系腫瘍 odontogenic tumor）という．

1　歯原性腫瘍 odontogenic tumor

　歯を形成する組織が，その分化の過程に異常増殖を起こして発生する腫瘍である．歯は発生学的に外胚葉と中胚葉から形成されるので，歯原性腫瘍には上皮性の腫瘍と非上皮性の腫瘍があり，さらに両胚葉組織からなる混合腫瘍がある．歯原性腫瘍は一般に良性であるが，稀に悪性のものもある．
　歯原性腫瘍には種々の分類があるが，一般には腫瘍の組織型によって分類される．WHO 2005年の分類は表12-1のようになっている．
　歯原性腫瘍の臨床的特徴
　1）**歯原性腫瘍の発生頻度**：上皮性腫瘍ではエナメル上皮腫が圧倒的に多い．非上皮性腫瘍では歯牙腫が多い．各歯原性腫瘍の発生頻度は調査者によって異なるが，1例として1986年から10年間，わが国の口腔外科診療施設151施設について調査した三村ら（1998）の発生頻度を表12-2に示す．
　2）**緩慢な発育**：歯原性腫瘍の発生は歯の原基の分化の初期段階に始まると考え

表 12-1 WHO による歯原性腫瘍の新分類 (2005)

悪性腫瘍　MALIGNANT TUMOURS

歯原性癌腫　Odontogenic carcinoma
転移性（悪性）エナメル上皮腫　　Metastasizing (malignant) ameloblastoma
エナメル上皮癌–原発型　　Ameloblastic carcinoma-primary type
エナメル上皮癌–二次型（脱分化型），骨内性　　Ameloblastic carcinoma-secondary type (dedifferentiated), intraosseous
エナメル上皮癌–二次型（脱分化型），周辺性　　Ameloblastic carcinoma-secondary type (dedifferentiated), peripheral
原発性骨内扁平上皮癌–充実型　　Primary intraosseous squamous cell carcinoma, solid type
角化嚢胞性歯原性腫瘍に由来する原発性骨内扁平上皮癌　　Primary intraosseous squamous cell carcinoma derived from keratocystic odontogenic cysts
歯原性嚢胞に由来する原発性扁平上皮癌　　Primary intraosseous squamous cell carcinoma derived from odontogenic cysts
歯原性明細胞癌　　Clear cell odontogenic carcinoma
歯原性幻影細胞癌　　Ghost cell odontogenic carcinoma
歯原性肉腫　Odontgenic sarcomas
エナメル上皮線維肉腫　　Ameloblastic fibrosarcoma
エナメル上皮線維象牙質肉腫および線維歯牙肉腫　　Ameloblastic fibrodentino-and fibro-odontosarcoma

良性腫瘍　BENIGN TUMOURS

歯原性上皮で成熟した線維性間質を伴い，歯原性外胚葉性間葉組織を伴わないもの
Odontogenic epithelium with mature, fibrous stroma without odontogenic ectomesenchyme
エナメル上皮腫　充実性／多嚢胞性　　Ameloblastoma, solid / multicystic type
エナメル上皮腫　骨外性／周辺性　　Ameloblastoma, extraosseous / peripheral type
エナメル上皮腫　類腱型　　Ameloblastoma, desmoplastic type
エナメル上皮腫　単嚢胞型　　Ameloblastoma, unicystic type
歯原性扁平上皮腫　　Squamous odontogenic tumour
歯原性石灰化上皮腫　　Calcifying epithelial odontogenic tumour
腺様歯原性腫瘍　　Adenomatoid odontogenic tumour
角化嚢胞性歯原性腫瘍　　Keratocystic odontogenic tumour
歯原性上皮で歯原性外胚葉性間葉組織を伴い，硬組織形成をみるもの，あるいはみないもの
Odontogenic epithelium with odontogenic ectomesenchyme with or without hard tissue formation
エナメル上皮線維腫　　Ameloblastic fibroma
エナメル上皮線維象牙質腫　　Ameloblastic fibrodentinoma
エナメル上皮線維歯牙腫　　Ameloblastic fibro-odontoma
歯牙腫（複雑型）　　Odontoma, complex type
歯牙腫（集合型）　　Odontoma, compound type
歯牙エナメル上皮腫　　Odontoameloblastoma
石灰化嚢胞性歯原性腫瘍　　Calcifying cystic odontogenic tumour
象牙質形成性幻影細胞腫瘍　　Dentinogenic ghost cell tumour
間葉性あるいは歯原性外胚葉性間葉組織で，歯原性上皮をみるもの，あるいはみないもの
Mesenchyme and/or odontogenic ectomesenchyme with or without odontogenic epithelium
歯原性線維腫　　Odontogenic fibroma
歯原性粘液腫／粘液線維腫　　Odontogenic myxoma/myxofibroma
セメント芽細胞腫　　Cementoblastoma
骨関連病変　Bone-related lesions
骨形成線維腫　　Ossifying fibroma
線維性異形成症　　Fibrous dysplasia
骨性異形成症　　Osseous dysplasia
中心性巨細胞病変（肉芽腫）　　Central giant cell lesion (granuloma)
ケルビズム　　Cherubism
脈瘤性骨嚢胞　　Aneurysmal bone cyst
単純性骨嚢胞　　Simple bone cyst

その他の腫瘍　OTHER TUMOURS

小児の黒色性神経外胚葉性腫瘍　　Melanotic neuroectodermal tumour of infancy

表 12-2 歯原性腫瘍 5222 例の組織診別発生頻度

WHO コード	疾 患 名	総 数
1.1.1.1	Ameloblastoma	1996
1.1.1.2	Squamous odontogenic tumor	5
1.1.1.3	Calcifying epithelial odontogenic tumor	30
1.1.1.4	Clear cell odontogenic tumor	3
1.1.2.1	Ameloblastic fibroma	53
1.1.2.2	Ameloblastic fibrodentinoma and ameloblastic fibro-odontoma	50
1.1.2.3	Odontoameloblastoma	10
1.1.2.4	Adenomatoid odontogenic tumor	77
1.1.2.5	Calcifying odontogenic cyst	123
1.1.2.6	Complex odontoma	799
1.1.2.7	Compound fibroma	1162
1.1.3.1	Odontogenic fibroma	131
1.1.3.2	Myxoma (Odontogenic myxoma)	124
1.1.3.3	Benign cementoblastoma	444
その他		167
1.1. 小計		5174
1.2.1.1	Malignant ameloblastoma	19
1.2.1.2	Primary intraosseous carcinoma	17
1.2.1.3	Malignant variants of other odontogenic epithelial tumor	2
1.2.1.4	Malignant changes in odontogenic cysts	3
1.2.2.1	Ameloblastic fibrosarcoma	5
1.2.2.2	Ameloblastic fibrodentinosarcoma and ameloblastic fibro-odontosarcoma	0
1.2.3.	Odontogenic carcinosarcoma	1
その他		1
1.2. 小計		48
TOTAL		5222

(三村 保：日本における歯原性腫瘍の発生状況に関する疫学的研究, 1998)

られる．歯の原基の分化は乳歯では胎生期に始まり永久歯でも胎生期ないし乳幼児期に始まることから，歯原性腫瘍の発生はごく早期と考えてよい．しかし腫瘍が臨床症状を現してくるのは青年期，あるいは成人になってからのことが多く，これは腫瘍の発育が非常に緩慢なことを示すものである．しかし腫瘍の症状が現れるまでの期間は腫瘍の種類，部位によって異なる．顎骨内の中心部から発生するものでは顎骨の膨隆が現れるまでに長期間を要するが，歯槽骨に生じるものでは，比較的小さい腫瘍でも早く発見されることが多い．

3) **顎骨の膨隆**：顎骨内部に発生することが多く，発育するにつれて顎骨内部から表面に向かって増大し，顎骨の硬い膨隆をきたし，さらに顎顔面の膨隆をきたす．腫瘍のため骨吸収が起こると骨皮質は菲薄となり，触診にて羊皮紙様感を呈する．顎骨の膨隆に患者自身気づいても，無痛性に経過するので，膨隆という症状が発現しても必ずしもすぐに受診するとは限らない．

腫瘍が大きくなると顎骨痛を生じることがある．顎骨の膨隆は少ないが，顎骨痛の出現のため X 線検査で発見されることもある．歯肉，顎，顔面の皮膚の変色，熱感は通常認められない．上皮性腫瘍のエナメル上皮腫では歯肉，口腔粘膜の顆粒状，結節状膨隆が生じることがある．

4）**歯数の不足**：正常であれば歯として完成されるべき歯の歯胚に由来する腫瘍であるため，腫瘍の原因となった歯の欠損がみられる．ただし過剰歯の歯胚から発生した場合には歯の不足はない．

5）**独特な X 線所見**：顎骨の膨隆は伴わない．あるいは歯肉，口腔粘膜の腫脹を伴わないような小さい歯原性腫瘍は X 線像上で偶然に発見されることも多い．X 線像では X 線透過像を示す嚢胞型（エナメル上皮腫，粘液腫など）と X 線不透過像を示す充実型（歯牙腫，歯原性石灰化上皮腫など）がある．いずれも境界明瞭な円形，類円形の像として認められる．

6）良性腫瘍が圧倒的多数を占める．転移はほとんどない．悪性のもの（悪性エナメル上皮腫など）は，極めて少数である．

7）治療法としては腫瘍組織の完全摘出術で充分であるが，腫瘍が大きく摘出後の顎骨骨質が欠損するものでは，骨移植を必要とする．

1. 良性腫瘍

A. **エナメル上皮腫** ameloblastoma（図 12-1 ～ 12-4，p.224，図 11-2C）

歯胚上皮すなわちエナメル上皮に由来する腫瘍で，ほうろう上皮腫（adamantinoma）とも呼ばれる．腫瘍組織（上皮）の結合組織内への浸潤がみられるが組織学的には良性である．歯原性上皮性腫瘍の中でも最も発現頻度が高い．摘出手術後の再発もかなり多い．臨床では，10 ～ 40 歳代に約 80 ～ 90 ％ が発見されるという報告がある．

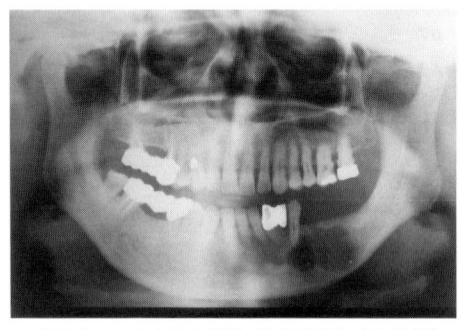

図 12-1　エナメル上皮腫（左臼歯部）（65 歳男）

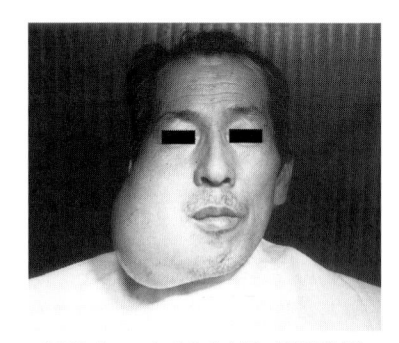

図 12-2　エナメル上皮腫（顔貌所見）

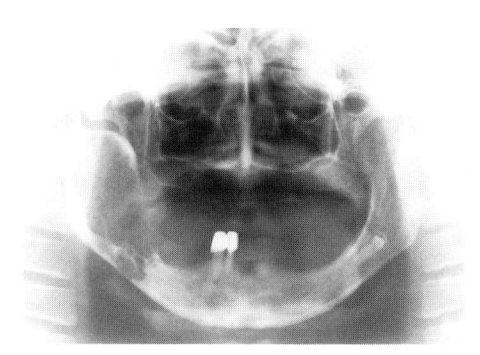

1 歯原性腫瘍 *241*

図 12-3 エナメル上皮腫（右下顎角・下顎枝） 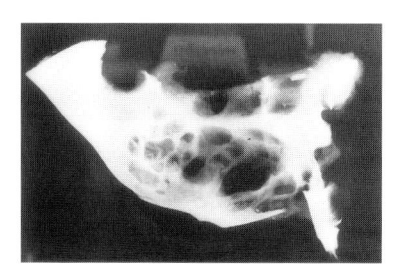　　図 12-4 エナメル上皮腫（摘出顎骨）

エナメル上皮腫の 80 % 以上が下顎に発生する．下顎における好発部位は顎角部を含む大臼歯部から下顎枝（70 %），小臼歯部（20 %），切歯部（10 %）である．
　〔**症状**〕 腫瘍が小さい初期には無症状に経過するが，ある程度の大きさに達すると顎骨の膨隆が現れる．顎骨の膨隆として認められる大きさは，腫瘍の発生部位によって異なり，下顎の前歯部，小臼歯部などの顎骨の薄い部位では比較的小さい膨隆でも早期に発見されるが，下顎角部，下顎枝などで腫瘍が骨内でかなり増大して初めて気づかれることが多い．腫瘍が顎骨内部から増大して顎骨の膨隆が大きくなると顔面下顎部のびまん性腫脹が現れる．しかし皮膚の発赤，熱感は感染のない限り認められない．
　エナメル上皮腫の組織像は変化に富み，臨床的には充実性エナメル上皮腫と多囊胞型エナメル上皮腫に分けられる．多囊胞型では内容液は灰白色ないし茶褐色の粘液でコレステロール結晶を含む．膨隆部は骨様硬であるが，多囊胞型エナメル上皮腫では腫瘍が増大して骨皮質の破壊，吸収が起こると触診により羊皮紙様感があり，さらに波動を触れることもある．膨隆部の歯肉，口腔粘膜は健康色を呈するが，肉芽様潰瘍あるいは白板様所見を示すものもある．時には試験切除の後の創面，あるいはエナメル上皮腫とはわからず抜歯された後の抜歯窩が閉鎖せず陥凹として残ることがある．抜歯後に二次感染を生じると抜歯窩からの排膿が続く．腫瘍が増大すると歯根の吸収が生じるため歯が動揺するようになる．
　X 線所見では多胞性，あるいは単胞性の円形，類円形の透過像がみられる．多胞性のものでは透過像の中に大小の弧状不透過像（腫瘍壁の像）が重なり合ってみられる．(☞ p.224，図 11-2C)．時に半透過像を示すものがある．
　囊胞壁に埋伏歯が存在することもある．局所リンパ節転移あるいは遠隔転移は少ない．稀に悪性経過をたどるものがあり，転移性（悪性）エナメル上皮腫と呼ばれるが，

これについては後述する（☞ p.248）．

〔組織学的所見〕 組織像によって，濾胞型，叢状型，棘細胞型，基底細胞型，顆粒細胞型などに分類される．濾胞型はエナメル上皮の増殖によって形成される大小不同，不整形の腫瘍組織の中心部には星芒状細胞が存在し，囊胞の形成がみられる．叢状型では星芒細胞が少なく，細胞変性による囊胞形成がみられる．棘細胞型では腫瘍の組織内部の細胞に上皮化生，時には角質形成がみられる．エナメル上皮腫組織所見は多様であるが，同一腫瘍でも部位によって異なる組織像を示すこともある．稀に口腔上皮，歯原性囊胞壁の上皮細胞からエナメル上皮腫が発生することもある．

〔診断〕 緩慢な顎骨の膨隆，炎症症状を欠くこと，X線所見などが参考となり比較的容易である．鑑別診断としては種々の囊胞性疾患，特に濾胞性歯囊胞（無歯性のもの），歯根囊胞，孤立性囊胞，その他の顎囊胞がある．無歯性濾胞性歯囊胞と単胞性エナメル上皮腫ではX線所見のみでは鑑別不可能のこともある．X線透過像を示す非歯原性腫瘍（中心性粘液腫，線維腫，巨細胞肉芽腫，巨細胞腫）なども鑑別診断の対象となる．

〔治療〕 術後再発がかなり多いことから，腫瘍の完全切除を行うことが原則である．腫瘍の大きさによって顎骨の部分切除術，下顎骨では連続離断術，さらに顎関節離断術による下顎骨切除術を行う．顎骨切除範囲が広い場合は，自家骨（腸骨，肋骨など）や人工骨などにより顎骨再建術を行う．骨切除範囲が狭い場合や腫瘍が顎骨骨膜を破って周辺軟組織に浸潤していない場合には，口内法で顎骨切除，離断，骨移植による即時再建術を行うと顔面皮膚に手術創を残さず，術後の顔面の変形もほとんどない．原発巣の感染がある場合は，術前に抗菌剤の投与，局所・洗浄処置を充分に行って消炎した後に骨移植を行うか，腫瘍の切除のみを行い，一次創の閉鎖が終わり，局所循環が回復された時期（2〜3週後）に骨移植を行う．若年者の多囊胞性エナメル上皮腫では開窓・摘出手術のみを行い，顎骨を保存し，骨再生を促進する治療法が選択される．この場合は，術後数年にわたる綿密な経過観察を行い，再発を早期に発見し，開窓・摘出手術を反復して行うことがある．

B. **歯原性石灰化上皮腫** calcifying epithelial odontogenic tumor（図 12-5）

増殖した上皮組織間にアミロイド様物質の沈着をみる上皮性腫瘍で，アミロイド様物質に石灰化が起こり，リーゼガング環様の構造がみられる．Pindborg腫瘍ともいわれる．

稀な腫瘍で 20〜90 歳の間に生じ，2/3 は下顎に生じる．下顎の小臼歯部に多い．

〔症状〕 緩慢に増大する無痛性，限局性の顎骨の膨隆である．X線所見では境界明瞭な骨吸収像と，その内部に不定形濃淡のあるX線透過像がみられる．石灰化の程度によって歯牙腫，化骨性線維腫との鑑別が困難である．しかし本腫瘍では内部の石

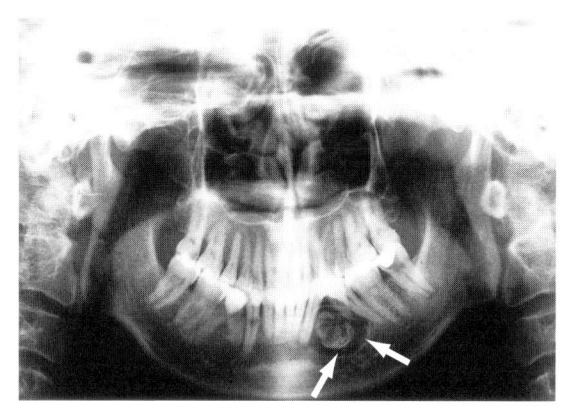

図 12-5　歯原性石灰化上皮腫

灰化像を幅の広い X 線透過像が取り巻いているが，石灰化が少ない時は囊胞様透過像を示す．

　腫瘍のため隣在歯の歯根が圧迫され歯根の離開，歯の位置異常がみられる．上皮組織の増殖を伴う歯原性線維腫，石灰化囊胞性歯原性腫瘍との鑑別が困難である．

　〔治療〕　腫瘍の完全切除を行うが，切除術のみでは再発をみることもあるので，健康部を含めた顎骨切除術を行う．

C. 腺様歯原性腫瘍 adenomatoid odontogenic tumor

　腺管様構造をもつ歯原性上皮性腫瘍では，一部では囊胞の形成をみることもある．また，大きな囊胞壁に孤立性に存在することもある．発生頻度はエナメル上皮腫に比べ極めて低く 1/10 〜 1/30 である．20 歳代に多く，男女差はない．上下顎で 2：1 で上顎に多い．上顎前歯部，特に犬歯部に多い．埋伏歯に関係することが多い．腺様歯原性腫瘍は，2005 年の WHO 分類で，歯原性外胚葉性間葉を伴わない歯原性上皮から発生するものに含められた．

　〔症状〕　無痛性，限局性，大きさ 2 〜 3 cm の腫脹，X 線所見では境界明瞭な囊胞様陰影がみられ，内部に石灰化物による不透化像がみられるものもある．組織学的には囊胞形成がみられ，間質に硝子様物質の沈着，石灰化がみられることがある．

　〔治療〕　腫瘍切除術を行う．

D. 角化囊胞性歯原性腫瘍 keratocystic odontogenic tumor（図 12-6）

　特徴的な錯角化重層扁平上皮により裏装された囊胞性疾患である．これまで歯原性囊胞に分類されていたが，一般の囊胞性疾患に比べ強い組織侵襲性と高い再発傾向を特徴とするところから，2005 年の WHO の分類では歯原性腫瘍として扱われている．しかし，上皮が正角化重層扁平上皮からなるものの場合は，組織侵襲性に乏しく，再

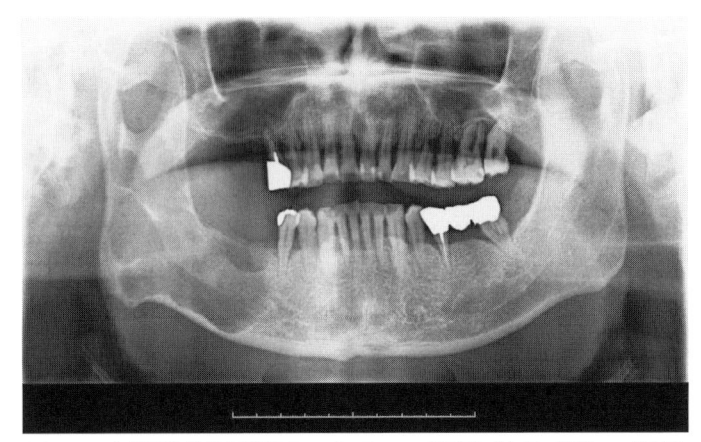

図12-6 角化嚢胞性歯原性腫瘍：パノラマX線写真（右側下顎枝・下顎角）

発傾向を示さないため，角化嚢胞性歯原性腫瘍には含まれない．
　下顎智歯部，下顎枝に好発し，X線像では単房性あるいは多房性でエナメル上皮腫に似る．嚢胞壁上皮の表層には薄いorthokeratin，parakeratinの層があり，錯角化を示すものがあり，切除後再発の恐れがある．嚢胞内容物は粘稠なクリーム状，おから状物質で，類表皮嚢胞との鑑別が困難なことがある．基底細胞母斑症候群では多発性に本腫瘍を生ずることがある．

E. エナメル上皮線維腫 ameloblastic fibroma
　歯乳頭に似た間葉組織に歯原性上皮が増殖するものであるが，象牙芽細胞は存在しない腫瘍である．エナメル上皮腫より若年者に生じ，20歳以上では少ない．好発部位は下顎，特に下顎の小臼歯部である．
　〔症状〕緩慢に増大する膨隆で，特に歯槽部に限局性の腫脹として現れる．増大すると顔面の腫脹もみられるが，顔面の皮膚，歯肉の色調は正常である．
　X線所見では嚢胞様の透過像が認められ，エナメル上皮腫，濾胞性歯嚢胞との区別は困難で，確定診断は組織像によって決まる．
　〔治療〕切除術を行う．再発は少ない．

F. エナメル上皮線維象牙質腫（象牙質腫）ameloblastic fibrodentinoma（dentinoma）
　歯原性上皮と幼芽結合組織よりなるごく稀な腫瘍で，異形成象牙質組織の存在することが特徴である．異形成象牙質の石灰化度は低く，間葉系細胞を包含する．X線所見では内部に石灰化像を有する境界明瞭な不透過像がみられる．外科的切除を行う．

G. 歯牙腫 odontoma
　複雑型歯牙腫（complex odontoma）と集合型歯牙腫（compound odontoma）がある．

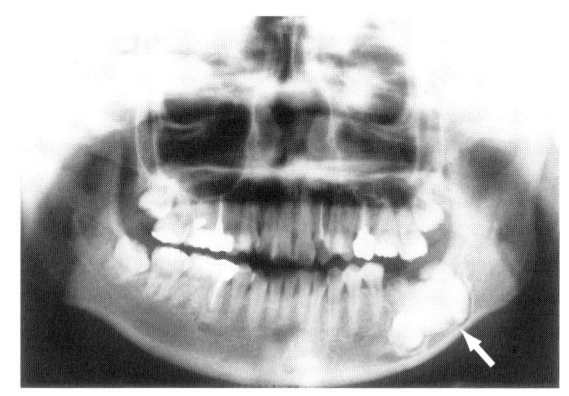

図 12-7　複雑性歯牙腫

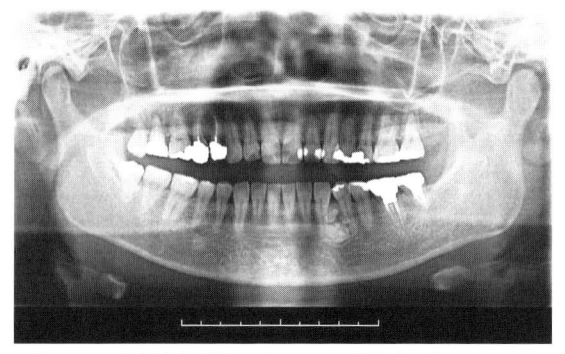

図 12-8　集合性歯牙腫：パノラマ X 線写真（左下 3 4 間）

1）複雑型歯牙腫（図 12-7）

エナメル質，象牙質，セメント質などの歯の硬組織，さらに歯髄組織，結合組織などが一塊となり不規則に配列する歯原性腫瘍．増殖性は少ないので腫瘍というよりも一種の組織奇形とも考えられる．小臼歯，大臼歯部に多く，歯の形成期に一致して増大するので 10 ～ 20 歳代に多い．

2）集合型歯牙腫（図 12-8，12-9）

多数の小さい歯牙様石灰化物が数個から数十個集合したもので，歯の構成組織であるエナメル質，象牙質，セメント質，歯髄などが正常の歯と同様に配列しており，それぞれの石灰化物は歯の構造を有している．

〔**症状**〕　緩慢に増大し，周辺の歯の歯根吸収，歯の傾斜，歯列不正をきたす．膨隆は限局性で，大きくなると表面凹凸不正であるが，無制限に大きくならず鶏卵大

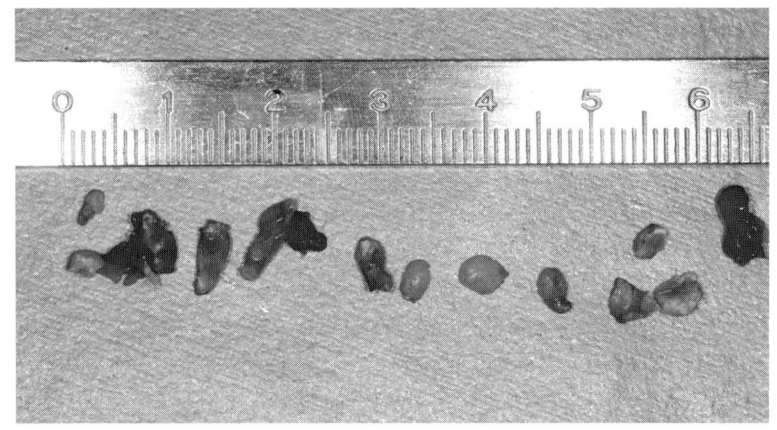

図12-9 集合性歯牙腫：切除物

以上になることは稀である．

X線所見では複雑性歯牙腫では境界明瞭な幅の狭い透過像に囲まれた，ほぼ均質の不透過像として観察され，集合型歯牙腫では不透過像は小さな歯の集合のような所見を示す．しばしば埋伏歯が存在することもある．

〔治療〕 摘出する．

H. 歯牙エナメル上皮腫 odontoameloblastoma

エナメル質，象牙質などの硬組織成分が含まれる混合性腫瘍である．組織学的には硬組織成分としては未分化のものから，各種段階の石灰化した組織があり，エナメル上皮腫様所見を呈するものから，歯牙腫様のものまである．

非常に稀で，若年者の下顎臼歯部に生じる．発育は緩慢で，X線所見では囊胞様透過像をみる．時に内部に石灰化像をみることがある．外科的に切除する．

I. 石灰化囊胞性歯原性腫瘍 calcifying cystic odontogenic tumor （☞p.225）

2005年のWHO分類にて，従来の石灰化歯原性囊胞が石灰化囊胞性歯原性腫瘍と象牙質形成性幻影細胞腫に分類された．円柱状細胞よりなる境界明瞭な囊壁を有する腫瘍で，この囊壁内面の星芒状組織に変性上皮細胞（ghost 細胞）がみられる．切除術を行う．

J. 歯原性線維腫 odontogenic fibroma

歯原性上皮もみられる線維芽細胞の増殖で，線維組織はエナメル上皮腫よりも成熟型で，膠原線維に富んでいる．顎骨組織，セメント質様構造が混在する．またエナメル上皮腫に似た上皮細胞の胞巣がみられる．稀な腫瘍で，外科的に切除する．

1 歯原性腫瘍 **247**

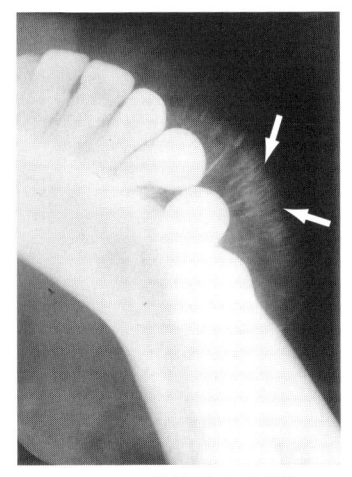

図 12-10 粘液腫（下顎骨）

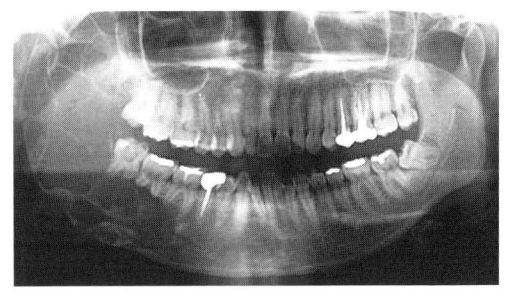

図 12-11 粘液腫：右側下顎骨（パノラマ X 線写真）

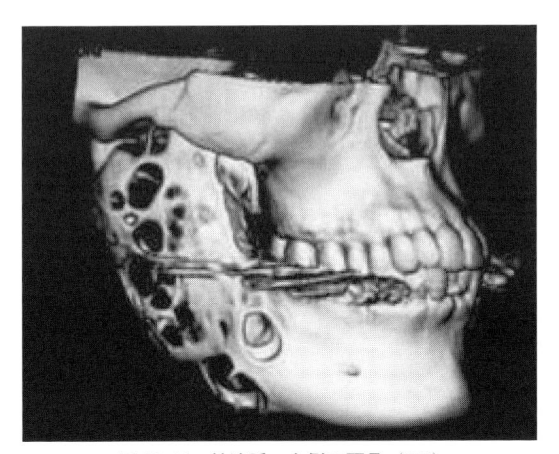

図 12-12 粘液腫：右側下顎骨（CT）

K. **歯原性粘液腫（粘液線維腫）** odontogenicmyxoma（myxofibroma）（図 12-10 〜 12-12）
多量の粘液間質中に円形ないし多角形の細胞よりなる浸潤傾向をもつ腫瘍で，歯原性上皮を含むこともある．粘液腫は被膜が不明瞭で，骨への浸潤がみられ，粘液基質の沈着のために急速に増大する．

X 線所見では小さい囊胞が集まった多胞性で，石鹸の泡状にみえるのが特徴である．また腫瘍による骨膜反応として針状石灰化像（spicule）がみられることもある．稀な腫瘍で外科的に切除する．

L. セメント芽細胞腫 cementoblastoma

セメント芽細胞に由来し，セメント質様組織の腫瘍性増殖を特徴とする良性腫瘍で，真のセメント質腫 true cementoma として知られている．

M. 小児黒色性神経外胚葉性腫瘍 melanotic neuro-ectodermal tumor of infancy

稀な腫瘍で1歳以下の幼児の上顎前歯部に生じる．稀に下顎，頭蓋骨にもみられる．神経外胚葉性腫瘍で，黒褐色の腫瘍として歯肉ないし顎骨内に生じる．時には色素が少なく着色のみられないこともある．増殖すると上皮性細胞にメラニン色素が含まれている．発育はかなり速いが，全切除されれば再発，転移はない．

2. 悪性腫瘍

A. 歯原性癌腫 odontogenic carcinoma

ごく稀に歯胚の上皮に由来する悪性腫瘍があり，組織学的に発生母地に従って分類されているが，臨床的には区別が難しい．

1) 転移性(悪性)エナメル上皮腫 metastasizing (malignant) ameloblastoma（図12-13）

2005年のWHOの分類では，エナメル上皮腫の悪性型は，①転移性（悪性）エナメル上皮腫 Metastasizing (malignant) ameloblastoma, ②エナメル上皮癌―原発型 Ameloblastic carcinoma-primary type, ③エナメル上皮癌―二次型（脱分化性），骨内性 Ameloblastic carcinoma-secondary type (dedifferentiated), intraosseous, ④エナメル上皮癌―二次型（脱分化性），周辺性 Ameloblastic carcinoma-secondary type (dedifferentiated), peripheral の4型に分類された．

組織学的にはエナメル上皮腫と似ているが，遠隔転移をするもの，浸潤傾向の強いもの，核分裂像や異型性が著明なものを転移性（悪性）エナメル上皮腫という．原発巣の組織像はエナメル上皮腫の所見を示すが，再発，治療を繰り返しているうちに悪性エナメル上皮腫に変化する．エナメル上皮癌-原発型は，前駆病変としてエナメル上皮腫がなく，エナメル上皮腫の組織学的な特徴を持ちながらも，細胞異型が強く明らかな悪性を示すものであると定義されて

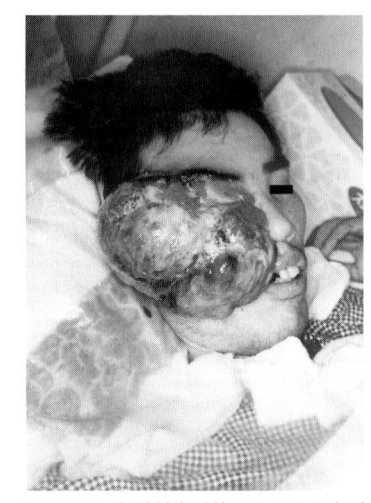

図12-13　転移性(悪性)エナメル上皮腫

いる.

　発現頻度はエナメル上皮腫のうち2〜4％位である．上顎のエナメル上皮腫が頭蓋に進展し，致命的になってもこれを悪性エナメル上皮腫とは呼ばない．

　悪性エナメル上皮腫から扁平上皮癌が生じることがあるが，悪性エナメル上皮腫とは全く別個に発生した癌との区別が困難である．

　〔症状〕エナメル上皮腫の原発巣が治療された後，数か月〜数年して原発巣から連続性に腫瘍組織が急速に拡大する．周囲への浸潤というよりも，腫瘍組織自体の急速な増大が起こる．遠隔転移は肺に生じやすいといわれる．腫瘍の増大により持続性の疼痛が発現するようになると全身衰弱も顕著になる．

　〔治療〕切除しても再発しやすい．放射線感受性はなく，抗癌剤はあまり期待できない．

　2）その他

　2005年のWHOの分類では歯原性癌腫が細分化され，上記以外に，原発性骨内扁平上皮癌，歯原性明細胞癌，歯原性幻影細胞癌に分けられた．歯原性明細胞腫は歯原性明細胞癌として悪性腫瘍に分類された．

B. **歯原性肉腫** odontogenic sarcomas

2005年のWHO分類ではエナメル上皮線維肉腫（ameloblastic fibrosarcoma），エナメル上皮線維象牙質肉腫（ameloblastic fibrodentinosarcoma）およびエナメル上皮線維歯牙肉腫（ameloblastic fibroodontosarcoma）に分類されており，いずれも極めて稀な腫瘍である．臨床所見，経過は悪性エナメル上皮腫に似ている．組織学的にエナメル上皮線維肉腫はエナメル上皮線維腫に似ているが，間葉組織が肉腫像を示す．エナメル上皮線維歯牙肉腫はエナメル上皮肉腫とほぼ同様の組織像を示すが，形成不全の象牙質，エナメル質がみられるのが特徴である．

2　非歯原性腫瘍 non-odontogenic tumor

1. **良性腫瘍**

　A. **上皮性良性腫瘍**

　　1）**乳頭腫** papilloma（図12-14，12-15）

　上皮組織の増殖で，口腔の良性腫瘍としては発現頻度は高く，舌，頬粘膜，口唇などに多い．原因は不明のことが多いが，慢性炎症性刺激，う歯，義歯などによる機械的刺激などが関係することもある．

図 12-14 乳頭腫（頰粘膜）　　図 12-15 乳頭腫（舌縁）

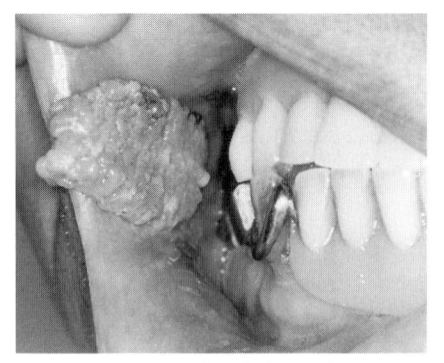

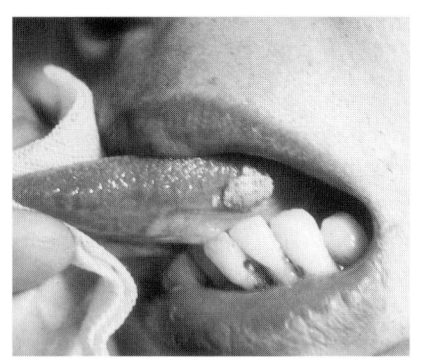

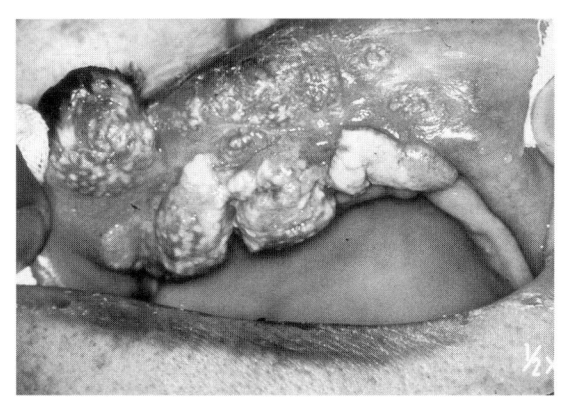

図 12-16 上口唇乳頭腫症

〔症状〕 無痛性で緩慢に発育する限局性，表在性の腫瘍で，小結節状，円筒状を呈する．表面は淡紅色，白色で，粗糙ないし小顆粒状である．基底部は細く有茎性のものと，幅が広く粘膜の膨隆としてみられるものがある．
〔治療〕 外科的に切除する．

2）**乳頭腫症** papillomatosis（図 12-16）

多発性の乳頭腫で，口唇，歯肉，頰粘膜に広範に多数の乳頭腫が融合した形で生じ，表面は癌腫に似たカリフラワー状を呈する．oral florid papillomatosis あるいは papillomatosis mucosal carcinoides とも呼ばれる．頻度は稀であるが，発生は必ず中年以後である．原因は不明．義歯による刺激あるいはウイルスの関与も疑われる．

〔症状〕 多発性に大小の乳頭腫が生じ，これが融合して増大する．腫瘍は表在性

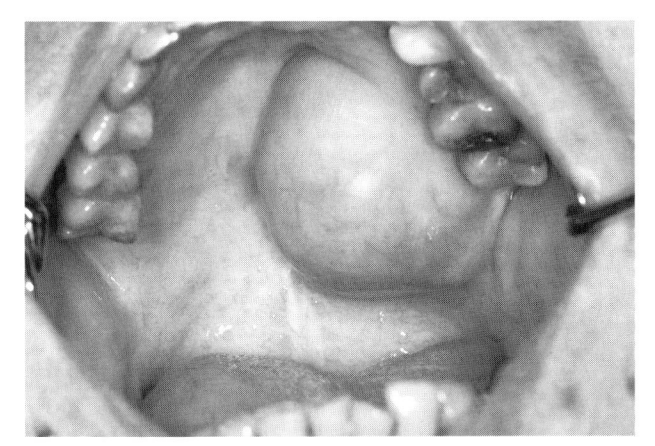

図 12-17 多形性腺腫（左側口蓋）

に広範囲に拡がるが，癌腫のような硬結はない．自発痛はないが，刺激性食品に敏感となり，痛みを伴うこともある．表面はびらんを生じ，易出血性となる．
〔治療〕 広範囲のため完全切除が困難なことがある．切除後再発しやすい．代謝拮抗剤の少量長期間投与が有効である．

3）腺　腫 adenoma
口腔領域にみられるものは唾液腺に由来する．大唾液腺，特に耳下腺に発生することが多いが，これについては唾液腺の項で述べる．小唾液腺からの腺腫は口蓋が好発部位である．唾液腺腫は腺細胞の増殖のみの純粋の腺腫は少なく，大部分は軟骨腫，粘液腫様構造がみられる多形性腺腫である．

a）**多形性腺腫** pleomorphic adenoma（図 12-17）
耳下腺，顎下腺に生ずるが（☞ p.297），口腔内の粘液腺にも生じる．
〔症状〕 硬口蓋から軟口蓋にかけて，あるいは頰部，口唇に円形，球形の境界明瞭な膨隆として生じる．口蓋で片側性に現れ，発育は極めて緩慢で，無痛性であるため気づいてから数年から数十年間も放置されることがある．雀卵大から鶏卵大に達し，被覆粘膜は平滑で，硬さは通常は弾性軟であるが，囊胞形成のあるものでは弾性軟で波動を触れる．腫瘍が大きくなると表面に潰瘍形成をみることがある．発音障害，嚥下障害を伴うことは少ない．X線所見では口蓋骨の吸収をみることもある．頰粘膜，口唇に生じるものは比較的小さいうちに発見，処置される．
〔治療〕 外科的に切除する．取り残しがあると多発性に再発するので被膜を含めて完全切除する．

b）その他の腺腫

臨床的には区別困難であるが，組織学的には次のようなものが分類されている．極めて稀な唾液腺の上皮性腫瘍がある．

① adenolymphoma, ② oxyphilic adenoma, ③ clear cell adenoma, ④ mucoepidermoid tumor, ⑤ acinic cell tumor などがある．この中の良性ばかりでなく，悪性腫瘍の範疇に入れられるべきものもあり，組織の分化度によっていずれとも決定しにくいものもある．なお組織中に拡大した腺管構造の認められるものを囊腺腫（cystadenoma）というが，口腔では極めて稀である．

B. 非上皮性良性腫瘍

1）線維腫 fibroma（図12-18〜12-21）

口腔にはしばしばみられ，歯肉，舌，頰粘膜に多い．しかし口腔に生じるものは真の腫瘍というよりも，歯や義歯などの慢性機械的刺激による線維性増殖が大部分を占める．これを刺激性線維腫あるいは義歯性線維腫という．中年以後に多い．

真の腫瘍としては骨膜から生じる外骨性線維腫，顎骨内部から生じる中心性線維腫がある．中心性線維腫は歯原性に生じ（☞p.246），非常に稀な腫瘍である．外骨性線維腫に骨組織が存在するものは骨線維腫と呼ばれる．

〔症状〕 無痛性の緩慢な腫脹で境界明瞭な腫瘤として生じ，大豆大から拇指頭大に及ぶ．被覆粘膜は正常で，弾性硬から弾性軟である．刺激線維腫は有茎性のことが多い．大きくなると異物感を伴い，咀嚼時に咬傷を生じることがある．

中心性線維腫は境界明瞭な顎骨の無痛性骨様硬の膨隆として生じ，増大すると歯根の圧迫による歯列不正を生じる（図12-18）．

外骨性線維腫ではX線所見に特に異常はないが，中心性線維腫では顎骨内の境界明瞭な円形の透過像を示す．

組織学的には線維芽細胞と膠原線維よりなるが，緻密な線維成分よりなるものは，

···· *Side Memo* ····

歯肉線維腫症 gingivl fibromatosis

歯肉の膠原線維の増殖だけでなく，歯肉上皮の肥厚も伴う歯肉のびまん性肥大をきたす疾患で，歯肉象皮症（elephantiasis）とも呼ばれる．原因として遺伝によるものと原因不明の特発性のものがあり，真の腫瘍というよりは歯肉の過形成症と考えられている．

稀な疾患で，小児期にみられる．

〔症状〕 上下顎全体にわたって歯肉が肥大することが多い．表面は平滑，硬く正常粘膜色を呈し，無痛性である．肥大が強度となると歯の歯冠頂近くまで歯肉に被覆される．多毛症，精神発育遅延などがあり，ヒダントイン歯肉増殖症に似る．

〔治療〕 歯肉切除術を行い，歯垢，歯石除去など口腔清掃を充分に行う．

② 非歯原性腫瘍　253

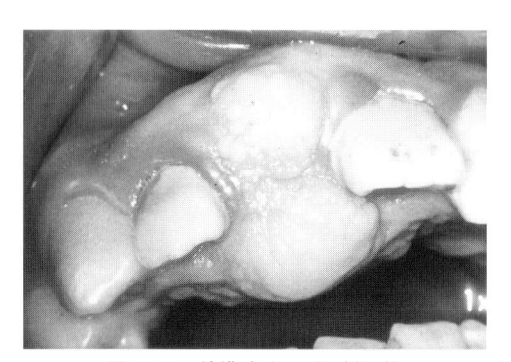

図 12-18　線維腫（中心性線維腫）
2｜1　歯間離間

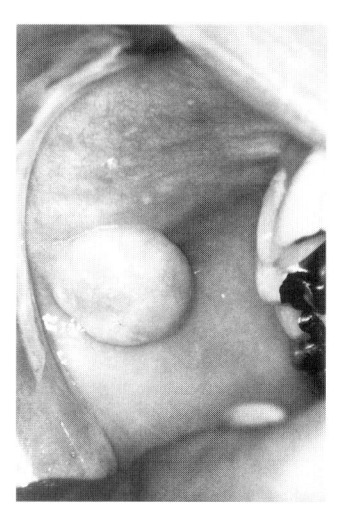

図 12-19　線維腫（頰粘膜）

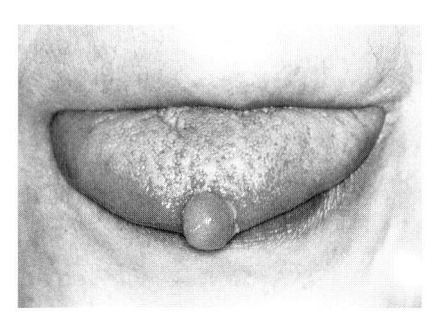

図 12-20　線維腫（舌）

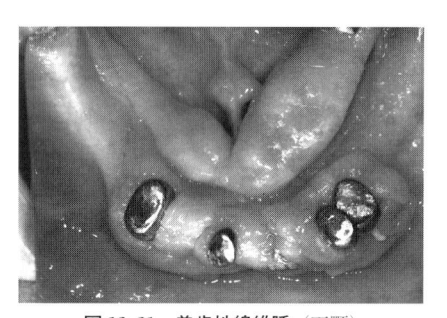

図 12-21　義歯性線維腫（下顎）

硬度が硬く硬性線維腫と呼ばれ，線維成分の疎粗なものは軟らかく軟性線維腫とも呼ばれる．

〔治療〕　切除する．刺激性線維腫では刺激となる歯・義歯などの処置をする．

2）粘液線維腫 myxofibroma

線維腫の組織内に粘液変性が起こり，ムチンを含むもので外骨性に生じることが多い．発育は緩慢，無痛性で，暗青色，半透明，弾性軟である．粘液組織が線維組織に比較して多いものは粘液線維腫と呼ばれ，粘液腫に線維形成を伴うものも線維粘液腫と呼ばれるものがあり，両者は組織像でも区別が困難なこともある．

〔治療〕　切除術を行う．

3) 骨形成線維腫 ossifying fibroma

種々の形の骨様組織がみられる線維腫で，線維骨腫（fibrostenoma），骨線維腫（osteofibroma），線維性骨腫（fibrous osteoma），類骨線維腫（osteoid fibroma）と呼ばれている．

下顎臼歯部に好発するが，稀な疾患である．若い女性に多い．

〔症状〕　無痛性，緩慢な腫脹で顎骨の膨隆によって気づくか，X線検査で偶然に発見される．時に知覚異常，歯痛を訴える．X線所見では単胞性，あるいは多胞性の透過像を認め，その内部に樹枝状の不透過像がみられる．

〔治療〕　切除術を行う．

4) 線維性骨異形成症 fibrous dysplasia of bone　〔附〕Albright 症候群

真の腫瘍かどうか疑問であるが，骨形成間葉組織の発育異常で組織所見は骨髄が線維性組織に置換され，化骨性線維腫と類似する．稀な疾患で小児期に発現し，骨

Side Memo

外骨症 exostosis（☞カラー口絵，付図4，図12-22, 12-23）

真の腫瘤ではなく，限局性の骨増殖による骨隆起が形成されるもので，下顎隆起（torus mandibularis），口蓋隆起（torus palatinus），多発性外骨症（multiple exostosis）がある．原因は明らかでないが，炎症性刺激，咬合刺激などが考えられる．遺伝的因子，人種にも関係があるといわれる．いずれも比較的頻度の高いもので，中年以後に多い．

下顎隆起は下顎小臼歯部の舌側に対称性に生じ，1～2個の小豆大から大豆大の半球状ないし紡錘形の硬い隆起としてみられる．

口蓋隆起は骨口蓋正中部に生じる長円形，紡錘形の骨隆起で小指頭から拇指頭大になる．表面は平滑，時に分葉状である．

多発性外骨症は上顎臼歯部の頬側歯槽突起に生じることが多く，大小の骨隆起が近遠心的に並んで多発する．

以上3つの骨隆起はいずれも表面は正常粘膜で被覆され無痛性である．ただし口蓋隆起が著明に大きくなると食事時に異物感，硬い食物による刺激痛を訴えることがある．非常に緩慢ではあるが増大するので，義歯装着の障害になる時は骨の削除を行う．

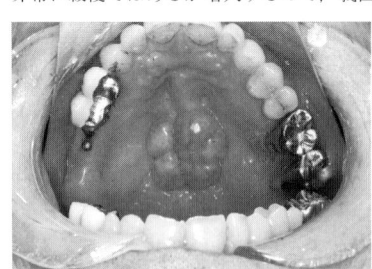

図12-22　口蓋隆起　　　　　図12-23　下顎隆起

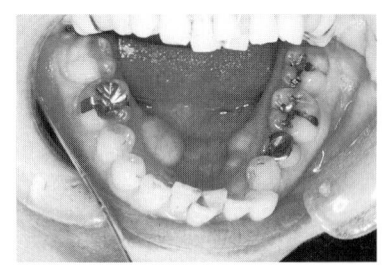

② 非歯原性腫瘍 *255*

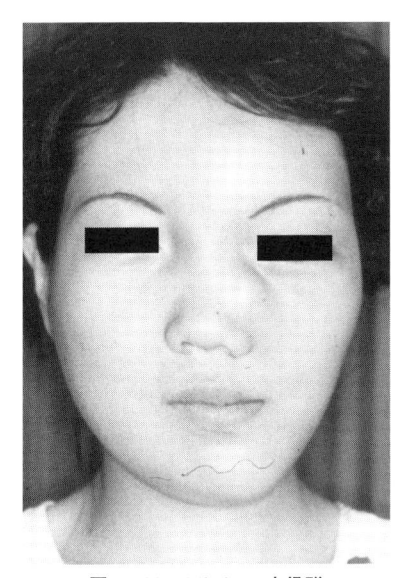

図 12-24 Albright 症候群
（左眼視力 0）

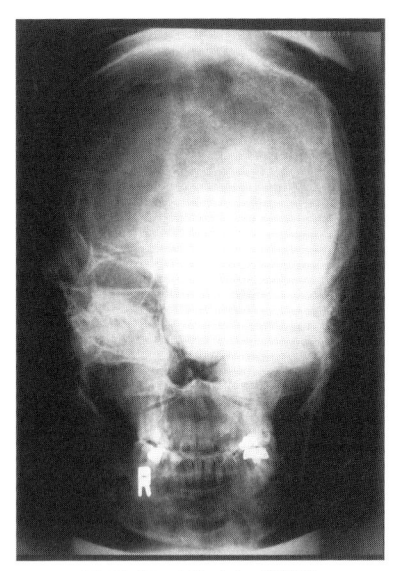

図 12-25 Albright 症候群
（びまん性 X 線不透明像）

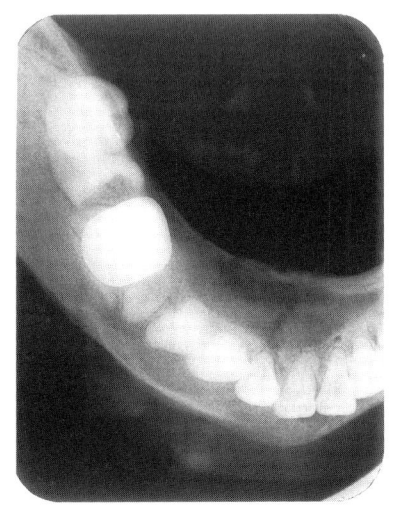

図 12-26 Albright 症候群
（骨梁消失，スリガラス様）

の肥大，増生をきたすが，成人に達すると発育は停止する．発生部位の数によって単骨性と多骨性があり，多骨性線維性骨異形成症で内分泌障害を伴った場合をAlbright 症候群と呼ぶ（図 12-24 ～ 12-26）．

〔症状〕 単骨性では緩慢に増大する顎骨の膨隆，多骨性の場合は顎骨だけでなく頭蓋骨，四肢骨などの膨隆，変形がみられる．Albright 症候群では患側皮膚の色素沈着，内分泌障害（甲状腺，下垂体，性腺系）がある．X線所見で，骨梁の消失，境界不明瞭なスリガラス様の不透明像がみられるのが特徴である．

骨が肥厚すると骨硬化像を思わせるような強い不透明像がみられる．しかし骨は脆くなり骨折を起こしやすい．

〔治療〕 骨の膨隆が著しい時は骨削除を行うが，成長期では再発しやすい．

5） 骨　腫 osteoma

成熟骨組織の増殖をきたす良性腫瘍で，外骨性骨腫（骨膜より発生するもの）と顎骨内部から生じる中心性骨腫がある．組織構造から緻密骨の多い緻密骨腫と緻密骨の少ない海綿骨腫に分けられる．上顎骨に多く，10歳代，20歳代に多い．性差はない．

〔症状〕 無痛性の骨様硬の限局性（外骨性骨腫）あるいはびまん性（中心性骨腫）腫瘤として現れ，表面は平滑ないし分葉状で被覆粘膜は正常である．発育は緩慢である．中心性骨腫では増大する歯列不正，咬合異常，顔の変形をきたし，神経痛様症状を訴えることもある．外骨性骨腫は外骨症，内骨症との区別が困難である．また骨の肥厚をきたす骨軟骨腫，線維性骨異形成症，骨線維症，化骨性線維腫との鑑別を必要とする．

〔治療〕 外科的に切除する．

6） 軟骨腫 chondroma （図 12-27，12-28）

口腔領域では稀な腫瘍で，上顎，下顎，稀に舌に生じる．発生母地は軟骨組織だけでなく骨原性の間葉組織である．好発部位は上顎では切歯歯槽部から鼻部にかけての部分，下顎では犬歯後方部，筋突起，関節突起である．下顎頭に発生するものでは骨組織の増殖もみられることが多く，軟骨腫というより骨軟骨腫である．

〔症状〕 極めて緩慢に発育する無痛性の腫瘤として生じる．下顎の下顎枝，筋突起関節突起に生じると，顎の変位，顔貌の変形，顎運動異常が生じ，また下顎の膨隆が強度になると上顎を圧迫し，上顎歯列弓にも変形をきたすことがあるが，増大しても痛みを訴えることはない．

〔治療〕 健康部を含めた完全切除を行う．

7） 巨細胞性病変 giant cell lesion （図 12-29）

多数の多核巨細胞と紡錘形の結合組織細胞の増殖する病変で，組織像でも真の腫

② 非歯原性腫瘍　257

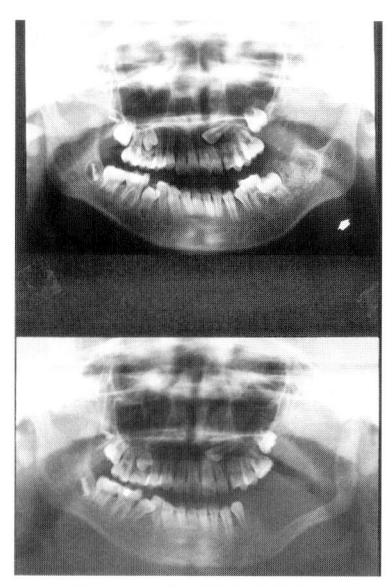

図 12-27　軟骨腫（下顎角部）
上：術前，下：術後

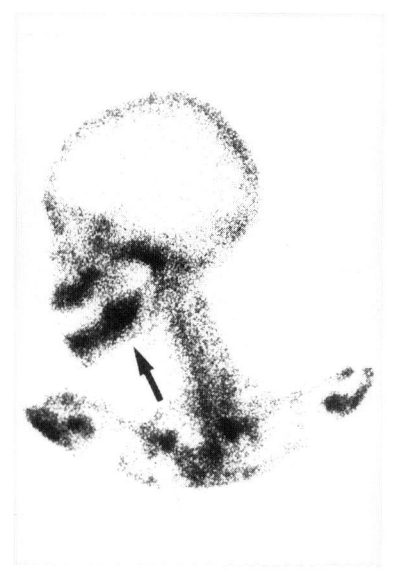

図 12-28　軟骨腫骨シンチ像
RI の集積

瘍か，慢性炎症ないし外傷の刺激による組織修復反応かの区別が困難である．真の腫瘍と考えられるものを巨細胞腫，刺激に対する修復反応として生じると考えられるものを巨細胞（修復性）肉芽腫と呼んでいる．巨細胞の出現する病変としては巨細胞腫，巨細胞肉芽腫の他に，褐色腫，ケルビズムなどがあり，これらの病変を一括して巨細胞性病変という．いずれも極めて稀な病変で，顎骨の膨隆，X線透過像などによって診断されるが，確定診断は組織検査による．骨シンチ像では病巣周辺部に RI の集積が強く，中心部での集積の少ないドーナツ形の特異な所見（cold lesion）がみられる（図 12-29）．

巨細胞腫と巨細胞肉芽腫を比較すると表 12-3 のようである．

〔治療〕　外科的に摘出する．

8）**脂肪腫** lipoma

口腔領域では稀である．好発部位は頰部，口底，舌で中年以後に多い．無痛性，緩慢に発育する軟らかい腫瘤で，被覆粘膜は正常ないし菲薄になり，脂肪腫のため黄色味がかってみえる．治療は外科的に切除する．

9）**血管腫** hemangioma（図 12-30，12-31）

血管内皮細胞の増殖がある腫瘍で複雑な網目状に毛細血管が増加し，血管の拡張

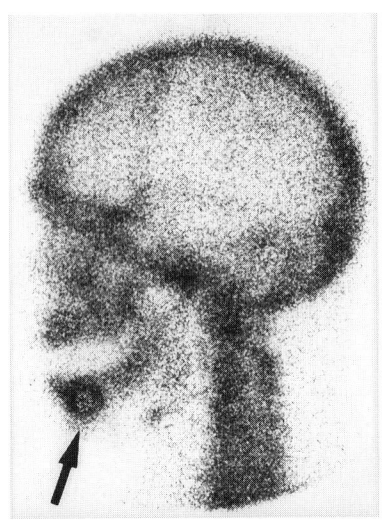

図 12-29　巨細胞性病変骨シンチ像

表 12-3　巨細胞腫と巨細胞肉芽腫との比較

	巨細胞腫	巨細胞肉芽腫
発　生	顎骨中心性である	顎骨中心性，周辺性がある
原　因	不明	慢性炎症，外傷
年　齢	20〜40歳	若い人
組　織	悪性像を示すことあり 巨細胞の数が多い 巨細胞による貪食は稀 巨細胞は大型，核が中心部に集まる	悪性像はない 巨細胞の数は比較的少ない 巨細胞による赤芽球，ヘモジデリンの貪食をみる 巨細胞は小型で破骨細胞に似る

がみられる．真の腫瘍というよりも組織の発育異常である過誤腫のことが多い．組織学的には毛細管性血管腫（単純性血管腫），海綿状血管腫，蔓状血管腫に分けられ，口腔では蔓状血管腫は稀である．

　大抵の血管腫は出生時あるいは生後1年の間に認められるが，15％は青年，成人になって現れてくる．良性腫瘍の中では発生頻度が高く，特に顔面，口腔には多く，血管腫の約半数がこの領域にみられる．口腔では舌，口唇，頬粘膜が好発部位となる．

　〔症状〕　単純性血管腫では粘膜表面は比較的平滑で境界明瞭な紅色ないし暗赤紫

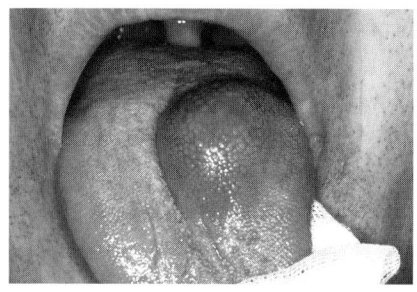

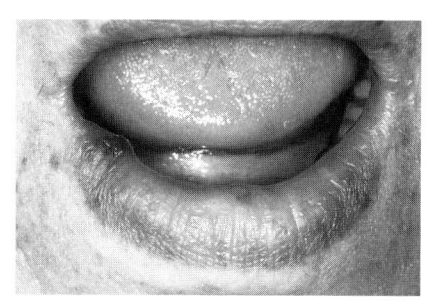

図 12-30　血管腫（舌）　　　　　図 12-31　血管腫（口唇）

色（portwine mark）を呈し多少膨隆するものもある．また隆起し，表面に暗紅色の大小の粒状構造がみられ，苺状（strawberry mark）を呈するものがある．portwine mark のものでも表面皮膚に生じたものでは部分的に大小不同の腫瘤が生じることがある．腫瘍は軟らかく指圧により退色縮小し，指をはなすとすぐに元の色調になるのが特徴である．

　海綿状血管腫では表面赤紫色，不定形の小腫瘤の集まった膨隆がみられ，軟らかく，圧迫すると縮小，退色する．巨大舌，巨大唇を生じることがあるが，血管腫が原因となる巨大舌は片側，限局性に生じ，独特の色調を有する．しかし深在性の血管腫では被覆粘膜は正常である．腫瘍組織内に結石（静脈結石）を生じると，触診で触れることもあるが，X線像で不透過像として認められる．

　顎骨内部の血管腫は視診ではわからず，抜歯，外傷後の異常出血で気づくことが多い．X線像で拡張した血管を認めることもある．血管腫内に直接造影剤を入れると腫瘍の大きさが判断できる．

　〔治療〕　外科的摘出術，血管腫への血流を遮断する梱包療法，組織硬化剤（エタノールやオレイン酸モノエタノールアミンなど）局所注入による硬化療法，凍結療法，電気凝固療法，レーザー療法などがあり，腫瘍の大きさ，発生部位や範囲によって単独もしくは併用して治療が行われる．放射線照射療法の効果は期待できない．特に幼少年期の照射は顎の発育を抑制し小顎症，無歯症をきたすことがある．

　10）**リンパ管腫** lymphangioma（図 12-32）
　リンパ管の増殖する腫瘍で，生後すぐに，あるいは幼少期に発現するため先天性過誤腫の一種とも考えられる．血管腫より頻度は少ないが，舌，口唇，頰粘膜に発生する．

　〔症状〕　緩慢に発生する無痛性の軟らかい腫瘤で，境界不明瞭である．表面には大小の結節状あるいは顆粒状の水疱（ビーズ玉状）が群生している所見がみられ，薄い粘膜のため透明ないし白色を呈する．深在性のリンパ管腫では腫脹はびまん性

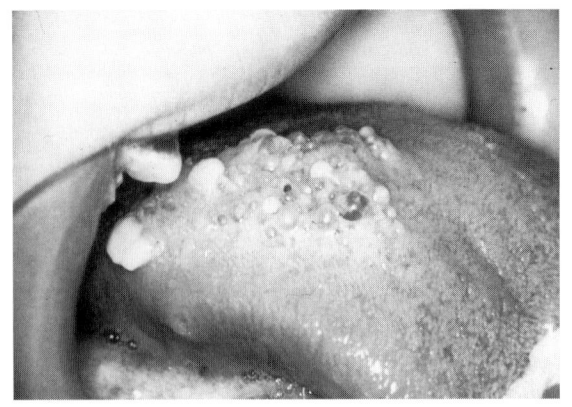

図 12-32 リンパ管腫（舌）

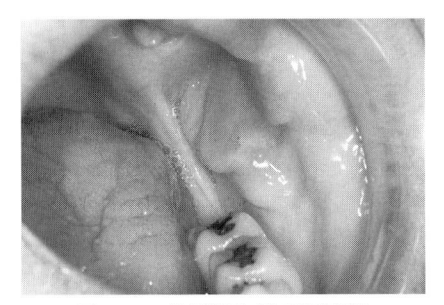

図 12-33 神経鞘腫（左側頬粘膜）

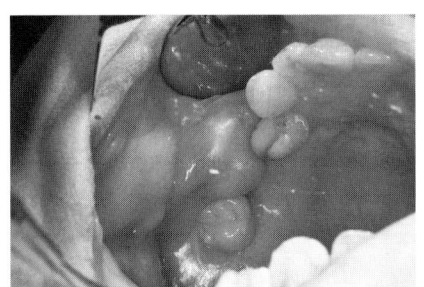

図 12-34 神経鞘腫（上顎歯肉）

で，全体として軟らかい膨隆を触れる．

〔治療〕 外科的切除を行うが再発しやすい．放射線照射，組織硬化剤の注入は効果が少ない．

11）**神経鞘腫** neurinoma（図 12-33，12-34）

末梢神経細胞から発生する良性腫瘍で，Schwann 細胞から発生するものは Schwanoma とも呼ばれるが，神経線維腫との区別は曖昧である．口腔では稀である．好発年齢は 30〜40 歳で口腔粘膜，顎骨内に生じるが，舌に多い．

〔症状〕 境界明瞭な弾性硬の可動性，緩慢に発育する腫瘤で多くは拇指頭大から鶏卵大になってから受診する．大きくなると疼痛，運動障害を起こす．被覆粘膜は正常で，顎骨内に生じると X 線所見で囊胞様の透過像がみられる．組織学的に Antoni の分類で A 型（束状型）と B 型（網状型）に分類される．A 型では腫瘍細胞が柵状配列，横隊配列を呈し，B 型では細胞は散在性で線維束が網状に存在する．

〔治療〕 外科的に切除する．被膜に覆われているので切除は容易であるが，神経を残すと再発することがある．

12) von Recklinghausen 母斑症（multiple neurofibromatosis）

全身の皮膚に多発する神経線維腫と皮膚の茶褐色の色素沈着を合併する疾患で，口腔粘膜に本症を生じることは比較的少ない．家族性にみられることが多いので，原因として遺伝も考えられる．好発年齢は思春期以後である．

〔症状〕 全身の皮膚に散在する大小の無痛性，弾性軟の腫瘤の存在と大小の色素斑（café au lait 斑）が特徴．口腔粘膜では歯肉，頬粘膜，口底，舌に半球状の軟らかい腫瘤が生じ，数は1個から数個で一定しない．被覆粘膜は正常である．全身的には体格の異常（低身長），知能障害，内分泌障害（生理の不順），顎顔面骨の変形がみられることがある．組織像は神経鞘腫に似たものと，線維組織の比較的多いものなどがある．

2. 悪性腫瘍

A. 上皮性悪性腫瘍（口腔癌）

顎口腔領域にみられる上皮性悪性腫瘍としては，いわゆる口腔癌といわれ口腔に原発するものが大部分であるが時には他臓器からの転移癌であることもある．また前癌病変といわれる諸種の疾患がある（☞p.218）．

口腔癌の発現頻度はわが国では身体全体の癌の約1～2％，全頭頸部癌約40％といわれ，発現年齢はいわゆる癌年齢ともいわれる40歳以上，特に60歳代に最も多い．

〔分類〕 口腔癌は臨床的には癌の部位によって歯肉癌，舌癌，頬粘膜癌，口蓋粘膜癌，口底癌，口唇癌などに分類される．歯肉癌は下顎癌と上顎癌に分けられる．上顎癌には歯肉癌の拡大，進展したもの（末梢性上顎癌）と上顎洞より発生したもの（中心性上顎癌，洞性癌）がある．癌が大きくなると両者の区別が難しい．頻度が高いのは舌癌，歯肉癌で，両者をあわせると口腔癌の60～70％である．その他の口腔癌のうち口唇癌は日本人では非常に少ないが白人ではかなり高頻度にみられる．また頬粘膜癌は南インド，スリランカなどで噛みタバコ（檳榔樹の葉）を嗜好品とする住民に多かった．

口腔癌は組織学的には扁平上皮癌，基底細胞癌，腺癌，腺房細胞癌，粘表皮癌，腺様嚢胞癌，さらに神経芽細胞癌などと分類されるが，口腔粘膜から生じる癌では扁平上皮癌が圧倒的に多い．細胞の分化度によって分化型と未分化型に分けられる．腺癌，腺房細胞癌，粘表皮癌，腺様嚢胞癌などは唾液腺，粘液腺に由来する癌である．癌の進行状況によって早期癌，進行癌，末期癌という言葉も使われる．

口腔領域の癌の分類は解剖学的に口唇の癌と口腔の癌とに分けられている．すなわ

表 12-4 口腔癌の部位分類

口　唇	口　腔
1. 上　唇 2. 下　唇 3. 連合部	1. 頰粘膜 　a）上下の口唇粘膜面 　b）頰粘膜 　c）臼後部 　d）上下の頰歯槽溝 2. 上歯槽と歯肉 3. 下歯槽と歯肉 4. 硬口蓋 5. 舌 　a）有郭乳頭より前の舌背および舌縁 　b）舌下面 6. 口腔底

ち表 12-4 のような解剖学的部位に分けられる．

　TNM 分類は表 12-5，12-6 のように治療前と術後病理組織学的分類に分けられている．

　原発巣の大きさ（T），リンパ節転移（N），遠隔転移（M）などを加味した分類（1997）を示すと表 12-5 の通りである．なお TNM 分類と臨床的（stage）病期との関係についても表示されている（表 12-7）．

　〔**原因**〕　発癌因子として身体他部の癌と同様に物理的・化学的刺激，ウイルス，放射線，遺伝，免疫不全，内分泌などが考えられているが不明な点が多い．

　口腔癌の原因の１つとして，義歯，補綴物，あるいは尖った歯などによる慢性機械的刺激によって生じる褥瘡性潰瘍ないし慢性炎からの悪性転化がある．舌癌の発生が舌側縁部に圧倒的に多いということは舌の運動時に舌側縁部が絶えず歯に接触するという機械的刺激が発癌に関係していることを示唆する．口腔は食物の摂取口として食物による物理化学的刺激のみならず温熱的刺激，さらにアルコール，タバコなどの異常刺激の加わることの多い部位である．また口腔は歯原性囊胞の発生頻度が高く，しかも囊胞壁上皮の角化・錯角化を生じることがあり（角化囊胞性歯原性腫瘍），癌化の危険がある．歯原性囊胞由来の口腔癌も報告されている．

　〔**症状**〕　肉眼的所見には初発病変としては腫瘤型，潰瘍型，びらん型，白斑型，乳頭型，肉芽型，紅斑型などがある．

　腫瘤型には幅広い基底をもつものとポリープ状に有茎性のものがあり，被覆粘膜は比較的正常である．上顎洞癌，下顎骨内より発生する中心性癌，唾液腺に由来する癌にはこの型のものが多い．

② 非歯原性腫瘍　**263**

表12-5　口唇および口腔の癌腫に対する TNM 分類（1997）

T-原発腫瘍
- TX　原発腫瘍の評価が不可能
- T0　原発腫瘍を認めない
- Tis　上皮内癌
- T1　最大径が2 cm 以下の腫瘍
- T2　最大径が2 cm をこえるが4 cm 以下の腫瘍
- T3　最大径が4 cm をこえる腫瘍
- T4a　口唇：骨髄質，下歯槽神経，口腔底，皮膚（頸または外鼻）に浸潤する腫瘍
- T4a　口腔：骨髄質，舌深層の筋肉／外舌筋（オトガイ舌筋，舌骨舌筋，口蓋舌筋，茎突舌筋），上顎洞，顔面の皮膚に浸潤する腫瘍
- T4b　口唇および口腔：咀嚼筋間隙，翼状突起，または頭蓋底に浸潤する腫瘍，または内頸動脈を全周性に取り囲む腫瘍

注：歯肉を原発巣とし，骨および歯槽のみに表在性びらんが認められる症例は T4 としない．

N-所属リンパ節
- NX　所属リンパ節転移の評価が不可能
- N0　所属リンパ節転移なし
- N1　同側の単発性リンパ節転移で最大径が3 cm 以下
- N2　同側の単発性リンパ節転移で最大径が3 cm をこえるが6 cm 以下，または同側の多発性リンパ節転移で最大径が6 cm 以下，または両側あるいは対側のリンパ節転移で最大径が6 cm 以下
  - N2a　同側の単発性リンパ節転移で最大径が3 cm をこえるが6 cm 以下
  - N2b　同側の多発性リンパ節転移で最大径が6 cm 以下
  - N2c　両側あるいは対側のリンパ節転移で最大径が6 cm 以下
- N3　最大径が6 cm をこえるリンパ節転移

注：正中リンパ節は同側リンパ節である．

M-遠隔転移
- MX　遠隔転移の評価が不可能
- M0　遠隔転移なし
- M1　遠隔転移あり

表12-6　p. TNM 術後病理組織学的分類

- pT——原発腫瘍
  - pT 分類は T 分類に準ずる
- pN——所属リンパ節
  - pN 分類は N 分類に準ずる
- pM——遠隔転移
  - pM 分類は M 分類に準ずる

表12-7　病期分類

0期	Tis	N0	M0
I期	T1	N0	M0
II期	T2	N0	M0
III期	T1, T2	N1	M0
	T3	N0, N1	M0
IVA期	T1, T2, T3	N2	M0
	T4a	N0, N1, N2	M0
IVB期	T4b	N に関係なく	M0
	T に関係なく	N3	M0
IVC期	T, N に関係なく		M1

潰瘍型は最も一般的な形で，びらん状の浅いものから，潰瘍周辺が堤防状に隆起，中央部の陥凹する噴火口状のものがある．潰瘍面は鮮紅色，乳白色の小顆粒構造，いわゆるカリフラワー状外観を呈する．潰瘍周辺に硬結を触れる．硬結の範囲，硬さなどの性状から癌性潰瘍と炎症性潰瘍の鑑別がある程度可能である．癌性硬結は比較的限局性，境界明瞭で圧痛は少ないが，炎症性硬結は圧痛強く，境界不明瞭である．潰瘍面には壊死組織，滲出物の混合した乳白色の乳癌が認められ，悪臭を放つ．潰瘍面は接触痛があり，易出血性である．

びらん型は表在性の上皮の破壊で，表面は比較的平滑でびらん面周辺にも癌性潰瘍のような盛り上がりはない．硬結も少ない．

白斑型は白板症に似た所見を示すが，白板症に比べ表面が粗糙な絨毛状を呈し，基底に硬結を伴う．

紅斑型は歯肉，口腔粘膜自体が淡紅色を呈しているので見分けにくい．

肉芽型は炎症性肉芽様の外観を有し，比較的軟らかい．褥瘡性潰瘍の癌化した時，あるいは抜歯窩からの癌組織の増殖などにみられる．

乳頭型は乳頭腫状を呈するもので，癌の場合は乳頭腫となり，硬結を伴うことが特徴である．初発病変が潰瘍型以外の形であっても，癌が進行し組織破壊が拡がると，進行癌ではすべて癌性潰瘍を形成する．

口腔癌の症状としては無痛性あるいは有痛性の腫瘤，潰瘍，潰瘍面の接触痛，易出

Side Memo

Papanicolou 分類

class Ⅰ：正常〔異常または異型細胞を認めないもの〕
class Ⅱ：異型または異常細胞を認めるが，悪性の疑いのないもの
class Ⅲ：悪性の疑いのある異型細胞を認めるが，悪性基準を完全に満たさないで，悪性といいきれない．
class Ⅳ：悪性細胞と判定しうるが，比較的に悪性の特徴に乏しくかつ少数である．
class Ⅴ：明らかな悪性細胞を多数認める

以上のごとく class ⅠおよびⅡを PC Ⅰ，PC Ⅱと略し陰性と考え，class Ⅲ（PC Ⅲ）の疑陽性，class ⅣおよびⅤ（PC ⅣおよびPC Ⅴ）を陽性と診断する．

WHO 分類（扁平上皮癌）　　表 12-8

	上皮真珠	上皮細胞細胞間橋	細胞分裂数1視野（強拡大）	異型分裂	多核巨細胞	核・細胞の多形性
Grade Ⅰ	多　数	存　在	2個以下	稀	稀	軽　度
Grade Ⅱ	少　数	欠　落	2～4個	少　数	少　数	中等度
Grade Ⅲ	稀	欠　落	4個以上	多　数	多　数	顕　著

血性難治性潰瘍，抜歯窩あるいは切開創の治癒不全，下口唇の麻痺，舌運動障害，嚥下障害，開口障害などがある．歯痛，歯の動揺，弛緩，三叉神経痛様の疼痛などが初発症状となることがある．末期癌では疼痛軽減が主たる治療となることがある．

X線所見では骨の破壊，吸収がみられる．骨の吸収像は侵蝕型と圧迫型に分類される．侵蝕型では境界不明瞭な透過像としてみられ，浸潤傾向の強い癌を思わせる．圧迫型では透過像の境界は比較的明瞭である．

〔所属リンパ節への転移〕 口腔癌のリンパ節転移は癌の部位，性状によって異なるが，舌癌，口唇癌などは比較的早期にリンパ節転移をきたす．転移の起こるリンパ節としては，上深頸リンパ節（上顎癌，舌癌），顎下リンパ節，オトガイ下リンパ節（すべての口腔癌）があげられ，癌の存在する部位と反対側のリンパ節の転移も起こる．転移の初期ではリンパ節は無痛性腫脹，弾性硬，可動性であるが，リンパ節の腫瘍組織が増殖するとリンパ節は腫大し，小指頭大，拇指頭大となり周囲組織と癒着し固着性となる．さらに腫大すると腫瘍組織に壊死が生じ，波動を触れるようになることもある．

〔診断〕 歯肉，口腔粘膜の白斑，びらん，難治性潰瘍，知覚過敏，疼痛，原因不明の歯の動揺，抜歯窩治癒不全などがあれば，悪性腫瘍を疑う必要がある．病巣の大きさ，硬結，リンパ節転移の有無などは視診，触診によって診断される．X線検査では骨の破壊の程度がわかるが，単純撮影だけでなく，CTやMRI，軟組織の診断には，超音波検査法などが行われる．上顎癌の腫瘍の拡がりはCT所見で比較的明瞭に観察される．また最近では，核医学検査としてPET（positron emission tomography）が用いられるようになり，原発巣だけでなく，リンパ節転移や全身への転移に対しての診断に用いられるようになってきた（図12-35，12-36）．

癌の診断に当たっては，治療方針を確立するために腫瘍組織の細胞の分化度，異型度を含めての腫瘍の悪性度を診断しなければならない．そのためには細胞診（Papanicolou分類），組織診によって腫瘍の組織学的分類と分化度（WHO分類）を決める．また細胞の分化度から高分化，低分化，未分化と分類することもある．

口腔癌の初期では血液像，血液生化学的検査では異常値を認めないことが多い．

最近の癌免疫の研究の進歩から，マクロファージ遊走阻止試験，白血球遊走阻止試験，末梢血リンパ球の幼若化能など，さらにCEA（癌胎児性抗原），α-fetoproteinなどが調べられているが特異性の高いものではなく，早期診断というよりは，治療効果の評価や再発巣の判断に補助的な役割を持つ．S.C.C（扁平上皮癌関連抗原）は有用．

〔治療〕 腫瘍の部位，大きさ，転移の有無によって治療法が決定され，手術，放射線照射，抗癌剤による化学療法，免疫療法が行われる．これらの治療法が単独に行われることは少なく，2者併用，3者併用法となる．また化学療法では，2種類もしく

266 12章 顎・口腔の腫瘍

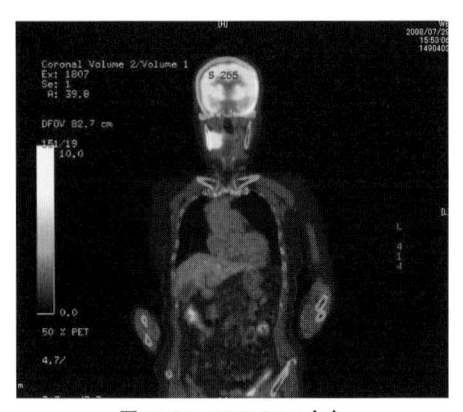

図12-35　PET-CT：全身
（下顎歯肉癌，右肺転移）

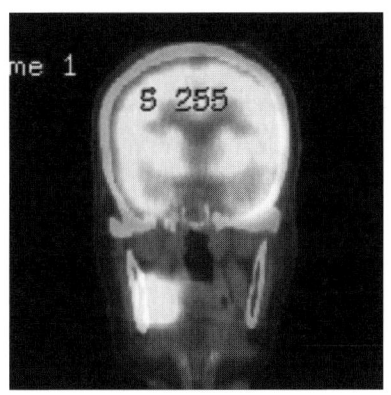

図12-36　PET-CT：局所（下顎歯肉癌）

はそれ以上の抗癌剤を組み合わせて行う複合化学療法も行われている．
　手術では病巣切除と頸部郭清術が行われる．病巣の部位の大きさによって切除範囲は異なるが基本的には拡大根治手術を行う．すなわち顎骨の部分切除術，全切除術，連続離断術が行われる．さらに顎顔面再建術を行うこともある．また術後の組織欠損に対し義顎，顔面補綴を必要とすることもある．凍結外科，レーザーの応用されることもある．
　放射線照射療法ではセシウム針，イリジウム，^{198}Au 針の組織内照射，X 線体腔照射，^{60}Co，ベータートロン腔内照射，リニヤック X 線照射などが 1 クール平均 50 Gy の

Side Memo

頸部郭清の規準

　頸部郭清の規準は原発巣の大きさ，リンパ節の転移の有無によってだいたい次のようになっている．

			頸部郭清
N0（リンパ節転移なし）の場合			
	T1	口唇，上顎	なし
	T2	上顎	なし
	T1	舌前方 1/3	
		頬粘膜，下顎歯槽部	舌骨上郭清
	T2	口唇，舌前方 1/3	全頸部郭清
		頬粘膜，下顎歯槽部	
	T1，T2	未分化，異型癌	全頸部郭清
	T3		全頸部郭清

　N1，N2，N3 の場合はすべて全頸部郭清を行う．

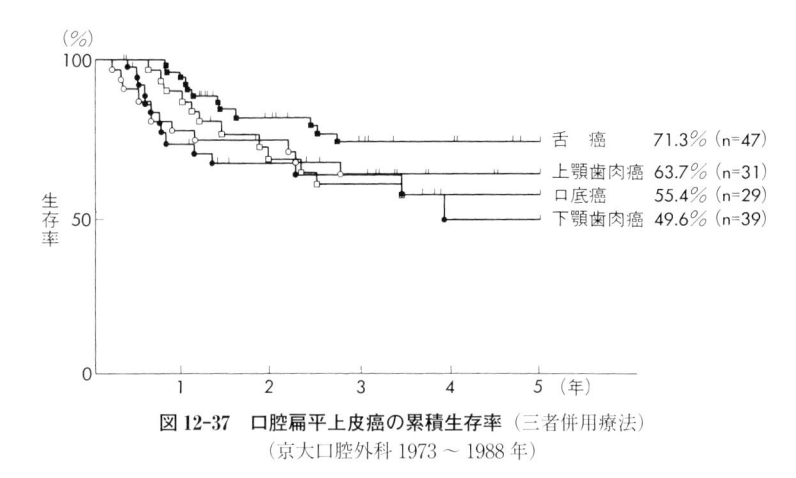

図12-37 口腔扁平上皮癌の累積生存率（三者併用療法）
（京大口腔外科1973～1988年）

舌癌　71.3%（n=47）
上顎歯肉癌　63.7%（n=31）
口底癌　55.4%（n=29）
下顎歯肉癌　49.6%（n=39）

線量で行われる．放射線照射療法には副作用として強い口内炎が生じることが多く，しばしば照射休止期間を必要とすることがある．

化学療法としては種々の抗癌剤が局所持続動注，筋注，静注，経口投与などで与えられる．口腔癌には扁平上皮癌が多いことから，ブレオマイシン，ペプロマイシン，ネダプラチン，シスプラチン，カルボプラチン，アドリアマイシン類，5-フルオロウラシルなどがそれぞれ単独に，あるいは併用して投与される．

免疫療法は，担癌患者の低下した免疫能を回復させるための治療で，特異的免疫的なものとしては腫瘍細胞またはその抗原成分を用いる方法がある．非特異免疫としては担癌生体の一般の免疫能を高めるものとしてBCG，その他の細菌製剤（OK-432など），その分画成分，多糖体などがある．

〔予後〕　癌の進行度，部位，組織型によって異なるが，平均すると現時点では，5年生存率はstage Ⅰ：80％以上，Ⅱ：70％，Ⅲ：30％，Ⅳ：10％前後である．3者併用療法を行った口腔癌患者の部位別累積生存率は図12-37の通りであり，舌癌に比して口底癌，下顎歯肉癌の予後は不良である．

〔種類〕

1）**歯肉癌** carcinoma of the gingiva（図12-38，12-39，12-41，12-42）

歯肉に原発する癌腫で，口腔癌のうち約10～20％である．組織学的には分化型扁平上皮癌が90％を占め，稀に小唾液腺由来の粘表皮癌，腺癌がみられる．上顎（歯肉）癌，下顎（歯肉）癌に分けられ，ともに大臼歯部に好発する．部位による発生頻度は前歯部：臼歯部は1：3である．上顎歯肉癌が歯槽突起，上顎骨を破壊し，上顎洞に拡大し，上顎洞内に大きな腫瘤が形成されると，上顎洞に原発した上顎洞

268   12章 顎・口腔の腫瘍

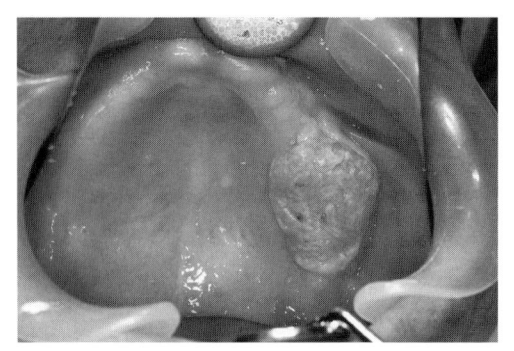

図 12-38　上顎歯肉癌

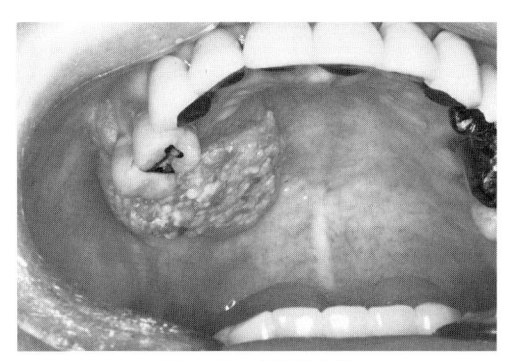

図 12-39　上顎歯肉癌

Side Memo

上顎癌

　上顎歯肉の進行癌と上顎洞癌は区別不可能のことがあり，一括して上顎癌（Oberkiefer Krebs：OKK）と呼ばれる．上顎洞癌は鼻・副鼻腔癌の90％以上を占める．鼻・副鼻腔癌は頭頸部管腔癌の16％を占めていることから，上顎洞癌は喉頭，舌に次いで多い．上顎洞癌のうち比較的早期に口腔に症状を現してくるのは，洞底，前側壁に原発したもので，洞底型では歯槽突起，犬歯窩の膨隆，臼歯の歯列不正，動揺がみられ，前側壁型では犬歯窩や頰部の膨隆を生じる．いずれも Öhngren の悪性度ライン（図12-40）より下方の下方型上顎洞癌が多い．しかし進行癌では眼窩，頭蓋底の方向に進展し，上方型上顎洞癌と同様に予後が悪くなる．

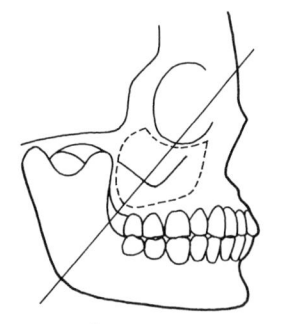

図 12-40　Öhngren 悪性度ライン

2 非歯原性腫瘍　**269**

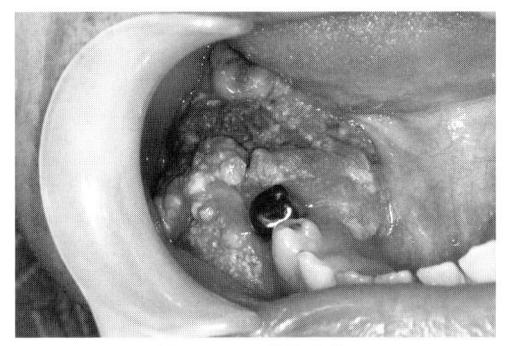

図 12-41　下顎歯肉癌

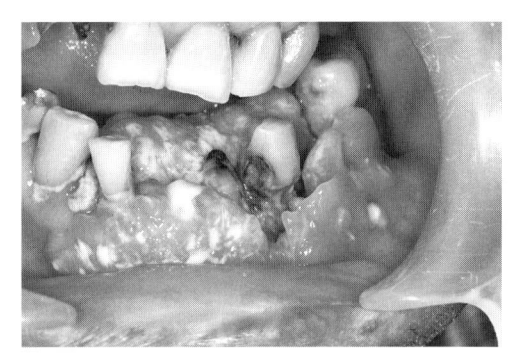

図 12-42　下顎歯肉癌

癌との鑑別が困難となる.

　〔**症状**〕　歯肉に潰瘍，白斑，肉芽，乳頭などを生じる．初発病巣は歯のある場合は歯肉縁または歯間乳頭に，無歯顎では歯槽頂，あるいは歯槽基底部に近い部（義歯による褥瘡性潰瘍の形成されやすい部位）に生じる.

　有歯顎の場合，歯の症状としては歯の動揺，弛緩，歯痛，歯肉出血などがあるため，歯肉炎，歯槽膿漏などと間違われて抜歯，あるいは切開を受けた後，創の治癒不全で気づくことがある．歯肉は菲薄で直下に顎骨があるため歯肉癌は表層性に進展拡大する傾向が強いが，顎骨にも浸潤する．顎骨への浸潤はX線所見でみると侵蝕吸収型と圧迫吸収型に分けられる．侵蝕吸収は浸潤傾向の強い癌にみられ，圧迫吸収は乳頭型，白斑型のものにみられる．上顎癌では腫瘍が増大すると鼻閉感，鼻出血をきたす.

　〔**治療**〕　手術，放射線照射療法，化学療法，免疫療法などが単独にあるいは併用して行われる．上顎洞癌に対しては放射線照射，化学療法（局所動注）とともに手

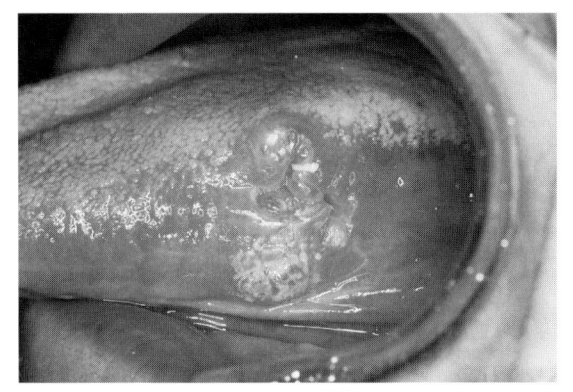

図 12-43 舌癌

術侵襲を最小限にとどめる開窓術が生存率を低下させることなく術後の機能形態に対する障害が少ないともいわれる.

2) 舌　癌 carcinoma of the tongue（図 12-43）

口腔癌の 50～60％を占め最も頻度の高いもので，全癌の約 1％を占める．臼歯部に相当する舌側縁に発生することが多く，舌尖，舌下面，舌背には稀である．病巣に面してう歯，補綴歯，義歯などが存在することが多く，これらが慢性機械的刺激となり，発癌に関係していることも考えられる．組織学的にはほとんどが分化型扁平上皮癌で，腺癌，未分化癌は稀に生じる．

〔症状〕　舌の腫瘤，白斑，潰瘍，あるいは刺激物に対する知覚過敏，疼痛などが初発症状となり比較的早期に発見される．しかし無痛性でかなり大きくなるまで放置されることもある．初期には舌運動障害はない．腫瘍の表面は腫瘤型，潰瘍型，白斑型，びらん型，乳頭型など種々である．発育方向によって外向性と内向性とに大別される．外向性は乳頭型，白斑型，びらん型で硬結は軽度であるが，内向性の腫瘤型，潰瘍型のものは硬結が顕著である．潰瘍型では潰瘍面は狭く筋層へ深く浸潤するものがある（pen type）．舌癌の進展方向は次の 2 つに大別される．①舌骨上筋群への侵入，②中咽頭側壁への侵入があり，前者は比較的舌前方に発生した癌の場合，後者は舌根部に生じた癌の場合である．

舌癌では比較的早期にリンパ節転移を起こす．舌尖部の癌では両側にリンパ節転移を生じる.

〔治療〕　放射線照射がかなり有効で組織内照射，あるいは腔内照射が行われる．しかし再発を全くなくすることはできず，進展舌癌には再建外科手術を応用した拡大根治手術が実施される．舌の 5 年生存率は約 70％で，口腔癌の中で高い方で

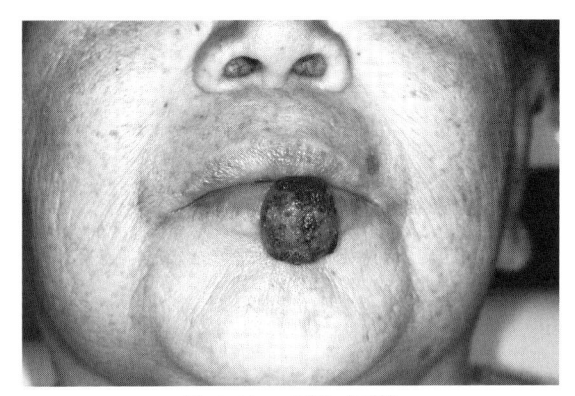

図 12-44　口唇癌（下唇）

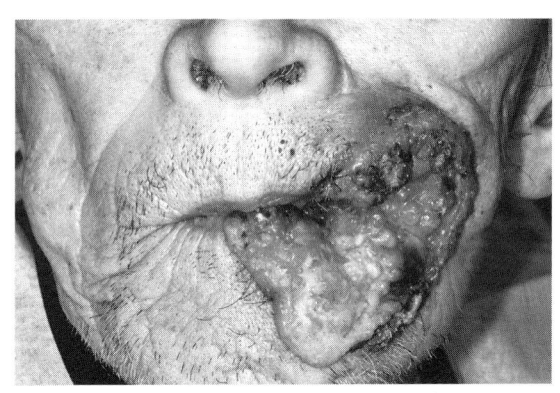

図 12-45　口唇癌（上唇および下唇）

ある．

3）**口唇癌** carcinoma of the lip（図 12-44，12-45）

　欧米では口腔癌の約 30 ％が口唇癌といわれるが，わが国では稀である．パイプ煙草の常用，紫外線被曝などが原因と考えられる．黒人，黄色人種などのメラニン色素の多い有色人種には少ない．性差では日本人の場合，男：女 = 2.5：1 である．下唇の口角と正中の間に発生し，上唇には少ない．

　〔**症状**〕　初期症状は腫瘤型と，痂皮，びらん型がある．発育が弛緩であるため初期病変は口唇炎，白板症，乳頭腫と類似しており鑑別が困難なことがある．硬結は比較的少ない．組織学的には分化型扁平上皮癌が多い．

　〔**治療**〕　放射線療法，手術，化学療法が行われる．早期癌でも切除とともに口唇再建術の併用が必要である．

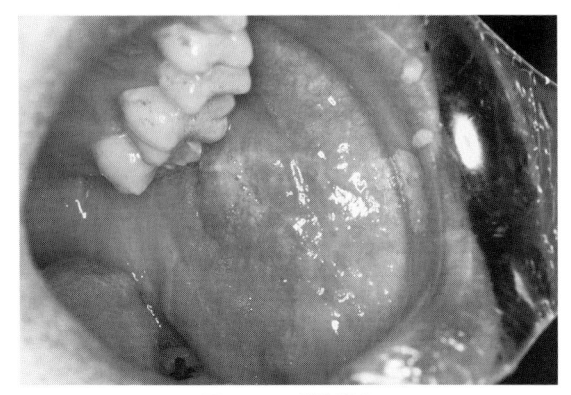

図 12-46　頰粘膜癌

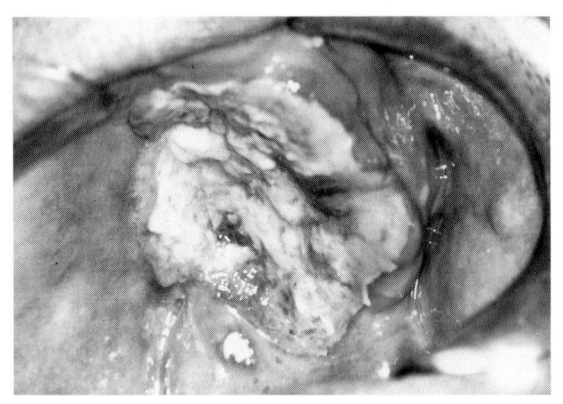

図 12-47　口蓋粘膜癌

4）**頰粘膜癌** carcinoma of the buccal mucosa（図 12-46）
　口腔癌の約 9 ％を占め，臼歯に面する頰粘膜から顎間皺襞部に生じる．白斑型，腫瘤型，乳頭型などがあり，病巣面の割に硬結の範囲，深さが大きいのが特徴である．組織学的には分化型扁平上皮癌が多い．頰粘膜癌は部位的に放射線療法が行いやすいことと外科的切除の後処置を行う再建術の困難なことから，放射線治療が第一選択となる場合が多い．

5）**口蓋粘膜癌** carcinoma of the palatal mucosa（図 12-47）
　口腔癌のうち 0.8 ～ 6.5 ％の発現頻度であり，口蓋に発生する癌としては口蓋粘膜から生じる扁平上皮癌と，小唾液腺から生じる腺癌がある．統計的には扁平上皮癌の方が多い．扁平上皮癌は大臼歯部の歯肉に近い口蓋に生じ，腺癌は小唾液腺の

図 12-48　口底癌　　　　　図 12-49　口底癌

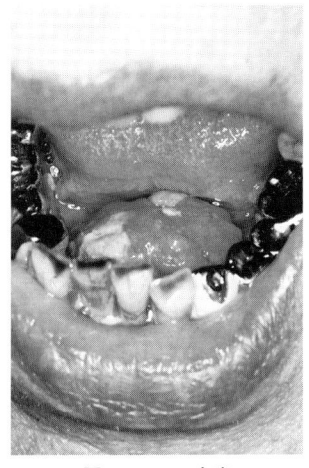

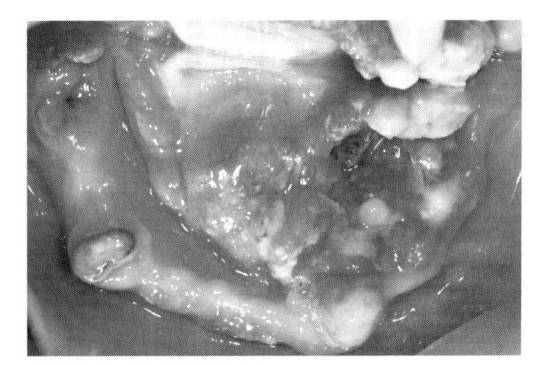

多形性の腺腫の悪性化したもので硬軟口蓋境界部に片側性に生じる．
　〔症状〕　扁平上皮癌は白斑状，乳頭腫状（カリフラワー状）を呈するものは外向性で，疼痛は少なく軽い違和感程度で自覚症状は少ない．びらん，潰瘍を呈するものは内向性で骨への浸潤が強く出血しやすいが，疼痛は少ない．
　腺癌は無痛性，弾力性硬の腫瘤として生じ，被覆粘膜は正常であるためかなり大きくなるまで放置されることがある．増大すると表面に潰瘍を生じ軽い接触痛を伴うことがある．
　〔治療〕　上顎部分切除，上顎全摘などの手術とともに放射線療法，化学療法などを行う．上顎切除後の欠損に対しては顎再建術，あるいは顎補綴を必要とする．
　6）**口底癌** carcinoma of the floor of mouth（図 12-48，12-49）
　分化型扁平上皮癌が 90％以上を占めるが，唾液腺から生じる粘表皮癌，腺房組織癌などもある．扁平上皮癌の初期病変は乳頭状，白斑型であることが多く，潰瘍のみられるのは進行癌である．口底前方部に好発する．進行癌では舌骨上筋群，あるいは中咽頭側壁への浸潤，顎骨に浸潤がみられる．
　〔症状〕　潰瘍面への接触痛，出血などが主訴となる．受診時にはかなり進展した状態になっているものが多い．
　〔治療〕　初期癌で病巣の範囲の小さいものは拡大根治手術が可能であるが，大きくなると再建術にて術後の形態機能回復が困難となるので，放射線療法，化学療法，免疫療法などが試みられる．

7）神経芽細胞腫 neuroblastoma

外胚葉性神経稜から発する腫瘍で口腔領域では極めて稀に小児に現れる．多発性に頸部，腹部に発生し，発熱，貧血，食欲不振，嘔吐，下痢，便秘などの症状がある．口腔領域では頰部，頸部に腫瘤を生じる．尿中のvanillyl mandelic acid（VMA）の定性，定量が診断に役立つ．

治療としては手術，放射線療法，化学療法の併用が行われる．

B．非上皮性悪性腫瘍

未熟な間葉系細胞よりなる腫瘍で肉腫といわれる．口腔領域では肉腫の発現頻度は口腔悪性腫瘍の10％以下，癌腫に比べてはるかに少ない．肉腫は腫瘍細胞の分化の低い円形細胞肉腫，紡錘細胞肉腫，多形細胞肉腫，巨細胞肉腫や，分化度の高い組織構造から線維肉腫，骨肉腫，軟骨肉腫，筋肉腫，骨髄腫，悪性リンパ腫などに分類される．

肉腫の原因については癌腫と同様に不明な点が多い．好発年齢の比較的若い年代に多い肉腫（例えば骨肉腫）と，特に年齢と無関係と思われるものとがある．

〔症状〕　無痛性に比較的急速に発育する腫瘍で，初期・中期には被覆粘膜，皮膚は正常のことが多い．増大すると表面は結節状，赤味を帯びてくる．硬さは腫瘍の発生部位によって異なり，外骨性のものは弾性軟であるが，中心性のものは骨様硬，弾性硬である．中心性のもので神経痛様疼痛，口唇のしびれをきたすことがある．病変部を中心に数歯以上にわたり歯の動揺，弛緩を生じる．

X線所見では一般に顎骨の境界不明瞭な透過像がみられるが，骨肉腫では骨増殖を思わせる所見がみられることがある．

リンパ節の転移だけでなく，全身への遠隔転移が早く，特に肺転移が多い．

〔治療〕　広範囲の外科的切除を行う．放射線感受性は低いが大量照射80〜100 Gyがある程度効果がある．多剤併用化学療法を行い，延命効果をはかる．再発，転移が多く，予後は悪いものが多い．

1）線維肉腫 fibrosarcoma

口腔では稀であるが，顎骨，歯肉に発生し，上顎に多い．外骨膜性に発生するものと，顎骨内中心性に発生するものがある．前者は年長者に多く，後者は若年者に多い．外骨膜性は歯肉の無痛性腫脹を初発症状とするが，中心性では歯の動揺，疼痛が歯肉の腫脹に先行し，腫瘍が増大し顎骨が破壊されて歯肉の腫脹が生じる．表面は初期には正常であるが，増大すると毛細血管が拡張し赤色を呈してくる．潰瘍を作ることは少ない．硬さは弾性軟，あるいは弾性硬である．X線所見で顎骨の辺縁（外骨膜性），あるいは内部（中心性）に境界不明瞭な透過像がみられる．

2）**骨肉腫** osteosarcoma

好発年齢は10歳代で，顎骨での発現頻度は全骨腫瘍の4〜6％，稀な疾患で米国の統計では人口150万人に1人といわれる．発生母地により外骨性と中心性に分けられる．外骨性骨肉腫は幼少年者にみられ，組織学的には軟骨形成性，X線所見で骨軟骨性の不透過像と骨皮質の外側に放射状の骨形成像（spicule）がみられる．中心性骨肉腫は成人に多く，組織学的には線維形成性で，X線所見では骨破壊による透過像がみられる．腫瘤は硬く，境界不明瞭で潰瘍形成をみることがある．また歯の動揺，歯痛，口唇，歯肉の知覚麻痺がある．経過は速く予後不良である．上顎骨の肉腫は下顎骨のそれより予後が悪い．

3）**軟骨肉腫** chondrosarcoma

顎骨に発生することは極めて稀である．発現頻度は上顎が高い．好発年齢は30〜60歳である．比較的速やかに発育する疼痛の少ない腫瘤で初期には潰瘍を作ることはない．X線所見では大小の不整形透過像，骨皮質に放射状の骨形成（spicule）をみる．組織学的に悪性度が3段階に分類されている．すなわちGrade Ⅰは核分裂像はほとんどなく石灰化や骨形成のみられるもの，Grade Ⅱは核の分裂像は少ないが，基質は粘液腫様所見を呈する．Grade Ⅲは核分裂像を認め，基質はほとんど認められず，紡錘形細胞が多い．
予後は悪性度に関係し，Grade Ⅲでは極めて悪い．

4）**筋肉腫** myosarcoma

平滑筋肉腫（leiomyosarcoma）と横紋筋肉腫（rhabdomyosarcoma）があり，いずれも口腔領域では極めて稀であり，口腔では舌，軟口蓋，頰部に発生する．無痛性の腫脹に始まり急速に増大して，潰瘍を形成する．あるいは血腫様腫瘤として増大することもある．周囲組織の破壊も強く顎骨も吸収されることがある．予後は極めて不良で，平均生存期間は1年5か月といわれる．

5）**骨髄腫** myeloma，**形質細胞腫** plasmacytoma

形質細胞の増殖による腫瘍で，赤色髄の存在する頭蓋骨，肋骨，骨盤骨，脊椎骨などに多発性に発生する．時に孤立性骨髄腫のこともある．口腔領域では歯肉，顎骨の無痛性腫脹，口唇の麻痺を初発症状として生じることがある．

〔**症状**〕 初期には顎骨の深部痛，腫瘤の増大とともに顎骨の膨隆，歯の動揺，弛緩，口唇の知覚異常が出現する．下顎角部，下顎枝に発生することが多い．X線所見で顎骨内に限局性の円形透過像（punchout像）がみられるのが特徴である．確定診断は試験切除，あるいは胸骨骨髄穿刺により下される．

〔**治療**〕 抗腫瘍剤（melphalan, cyclophosphamide），ステロイドなどの投与を行う．

6）悪性リンパ腫 malignant lymphoma

未分化なリンパ球，あるいは細網内皮細胞の増殖がリンパ節ならびにその他のリンパ組織に発生する腫瘍性疾患で，ホジキン病と非ホジキンリンパ腫に分けられてきた．1999年WHO分類では，さらに非ホジキンリンパ腫をB細胞性腫瘍とT/NK細胞性腫瘍に二分化し，Burkittリンパ腫はB細胞性腫瘍として分類されている．

悪性リンパ腫は一応腫瘍と考えられているが，ホジキン病は，炎症，腫瘍，最近では免疫異常とも考えられており，不明な点が多い．発病はすべての年齢にみられるが，年齢とともに増加する．口腔内では稀で，頸部，顎下部リンパ節に初発することが多い．

〔症状〕　リンパ節の無痛性腫脹として，頸部，顎下部リンパ節の腫脹が最初に発見されることが多い（節性リンパ腫 nodal lymphoma）．口腔内では口蓋，歯槽突起，頰粘膜，口唇などのリンパ節以外の組織からも発生するもの（節外性リンパ腫 extranodal lymphoma）がある．リンパ節腫脹は比較的急速に進行するが疼痛は少なく，硬度は硬いもの，軟らかいものがある．増大すると可動性が少なくなる．節外性リンパ腫では歯肉，口腔粘膜の境界不明な腫脹，軽度の発赤，歯の動揺，歯痛，口唇の知覚麻痺などを生じることがある．腫瘍が増大すると潰瘍形成がみられる．腫脹は急速に拡大することがある．

全身的には発熱，体重減少，倦怠感，食欲不振，寝汗を伴う．初期には血液像は正常であるが，赤沈が亢進する．

罹患リンパ節腫大は腋窩，腹腔にも及ぶ．

〔診断〕　無痛性のリンパ節腫大あるいは口腔粘膜の腫瘤形成，発熱，疲労感などの全身症状が参考になるが，確定診断は生検による組織診，スタンプ標本細胞診によって決まる．病期の診断にはリンパ管造影，骨髄穿刺，開腹摘脾術，シンチグラフィー，CT，MRI，超音波検査，UGIが実施される．適切な治療のためには正確な病期分類を行うことが重要である（表12-9）．

〔治療〕　病期によって異なる．病期Ⅰでは放射線療法，病期Ⅱ～Ⅲ期では化学療法，放射線療法，あるいは両者の併用，病期Ⅳには化学療法を行う．放射線療法は1回照射量2 Gy，週5回4週計40 Gy，化学療法としてはVEMP，BONP，MOPP療法などが行われる．病期はホジキン病の病期分類を参考とする．

　a）**ホジキン病** Hodgkin's disease

悪性リンパ腫の中では組織像，臨床症状，臨床経過が多彩で，組織学的には多核のReed-Sternberg巨細胞の出現が特徴である．わが国では九州，四国などの地方に多い．壮年以後に多い．

口腔領域では顎下，頸部リンパ節が初発病巣となるが，歯肉，口蓋に腫瘤とし

表 12-9　Hodgkin 病の病期 stage 分類

Stage Ⅰ
　　Ⅰ　　1つのリンパ節領域の侵襲
　　ⅠE　1つのリンパ組織以外の臓器や部位への限局性侵襲
Stage Ⅱ
　　Ⅱ　　横隔膜の片側にとどまる2ヵ所以上のリンパ節領域の侵襲
　　ⅡE　1つのリンパ組織以外の臓器や部位への限局性病変と横隔膜の同側の1つ以上のリンパ節領域の病変
Stage Ⅲ
　　Ⅲ　　横隔膜の上下にわたる複数のリンパ節領域の侵襲
　　ⅢE　1つのリンパ組織以外の臓器や部位への限局性侵襲を伴うもの
　　ⅢS　脾臓への侵襲を伴うもの
　　ⅢSE　1つのリンパ組織以外の臓器や部位への限局性侵襲と脾臓への侵襲を伴うもの
Stage Ⅳ
　　Ⅳ　　リンパ節病変の有無にかかわりなく，1つあるいは複数のリンパ組織以外の臓器や部位へのびまん性侵襲

すべての病期は全身症状のないもの（A）とあるもの（B）に細分される．
　A：症状なし
　B：以下の症状のうちいずれかを有する
　　1）初診6か月以内における10％以上の体重減少
　　2）38℃以上の原因不明の発熱
　　3）盗汗
　リンパ組織：リンパ節，脾臓，胸腺，Waldeyer 輪，虫垂とパイエル板

て発生することがある．初期には無痛性であるが，歯肉に生じると歯の動揺，歯痛を生じることがある．抜歯後難治性潰瘍として残り，次第に拡大する．発熱が30〜50％にみられ，数日間の持続性発熱期の後1〜2週間の無熱期があり，これを繰り返す．これを Pel-Ebstein 熱という．赤沈亢進，CRP 陽性，遅延型免疫反応の低下がみられる．

　b）**非ホジキンリンパ腫** non-Hodgkin's lymphoma
　このリンパ腫の臨床症状と経過は，ホジキン病と比較して多様多彩であり，初発部位も，リンパ節原発が多いホジキン病と異なり，リンパ節原発とリンパ節外リンパ腫とほぼ同数である．リンパ節原発の場合は頸部リンパ節が過半数を占め，節外リンパ腫の場合は Waldeyer 輪が最も多く，次いで胃である．
　初発症状としては非対称性無痛性のリンパ節腫脹であり，発熱，寝汗は Hodgkin 病よりも少ない．口腔咽頭リンパ節（Waldeyer 咽頭輪）が腫脹すると咽頭痛や閉塞性呼吸困難をきたすことがある．

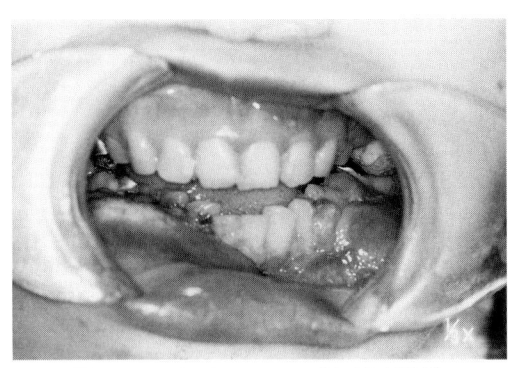

図12-50 バーキットリンパ腫（歯肉腫脹）

c）**バーキットリンパ腫** Burkitt lymphoma（図12-50）

中央アフリカの小児の間に多発した顎部のリンパ腫で，Burkittによって1958年初めて報告された．その後，赤道に近いニューギニアなどにも発見されている．また散発的に世界各地からの報告もあるが，極めて稀な疾患である．EBウイルスの感染が原因と考えられている．歯肉腫脹，顎部腫脹を初発症状とするものが多く，多発性である．歯肉の歯痛性の発赤腫脹に始まり，増大すると歯冠が被覆されるようになる（図12-50）．歯の動揺，冷水に対する知覚過敏，打診反応，歯の浮いた感じが生じ，口唇の知覚麻痺をきたすこともある．自発痛は少ない．

X線所見での歯槽硬線の消失，歯根膜腔の拡大，顎骨骨梁像の消失がみられる．

組織学的には腫瘍細胞間に大型の明るい組織球が存在し，あたかも夜の星空のように見えるのが特徴である（starry sky像）．化学療法が有効である．

7）**悪性黒色腫** malignant melanoma（図12-51，12-52）

メラニン細胞からなる腫瘍で，皮膚，粘膜に生じる比較的稀な疾患である．口腔に発現する頻度は全悪性黒色腫のうち約10％である．中高年者に多く，性差はない．口腔内の好発部位は歯肉，稀に口唇，頬に発生することもある．上顎，下顎は2：1である．

〔**症状**〕 口腔粘膜の黒色あるいは茶褐色の斑状の色素沈着に始まるが，疼痛，異常感などの自覚症状を欠くため放置されることが多い．腫瘍の進展に際して粘膜隆起が少なく白色斑が周囲に拡大する型（図12-51）と，色素斑から粘膜が隆起し腫瘤を形成する型（図12-52）がある．時に黒色色調がなく，灰白色，淡紅色を呈するものもある．拡大型，隆起型とも軟らかい腫瘤として増大し潰瘍を形成する．骨への浸潤のため歯の動揺，接触痛を生じる．

X線所見では骨破壊像がみられる．リンパ節，全身臓器への転移が早く予後は極

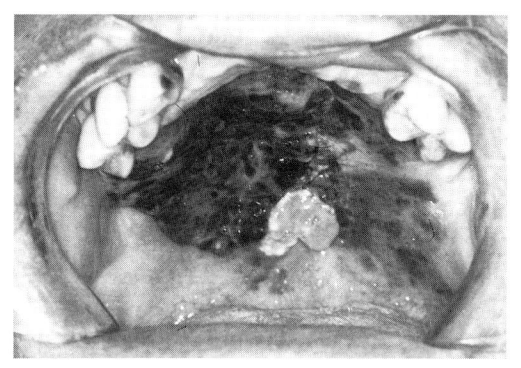

図 12-51　悪性黒色腫-拡大型（口蓋）

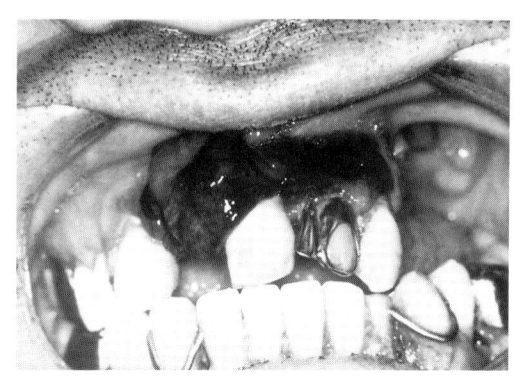

図 12-52　悪性黒色腫-腫瘤型（上顎前歯部）

めて不良である．

〔治療〕　早期に拡大根治手術，リンパ節郭清を行うが，切除範囲と予後とはあまり関係がないとする報告がある．放射線療法は無効である．凍結外科療法，免疫・化学療法を試みる．

3　腫瘍類似疾患

1. **エプーリス** epulis（図 12-53 ～ 12-56）

歯肉腫（歯齦腫）といわれ，歯肉に生じる良性の有茎性の腫瘤，炎症性の組織増殖，

280　12章　顎・口腔の腫瘍

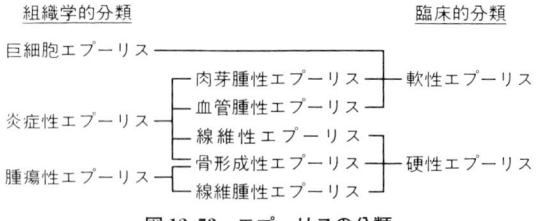

```
組織学的分類                           臨床的分類
巨細胞エプーリス ─────────
              ┌ 肉芽腫性エプーリス ┐
              ├ 血管腫性エプーリス ┤── 軟性エプーリス
炎症性エプーリス ┤
              └ 線維性エプーリス
              ┌ 骨形成性エプーリス ┐
腫瘍性エプーリス ┤                  ├── 硬性エプーリス
              └ 線維腫性エプーリス ┘
```

図 12-53　エプーリスの分類

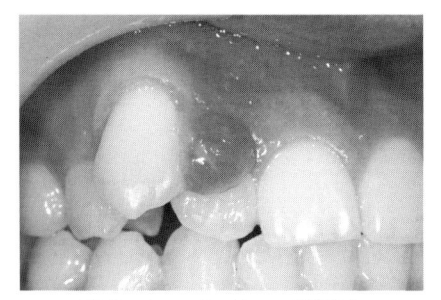

図 12-54　エプーリス：上顎歯肉

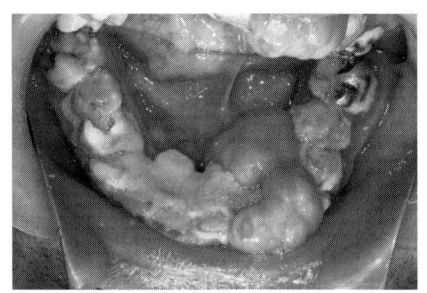

図 12-55　エプーリス：下顎歯肉

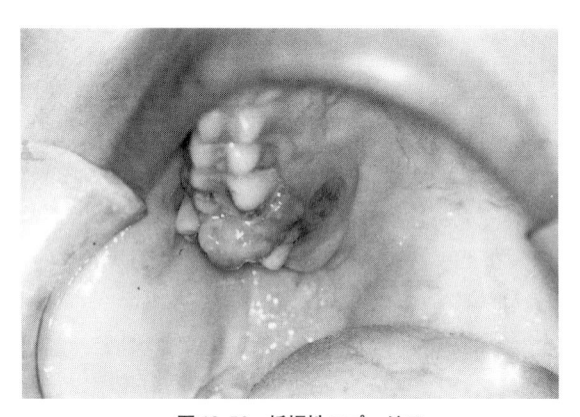

図 12-56　妊娠性エプーリス

Side Memo

先天性エプーリス congenital epulis
　生下時より認められる歯肉の腫瘍性小結節であるが，自律性増殖は認められない．先天性エリープスは一種の hamartoma で，組織学的には約半数は顆粒細胞性筋芽細胞腫の像を呈する．他は筋原性の hamartoma の像を呈する．

および良性の腫瘍を含めたものの総称で，極めて頻度の高い疾患である．組織学的分類，臨床的分類がある．

エプーリスは結合組織の増殖であり，その発生母地となる歯槽骨，歯槽骨膜，歯根膜，歯肉に対する器械的刺激（金属冠，充塡物，補綴物），歯肉炎，歯石による慢性炎症による刺激が誘因となる．妊娠期の女性に特異的に発生することがあり，これを妊娠性エプーリスと呼び，内分泌の関与も考えられる．

エプーリスは歯間乳頭部の唇側に好発し，上下顎の発現頻度比は1.6：1.0で上顎に多い．年齢では20～30歳の女性に多い．

〔症状〕 歯間乳頭の無痛性，緩慢な肥大に始まる．表面は一般に平滑であるが，時には結節状，分葉状を呈することがある．色は正常の粘膜色（硬性エプーリス）のものから，鮮紅色，暗赤色（軟性エプーリス）のものがある．硬さも，硬いもの，軟らかいものがある．色調，硬度は構成組織によって異なる．発育は緩慢である．発生母地とは有茎性につながる．

妊娠性エプーリスは血管腫性エプーリスに似ており（図12-56），妊娠3か月から発生し，増大するが，分娩後急速に消退するものが特徴である．

〔治療〕 発生母地の歯間乳頭，歯根膜，あるいは歯槽骨槽間中隔を含めた切除術を行う．このため抜歯を必要とすることもある．

表12-10 組織球症の分類

特徴＼病名	好酸球肉芽腫	Hand-Schüuller -Christian 病	Letterer-Siwe 病
発現頻度	85％	10％	5％
年齢	平均 26歳	青少年	幼児・小児
口腔における発生部位	下顎骨（3/4）上顎骨	顎骨・歯肉	歯肉・口腔粘膜
組織像	組織球様の大型貪食細胞増殖 好酸球の浸潤 nonlipid histocytosis	泡沫細胞に富む脂肪肉芽腫 lipogranuloma	大型単核球の増殖 nonlipid histocytosis
症状	疼痛，腫脹，潰瘍 歯の動揺	歯痛，歯の動揺，歯肉出血，口内炎	歯肉炎，口内炎
X線像	顎骨の打ち抜き像 punchout	顎骨・歯槽骨の吸収像	不明瞭
経過	慢性	慢性	急性
予後	良	不良	不良

2. 組織球症 histiocytosis X（Langerhans 細胞組織球）

病理組織学的には組織球が増殖する一連の疾患とされているが，臨床解剖学的には骨の好酸球肉芽腫（eosinophilic granuloma），Hand-Schüller-Christian 病および Letterer-Siwe 病に分類されており，これらを総称して組織球症 histiocytosis X とされてきた．最近では，これらの病変に共通して Langerhans 細胞の増殖・浸潤がみられることから，Langerhans 細胞組織球と呼ばれている．各疾患の特徴は表 12-10 の通りである．

原因としてはウイルスあるいは細菌感染などがあげられているが，未だ不明な点が多い．口腔領域に発生する組織球症は全身の組織球症の約 10％である．

治療としては好酸球肉芽腫の単発性病変に対しては切除を行う．その他のものに対しては放射線照射あるいはステロイド，抗菌剤の投与を行う．

13章
唾液腺疾患
Disease of salivary gland

1　唾液腺の発育異常および形態的異常

1. 発生異常
1) 先天性導管閉塞 salivary atresia
　唾液腺に関連した奇形の1つで，生後早期に症状を呈する．すなわち先天性唾液瘻または新生児口底のガマ腫を生じる．後者は腫瘤の圧迫による舌根沈下，気道閉塞を起こす場合があり，穿刺または切開による内容液排出・摘出手術を要する．先天性甲状舌管囊胞の口腔近くに発生する型との鑑別は困難である．

2) 先天性肥大
　上口唇腺肥大（double lip），副耳下腺などがある．

3) 唾液腺無形成

4) 異所性唾液腺

2. 閉塞，囊胞，外傷
A. 唾石症 sialolithiasis
　導管内の石灰化異物を唾石（sialolith, salivary stone）という．脱落上皮，迷入異物，細菌体などを核として，周囲に唾液中の石灰塩が沈着して生じる．形，大きさは種々であるが，多くは円形，時に長円形で層状構造を有する．主成分は燐酸カルシウム（乾

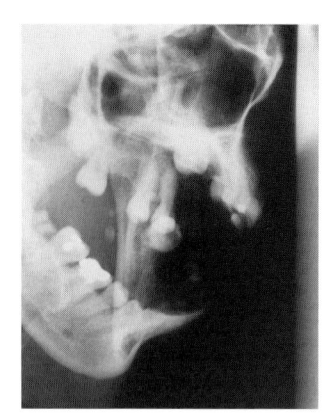

図 13-1 唾石症

燥重量比 74 %）である．

成人以後の顎下腺管に多くみられ，発現頻度は顎下腺およびその導管 82 %，耳下腺およびその導管 13 %，舌下腺およびその導管 5 % である．

〔症状〕　唾石の形成により唾液の排出が障害されるため，分泌亢進の起こる際，一過性の腫脹を呈する．すなわち，食事を開始しようとする際や食事中に，腺の圧迫感，緊張を覚え腫脹をきたす．時に唾仙痛（salivary colic）を生じることがある．食後 30 分程度で腫脹は自然消退する．このような腫脹の反復により，導管の拡張，腺の慢性炎症を併発し，長期に及んで腺機能の低下をみる場合がある．

〔診断〕　X 線所見で小円形，長円形，稀に棒状の石灰化物を見出す．ワルトン管の導管内唾石の観察には咬合法撮影がよい．多くの場合，唾石は触診により硬固物として触知できる．口底の双手診を行って確認する．腺体内唾石は触知が難しい．小さい唾石や炎症産物を奥へ逆送する怖れがあるため，唾液腺造影は唾石症診断の第一選択に用いることはない．腺体，導管に一致しない複数の石灰化像は，血管腫などに伴う血管系結石との鑑別が必要．

〔治療〕　自覚症状が軽く導管の出口に近い小形の唾石は自然排泄されるのを待つ．腺体外導管の唾石は，その遠位を一時的にクリップして唾石の逆走を避けつつ，粘膜および導管壁の切開により摘出する．移行部唾石および腺体内唾石では，多発をみるものや腺機能の低下をきたしているものがあり，顎下腺およびワルトン管を全摘出する例が多い．

B. 粘液栓子 mucous plug

導管内の粒状のゲル様停滞物をいう．導管拡張，分泌低下に随伴してみられる．唾石症と同じ症状を呈し唾石前駆物質と考えられる場合もある．

C. ガマ腫（☞ p.234）
D. 粘液囊胞（☞ p.234）
E. 唾液瘻 salivary fistula

唾液腺部の外傷、腺手術の後遺症として、あるいは化膿性病変の切開、自潰後に唾液が持続的に流出する瘻孔が顔面皮膚に形成されることがある。唾液瘻には唾液腺体の一部から唾液が流出する唾液腺瘻と唾液腺排出管より流出をみる排出管瘻がある。管瘻は耳下腺に多くみられ食事摂取時に瘻孔より大量の唾液が流出し、周囲の皮膚に湿疹を生じる。腺瘻では唾液の流出量は少なく簡単な縫合処置、圧迫など閉鎖することが多い。他に唾石摘出後などに、正常の排出孔とは異なった部位の粘膜に排出孔を生じる内唾液瘻があるが、口腔内に分泌されている限り臨床的に問題とはならない。

治療法として、腺瘻の場合は瘻孔の腐蝕または焼灼、圧迫、瘻孔切除を行う。管瘻では排泄管の端端吻合あるいは外瘻を口腔内への内瘻にする瘻管移植術を行う。

F. 味覚発汗症 gustatory sweating, 耳介側頭症候群 Frey's syndrome

耳下腺部、下顎後部および顎関節部の手術侵襲または外傷の後、回復時に耳介側頭神経の中の唾液腺支配副交感神経線維が、汗腺に分布する線維へと支配を変えることによって生じる。食事の際、耳介前部から側頭部の皮膚に発汗を呈する。

3. 肥大および萎縮

A. 良性肥大 benign (asymptomatic) hypertrophy

甲状腺機能亢進症などの代謝性疾患や、アルコール中毒、内分泌疾患に伴って観察される。特に糖尿病患者では耳下腺肥大の顔貌を呈する。膵臓疾患と唾液腺形態、唾液性状とは関連性があると考えられる。咬筋肥大との鑑別を要する。唾液腺肥大症では唾液中Kの上昇、血中アミラーゼアイソザイムSパタンの上昇がみられる。

唾液腺症については後述（☞ p.289）。

B. 萎　縮 benign atrophy

多く老人性萎縮としてみられ、腺の脂肪変性、線維変性を伴って腺形態の縮小にい

Side Memo

静止性骨空洞（嚢胞） static bone cavity

下顎骨内面には顎下腺窩（fovea submandibularis）、舌下腺窩（fovea sublingualis）が解剖的形態としてわずかに認められるが、この部に限局性の深い骨陥凹の存在する場合、静止性骨空洞の所見を示す。顎下腺（稀に舌下腺）による圧迫または発生時の骨内への迷入が原因と考えられる。症状は全くなく、X線フィルム上で硬固線に囲まれた指頭大の嚢胞様像として偶然発見される。画像診断を行い、単純性（外傷性）骨嚢胞との鑑別を要する（☞ p.233）。

たる．腺細胞のオンコサイト化もしばしば存在する．
  C. **副唾液腺** accessory salivary gland
  大唾液腺の近傍に存在する異所性唾液腺の1つで，導管により大唾液腺とつながっている．耳下腺の前上方に存在する副腺はよくみられる．
  副唾液腺，異所性唾液腺は発生異常の1つであり，この部位に腺系腫瘍の発生をみる場合がある．

2 唾液腺の炎症および類縁疾患

1. 唾液腺導管の病変
  A. **唾液腺導管炎** sialodochitis
  唾液腺炎に合併して，あるいは単独に発症する．排出管開口部の発赤，時に導管の走行に沿った粘膜下の炎症を認める．化膿性のものは，唾液に混じて膿の排出をみる．原因は唾石，粘液栓子，異物などによる刺激，唾液の停滞，口腔からの逆行性感染，唾液流量の低下はこれを促進する．急性期の治療は非特異性（化膿性）唾液腺炎に準じる．
  B. **唾液腺導管拡張症** sialodoectasis
  慢性唾液腺炎，慢性導管炎の場合，導管の肥大をきたし，特に排出管内腔の拡張が認められる．反復性炎症による導管壁の弛緩が生じ，主管および主管に近い分枝ほど拡張をきたしている率が高い．軟らかい半ゲル様の唾液の圧迫流出を認めることがある．拡張部に一定間隔で狭窄をもつ場合，その程度に応じてウィンナーソーセージ様変化，数珠様，ビーズ様変化などと呼ぶ．症状は慢性反復性炎と類似である．平素の口腔衛生，含嗽の励行，症状のある時は導管洗浄を行う．
  C. **線維素性導管炎** sialodochitis fibrinosa, Kussmaul's disease
  慢性導管炎の特殊なタイプで，綿花様の小さい線維束を排出する．粘液栓子を伴うこともある．患者は摂食時疼痛を訴える．造影X線撮影により導管拡張と，多数の

Side Memo

唾液腺気腫 pneumatocele, glass blower's disease
  口腔内圧の上昇により生じる．ガラス吹き病とも呼ばれ，楽器吹奏者とともに職業性に生じる．導管拡張の者にも時に生じる可能性がある．唾液腺部の触診により，独特の捻髪音がある．罨法を施し，口腔内圧を高める動作を禁じる．

縦走する線条様構造を認める．

　腎疾患，循環器疾患などで慢性脱水状態の患者に起こる率が高いといわれる．好酸球の浸潤を認めるところからアレルギー原因説もあるが，病因不明，局所治療として線維性および粘液性栓塞を他動的に絞り出すことにより，自覚症状の改善をはかる．

D. **唾液腺（管）末端拡張症** sialectasia

　古くより導管末端ないし腺房部分（acinus）の拡張を造影所見および組織所見で認める一群の症候が知られていた．慢性再発性唾液腺炎や Sjögren 症候群などに属さないものを，今日なお末端拡張症の名で呼ぶ場合がある．有効な治療法はないが，不快症状の不定間隔での再燃程度の症状にとどまる．

2. 急性唾液腺炎

A. **非特異性（化膿性）唾液腺炎** acute nonspecific（purulent）sialoadenitis

　開口部・導管からの感染，唾石などの異物，隣在組織や歯性の炎症からの波及が原因となり，急性あるいは慢性の唾液腺炎をきたす．腹部消化管手術後などの合併症として衰弱，脱水，分泌低下をきたす場合も唾液腺感染の原因となる．

　顎下腺，耳下腺に好発し，腺体および周囲組織の有痛性腫脹，唾液分泌異常，開口障害が認められ，発熱，全身倦怠を伴う．多くは導管炎を併発し，排出口部の発赤腫脹，導管からの排膿をみる．起因菌はグラム陽性球菌によるものが大多数であり，急性化膿性唾液腺炎とも呼ばれる．治療法は全身的な抗菌剤投与，局所罨法，含嗽，抗菌剤溶液による経導管洗浄，膿瘍形成があれば切開排膿をはかる．

B. **急性流行性耳下腺炎** parotitis epidemica, mumps

　耳下腺の腫脹を主症状とし小児に好発する，ウイルス感染による流行性疾患．別名「おたふくかぜ」と呼ばれ，季節的には春に多い．接触または唾液飛沫により伝播され 2 ～ 3 週間の潜伏期の後，唾液腺の腫脹を呈する．腫脹に先立って軽度発熱，全身倦怠，頭痛，下顎後方の圧痛などの前駆症状を訴える．耳下腺の他，顎下腺，舌下腺も罹患する．

　耳下腺部の腫脹は自発痛，圧痛を伴い，特に顎運動，唾液分泌時に疼痛が激しい．腫脹は発症 3 ～ 4 日で最高に達し，片側から両側性に拡大する．発熱，倦怠感など全身症状はあるが，一般に経過は良好で，1 ～ 2 週間後解熱，腫脹は消退する．

　急性睾丸炎，膵炎，脳脊髄炎などの合併症がある．涙腺，甲状腺の炎症をみる．合併症は成人患者に多く，一般に小児の場合より症状が重篤である．睾丸炎は不妊症（精子数減少）の原因となることがある．局所の膿瘍形成は稀．

　本症は顕性・不顕性を問わず，終生免疫を得るといわれる．発病前または病初期の血清と，臨床症状初発後 3 週（21 日）目の血清のペアを比較し，抗ムンプスウイル

ス抗体の上昇（希釈 titer 4 倍以上）を確認するか，急性期に唾液中または尿中からウイルスの分離に成功すれば診断は確証される．発病初期に血中アミラーゼの上昇がみられる．

治療法は安静，局所罨法，抗ウイルス剤投与，γ-グロブリン製剤の使用．

稀に他のウイルス感染（コクサッキー群 A，B，インフルエンザ，パラインフルエンザ 1, 3，エコー 9 など）により唾液腺腫脹が起こる．

サイトメガロウイルスは新生児封入体症を発症する．

3. 慢性唾液腺炎および唾液腺症

A. 非特異性慢性唾液腺炎 chronic nonspecific sialoadenitis

顎下腺に頻度が高く，耳下腺にもみられる．急性炎から移行するもの，唾石に併発するものなどがある．

抗菌剤投与をはじめとする集中的治療で症状改善へ向かう．造影診断に用いる造影剤は，含有するヨードの殺菌的作用により本症に治療効果を示す場合がある．合併症状あるいは後遺不快症状に苦しむ場合は，患側顎下腺摘出を行う．

B. 再発性耳下腺炎（成人） recurring parotitis of adult

一定間隔（数か月～約 1 年）を置いての耳下腺の反復性腫脹を呈する病態．良性肥大を伴うものもある．原因として，先天的導管狭窄，アレルギー，外因による導管壁の異常，唾液うっ滞がいわれるが，真因は不明．いずれにせよ難治で，再発傾向をコントロールすることは局所治療のみでは極めて困難である．造影所見で部分的に狭窄を示す導管の拡張像（分節状拡張像），腺房部の顆粒状陰影が認められる．口腔乾燥がなく，口唇生検の異常像が少なく，成人男子にも多いことから Sjögren 症候群と区別される．

C. 再発性耳下腺炎（小児） recurring parotitis of child

小児の耳下腺の反復性腫脹を呈する病態で，両側性または片側性に出現する．成人のものより症状が強く，発症間隔が短い，導管からの排膿を伴い化膿性病原菌を認める場合と，非化膿性の場合とがある．稀に顎下腺も罹患する．造影所見は典型的な点状あるいは顆粒状陰影を呈する．免疫異常，アトピー体質，防御能低下の小児に起こる率が高い．男女比は 2：1 と男児に多く，加齢とともに発症間隔が延長していき，13 歳以降では少なく，85 ％が思春期以降に発症を認めなくなるといわれる．

D. 慢性硬化性唾液腺炎 chronic sclerosing sialoadenitis，キュットナー病 Küttner's disease

唾液腺の硬結を呈する疾患．顎下腺に両側性に変化のみられる例が多い．1 年ない

し数年の経過をとって，一見腫瘍塊様を呈するため，キュットナーの腫瘍（Küttner's tumor）とも呼ばれる．

本態は間質性炎症で，急性炎症の経験が軽微あるいは欠くまま，間質組織の変化により腺の腫大・硬化をきたす．腺間質から始まる細胞浸潤は，長期に及んでリンパ濾胞を形成してシンチグラフィーで ^{67}Ga の高度の取り込みを示すにいたるため，悪性リンパ腫と誤って診断される危険がある．

有効な治療法は見出されていない．腫瘍との鑑別が臨床的に困難な場合は，生検または長期の経過観察．硬化が著しく塊の存在が顎運動の障害などを起こす場合，摘出を行うことがある．

E. **唾液腺症**（唾液腺肥大症，sialoadenose, sialosis）

非炎症性，非腫瘍性に唾液腺の腫脹をみる病的状態．多くは両側性で再発性．炎症細胞浸潤はなく，腺細胞の肥厚から最後は脂肪変性へと移行する．良性肥大（☞ p.285）に類似するが，後者は症状固定し，病的要素の少ないものをいう．

原因には神経因性，アレルギー性，代謝疾患性，栄養不良などがあげられる．フェニルブタゾン，ノルアドレナリン剤の長期使用でも唾液腺腫大が起こる．治療は強度の味覚刺激回避，局所マッサージ，唾液腺ホルモン投与など．長期にわたる腺体部の不快感を訴え，完治にいたらぬことが多い．

F. **好酸性顆粒細胞症** oncocytosis

腺組織中のオンコサイトが増加してくる状態をいう．腫瘍状に増殖する場合は好酸性腺腫と同義のオンコサイトーマ（☞ p.298）であり，老人性に，稀に若年者で，細胞変化をみるものを好酸性（顆粒）細胞症と呼ぶ．

4. 唾液腺の特殊な炎症と病変

A. **特異性炎症**

1）梅毒：大唾液腺に発症するものは近年さらに稀である．

2）結核：腺体部あるいは周囲のリンパ節の結核性病変の浸潤の形で発病する．耳下腺に多く，顎下腺がこれに次ぐ．結核の原発感染が腺自体に起こることは少ない．時に大きな腫瘤を形成し，膿瘍自潰し難治となる．唾液腺瘻形成にいたる場合がある．

3）放線菌症：導管からの感染，あるいは顎顔面軟組織ないし顎骨の放線菌感染の波及による．硬い慢性腫脹を呈し，膿瘍自潰，多発瘻孔を作ることがある．

B. **ぶどう膜耳下腺炎**（uveo-parotitis, Heerfordt 症候群）

眼のぶどう膜（虹彩，毛様体，脈絡膜の総称，中膜）の炎症と耳下腺腫脹を主徴候とし，発熱，顔面神経麻痺を伴う疾患．類上皮細胞結節，Langhans 巨細胞の出現を

みる．本態はサルコイドーシス（類肉芽腫症）と考えられる．日本人での発症は稀．
顔面肉芽腫あるいは粘膜下結節としてごく稀に口腔領域に単独でサルコイド病変を認める例がある．

C. 猫ひっかき病 cat scratch disease

犬猫家畜を感染源とするクラミジア病変，耳下腺部リンパ節から周囲組織へ，壊死性肉芽が拡大する．

D. 唾液腺封入体症 salivary gland inclusion disease

生後数日までの新生児唾液腺に，封入体を有する巨細胞の出現する疾患で，伝染性単核症などと同じく，サイトメガロウイルスが関与する．無症状で発見されないまま経過することも多いが，時に知能および身体発育の遅延をきたす．

E. 壊死性唾液腺化生 necrotizing salivary metaplasia

悪性腫瘍との鑑別が問題になるところから，注目された病変で，口蓋に深い穿窟性無痛性の境界明瞭な潰瘍を生じる．時に両側硬口蓋に対をなすもの，潰瘍形成を欠くものがある．中〜高年男子に多い．組織所見および臨床所見は粘表皮癌または扁平上皮癌に酷似ししばしば誤られるが，弱拡大で腺房外形が保たれていること，特別の治療を行わなくても6〜8週でゆっくり治癒することが相違点である．

大唾液腺の lobular regeneration と呼ばれるものとも類似している．

3 唾液腺症状を伴う自己免疫疾患，代謝性疾患

1. シェーグレン症候群 Sjögren's syndrome

シェーグレン症候群は臓器特異な自己免疫疾患で，外分泌腺の系統的障害により，口腔乾燥，眼乾燥などの自他覚症状を呈する．シェーグレン病，乾燥症候群（sicca syndrome），SjS も同義語として用いられる．

〔原因〕 腺組織に対する自己抗体が産生され，唾液腺・涙腺などが障害されるにいたる．遅延形アレルギー主体の自己免疫機序により，T 細胞ならびに B 細胞が感作され，腺管上皮や腺自体が標的臓器となる．内分泌変調あるいは慢性炎症と遷延感作も病因の1つになるといわれる．

〔発現〕 性別では女性が95％以上と大多数を占め，男性例は数％未満でごく少数である．発病年齢は平均48歳で，40〜60歳代が多いが，20歳代あるいはそれ以下の若年齢の例も稀にみられる．

〔臨床症状〕 主な症状は角膜・結膜炎，口腔内乾燥などの腺に関連して出現するも

ので，これを腺症状という．また，膠原病にみられるいくつかの身体症状を伴うことがあり，これをシェーグレン症候群の腺外症状という．

  1）**腺症状**
    a）唾液分泌低下と口腔乾燥症（xerostomia）．
    b）それに伴う口腔の変化：舌乳頭萎縮（p.220），味覚障害，粘膜の平坦化と粘着，エナメル質亀裂・破折，多発う蝕，咀嚼・嚥下障害，発語会話障害．
    c）唾液腺腫脹：耳下腺または顎下腺の軽度持続性ないし一過性腫脹（episode of salivary gland enlargement）を示す．腫脹が片側性にみられたものでも，機能低下は両側ほぼ同程度のものを残す．顎下腺の縮小硬化へ移行する場合がある．
    d）涙分泌低下，それによる乾燥性角結膜炎（KCS），異物感，光線過敏．
    e）鼻粘膜乾燥，鼻出血，外陰部乾燥，皮膚乾燥．
  2）**腺外症状**
    a）手・指などの慢性関節炎，関節痛．
    b）顔面紅斑，皮疹，紫斑．
    c）レイノー現象，薬剤アレルギーなど．

〔**検査**〕 口唇腺生検（lip biopsy），乾燥性角結膜炎（KCS）の検査と，唾液および涙液分泌量測定が重要．これに加えて，唾液腺シンチグラフィーの経時観察も病態の把握に有意義である．耳下腺造影が行われることもある．

血液検査の所見では，白血球数減少，赤沈亢進，高 γ-globulin 血症，リウマチ因子，抗核抗体，抗 SS-A 抗体，抗 SS-B 抗体，LE 細胞現象などのうち，いくつかの値が陽性あるいは異常を示す場合が多い．

〔**診断基準**〕 いくつかの診断基準が歴史的に用いられてきたが，今日，臨床的，研究的に正しい診断を得られるものとしてシェーグレン症候群研究会による基準が推奨される（表13-1）．診断のすすめ方は，涙の分泌低下の状態をシャーマー試験で，唾

Side Memo

シェーグレン症候群（SjS）の病型分類

 primary と secondary SjS〈乾燥単独例と膠原病の合併例〉．clinical と subclinical な病態〈乾燥症状ありと，膠原病などで腺の組織変化を示しながら自覚なしのもの〉．確実例（表13-1）と疑い例，などの病型がある．また SjS 以外の口腔乾燥も多い（☞ p.353）．

シェーグレン症候群（SjS）の免疫学的研究

 抗唾液腺管抗体は 23% 程度の陽性率．抗 SS-B（La）抗体は primary SjS で 47% と特異性が高い出現，secondary では 9%，SjS 非合併膠原病で 5%．一方，抗 SS-A（Lo）抗体は陽性率（感度）が高いが特異的ではない．HLA（組織適合リンパ球抗原）は白人で B8，DRw3 と高い関連性が示されている．

表13-1 シェーグレン症候群診断基準

(シェーグレン症候群研究会,1999)

1. 生検病理組織検査で次のいずれかの陽性所見を認めること
   A) 口唇腺組織で4 mm² あたり1 focus (導管周囲に50個以上のリンパ球浸潤) 以上
   B) 涙腺組織で4 mm² あたり1 focus (導管周囲に50個以上のリンパ球浸潤) 以上
2. 口腔検査で次のいずれかの陽性所見を認めること
   A) 唾液腺造影でStage I (直径1 mm以下の小点状陰影) 以上の異常所見
   B) 唾液分泌量低下 (ガム試験にて10分間で10 mL以下またはサクソンテストにて2分間で2 g以下) があり, かつ唾液腺シンチグラフィーにて機能低下の所見
3. 眼科検査で次のいずれかの陽性所見を認めること
   A) シャーマー試験で5 mm以下/5分で, かつローズベンガル試験 (van Bijsterveldスコア) で3以上
   B) シャーマー試験で5 mm以下/5分で, かつ蛍光色素試験で陽性
4. 血清検査で次のいずれかの陽性所見を認めること
   A) 抗SS-A抗体陽性
   B) 抗SS-B抗体陽性

[確定診断基準]:
1, 2, 3, 4項目のいずれかの2項目以上が確認された場合SS確実例とする.

(藤林, 菅井他)

液分泌の程度をガム試験等で判定する. 刺激時の混合全唾液10 mL/10分以下を分泌低下としている. 唾液腺生検の病理組織所見では小葉内導管周囲の集簇性細胞浸潤の程度を観察する (表13-2). 唾液腺シンチグラフィーではアイソトープ $^{99m}TcO_4^-$ の静注後30分以内の耳下腺・顎下腺への取り込みの経過と, 酸による味覚刺激後の腺からの排出の程度を判定する (☞ p.378, 図16-25, 16-26). 唾液腺造影 (sialography) では, 耳下腺腺体内のびまん性点状・顆粒状陰影を判定する (表13-3).

〔**合併症**〕

1) **膠原病の合併**: スウェーデンのH. Sjögren (1933) が最初に注目して記載したように, リウマチ性関節炎 (RA) の合併が最も多く, シェーグレン症候群患者の約30%を占める. 合併疾患の頻度は以下, 全身性エリテマトーデス (SLE) 12.8%, 慢性甲状腺炎・橋本病7.9%, 強皮症 (PSS) 7.9%, その他皮膚筋炎, 慢性活動性 (自己免疫性) 肝炎, 複合結合組織疾患 (MCTD), 結節性動脈周囲炎, 間質性肺線維症などがある.

以上のうち膠原病を伴わない一次性シェーグレン (primary SjS, sicca complex alone) は約40%, 乾燥病態が膠原病とともに発現する二次性シェーグレン (secondary SjS) は約60%である.

2) **疑性リンパ腫** (pseudo lymphoma): 本症で, 稀にマクログロブリン上昇, 肝・脾腫, 全身のリンパ節腫脹を呈するにいたるものがある. 唾液腺部でもリンパ球の

表13-2 口唇小唾液腺生検所見判定法

grade	所見	略図
N 〔0〜1〕	極めて少ない浸潤	
± 〔2〕	50個以下の単核球浸潤あるいは疑問型	
+ 〔2〕	小葉内導管周囲の50個以上の集簇性単核球浸潤 （各小葉内1ヵ所以上）	
++ 〔3〕	（同3ヵ所以上）	
+++ 〔4〕	小葉の過半を占める単核球浸潤 筋上皮島，胚中心を伴うものあり	

〔　〕内は Chisholm, Masson による grade

腫瘍性集積や被膜を越えた浸潤があるが，悪性とはいえず，疑性リンパ腫と名づける．ごく稀に悪性リンパ腫へ進展する例があるが，発生率は高いものではない．

〔治療〕　根本的治療法は少なく難病である．日常の臨床では対症療法を主体とする．

1) 喀痰融解剤，消化器系分泌促進剤：唾液・粘液の性状を変え，あるいは腺の分泌能改善に働く．向精神薬などの薬物による口渇にも有効．

2) ビタミンB群，および唾液腺ホルモン剤（パロチン）の内服．

3) 非ステロイド系消炎剤，または漢方製剤．

この3種の薬剤は治療の第1歩として試みる価値がある．

4) ステロイド：少量の継続的使用（プレドニゾロンで1日10 mg）が腺房の炎

表13-3 唾液腺慢性炎症の造影像判定法

stage	所見	略図
0	正常 normal	
I	点状陰影 punctate	
II	顆粒状陰影 globular	
III	胞状陰影 cavitary	
IV	破壊像 destructive	
0'	スリガラス様 ground glass または萎縮形 ischemic type	

(☞p.374, 図16-20)

症性反応をコントロールして分泌改善が期待できるという．ただし慢性化した症例での効果は少ない．

　5）免疫抑制およびコントロール剤：疾病本態の治療目的で用いられるが，副作用を考慮し慎重を期さなければならない．

　6）眼用局所用剤：人工涙液の点眼薬として1％コンドロイチン硫酸を用いる．

　7）口腔用局所用剤：人工唾液として1.0〜0.7％のメチルセルローズの粘稠な溶液に少量の塩類と糖類を加えて用いる．随時数滴を口内へ滴下し粘膜を湿潤させる．メチルセルローズ0.1〜0.05％を加えた含嗽剤も有用．

　ステロイド含有軟膏は口腔粘膜の炎症を改善して，口内痛などに若干の効果がある．味覚を酸味剤などで刺激する試みも症例により効果を示す．

〔予後〕　乾燥症状の根本的改善は以上のごとく困難を伴うものの，シェーグレン症候群単独では重症な全身症状を示すことはない．合併症発現がある場合は，その種類と症状を注意深く経過観察する．

2. IgG4関連疾患 IgG4 related disease, ミクリッツ病 Mikulicz's disease

　免疫蛋白（Ig）の分画の一つであるG4が増加し，膵臓，後腹膜，胆管あるいは腎

に腫大と IgG4 陽性の形質細胞やリンパ球の浸潤を呈する．ミクリッツ病は IgG4 が増加し，耳下腺または顎下腺と涙腺の両側性同時性腫脹をきたす病変で，独特の顔貌を呈し，舌下腺，小唾液腺の腫脹を続発する．シェーグレン症候群と異なり，男性の発症が女性より多い．好発年齢は中年期である．この唾液腺の病態と自己免疫性の膵炎などを包含して，リンパ増殖性多臓器疾患と捉える考えがある．

　唾液腺体への著明なリンパ球浸潤と筋上皮島細胞の島状増生を特徴とする病態は，病理組織所見の立場からは，（良性）リンパ上皮性病変と同じであるといわれる．この強い浸潤を受けた唾液腺組織中に出現する筋上皮島（myoepithelial island）の細胞は，導管上皮の扁平化生を伴って増殖，出現するとされ，上皮島の存在は悪性リンパ腫のリンパ節浸潤との相違点として重要である．

　〔治療〕　腺の腫脹に対してはステロイドが著効である．経過観察と保存・対症的療法により sicca 症状へ移行する．稀に悪性の hysticocytic lymphoma あるいは未分化癌へ進展することがあり，注意を要する．

　ミクリッツ症候群（Mikulicz's syndrome）は唾液腺部の腫脹に混同して使われた誤った用語である．

3. その他の自己免疫疾患

　自己免疫疾患の各病態のうちリウマチ（RA），全身性エリテマトーデス（SLE）などの膠原病としての臓器病変を示し，合わせてシェーグレン症候群の確定診断の所見を有するものがあり，二次性シェーグレン症候群と呼ばれる．肺・腎・皮膚ほかを主症状に持つ自己免疫疾患や複合結合組織疾患（MCTD）などの症例で腺に関連する症状が見られるものの，シェーグレン症候群の診断基準を満たさないものがある．他方，シェーグレン症候群の患者で全身倦怠・関節痛・レイノー症状などを呈するが，他の自己免疫疾患の診断に至らない例も存在する．自己免疫疾患の病態の幅の広さと関連を理解する．

4. 代謝性疾患および口腔乾燥症

　糖尿病をはじめとする代謝性疾患は，唾液分泌と唾液性状の変調をきたす．高齢者，脱水，腎臓疾患で唾液量の減少から口腔乾燥症状を呈する．若年者ではストレス，偏食，咀嚼様式の変化が唾液分泌の減少をもたらす．全身病の治療目的で投与される薬剤が重複し，副作用として口渇，口腔乾燥症状が現れる．

4 唾液腺腫瘍

1. 概 論

　唾液腺にみられる腫瘍は発生由来，組織型と部位による発現率など，極めて多様である．発生頻度統計を表13-4に示す．唾液腺腫瘍は全腫瘍の3％といわれる．

　唾液腺腫瘍の特徴として以下のような点があげられる．

　① 部位別発生頻度に人種差がある．欧米人，日本人では，耳下腺＞顎下腺≒口蓋腺＞その他の小唾液腺合計＞舌下腺の順．

　② 良性の多形性腺腫が圧倒的多数で，以下粘表皮腫，腺様嚢胞癌，ワルチン腫瘍，悪性の多形性腺腫がこれに次ぐ．

表13-4　耳下腺，顎下腺，口蓋腺での唾液腺腫瘍，組織型別発生頻度

部 位	耳下腺	顎下腺	口蓋小唾液腺	計
多形性腺腫	1,658（76.8 %）	102（60.0 %）	98（53.0 %）	1,858
腺リンパ腫	101（ 4.7）	4（ 2.4）	──	105
好酸性腺腫	21（ 1.0）	1（ 0.6）	──	22
粘表皮腫	88（ 4.1）	6（ 3.5）	30（16.2）	124
腺房細胞腫	66（ 3.0）	1（ 0.6）	2（ 1.1）	69
腺様嚢胞癌	49（ 2.3）	26（15.3）	44（23.8）	119
腺　癌	52（ 2.4）	──	7（ 3.8）	59
粘表皮癌	7（ 0.3）	12（ 7.0）	──	19
未分化癌	84（ 3.9）	15（ 8.8）	1（ 0.5）	100
多形性腺腫内癌腫	32（ 1.5）	3（ 1.8）	3（ 1.6）	38
総　数	2,158	170	185	2,513

表13-5　大唾液腺腫瘍（悪性）患者の組織型別5年および10年粗生存率（全国統計・日本）

	5年 粗生存率%（生存数／追跡数）		10年 粗生存率%（生存数／追跡数）	
粘表皮腫	59	(123/208)	29	(39/136)
腺房細胞腫	67	(32/ 48)	51	(18/ 35)
腺様嚢胞癌	63	(123/196)	27	(36/134)
腺　癌	39	(101/257)	16	(32/198)
類表皮癌（扁平上皮癌）	31	(36/118)	11	(11/100)
多形性腺腫内癌腫	54	(78/145)	37	(46/124)
計	51	(493/972)	25	(182/727)

③ 口腔領域に最も多くみられる扁平上皮癌（類表皮癌）は唾液腺への浸潤または転移腫瘍としてみられるが，唾液腺での原発は極めて稀．

④ 幼児，小児に唾液腺腫瘍発生の1つのピークがあるが，成人の場合とは組織型別発生頻度が大きく異なる（☞p.301, Side Memo）．

⑤ 臨床所見に特徴少なく，発育緩徐のものが多い．臨床像から組織型を推察することは困難．

⑥ 腫瘍は片側性，単発性に生じることが多く，この点リンパ上皮性病変などと異なる．

唾液腺腫瘍の病理組織分類は諸説あって確立されているとはいえない．本文では新WHO分類（2005）により記載する．凡例のごとく，別名および臨床態度を付記した．

凡例：WHO分類名

　　　頻用組織分類名，別名

　　　　〔臨床態度〕…………〔良性〕：再発の少ないもの benign seldom recurred

　　　　　　　　　　　　　〔低　再発〕：低悪性度．時々再発をみるもの benign often recurred．セミマリグナント（半ば悪性）の用語は使わない

　　　　　　　　　　　　　〔中度　悪〕：中悪性度．悪性ではあるが，予後の比較的良いもの low grade malignancy

　　　　　　　　　　　　　〔高　悪性〕：予後不良のもの high grade malignancy

2. 良性上皮性腫瘍 benign epithelial tumor

唾液腺の腺腫(adenoma)は本質的に良性の性質をもつ上皮性腫瘍である．しかし手術摘出が完全でない場合，しばしば再発をみることが知られている．過去に良性の腫瘍であったものが悪性変化を示すことが，一定の率で起こりうる（☞p.251）．

A. 多形性腺腫 pleomorphic adenoma

　　　（良性）混合腫瘍（benign）mixed tumor

　　　　　線維・粘液・上皮腫 fibro-myxo-epithelioma

　　〔低　再発〕

いわゆる混合腫瘍とも呼ばれ，唾液腺腫瘍中最も頻度が高い．耳下腺腫瘍の76％，口蓋などに生じる小唾液腺腫瘍の53％を占める．組織像は多形性または混合性の所見をとり，上皮性（腺腫）であることがはっきりわかる成分と類粘液様，粘液様，軟骨細胞様（mucoid, myxoid, chondroid）の所見を呈する組織とが混在して認められる．組織上で良性または悪性の度を分けるのは難しく，細胞異形の点から再発を予想することは困難．

臨床像は，単発・実質性・無痛性の腫瘤をなす．経過は緩徐で巨大になるまで放置される例もある．本来の腺体は腫瘍により圧迫され，腺の造影またはシンチグラムでSOL（space occupying lesion：占有のため抜けてみえる像）またはcold（占有のための非集積像）を呈する．腫瘍被膜に限定される浸潤があり，摘出時にこれを残すと多巣性に再発をみる．手術侵襲の反復により悪性へ向かう傾向が知られている．遠隔転移を示すことは極めて稀である．

一方，単純性腺腫（monomorphic adenoma）と呼ばれるグループでは，腺組織様の規則的配列パターンを示す．中胚葉類似組織の存在の徴候は示さない．この2点で多形性腺腫と異なる．

B. ワルチン腫瘍 Warthin's tumor
乳頭状嚢腺リンパ腫 papillary cystadenoma lymphomatosum
〔良性〕

特徴的な円柱上皮細胞が，しばしば腺管様，乳頭状，嚢胞様の配列構造をとる（☞ p.250）．直下の間質には種々の程度のリンパ濾胞，時には胚中心をもったリンパ系組織を含む．

発生部位は耳下腺浅葉の下端部が圧倒的多数．複数の中心をもって生じることがあり，稀に両側性にみられる．50歳以上の男性に多い．シンチグラフィーで他の腫瘍と異なる特徴的な態度を示す．すなわち，アイソトープ ^{67}Ga を静注してシンチ（生体内集積観察），^{99m}TcO$_4^-$ のシンチによるリンパ，腺管組織の観察でともに取り込みが上昇し，集積像（hot lesion）を示す．全摘出により予後良好．

C. オンコサイトーマ oncocytoma
好酸性腺腫 oxyphilic adenoma
好酸性顆粒細胞腫 oxyphilic granular cell adenoma
acidophilic adenoma
eosinophilic adenoma
〔良性〕

細胞質に好酸性顆粒をもつ大型の細胞（好酸性顆粒細胞 oncocyte）からなる良性の腫瘍．この細胞は，加齢とともに通常の腺組織および他の組織中にも増加してくるオンコサイト（oncocyte）細胞と同種の性質をもつ．由来は介在部，導管上皮と考えられている．腫瘍間質は少なく時にリンパ球は存在するが，腺様リンパ腫と異なり，リンパ濾胞をみることはない．

臨床像は，ゆっくり発育する限局性の被膜に覆われた軟らかい腫瘍．50歳以降の高齢女性に多い．発現頻度は少なく，悪性化することは極めて稀．

D. 単純性腺腫の他の型 other types of monomorphic adenomas

導管壁タイプの細胞や筋上皮類似の細胞が種々の比率で混在して，管腔様，小窩様，柵様配列をなす．

次に3つをあげる．

基底細胞腺腫（basal cell adenoma）：細胞とその配列が，皮膚の基底細胞癌に極めて類似している．

細管状腺腫（canalicular adenoma）

筋上皮腫（myoepithelioma）

3. 悪性上皮性腫瘍 malignant epithelial tumor

臨床態度はいろいろで，高悪性度，中悪性度，低悪性度，再発の少ないものがある．良好な臨床像のなかで，一部に悪性の経過をとる腫瘍形を今回 WHO はこの項に分類した．

A. 腺様囊胞癌 adenoid cystic carcinoma

円柱腫 cylindroma
〔中度　悪〕　管状，篩状型
〔高　悪性〕　充実型

特徴的な蓮根の切り口様ないし篩の不均一な網目状の組織所見をもつ，浸潤性で悪性の腫瘍．導管壁細胞と筋上皮タイプとの2種類の腫瘍細胞からなり，それらの集まりが囊胞様小空隙の周りに面して存在する．粘液分泌が多く篩状の組織間腔の存在するタイプは，稀な充実タイプの腺様囊胞癌より予後がよい．

耳下腺に少なく，小唾液腺（同部発生腫瘍の23％）および顎下腺（同15％）に好発．50歳前後，女性に多い．典型的な局所浸潤性で，神経鞘に沿って発育する傾向をもつ．再発が多く準広汎全摘が望ましい．遠隔転移は遅く肺転位，骨転位が知られている．5年生存率63％，10年生存率27％．20年後に局所再発する例がある．

B. 粘表皮癌 mucoepidermoid carcinoma

多数〔低　再発〕　高分化型
少数〔高　悪性〕　低分化型

扁平上皮，粘液分泌細胞および中間型の細胞の存在を特徴とする腫瘍．類上皮細胞と粘液細胞の相対的比率は様々で，前者が多数であれば腫瘍は実質性にみえ，後者が優勢のものでは囊胞腔がみられる．細胞の分化もいろいろの程度を示すので，分化型・未分化型あるいは低悪性・高悪性と明確に2つに分類することは困難．

発現に男女差なし．年齢は40〜50歳代に多い．局所浸潤性あり，潰瘍形成や骨への浸潤も稀にある．時に転移を示し，この腫瘍は悪性の可能性を内在していると考え

られる．5年生存率は50〜88％と幅がある．10年生存率29％．多形性腺腫に準じて完全摘出すれば，多くは治癒する．

C. 腺房細胞癌 acinic cell carcinoma

　　　多数〔低　再発〕
　　　少数〔中度　悪〕

　唾液腺の漿液性分泌細胞に似た円形または多角形の腫瘍細胞が，層状・房状に配列する．核は小さい．塩基性細胞質があり，粗面小胞体分泌顆粒をもつが，分泌能を示さず，また導管様構造は通常みられない．

　細胞レベルで悪性とみられることは稀である．ただし境界明瞭，良性との組織所見にもかかわらず，局所浸潤や肺転移を示すことがある．発育速度は極めて緩徐．10〜50歳代にわたって発現し，女性に多い．5年生存率67％，10年生存率51％．

D. 明細胞癌（clear cell carcinoma）

　導管様構造の外側，通常であれば筋上皮が存在すべき所に明るい細胞があり，紡錘形ないし多角形の明るい細胞の集団を形成する．腎の明細胞癌の耳下腺転移も念頭におかれるべきである．

E. 腺癌，ほかに分類されないもの adenocarcinoma, not otherwise specified

　　　亜型が多い
　　　〔高　悪性〕〜時に〔中度　悪〕

　多くは管腔様または乳頭様構造をなす悪性の上皮性腫瘍である．多形性腺腫の様相はもたない．この範疇に含まれる腫瘍は，一定幅の組織パターンの中で亜型が多い．列挙すれば，未分化腺癌，充実性腺癌，梁状腺癌，管腔状腺癌，好酸性腺癌，乳頭状嚢腺癌などと呼ばれるものが含まれる．

　再発が多く，約50％は遠隔転移を示し，5年生存率は約27〜39％，10年生存率は16％にすぎない．細胞異型の程度により予後が左右される．

F. 多形性腺腫に発生した癌 carcinoma ex pleomorphic adenoma

　　　悪性混合腫瘍 malignant mixed tumor
　　　〔高　悪性〕　強い浸潤のもの
　　　〔低　再発〕　浸潤のない〜少ないもの

　この腫瘍は浸潤性増殖・細胞異型といった悪性の明確な証拠があり，それに加えて多形性腺腫の成分・性格がまだ見出される腫瘍．あるいは悪性性格をもつ巣が存在するような多形性腺腫をいう．良性の多形性腺腫に対する割合は2〜10％である．

　発育はゆるやかで長い経過をとるが，ある時突如，急速な増大を呈しはじめる．長いものでは50年余にわたり多形性腺腫として良性で存在していたものに癌が生じたと考えられる例がある．60歳代以降にピークがあり，女性にやや多い．耳下腺に多く，

術後顔面神経麻痺を合併しやすい．遠隔転移，局所再発とも高く，5年生存率は30〜54％，10年生存率37％で経過の長さに比べ悪性度が高い．

G. **扁平上皮癌** squamous cell carcinoma
　　類表皮癌 epidermoid carcinoma
　〔高　悪性〕

角質を形成する細胞または細胞間橋をもつ細胞からなる，悪性の上皮性腫瘍．唾液腺には角化傾向の著しいものは少ない．粘液分泌は存在しない．

類表皮癌と扁平上皮癌は同義で一般には後者が用いられているが，唾液腺では本腫瘍と共通する成分をもつ「ムコ（粘）エピデルモイド（類表皮，上皮様）腫瘍」に合わせて，前者の呼び方も用いられる．

耳下腺などと比べ顎下腺での発生が多いが，唾液腺原発は極めて稀で，他の臓器からの転移または腺体に存在するリンパ組織に生じるものを含めても，発生率は低い．中年以降の男性にやや多い．発育は極めて急速で硬い腫瘍として触知．早期の周囲への浸潤と遠隔転移で予後不良．5年生存率は20％未満ないし31％と，極めて悪性度が高い．10年生存率10％．

Side Memo

小児の唾液腺腫瘍

　一方，小児唾液腺には非上皮性腫瘍が多く，血管腫とリンパ管腫が良性腫瘍の約50％を占める．また過誤腫が存在しうる．粘表皮癌，未分化癌，腺癌などの発見も多く，充実性の小児耳下腺部の腫瘍は成人での統計に比較して，悪性腫瘍の確率が2倍であるという．多形性腺腫など上皮性良性腫瘍の頻度は成人より少ない．

表13-6　小児の唾液腺にみられた腫瘍

良　性		悪　性	
血管腫	26 ％	粘表皮癌*	17 ％
混合腫瘍*	22	腺房細胞癌*	4.2
（増殖性脈管）	9.3	未分化癌	3.3
リンパ管腫	4.2	腺　癌*	2.6
リンパ上皮腫*	0.7	未分化肉腫	2.1
嚢腺腫*	0.7	悪性混合腫瘍*	2.1
ワルチン腫瘍*	0.7	腺様嚢胞癌*	1.4
その他	1.4	扁平上皮癌*	0.7
その他*	0.2	その他	1.4
	65.2		34.8

＊唾液腺系腫瘍　56％
　非唾液腺系腫瘍　44％

4. 軟部腫瘍，血液リンパ球系腫瘍，二次性腫瘍

他の部位に原発した腫瘍の唾液腺へ進展，転移あるいは二次的に発現するもの．非上皮性腫瘍では，血管腫，リンパ管腫，リンパ腫が挙げられる．

5. 腫瘍類似の状態 allied condition

臨床的には腫瘍を思わせる唾液腺の腫大腫脹を呈するが，新生物ではない病変が存在する．腫瘍との鑑別が困難なことも多い．4つの名称をあげる．

① （良性）リンパ上皮性病変（benign lymphoepithelial lesion）（☞p.295）
② IgG4関連疾患，ミクリッツ病（☞p.294）
③ キュットナー病（☞p.288）
④ 唾液腺症（sialosis）（☞p.289）
⑤ 好酸性（顆粒）細胞症（oncocytosis）（☞p.289）

説明は各項を参照のこと．

> # 14 章
> # 顎 関 節
> ## Temporomandibular Joint（T.M.J.）

1　顎関節の構造と機能

　顎関節（temporomandibular joint: TMJ）は下顎骨と側頭骨との間の滑膜性関節で，その間には関節円板が介在し，上下関節腔から成っている（図14-1，14-2）．骨構成体の関節面は血管分布のない線維組織で構成されており，これは身体他部の滑膜性関

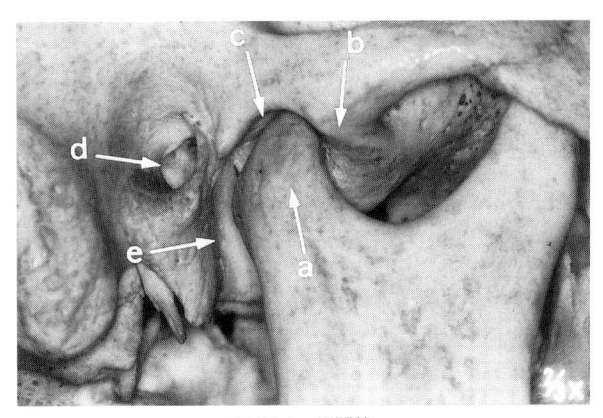

図14-1　顎関節
a：下顎頭，b：関節結節，c：下顎窩，
d：外耳道，e：鼓室板

14章 顎関節

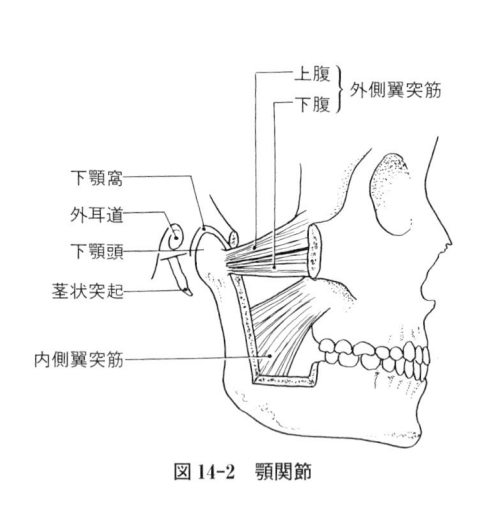

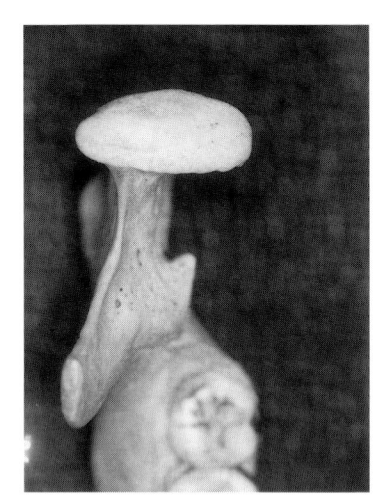

図14-2 顎関節

図14-3 下顎頭

節の関節面が硝子様軟骨で構成されているのと異なる．

　下顎骨の関節突起の先端部は下顎頭（condyle）と呼ばれ，下顎頭の尖端の上・前面が関節面となる．関節面は内外側を長径とする長円形を示し，長径は15～20 mm，短径は8～10 mm（前後方向）である（図14-3）．その長軸は下顎枝にほぼ直角である．下顎頭は前後方向からみると，内外側に膨大した棍棒状を呈しており，下顎頸は細くなっている．下顎頸は下顎骨で最も細い部位であるため下顎骨の他の部への強い外力が作用した場合，骨折が生じやすい．このように直接外力が作用するのでなく，間接的作用によって起こる骨折を介達骨折という（☞p.116，120）．

　下顎頭の関節面に対応する関節面は側頭骨の下顎窩（mandibular fossa）と頬骨弓起始部下面の関節結節内側の関節隆起(articular eminence)から構成される（図14-4，14-5）．

　関節腔は関節円板（articular disc）によって上下に分かれている．上下関節腔壁は滑膜に覆われており，関節腔内には微量の滑液が存在する．関節円板の内側縁と外側縁はそれぞれ下顎頭の内側極，外側極に付着しているが，関節円板の前方は関節突起には付着せず，関節包に付着し，さらに関節包を通じて外側翼突筋に付着する．このため外側翼突筋の収縮により下顎頭と関節円板が前方に移動する（図14-6）．関節円板の後方部には顎関節をゆるく包む関節包との間に関節円板後部組織（retrodiscal tissue）が存在する．この部は下顎頭に加わる力に対するクッションとなり，また円板が前方移動する時は伸展する．この部は血管，神経に富んでいる．

1 顎関節の構造と機能　*305*

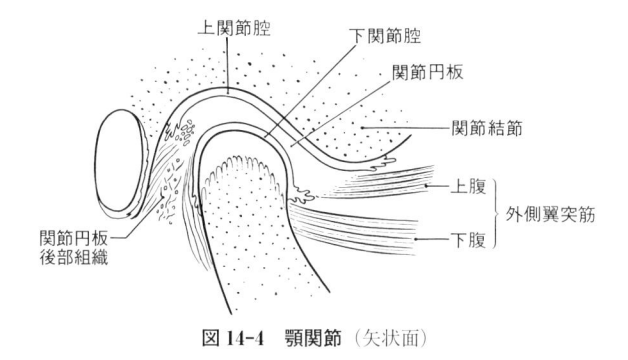

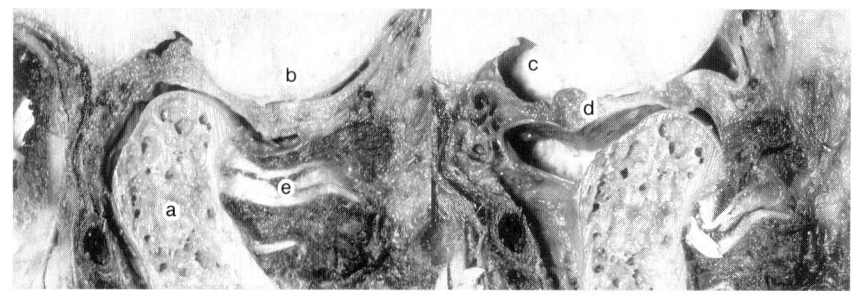

図 14-4　顎関節（矢状面）

図 14-5　右側顎関節の矢状断面標本
閉口時（左），開口時（右）
a：下顎頭，b：関節結節，c：下顎窩，d：関節円板，e：外側翼突筋

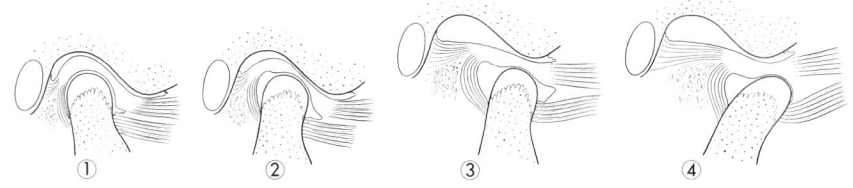

図 14-6　開口運動と下顎頭・関節円板の動き
咬合位から最大開口（①～④）

　開口時の下顎頭の動きをみると開口の初期には回転運動をする．これは関節円板と下顎頭の間に営まれる蝶番運動である．さらに大きく開口すると，関節円板は前方に移動，下顎頭も関節結節下面を前下方に移動する（図14-6）．これを滑走運動という．すなわち顎関節は蝶番関節と滑走関節の機能をもつ．
　下顎頭の正常な動きは最大開口位で関節結節の前縁をわずかに越えた位置まで移動

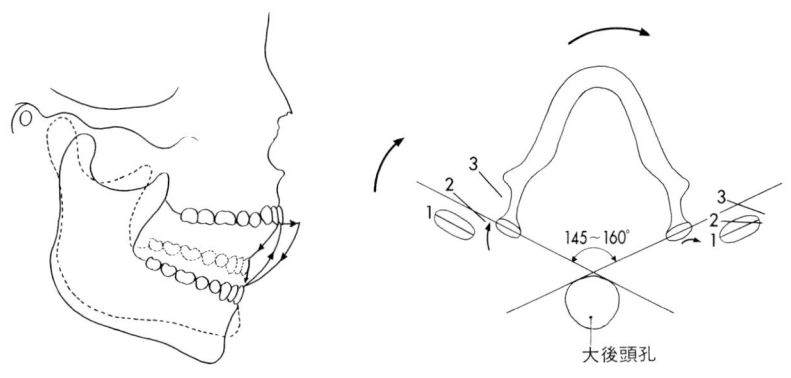

図14-7 中心咬合位からの下顎切歯の動きの軌跡

図14-8 下顎頭長軸の角度

する．下顎骨の開閉口時の動き，また下顎骨を前方移動させたままの開口時の動きを，下顎切歯の矢状面の動きの軌跡（切歯路）でとらえると図14-7，（☞ p.367，図16-7）のように楔形を示す．

開口時，下顎骨がまっすぐ上下に動く場合は，左右の下顎頭の動きは同調している．下顎頭関節面の長軸は左右が平行でなく，左右下顎頭の長軸を通る線は大後頭孔前縁中央で交叉し，その角度は145〜160度を示している．このような左右下顎頭長軸の傾斜によって，下顎の側方運動が円滑に行われる．すなわち，非運動側の下顎頭が下顎窩内にほぼ固定され，運動側の下顎頭のみが動くことができる（図14-8）．

下顎骨の運動に関する筋肉としては，開口筋として外側翼突筋，さらに舌骨上筋（顎二腹筋，顎舌骨筋，オトガイ舌筋），舌骨下筋（胸骨舌骨筋，肩甲舌骨筋，胸骨甲状筋，

Side Memo

加齢による顎関節の形の変化

　顎関節の形態は年齢とともに変化し，新生児では関節結節は低く，下顎窩は平坦である．加齢的に結節は発達し，高くなり，下顎窩は深くなるが，老人になり歯の咬耗の進行，欠損歯の増加などのため，顎間距離が変化するためか，関節結節の平坦化がみられる．特に無歯顎になると関節の形態が変化してくる．下顎窩が平坦になると下顎頭による鼓室窩への圧迫などが耳管，鼓索神経に影響し，耳鳴，耳痛，難聴，めまい（耳症状），舌咽頭疼痛，灼熱感（口腔，喉頭部症状），後頭部，頭頂部，側頭部の疼痛（頭部症状）をきたし，Costen症候群が発症すると考えられている．しかしCosten症候群は咀嚼筋あるいは，顎運動に関連する筋肉の異常緊張に原因する筋肉痛が原因となって生じるもので，側頭筋，咬筋，内外翼突筋，顎二腹筋，オトガイ舌骨筋の疼痛を伴うといわれる（Sicher）．

甲状舌骨筋）がある．閉口筋としては咬筋，内側翼突筋，側頭筋などがある（☞p.7，図1-6）．これらの筋は左右に1対宛同名筋があり，左右の筋の作用が協調して，顎の上下，前後，左右への動き，咀嚼時の臼磨運動などが営まれる．

2　顎関節の疾患

表14-1　顎関節疾患の分類（2001改訂）

1. 発育異常（growth abnormality）
    1）下顎関節突起欠損（agenesis of the mandibular condyle）
    2）下顎関節突起発育不全（hypoplasia of the mandibular condyle）
    3）下顎関節突起肥大（hyperplasia of the mandibular condyle）
    4）先天性二重下顎頭（congenital bifid condyle）
2. 外傷（trauma）
    1）顎関節脱臼（dislocation of the mandibular condyle）
    2）骨折（関節突起，下顎窩）（fracture of the temporomandibular joint）
    3）捻挫（顎関節部）（sprains or strains of the temporomandibular joint）
3. 炎症（inflammation）
    1）化膿性顎関節炎（suppurative arthritis）
    2）関節リウマチおよび関連疾患（rheumatoid arthritis and allied diseases）
    3）外傷性顎関節炎（traumatic arthritis）
4. 退行性関節疾患あるいは変形性関節症（degenerative joint diseases, osteoarthritis）
5. 腫瘍および腫瘍類似疾患（neoplasm and allied diseases）
6. 全身性疾患に関連した顎関節異常（TMJ symptoms associated with some general diseases）（痛風）
7. 顎関節強直症（ankylosis of the temporomandibular joint）
8. 顎関節症

（日本顎関節学会）

1．発育異常

A．**下顎関節突起欠損** agenesis of the mandibular condyle

顎関節，中耳，外耳，頬骨，耳下腺の形成不全による顔面半側発育不全（Hemifacial microsomia）では下顎頭，下顎枝の形成不全もみられる．重症では下顎頭の無形成もある．片側性に生じ，顔面非対称となる．第1，第2鰓弓症候群とも呼ばれる．

下顎頭，耳の形成不全に眼球類皮腫と脊椎異常を伴うことがあり，これをGoldenhar症候群（oculoauriculovertebral dysplasia）という．

B. **下顎関節突起発育不全** hypoplasia of the mandibular condyle

先天性,遺伝性に生じる疾患の部分症状として下顎頭形成障害,顔面頭蓋の変形を伴うことがある.

代表的な疾患としては Treacher Collins 症候群,Hallermann Streiff 症候群(矮小発育症を特徴とする下顎枝,下顎頭の矮小),Nager-Reynier 症候群(両側性の下顎頭の形成不全ないし欠如,しかし耳の発育,側頭骨の発育異常はない),などがある.

C. **下顎関節突起肥大** hyperplasia of the mandibular condyle

慢性の下顎骨骨髄炎,中耳炎などの炎症性刺激によって生じることがある.また組織学的な過形成病変として関節突起の肥大が生じる.通常,肥大は片側性である.一方,内分泌障害などで生じる場合は両側性にみられ,かつ顎骨全体が肥大してくる.

〔症状〕 関節突起の肥大のため頰骨下部,耳前部の顔面皮膚の膨隆,下顎骨の健側への偏位,咬合異常などが生じてくる.疼痛を伴うことは少ない.炎症性のものでは顎運動障害,疼痛を伴う.

下顎骨発育中に片側性の下顎頭肥大が進行すると,下顎骨の変形だけでなく,上顎骨の発育不均衡が生じ咬合平面が強く傾斜することがある.

D. **先天性二重下顎頭** congenital bifid condyle

下顎頭が前後に 2 個存在するものであるが,病的症状を伴わず,X 線像にて見つかることが多い.

E. **その他の発育異常など**

1) **Ehlers-Danlos 症候群**

稀な結合組織の障害で,皮膚の弾力性がゆるくなって顎関節では両側性の亜脱臼を生じやすくなる.歯根膜炎型では,歯槽骨の吸収と歯牙の脱落を伴う.

2) **Marfan 症候群** Marfan's syndrome

骨格発育の不均衡,水晶体の偏位,大動脈瘤のある全身疾患で,顎関節では再発性の脱臼がみられる.これは下顎窩,関節結節の発育異常が原因となるものと考えられる.

2. 外 傷

顎関節に直接外力が作用するというよりも,下顎骨のオトガイ部,体部に加わった外力の間接作用として,関節包,関節円板,下顎頭,下顎窩に種々の組織傷害が生じる.これらの病態は関節突起の骨折,下顎窩の骨折,下顎頭の脱臼,転位の際にも生じる.

A. **顎関節脱臼**

1) **亜脱臼** subluxation

開口時下顎頭が関節結節を越えて前方に大きく移動し，閉口できないが，患者自身の手指によって整復可能な脱臼をいう．最近の研究では開口に際して関節円板の協調失調が生じて閉口障害が生じるオープンロックという病態も本範疇に入ると言われている．

2）脱　臼 luxation

下顎頭が下顎窩から逸脱して，元の位置に復帰しえない状態をいう．下顎頭の移動の方向によって前方脱臼，後方脱臼，側方脱臼などがある．また両側性脱臼と片側性脱臼がある．さらに急性の脱臼に加えて，習慣性，陳旧性脱臼に区別される．原因には誘因と素因があり，誘因としては大きなアクビや抜歯，歯科治療時の過度の開口，全身麻酔の経口挿管時の喉頭鏡などによる過度の開口があげられる．下顎顎骨折などの外傷も原因となる．この時は下顎頭が転位，脱臼することが多い．骨折時の脱臼では前内方脱臼が多い．

素因としては，下顎窩の浅いこと，下顎頭の平坦化，関節包，靱帯の弛緩がある．これらは老人性変化として生じることも多い．またベンゾジアゼピン系薬剤の服用者に脱臼が生じることがある．

脱臼の診断は過開口状態での閉口困難，下顎骨の転位，顎運動障害，耳珠前方皮膚の陥凹などから容易であるが，さらにX線写真で確認される．以下代表的な病態について解説する．

　a）前方脱臼：下顎頭が関節結節を越えて前方に移動した状態で，両側性と片側性で症状が異なる．

　〔症状〕　両側性脱臼では，下顎骨は全体に前下方に移動し，談話，咀嚼，嚥下障害を生じ，顔は間延びし，下顎前突を示し開口状態のままである．口唇を閉じることができないので流涎がみられる．

　片側性脱臼では，下顎骨が健側に転位するため，顔貌が非脱臼側に偏位し下顎は前突し，咬合ができず，咀嚼，談話障害が生じる．患側の耳珠前方に陥凹，同部の圧痛，自発痛を伴う．

　〔治療〕　新鮮例（急性の脱臼）に対しては徒手整復を行う．

　　・ヒポクラテス法（Hippocrates's method）：患者の頭部を固定し，術者は患者の前方に立ち，咬傷を受けないように，両側拇指をガーゼで包み両側の拇指を下顎臼歯咬合面におき，他の4指を下顎下縁にあてる．下顎骨を下方に強く押し下げる，あるいは後下方すなわち下顎枝を下げるような反回転力を加える．下顎頭が関節結節を越えた後は，後方へ押して下顎窩に整復する．下顎頭が関節結節を越える瞬間に急激に閉口するので指を噛まれないように注意する必要がある．

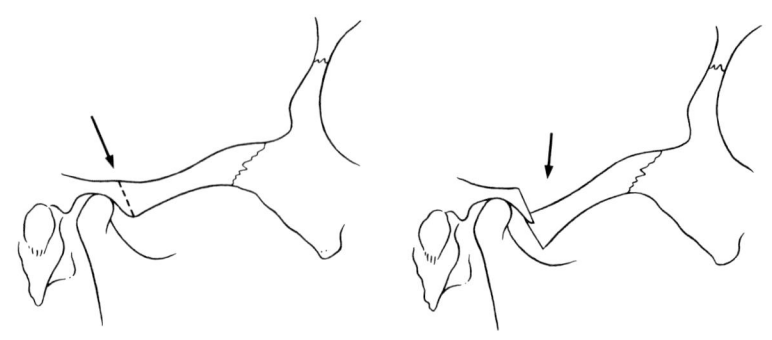

図14-9 Le Clerc 法
頰骨弓を関節結節直前で後上方から前下方に斜めに切断し，関節結節直下に固定することにより，下顎頭の過度の前方運動を抑制する．

・**ボルフェルス法**（Borchers's method）：術者は患者の後方に立ち，術者の腹で患者の頭を固定し，術者の両手拇指を下顎臼歯部に，他の4指を下顎下縁に当て下顎を下後方に圧迫する．

その他，大臼歯部にキルク・ガーゼ，手拭などを置き，噛ませて，オトガイ部を強く上方に圧する方法もある．整復に際しては外側翼突筋のスパズムにまさる力で下顎頭を下後方に圧するため，関節腔内に局所麻酔薬の注射を必要とすることもある．

　a）**習慣性脱臼**：過度の開口により関節包，関節靱帯の伸展，外側翼突筋の関節円板付着部の損傷が生じ，関節包がゆるみ，脱臼が習慣的となることがある．習慣性脱臼の治療法としては徒手整復に加え，一定期間の帯帽などでは制御困難であれば外科的に頰骨弓骨切り術（Le Clerc 法，図14-9）による下顎頭の運動抑制，あるいは関節結節切除術により，下顎頭の脱臼固定が生じないようにする．

　b）**陳旧性脱臼**：通常脱臼を生じて6か月以上経過し，徒手的な整復が困難な陳旧例となったものを指す．

治療は手術的処置として，全身麻酔下に下顎切痕に鉤をかけて整復を図る下顎牽引法（Fink 法），また下顎窩が瘢痕化した肉芽で充満されている場合などは，断裂した円板の除去などとともに関節突起整形術（Kramer Samter 法，Myrhaug 法），などが適応となる場合もある．

B. 骨　折

そのほとんどは下顎関節突起骨折である（☞p.115 第7章　顎・顔面骨骨折参照）．関節包より下部の関節突起頸部骨折と関節包内骨折に分けられる．

C. **捻挫** sprain，**挫傷** strain，**打撲** contusion

〔症状〕 受傷後の疼痛，特に顎運動痛を生じる．損傷が軽度の場合数日後に症状が軽快消失する．しかし疼痛消失後も顎運動障害，圧痛，顎運動時の雑音が残ることがある．

〔治療〕 局所安静のため顎運動制限，流動食の摂取を行う．

3. 顎関節の炎症

A. **急性化膿性顎関節炎** suppurative arthritis

歯性感染や，外耳道，下顎枝，翼口蓋窩，耳下腺などの隣接組織からの感染の波及が原因となることが多い．片側性に生じる．

症状としては強い痛み，発赤，腫脹，顎運動制限，運動痛がある．外耳道へ穿孔し，中耳に達することもある．リウマチ様関節炎（両側性，リウマチ因子陽性），化膿性耳下腺炎（耳下腺腫脹）との鑑別を要する．

抗菌剤，消炎剤などの薬物療法，顎運動制限を行うが，膿瘍形成がMRIなどで見られれば，穿刺吸引，切開ドレナージも必要である．

B. **関節リウマチおよび関連疾患** rheumatoid arthritis and allied diseases

リウマチ患者の5％にリウマチ様顎関節炎をきたす．稀に顎関節炎がリウマチの初発症状になることもある．炎症は滑膜に始まり，関節面に拡がり，骨の吸収が起こる．

症状として顎関節の自発痛，圧痛，発赤，腫脹，運動制限をきたす．痛みは耳痛として訴えられることがあるが，側頭痛，側頭部に放散することがある．起床時の顎関節のこわばりが特徴である．雑音は必ずしも伴わない．

慢性に移行すると，両側下顎頭の吸収，平坦化がみられ，開咬，下顎の後退が認められる．

鑑別診断として耳下腺炎，耳疾患，破傷風，化膿性顎関節炎を注意すべきである．

Side Memo

Costen 症候群
　頭頂部から後頭部にかけての頭痛，耳介部の痛み，顎関節痛，関節雑音，舌の疼痛（耳介側頭神経，鼓索神経），耳閉感，難聴，めまい，耳鳴を伴う疾患で，口腔内では臼歯部に咬耗の強度なもの，臼歯部抜歯後に義歯装着したものが多くみられた．このことから急激な咬合異常が原因と考えられた．

下顎頭過形成 condylar hyperplasia
　下顎頭に骨性過形成がみられることがある．

C. 若年性慢性リウマチ様関節炎 Still's disease
下顎枝の短縮，鳥貌，発熱，体重減少，心臓疾患，発疹，肝・脾腫をきたす疾患である．

D. 外傷性顎関節炎 traumatic arthritis
1）急性外傷性顎関節炎
顎関節に過度の機械的刺激が加わり，外傷性に生じるもので，関節組織の破壊，断裂，挫滅（関節包，関節円板の損傷）を生じる．損傷の原因を外来性外傷と内在性外傷に分けるが，後者では損傷の程度が強いことが多い．

〔症状〕 顎関節部の腫脹，熱感，開閉口時の疼痛，顎運動障害が著明である．内在性外傷では腫脹，熱感はほとんどなく，運動痛と運動障害がみられる程度で，炎症性変化は少ない．

〔治療〕 局部の罨法，顎運動の制限による安静，消炎剤などの投与を行う．経過は顎関節組織の損傷の程度により異なるが，数週間以内に症状が消退する．ただし強度の関節内出血があれば，症状が長く継続し，関節の強直を起こすこともある．また幼少児では下顎頭の発育中心が損傷を受けると下顎骨の発育障害を生じる．

2）慢性外傷性顎関節炎 chronic traumatic arthritis
特定の歯牙の早期接触によって生じる咬合異常，また筋肉の緊張および機能異常などが原因となって咬合異常を起こし，この咬合異常の結果生じる力学的異常刺激が内在性外傷の原因となって，滑膜，円板に損傷を起こす．顎関節症の範疇に入れられることもある．

〔症状〕 関節部の疼痛，雑音，顎運動制限以外に炎症症状はほとんどみられない．X線像では骨構造に異常はないが，下顎頭の位置異常，運動制限がみられる．

〔治療〕 咬合調整，義歯補綴物の調整，顎運動制限，顎運動誘導，筋訓練法などを試みる．

4. 退行性関節疾患あるいは変形性顎関節症 degenerative joint disease
非炎症性の慢性病変で，関節組織の増殖性変化と退行性変化が同時にみられ，関節の骨構造に変形がみられる．この疾患は関節軟骨の deterioration と abrasion および関節面の骨新生を特徴とするもので，米国では osteoarthritis と呼ばれ，ヨーロッパでは arthrosis と呼ばれている．病変は退行性病変（degenerative arthritis）であるが，非炎症期を関節症（arthrosis），炎症期を骨関節炎（osteoarthritis: OA）と分類することもある．

病変は4段階に分類される．すなわち第1期は結合組織の増殖と変性により円板表面や関節腔内面が粗糙になる．線維芽細胞は増加し，組織間浮腫が生じる．壊死組織

2　顎関節の疾患　　***313***

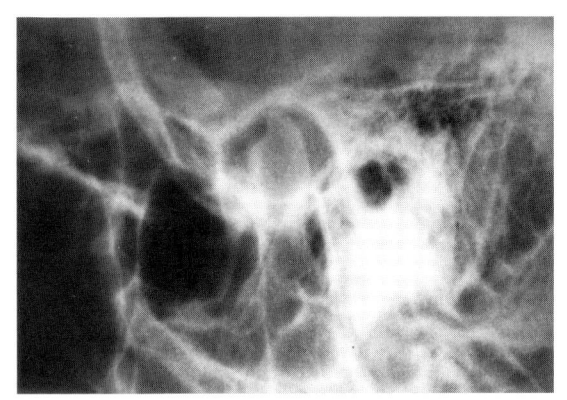

図 14-10　変形性顎関節症
下顎頭頂の変形

の中に石灰化が生じることもある．
　第2期では滑膜表面に強い凹凸や切れ込みがみられたり，結合組織線維の断裂，円板表面のびらんが生じることもある．
　第3期は結合組織の脂肪変性，粘膜変性を生じて，関節軟骨の消失，円板の破壊，さらに下顎頭や関節結節の骨の露出，出血がみられる．下顎頭，関節結節の平坦化，あるいは結合組織，骨組織の増殖がみられ，特に下顎頭の前縁に骨増殖が起こる（lipping of the condyle）．
　第4期になると病変は鎮静化し，変形した状態のままで顎関節機能が営まれている．この時期になると自覚症状は消失する．
　咬合の異常，筋肉の作用の異常によって顎関節組織に加わる強い圧迫や長期間に及ぶ圧迫などが原因となり退行性変化が生じる．組織の破壊，変性が生じるので，関節組織の外傷性変化が進行性病変の主たる原因と考えられる．
　変形性顎関節症の症状は顎運動制限，顎運動時の疼痛，関節雑音であり，X線像で

Side Memo

変形性顎関節症の原因
　変形性顎関節症の原因は，①続発性のものとして前駆疾患に外傷，脱臼，亜脱臼，炎症があり，また顎関節症Ⅲb型の進行例にも見られる．②老人性のものとして加齢的変化により生じる関節形態の変化があり，高齢者では無症状の例を含めると，高齢者の30～40％に退行性変化がみられる．③筋性のものとしては咀嚼筋協調運動異常によるもの，④歯性としては歯牙疾患，歯牙欠損，咬合高径低下，補綴充填物などの不正咬合が原因となって関節に機械的圧迫，緊張が加わり，関節面の磨滅，あるいは骨の新生が起こる．

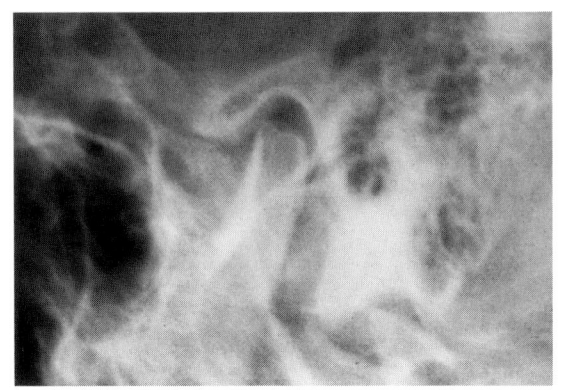

図 14-11　変形性顎関節症
下顎頭頂の骨吸収

は下顎頭，下顎窩の形の異常，骨吸収，骨化像を認める（図 14-10, 14-11）．

治療としては咬合異常の治療，鎮痛剤投与などの薬物投与，理学療法を行う．強度の変形，頑固な症状のあるものなどに対しては顎関節形成術を行う．

5. 腫瘍および腫瘍類似疾患

下顎関節突起部に骨腫，骨軟骨腫が生じる．痛みなく，発育は寛徐で咬合平面の傾斜や顔面の非対称を指摘されて気づくことが多い．腫瘍類似疾患では下顎頭の過形成，滑膜骨軟骨腫症（synovial osteochondromatosis）がある．後者では多数の関節遊離体が関節腔内に充満している．いずれも診断には CT が有用であり，手術的加療が必要である（図 14-21）．

6. 全身性疾患に関連した顎関節異常

痛風，偽痛風などにより滑液が関節腔に充満し，強い痛みがでる．穿刺吸引し，ピロリン酸結晶などの有無で診断がつく．

7. 顎関節強直症 ankylosis of the temporomandibular joint

化膿性顎関節炎，顎関節損傷，下顎骨骨髄炎などに継発して，下顎頭，下顎窩が骨性癒着をきたし，著明な開口障害（1 横指以下）あるいは開口不能（最大開口位で前歯切端間距離 0.5 cm 以下）になる状態で，咀嚼，談話障害を伴う．小児期に発現すれば，下顎骨発育不全をきたし，鳥貌を呈する．治療法としては顎関節形成（授動）術と術後の開口訓練を行う．

8. 顎関節症

　顎運動時の顎関節部の違和感，疼痛，雑音や開口制限，顎運動異常を主症状とし，著明な炎症症状を欠く一連の慢性疾患が顎関節症と呼ばれてきた．しかし本症の病態に関する研究の進歩により，顎関節症の中には病態の異なる種々の疾患が含まれていることがわかった（表14-2）．すなわち主病変が顎関節そのものではなくて関節機能に関与する咀嚼筋機能の障害によるもの（筋性）と，関節構成組織（下顎窩，関節円板，下顎頭，関節包）の障害のもの（関節性）とに大別される．

　顎関節症の診断基準は「顎関節や咀嚼筋等の疼痛，関節（雑）音，開口障害ないし顎運動異常を主症状とし，類似の症候を呈する疾患（表14-1，表14-3）を除外したもの」（日本顎関節学会）が基本となっている（☞Side Memo）．また同学会による症型分類（表14-4）が一般的に用いられるようになってきた．このうち顎関節症Ⅲ型，すなわち関節円板の異常を伴うものは70％以上を占め，他の4つの症型に比して圧倒的に多い．

　このように「顎関節症」は症候病名であり，相互に関連するが多少異なる病態をもつ疾患の総称と考えてよい．また臨床症状とその臨床経過には心因性背景も関与する場合もあり，身体症状からの症型分類に加えて多軸診断として精神神経学的因子の関わりについても考慮に入れなければならないこともある．

　〔症状〕　顎関節症の3大症状は顎関節や咀嚼筋等の疼痛，関節（雑）音，開口障害ないし顎運動異常であるが，単一の症状だけ訴える症状もあれば，2つ以上の症状をきたすものもある．臨床的には食事を摂る時や，あくびなどの顎を動かしたりする際

Side Memo

顎関節の診断に際しての留意点

顎関節症の診断基準（1998）

顎関節や咀嚼筋等の疼痛，関節（雑）音，開口障害ないし顎運動異常を主要症候とし，類似の症候を呈する疾患（顎関節症と鑑別を要する疾患）を除外したもの．
註：
1. 顎関節および咀嚼筋等の疼痛，関節（雑）音，開口障害ないし顎運動異常の主要症候の少なくとも1つ以上を有すること．なお，顎位の変化あるいは筋の圧痛のみは顎関節症の主要症候に含めない．
2. 咀嚼筋等には，咬筋，側頭筋，内・外側翼突筋の4咀嚼筋以外に顎二腹筋と胸鎖乳突筋を含む．
3. 画像所見のみ陽性で主要症候のいずれも有しないものは，顎関節症として取り扱わない．

（日本顎関節学会）

表 14-2　顎関節症の疾患概念（1996）

顎関節症とは，顎関節や咀嚼筋の疼痛，関節（雑）音，開口障害ないし顎運動異常を主要症候とする慢性疾患群の総括的診断名であり，その病態には咀嚼筋障害，関節包・靱帯障害，関節円板障害，変形性関節症などが含まれる．

（日本顎関節学会）

表 14-3　顎関節症と鑑別を要する顎関節疾患以外の疾患

1. 頭蓋内疾患（腫瘍，動脈瘤，膿瘍，出血，血腫，浮腫）
2. 隣接器官の疾患
   1) 歯および歯周疾患（歯髄炎，歯周炎，（智歯周囲炎））
   2) 咀嚼筋の疾患（腫瘍，瘢痕拘縮）
   3) 耳疾患（腫瘍，外耳炎，中耳炎，水疱性鼓膜炎）
   4) 鼻・副鼻腔の疾患（腫瘍，上顎洞炎）
   5) 咽頭の疾患（腫瘍，術後瘢痕，Eagle's 症候群）
   6) 側頭骨の疾患（腫瘍，骨炎）
   7) 顎骨の疾患（腫瘍，骨炎，筋突起過長症（肥大））
   8) その他の疾患（茎状突起過長症，慢性顔面痛症候群）
3. 筋・骨格系の疾患（筋ジストロフィー，Ehlers-Danlos 症候群）
4. 心臓・血管系の疾患（虚血性心疾患，頸動脈圧痛，側頭動脈炎）
5. 神経疾患（三叉神経痛，舌咽神経痛，蝶形骨口蓋神経痛，非定型顔面痛，耳帯状疱疹，Ramsay-Hunt 症候群，末梢神経炎，破傷風，外傷または術後神経痛）
6. 頭痛（片頭痛，群発頭痛，緊張型頭痛など）
7. 精神神経学的疾患（統合失調症，躁うつ病，不安神経症，器官神経症，情緒障害，体感異常症など）

注：表中で示した腫瘍には，良性，悪性および転移性腫瘍を含む

Side Memo

咀嚼筋腱・腱膜過形成症

　強い開口障害が年単位の病歴で認められ，自覚症状なく硬性の開口制限があるが，下顎の前突，側方運動には支障なく，咬筋の強い張り出しが口腔内から触知できる．また画像では左右の筋突起の過形成，時に下顎角の過成長の見られる一連の疾患．その徴候から顎関節症Ⅲb型を思わせるが，円板障害はない．また女性にやや多く，その発症は思春期頃からが多い．開口訓練などは通常奏効せず，手術所見では側頭筋，咬筋の，筋膜と腱の筋突起への付着が広い範囲で強固で，これらを切離，除去あるいは，筋突起そのものを切離する．術後の開口練習を継続する必要がある．

注：表 14-1・2・3・4 はその後，2013 年度に改定されている．日顎誌 25 巻 3 号，2013 年または一般社団法人日本顎関節学会ホームページを参照のこと．

表 14-4　顎関節症の症型分類（2001 改訂）

1. **顎関節症Ⅰ型**：咀嚼筋障害 masticatory muscle disorders
   咀嚼筋障害を主徴候としたもの
2. **顎関節症Ⅱ型**：関節包・靱帯障害 capsule-ligament disorders
   円板後部組織・関節包・靱帯の慢性外傷性病変を主徴候としたもの
3. **顎関節症Ⅲ型**：関節円板障害 disc disorders
   関節円板の異常を主徴候としたもの
      a：復位を伴うもの
      b：復位を伴わないもの
4. **顎関節症Ⅳ型**：変形性関節症 degenerative joint diseases, osteoarthritis, osteoarthrosis
   退行性病変を主徴候としたもの

（日本顎関節学会）

の顎関節や咀嚼筋等の様々な疼痛を初発症状として受診する場合が多い．また関節（雑）音を気にして受診することもあるが，同時に痛みを訴える場合もある．また「口が開けにくい」あるいは「引っかかる」などの顎運動異常を単独で，あるいは上記の症状を伴って受診することもある．

従って患者は「関節痛」であることから整形外科を受診したり，耳痛を疑い耳鼻科を受診することもある．

疼痛は主に顎運動時に生じるが，開口によって関節円板が前方に移動する際には神経血管分布の多い関節円板後組織に緊張が生じる．この組織の緊張が開口時疼痛発生の原因となるものと考えられる．この他，関節包，外側靱帯への過度の負担によっても痛みが生じる．閉口時，特に強く咬合時に生ずる疼痛は関節組織への圧迫刺激によって生ずるもので，器質的病変の存在を示唆する．また咀嚼筋の疼痛が顎関節痛と共に，あるいは単独で生じることもある．筋痛，筋膜痛の場合には咬筋，側頭筋などの圧痛を伴うことが多い．また顎関節は意外と皮下深部にあり，その痛みが関連痛として咬筋，側頭筋などに生じることもある．

Side Memo

顎関節雑音

　clicking は顎関節症Ⅲa型でよくみられるもので，下顎頭が顎運動とともに前下方に移動する時，関節結節と下顎頭の間に前方転位した円板肥厚部がはさまれて，この円板が下顎頭に弾かれるように後方へ戻る際に生じる弾撥音である場合が多い．また閉口時に下顎頭が下顎窩にはまり込む際に再び関節円板が前にずれて押し出される際に触知することもある（相反性クリック）．これに対して crepitus は顎関節症Ⅳ型で見られるゴリゴリという摩擦音で，円板の穿孔や断裂の結果，変形変性した下顎頭と関節結節の関節面が下顎運動の際に相互に接触することによって生じる関節雑音である．

顎運動障害，下顎運動の異常の有無は下顎中切歯部の動きで判定されるが，中切歯部の動きは前後側方，下方に向かい，その運動の軌跡（切歯路）の範囲は正常では楔型である．顎関節に異常のある場合はこの正常のパターンが乱れてくる（☞p.368）．

雑音には，clicking と crepitus とがある（☞p.317，Side Memo）．

3 顎関節症の診断

1．病歴の聴取

症状と徴候の発現時期を注意深く聴取する．とくに三大症状はどのような初発症状があり，その後に別の症状が加わったのかなど症状，徴候の経過の時系列と相互の関係を整理して聴取する．Ⅲ型の鑑別診断には雑音（クリッキング）の病歴の有無が重要である．また疼痛が半年以上継続していれば慢性疼痛となることも念頭に置く必要がある．

歯科治療との関係では金属冠やブリッジ，義歯などの装着歴，また矯正歯科治療歴なども聞き落とさないようにする．また歯軋りを家人から指摘されたり，片側咀嚼の有無，習癖（頬杖，ガムなど）なども聴き取る．特殊なものではリハビリテーションでの頸椎牽引の有無，吹奏楽器の演奏なども誘因になり得るので聴き取る．

2．顎関節痛（☞p.350）

顎関節痛には安静時疼痛と顎運動時疼痛があり，前者は炎症性，特に急性炎症時に多く，後者はほとんどすべての顎関節疾患にみられる．安静時疼痛は炎症時，特に化膿性顎関節炎，急性外傷性顎関節炎のとき，自発痛あるいは圧痛として認められる．病変が軽度あるいは慢性の場合は違和感のみのこともある．顎運動時疼痛は多くの顎関節疾患に認められる．運動時疼痛はその発生部位が関節組織そのものの障害に基づくもの（Ⅱ，Ⅲ型）と，咀嚼筋のスパズムに起因するものがある（Ⅰ型）．顎運動時疼痛は，開口，閉口および下顎の前方，側方運動時でも生ずるが，これは顎運動に伴う関節包，滑膜の伸展，圧迫などによるものである．Ⅲb型では下顎の前突時，健常側への側方運動時にその制限と共に痛みが生じるのが他の症型との鑑別にもなる．

痛みの簡便な記録として VAS（visual analog scale）（☞p.319，Side Memo）を採取しておくと，臨床経過や治療効果の判定に有用である．

Ⅰ型では，咬筋，側頭筋の圧痛，こわばりがあり，側頭部，頸部への放散痛もあり，一見，非定型顔面痛のように訴えられることもある．しかし顎関節部の痛みは顎関節

疾患に限ったものではなく，非関節性の疾患でも顎関節部に痛みを生じることがある．すなわち表14-5のように耳下腺，耳疾患，さらには心疾患の際に顎関節痛が訴えられることがある．しかしこのような非関節性の疼痛は顎運動と関係しないのが特徴である．

3. 顎関節の触診，可動域の診査

　開閉口に伴い，両側下顎頭が協調して動くか，また下顎を前突させて偏位なく6 mm 程度移動できるか，さらに左右側方にそれぞれ6 mm 以上動かすことができるかを診査する．その際の痛み誘発の有無，関節音の聴取もしくは触知の有無をみる．
　クリッキングはカクン，パチンという弾撥音（clicking）で，下顎頭の移動の経過中，すなわち開口運動途上に聞こえ，また同時に閉口時に触知することがある（相反性クリック）．クレピタスは（crepitus）摩擦音で，下顎頭の動き始めから聞こえるが，摩擦音は関節面の粗糙化，円板穿孔，弾撥音は円板の肥厚，変形や転位がある場合に聞こえる．聴診により一層明瞭に聞こえる．開口障害のある場合，手指を用いて開口動作を促し，その抵抗により開口制限が硬性かあるいは軟性なのかの判断も行う．関節可動域を代表するものとして上下切歯間の開口距離（mm）を測定して記録する．また下顎臼歯部を把持し，下顎の圧下，前方，側方への他動的可動性を調べることもある．

4. 口腔内所見

　顎関節症が歯牙の萌出異常（特に智歯），抜歯，充填物，補綴物の装着などによる咬合の変化を誘因として発症することがあることから，咬合と歯の所見は重要である．咬合の安定性，特定の歯の早期接触や顎運動時の干渉の有無，また咬耗，歯牙欠損の有無，義歯，充填物の適合性など，上下顎の咬合関係に影響する異常の発見に努める．有痛性の歯牙の存在や補綴物の不適合も重要で，これらがあると，たえず避けようとするため，異常な咀嚼と咬合運動が生じ，この結果，咀嚼筋の異常緊張，ひいては顎関節への異常刺激を惹起し，関節痛あるいは咀嚼筋に痛みを生ずることがある．

Side Memo

VAS（Visual Analog Scale）
　疼痛の客観的ならびに定量的評価として，100 mm の直線上でまったく痛みのない状態を 0 mm，想像しうる最大の痛みを 100 mm として患者自身に，現在の痛みがスケール上のどこにあるかを直線上に印記させることで，痛みを評価する方法．

表14-5 顎関節部の痛みに関連する諸疾患

	疾患名	原因	痛みの特徴	鑑別点
関節性	外傷性顎関節炎	外来性,内在性外傷	運動痛,自発痛	外来性,内在性外傷の確認
	顎関節内障	円板転位	運動痛	雑音(単発,反復性)
	化膿性顎関節炎	感染(ぶどう球菌,淋菌など)	自発痛,圧痛,運動痛	関節部炎症症状
	リウマチ様顎関節炎	リウマチ,膠原病,自己免疫疾患	運動痛,自発痛,起床時関節のこわばり	関節炎の多発,炎症症状,RA因子,ASLO陽性
	変形性顎関節症	咬合の変化,咀嚼筋協調異常	オトガイ部圧迫による関節痛,運動痛	関節腔狭窄,下顎頭,関節窩の変形
	顎関節症(MPD)	咬合異常,咀嚼筋スパズム,情緒不安定	運動痛,放散痛(筋肉痛)	外傷性顎関節炎との鑑別困難
非関節性	耳下腺炎	感染(ウイルス,細菌)	顎運動,唾液分泌時に増強	耳下腺の腫脹,圧痛
	耳下腺悪性腫瘍	腫瘍	自発痛,圧痛	耳下腺の腫脹,顔面神経麻痺
	外耳道炎	感染	運動痛	耳介牽引痛
	鼻咽頭悪性腫瘍	腫瘍	持続痛(Trotterr's syndrome),一般鎮痛薬無効	再発性鼻出血
	舌疾患	潰瘍,腫瘍	舌病変の消失に一致	舌根部病変の存在
	Frey症候群	耳下腺炎,下顎頭骨折,手術による神経損傷	側頭部,頰部,下顎後縁の痛み	耳前部の異常発汗(食事中)
	茎状舌骨靱帯石灰化	異常延長,石灰化,扁桃摘出	運動痛	高齢者に多い
	茎状突起骨折	下顎打撲	運動痛	受傷後4週位で発症
	側頭動脈炎		開口,咬合時側頭部,眼部の痛み,両側性	側頭動脈に沿った拍動痛,圧痛
	心冠不全		左智歯,左耳の痛み,ニトログリセリン服用で消失	心喘息,異常心電図,顎運動障害なし

5. 顎関節X線所見 (図14-10, 14-11, 14-12, 14-13, ☞p.371, 図16-16)

　顎関節の単純X線像は頰骨,側頭骨,頭蓋底などと重複するので判読しにくい場合が多い.これに対して歯科用オルソパントモグラフィーでは明瞭な所見が得られる.また最近の同撮影装置では左右の顎関節開口,閉口位が1枚のフィルムに撮影が可能

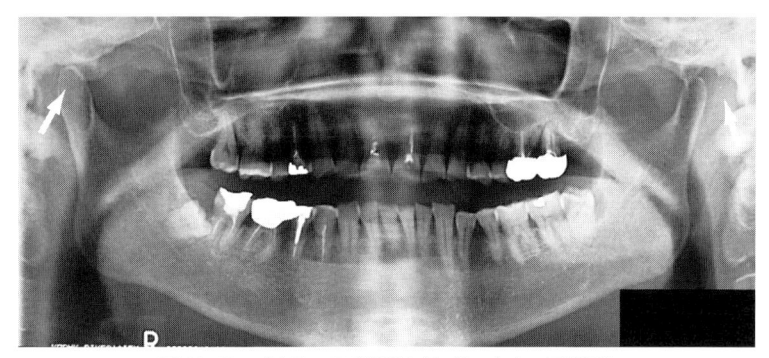

図 14-12　パノラマ X 線写真（矢印，左右の下顎頭）

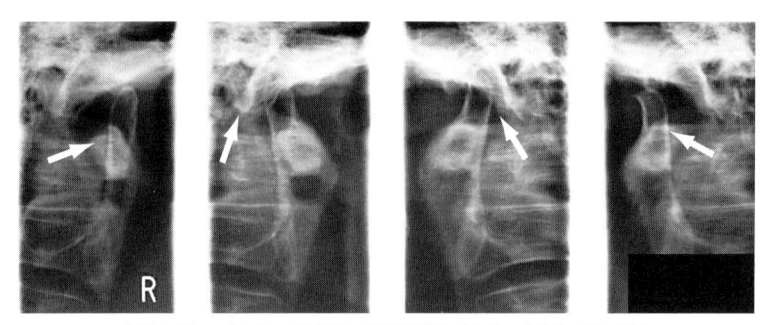

図 14-13　パノラマ顎関節 4 分割撮影（左右，開口，閉口位）

で，下顎頭の可動性についての評価にも有用である．但しこれらの像は厚い断層撮影所見であること，側頭骨下顎窩の読影には適していないことを念頭におかないといけない．

　X線像では下顎頭の位置，形態，輪郭，関節腔の広さ，関節結節の形態などを特に注意して観察する．脱臼とか顎関節症では下顎頭の位置や可動域の異常が認められるが，変形性顎関節症になると骨構造の異常が認められる．

　骨形態の評価にはX線CT撮影による精査が必要である．関節造影法は円板の異常，穿孔などの評価に用いられるが，最近ではMRI診断に置き換わっている．

　X線所見はⅠ型，Ⅱ型では異常所見は少なく，Ⅳ型では骨の吸収や扁平化，あるいは増生（骨棘）が認められる．Ⅲ型の一部では円板の位置異常に伴う下顎頭の平坦化が観察される．

6. 顎関節 MRI 所見 magnetic resonance imaging of TMJ （図 14-14, 14-15）

　MR 画像による顎関節の画像診断は，放射線被曝がなく，関節穿刺を必要とする X 線造影法に比べ，外科的にも非侵襲的に関節円板などの関節軟組織のみならず骨構成体の質的評価も可能なことから，近年本装置の普及とともに顎関節症の診断に汎用されている．0.5～1.5 Tesla の MR 撮像装置を用いて診断されるが，静磁場強度に相関して解像度が高くなるので，顎関節疾患の診断には 1.5 Tesla 程度の装置が望ましい．通常 T1，T2 画像を閉口，開口位で撮像し，矢状面画像で観察する．

　T1 画像で関節円板は low intensity を呈して観察され，円板の位置，穿孔や断裂，変形が識別される．また顎関節症Ⅳ型にみられる下顎頭の退行性病変を示す例では，下顎頭は low intensity として描出される．T2 画像では滑液貯留の有無，円板の穿孔や断裂，また下顎頭骨髄のうっ血性変化などの有無が観察される．

7. 顎関節鏡視 arthroscopy for TMJ

　直径約 2.0 mm の関節鏡を刺入し，関節腔内を観察する．滑膜は毛細血管の分布と共に淡紅色に，関節円板と関節面表層は白色に輝いてみえるが，病的状態になると発赤，血管の拡張，関節表層の線維性びらん，線維性癒着，円板穿孔，関節腔内の絮状物浮遊さらに下顎頭の動きに伴う円板の動きの状態などが明瞭に観察される（図 14-16）．

8. 顎運動機能検査 mandibular kinesiography （☞ p.366）

　顎関節疾患の際には，ほとんどすべての場合，下顎骨の動きが障害されるが，その動きや速度を下顎切歯の矢状面，水平面，前額面の顎運動軌跡として記録解析できる．顎運動機能検査については特殊診断の項で詳述する．

9. 臨床検査，関節液（滑液）分析

　顎関節症特有の臨床検査所見はない．しかし，急性化膿性顎関節炎やリウマチ性顎関節炎，あるいはその他の鑑別を要する疾患（表 14-1，14-3）を区別するために，症状，経過に応じて実施する必要がある．

　顎関節腔にはごく微量の滑液があり，それらの分析研究から円板障害（Ⅲ型）では各種の炎症性サイトカイン，発痛物質などの出現が，一方，変形性顎関節症（Ⅳ型）ではプロテオグリカンの分子量の低下，軟骨基質などの分解酵素濃度の上昇が見られることが明らかになってきた．しかし特定の顎関節疾患の診断マーカーはまだ見出されていない．

3 顎関節症の診断 *323*

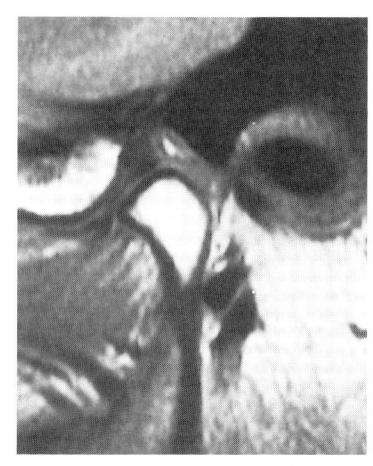

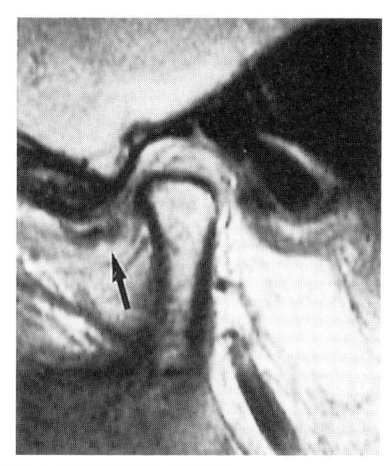

図 14-14　顎関節の MR 画像（左側顎関節矢状断面）
左：正常顎関節像
右：関節円板前方転位像（矢印は転位した円板を示す）

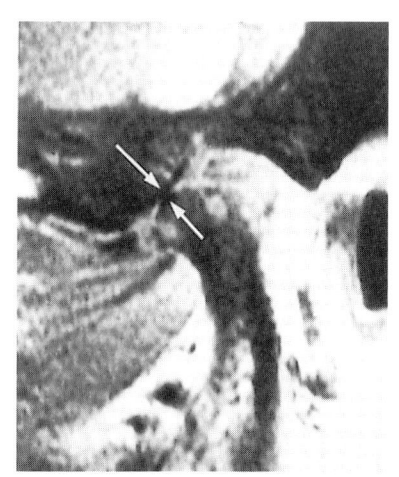

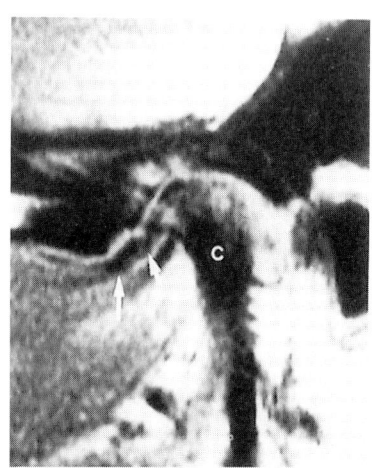

図 14-15　乏血性骨変化を伴う変形性顎関節症例
　　　　（右側顎関節矢状断面，c：下顎頭）
　　左：開口位，矢印は円板穿孔を示す．
　　右：閉口位，矢印は前方転位した円板を示す．

324 14章 顎関節

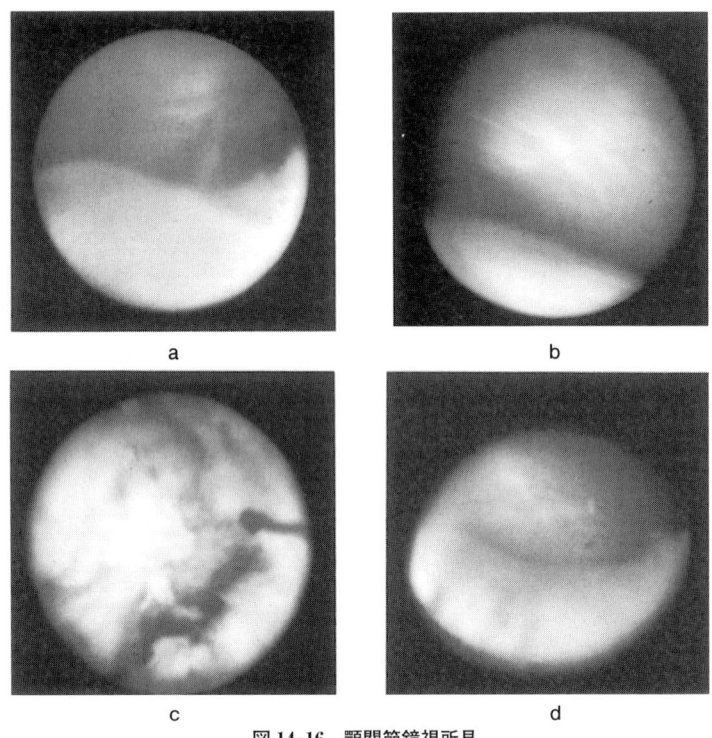

図14-16 顎関節鏡視所見
a，b：正常像
c：線維性びらん
d：滑膜炎，血管の拡張を認める．

10. 顎関節症の病型分類の手順および診断基準（日本顎関節学会1997年）

以上のような診査診断法ならびに補助診断を用いて病型分類を進めてゆく．

変形性顎関節症（Ⅳ型）：エックス線写真において下顎頭の骨棘形成，エロージョン，骨硬化像，骨皮質の肥厚，多角化，陥凹などが認められる．
↓
関節円板障害（Ⅲ型）：関節雑音，関節雑音に後発する開口障害および閉口障害が見られる．
↓
咀嚼筋障害（Ⅰ型）：筋の圧痛がある（下顎枝後縁部の圧痛を含む）．
↓

関節包・靱帯障害（Ⅱ型）：大開口および咬みしめ時の関節痛.

4　顎関節症の治療

　顎関節症の治療の原則は，鎮痛消炎，顎関節，咀嚼筋への負荷の軽減（顎運動の制限，噛みしめなどの異常習癖の除去，咬合床使用：スプリント療法），生活指導（偏側咀嚼の修正，硬い食品の摂取禁止，異常姿勢の修正）などの保存療法と，顎関節腔穿刺洗浄療法や手術（関節鏡手術，円板切除術）などの外科療法であるが，前述の如く顎関節症の病態は多岐にわたるものの，一般に進行性ではなく，また臨床症状は収束することが多いことから非侵襲的で可逆的な治療を原則とし，治療法もそれぞれの病態に応じた方法が実施されなければならない．

1. 薬物療法

　非ステロイド系鎮痛消炎薬，さらに筋弛緩薬などの投与を行う．薬物が有効な場合は数週間の服用と生活指導で症状は次第に軽快，消失する．なお経皮的鎮痛消炎薬などの塗布を行うこともある．パンピングなどの穿刺洗浄療法に際してステロイドなどの関節腔内注射も行われる．

2. 顎運動の制限，練習，咬合改善，生活指導などの保存療法

　顎関節の安静のために，硬い食品の咀嚼，過度の開口などを避けるように指導する．不適合充填物，補綴物などによる咬合異常が原因と考えられる場合は，スプリント（図14-17）の就寝時装着を行い，症状の推移をみて，充填，補綴物の調整によって咬合を改善し，正常な顎運動を回復させる．Ⅰ型（咀嚼筋障害）に対しては，筋リラキシゼーション，障害の誘因となる咬合異常の改善，開口訓練（偏位の修正，前突，側方運動による下顎頭滑走運動）などを行う．関節組織の損傷が主病変となるⅡ型に対しては，顎の安静，軟らかい食品の摂取，咬合時の顎関節への負荷軽減のための各種スプリントの装用を行う．

　関節円板の位置異常を主体とするⅢ型に対しては円板への過負荷の軽減をはかるためスプリントの使用，生活指導が初期に行われる．それらが奏効しないⅢb型では徒手的授動術（mandibular manipulation）（図14-18），パンピングマニプレーション（村

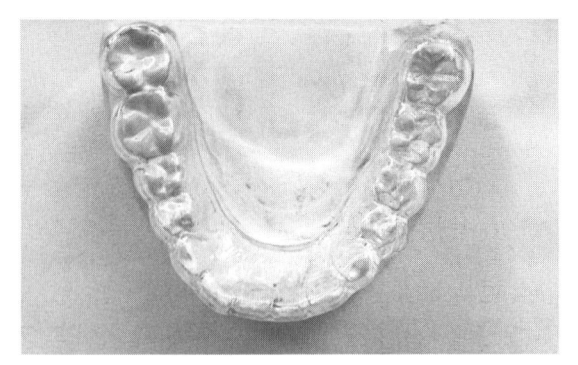

図14-17　模型上に作製した咬合床（下顎）

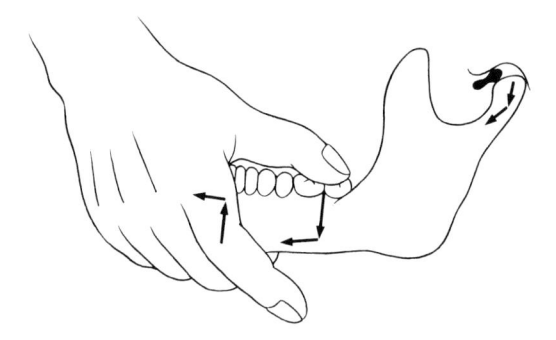

図14-18　徒手的円板整位術
（Farrar & McCarthy, 1983 より）

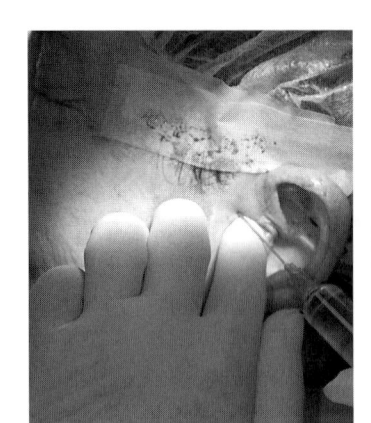

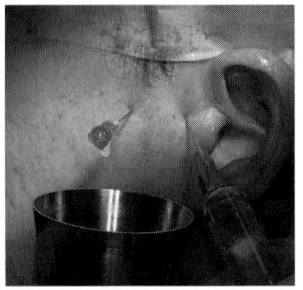

図14-19　顎関節穿刺（パンピング）（左），穿刺洗浄療法（右）

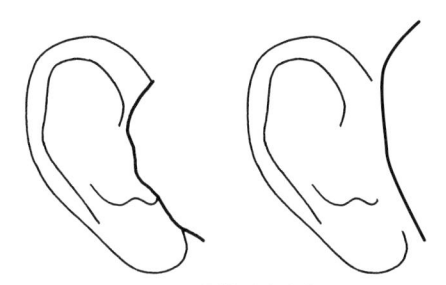

図14-20 顎関節手術皮膚切開
耳珠切開（左），耳前切開（右）

上，1987），関節腔洗浄法（arthrocentesis）などの治療が行われる（図14-19）．

顎関節穿刺は浅側頭動静脈を避け，耳前部の関節結節後方の下顎窩に向けて上関節腔後部へ刺入する．必ずパンピングを行い，針先が関節腔にあることを確認する．

3. 外科的療法

顎関節症Ⅲ型，Ⅳ型に対して，上記の保存療法が奏効しない場合，関節鏡視下剥離授動術や進行病態あるいは骨変形のみられるⅣ型では円板切除術や顎関節形成術などの外科治療を行う．

顎関節に外科的侵襲を加える場合，次のことに留意すべきである．①顔面神経側頭枝の損傷，②術後瘢痕による審美上の問題，③手術野が狭小であることである．

関節鏡手術は直径2mm前後の小関節鏡を用いる．リンゲル液などで持続還流下にTVモニターで関節腔内を観察しながらプローブなどを用いて剥離授動などを行う．

皮膚切開は通常耳前切開を行う（図14-20）．必要に応じて切開線を側頭部に延長できる方法で，顔面神経を損傷することなく頬骨弓全体を露出することができるので，関節包，下顎窩の割出が容易である．切開線は耳介前の顔面に残るが皮膚割線に沿っておりあまり目立たない．

円板切除術は円板の変性，穿孔や断裂のあるⅣ型症例に実施される．下顎頭形成術は下顎頭の骨増生・吸収による変形を整形し，機械的負荷を軽減し，円滑な関節運動の回復を目的に実施する．下顎頭切除術は進行した変形性顎関節症，過形成病変，陳旧性脱臼，顎関節強直症，その他下顎頭の骨腫，軟骨腫の摘出に実施される．

開口訓練は手術後，可及的早期に始めるのがよい．開口訓練は開口度のみを指標とせず，下顎の前突，左右側方運動を行わせ，手指で補助しつつ，患者自身により練習を行わせる．必要に応じて簡単な開口器を使用する．

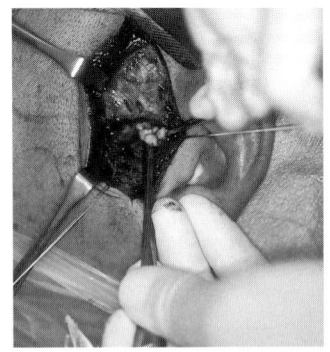

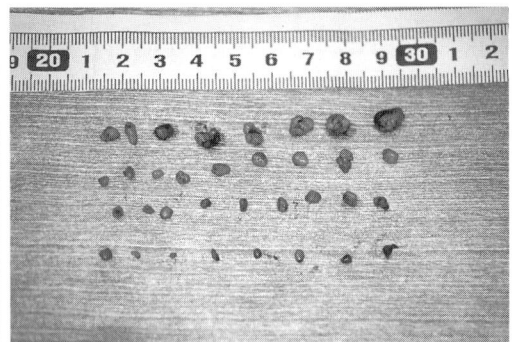

図 14-21　滑膜骨軟骨腫症
左：術中所見，関節遊離体　右：摘出した多数の遊離体

15章
神経疾患および神経に関連した口腔症状
Disease of nerve, Oral symptom related to nervus system

1 口腔領域支配神経の疾患

顎, 口腔, 顔面領域を支配する神経の障害と, それに伴う症状を述べる. 脳神経 (表15-1) のうち特に関連が深いものを太字で示した.

1. 三叉神経痛

三叉神経は広汎に顔面・口腔の知覚を司る (☞p.14, 図1-15). この各枝の支配領域に発現する発作性・電撃性の疼痛が三叉神経痛で, 真性と症候性とに分ける.

A. **真性** (原発性, 特発性, 大) **三叉神経痛** true (primary, major) trigeminal neuralgia

〔原因〕 不明である. 血管運動神経性の血行障害説, 伴走静脈うっ血説, 局所貧血と酸素不足説などがあるが, 動脈硬化を生じた血管による神経根圧迫説が有力である. 中枢障害, 末梢神経炎, ウイルス感染も念頭に置くべきであろう.

〔誘因〕: リウマチ, 糖尿病, 痛風, 脊髄癆, 各種中毒, 動脈硬化症, 歯性病変, 副鼻腔炎, インフルエンザ, 寒冷曝露, 過労などを誘因として本症が発病することがある.

〔頻度〕 年齢は50歳代, 60歳代が多く, 40歳代, 30歳代がそれに次ぐ. 性別では女性に55％とやや多い. 罹患は片側性が圧倒的で, 両側性は稀. 部位別では第3枝, 第2枝の順に多く, 各枝の合併例もあるが, 第1枝のみに発症することは極めて稀である.

330　15章　神経疾患および神経に関連した口腔症状

表15-1　脳神経

	機能（類別）	通過する頭蓋孔	分布	障害の際の訴え（頻度の高いもののみ）	機能的検査法	他覚的所見
I 嗅神経	嗅覚（知覚）	篩骨篩板	上部鼻腔粘膜の嗅細胞突起	におい，味がわからない（両側性の場合）	左，右，別々に嗅覚を調べる	においに感じない
II 視神経	視覚（知覚）	視束管	網膜	視力の喪失	視力と像両眼の視野	視力の鮮明さの欠如，視野の異常
III 動眼神経	眼球運動瞳孔縮小（運動）	上眼窩裂	動眼筋群上瞼挙筋瞳孔括約筋など	複視	眼球運動瞳孔の散縮性	動作している方向へ眼球が向かわない，複視，瞳孔運動の異常
IV 滑車神経	眼球運動（運動）	上眼窩裂	動眼筋（上斜筋）	下内方を見る時の複視	眼球の下方鼻側への運動	III（動眼神経）が正常であると所見に乏しい
V 三叉神経	顔面，鼻，口腔などの知覚頡運動（混）	上眼窩裂正円孔卵円孔	頭部・顔面の皮膚粘膜・顔面骨・歯牙など咀嚼筋	知覚異常しびれ触覚のにぶさ	顔面の痛覚・触覚検査角膜反射咬嚼筋緊張力	痛覚・知覚域値低下角膜反射消失咀嚼筋力低下
VI 外転神経	眼球運動（運動）	上眼窩裂	動眼筋（外側直筋）	側方を見る時の複視	眼球の外方への運動	眼球を外へ向けられない
VII 顔面神経	顔面の動きなど（運動）	内耳孔−内耳道−顔面神経管−茎乳突孔	表情筋，眼瞼，舌下腺，顎下腺，舌（の前2/3）	顔面の運動の喪失閉眼不能味覚障害	顔面の緊張，笑い顔を作る，など	顔のしまり具合の非対称，仮面顔貌
VIII 内耳神経	聴覚平衡感覚（知覚）	内耳孔	内耳	聴力低下，耳鳴りめまい	聴力検査　眼球振盪，身体のバランス	聴力低下，運動失調眼振，
IX 舌咽神経	口蓋の運動（混）舌，咽頭知覚唾液分泌	頸静脈孔	茎突咽頭筋舌（の後1/3）舌下腺	嚥下障害	口蓋の挙上耳下腺分泌	軟口蓋・口峡の不対称
X 迷走神経	発声（混）口蓋の運動他	頸静脈孔	喉頭咽頭（胸部・腹部臓器）	しわがれ声嚥下障害	声帯の運動口蓋の挙上	嗄声軟口蓋・口峡の不対称
XI 副神経	首の運動（運動）	頸静脈孔	胸鎖乳突筋僧帽筋	（訴えに乏しい）	首を廻す肩を挙げる	胸鎖乳突筋僧帽筋の麻痺
XII 舌下神経	舌の運動（運動）	舌下神経管	舌の筋肉舌骨筋群	構音障害	舌の前突舌の静止	舌運動時の偏位，ディスキネジー，けいれん

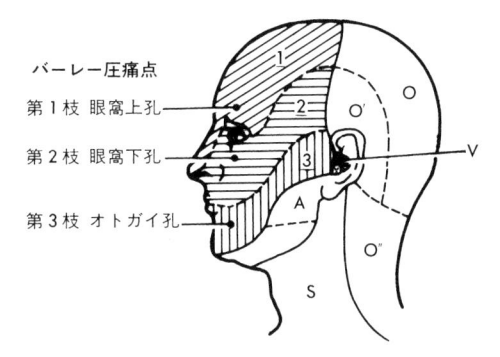

```
                    バーレー圧痛点
                    第1枝 眼窩上孔
                    第2枝 眼窩下孔
                    第3枝 オトガイ孔
```

図15-1　頭部の末梢性知覚支配

```
1 ⎫           ⎧ 1枝　眼神経
2 ⎬ 三叉神経  ⎨ 2枝　上顎神経
3 ⎭           ⎩ 3枝　下顎神経
O：大後頭神経（C2）        V：迷走神経（X）
O'：小後頭神経（C2, C3）    A：大耳介神経（C3）
O"：第3後頭神経（C3）      S：鎖骨上神経（C3, C4）
```
（加藤伸勝　他：小神経学．金芳堂，1979）

〔**症状**〕　前駆症状なく発作性に，三叉神経末梢枝支配領域に電撃性疼痛が起こる．疼痛は数秒から30秒ほど持続，自然に消失する．疼痛の強い患者では顔面筋のけいれんを伴うことがある．疼痛発作の間隔は症状進行とともに短くなる．

　皮膚あるいは粘膜への軽い接触が発作を誘発する刺激となる場合が多い．これをトリガー（疼痛誘発刺激）という．洗面，洗口も疼痛誘発刺激として頻度が高く，患者は極めて慎重に行動する．その他咀嚼，会話，風，精神的緊張，運動後などに疼痛発作の発現をみる．

----- *Side Memo* -----

バーレー圧痛点 Valleix's pain points（図15-1）
　神経痛などの病変をもつ三叉神経の枝は，無痛期にも骨から顔面へ出る部分で圧痛を呈する．術者指尖により圧迫を加え，生じる痛みの程度を左右同時に比較しつつ検査する．
　第1枝（眼神経）はその分枝の前頭神経が顔面に現れる眼窩上切痕で，
　第2枝（上顎神経）は眼窩下神経が出る眼窩下孔で，
　第3枝（下顎神経）は下歯槽神経の末梢枝が出るオトガイ孔で検査する．

パトリック発痛帯 Patrick's pain area
　口唇，口角，鼻唇溝，鼻翼，一部の歯肉，狭い範囲の頬など限局した特定の部位に疼痛誘発部位を認めることがある．これを発痛帯，あるいはトリガーゾーンと呼ぶ．

本症では顔面に機能的形態的変化を認めることは少なく，無痛期には自覚的所見ならびに外観上の所見を欠く．

〔診断〕　次項に述べる仮性三叉神経痛の原因となる疾患が存在しないことを，詳細に検査して除外しておかねばならない．

真性三叉神経痛と診断するには，次の5項目が必要とされる（White & Sweet）．

　1）疼痛は発作性で，激痛が数秒から数分続く．無痛期には全く痛みがないか，あっても鈍い痛みである．
　2）疼痛発作は顔に対する何らかの刺激で誘発される．
　3）疼痛は三叉神経の支配領域に限局している．
　4）疼痛は必ず顔面の正中線より片側へ限局されており，他側へ及ぶことはない．
　5）皮膚の感覚テストにより触覚や痛覚の低下や脱失はない．

〔鑑別診断〕　症候性三叉神経痛およびその原因疾患，帯状疱疹の前駆疼痛，舌咽神経痛，非定型顔面痛など．

局麻剤による三叉神経枝のブロックを行い，鑑別診断が可能な場合もある．

〔治療〕

　1）薬物療法：鎮痙剤 carbamazepine（Tegretol）が有効．1日量200〜400 mgを標準とし，罹病期間，症状の軽重により用量・分服方法を工夫してできるだけ少量投薬で維持する．ATP製剤，ビタミンB_1，B_{12}，精神安定剤，解熱鎮痛剤などの併用もある程度の効果が期待できる．

　2）神経ブロック：末梢枝ブロックと半月神経節（三叉神経節，ガッセル神経節）ブロックがある．最初に局所麻酔剤を使用，目的とする効果を現すことを確認する．以後必要により神経破壊剤ブロックを行う．神経破壊剤として，純アルコール（試薬特級エタノール100％，アンプル封入のもの），90〜70％アルコール，石炭酸加アルコール（アンプル封入，遮光保存のもの）などが用いられる．

ブロックを行う部位は，

Side Memo

帯状疱疹 herpes zoster

　水痘帯状疱疹ウイルスの感染による．ウイルスは神経細胞に沿って移行し，神経細胞の外膜が破壊されるため，重症の場合は治癒後も痛みが残る（帯状疱疹後神経痛）．ウイルスが顔面神経を侵すと顔面神経麻痺を起こすともいわれる．激痛を伴い，口唇および口腔内に症状がある場合は強度の摂食困難を訴える．全身的に抗ウイルス剤，免疫グロブリン製剤，ビタミンB群，ステロイドの使用，対症的に表面麻酔剤の食前塗布などを行う．

　同ウイルスの全身感染をきたすと，水痘を続発，あるいは水痘先行感染の既往をもつ．

a）第1枝：眼窩上神経ブロック，滑車上神経ブロック
　　b）第2枝：眼窩下神経ブロック，上顎神経ブロック
　　c）第3枝：オトガイ神経ブロック，下顎神経ブロック
　　d）神経幹：半月神経節ブロック

が代表的なもので，実施は疼痛領域を含み，できるだけ末梢側の神経枝から行うべきである．半月神経節は合併症を起こした場合，失明，角膜炎，眼瞼下垂，動眼筋麻痺，血栓形成など重篤な症状を呈することがあり，施行は慎重に行わねばならない．

　3）手術療法：神経切除術，神経捻除術があるが，後遺症および再発があり，最近頻用されない．

　半月神経節切除，頭蓋底三叉神経根切除術が脳外科医により行われ，一定の効果をあげている．

　4）理学療法：赤外線照射，温罨法などが試みられる．

〔予後〕　数回のブロックと投薬で完治するものもあるが，概ね難治で50％以上に疼痛の再燃をみる．再燃は季節的要因が関与し，寒冷の季節に移る頃に発現しやすい．経年的に症状が進行する例も多い．

B．仮性（続発性，症候性，小）三叉神経痛 false（secondary, symptomatic） trigeminal neuralgia

　三叉神経支配領域の組織臓器の器質的病変に伴って三叉神経痛と同様の疼痛を二次的に呈するものをいう．原因により歯性三叉神経痛，耳性三叉神経痛と呼ばれるものがある．

〔原因〕　顎骨，副鼻腔，顎関節，耳，眼窩などに生じた血管炎，神経炎，神経幹周囲の炎症，腫瘍や外傷による圧迫により仮性三叉神経痛の発現をみる．延髄周囲脳底の腫瘍も本症を呈することがある．今1つの原因となる歯牙および口腔の疾患群には，急性歯髄炎，急性歯根膜炎，歯髄結石（象牙質粒，☞p.61）の圧迫，埋伏歯，歯槽膿漏および象牙質知覚過敏，口内炎および歯肉病変，抜歯創治癒不全，顎骨骨髄炎，顎骨内腫瘍などがある．帯状疱疹後神経痛もある．

〔誘因〕：このような原疾患の発症，原疾患の疼痛を誘発する病変の進行および刺激が誘因となる．

〔頻度〕　年齢，性ともに不定．発現領域は多様で定型をとらないものが多い．いくつかの末梢領域にまたがるもの，第1枝領域に症状を呈するものもある．

〔症状〕　真性三叉神経痛と類似し，放散性，電撃性，拍動性の疼痛を呈する．患者の訴えのみでは真性，仮性の鑑別診断は困難なことが多い．Valleixの圧痛は陽性あるいは不定．領域皮膚粘膜の知覚異常（paraesthesia）あるいは過敏をみる場合がある．

〔診断〕　三叉神経痛の症状を呈する患者には，精力的に原疾患発見の努力をすることが必要．初期に真性とした症例が，以後の経過および検査の結果症候性と診断されることもある．原疾患と疑わしいものが存在する場合，そこへの刺激によって疼痛が発現すること，原疾患の治療，除去により，あるいは原疾患への局所麻酔により疼痛の消退をみることで診断を確定できる．

〔鑑別診断〕　真性三叉神経痛との鑑別は以下の臨床のいくつかを満たすことにより可能となる．
　1）仮性三叉神経痛は真性に比べ疼痛が軽度のものがある．
　2）疼痛の持続時間が長い．
　3）完全な無痛期を欠くものが多い．
　4）誘発帯が不明確，あるいは特殊な誘発刺激をもつものがある．
　5）疼痛発現の範囲は神経支配領域と一致しない．
　6）誘発箇所と疼痛野が神経解剖的に一致しない．
　7）神経痛以外の前駆症状，既往を経験している．

〔治療〕　原疾患の根本的な治療または除去が必要である．多くの例で鎮痛剤が効果を示し，鎮痙剤（carbamazepine 他）は無効である．

2. 三叉神経炎 trigeminal neuritis

多発性神経炎の一部として発現することが多い．三叉神経の走行に沿う疼痛で，三叉神経痛と間違われやすい．皮膚，粘膜の知覚低下，三叉神経の圧痛，支配筋肉の圧痛がある．ビタミンB群の大量投与が有効．

3. 三叉神経麻痺 trigeminal paralysis

三叉神経領域の知覚麻痺をいう．中枢性には脳腫瘍による神経根の圧迫で発現する．この場合，他の脳神経の症状の合併の有無が診断上重要．末梢性には外傷，手術，伝達麻酔などの後にみられる．顎骨内悪性腫瘍の際に末梢性三叉神経麻痺が腫瘍の初発症状として生じることがある．

4. 舌咽神経痛，舌咽神経麻痺

A. 舌咽神経痛 glossopharyngeal neuralgia

比較的稀な病態で，三叉神経痛の 1/40 の頻度といわれる．中年以後の男性にやや多く，片側性である．本態性と症候性とがある．嚥下，会話などの刺激によって扁桃，咽頭あるいは舌根に激烈な発作性疼痛が生じる．耳下部，頸部に放散することもある．扁桃咽頭への表面麻酔剤塗布で，一時的に疼痛寛解をみることで診断される．

carbamazepine または hydantoin が奏効する.
  B. **舌咽神経麻痺** glossopharyngeal paralysis
  稀な疾患で脳底の障害，中耳炎，急性扁桃炎に続発あるいは外傷などによる切断によって発症する．支配領域の知覚運動麻痺が起こり，口蓋帆，口蓋垂の変形，変位をきたす．舌の後方 1/3 の味覚障害を伴う．

5. 舌下神経麻痺，舌下神経けいれん
  A. **舌下神経麻痺** hypoglossus paralysis
  脳卒中，脳梗塞，手術後に生じる舌運動不全が長期に及ぶと舌の筋萎縮をきたす．片側性では，舌の前方突出により舌尖の患側への偏位をきたすが，大きな機能障害を呈することは少ない．両側性の場合は舌の運動を欠き，著明な嚥下，会話障害を呈す．舌口底の悪性腫瘍の浸潤など器質的病変と鑑別を要する.
  B. **舌下神経けいれん** hypoglossus spasmus
  舌ジスキネジーは，舌の持続的不随意運動を呈する稀な病態で，パーキンソン病，顔面ジスキネジー，下顎ジスキネジーなどに合併して観察される．

6. 迷走神経痛 vagus neuralgia
  第 10 脳神経は副交感神経系を主体とし胸部，腹部の臓器まで広く支配している．頭部では舌咽神経と交通路をもち，味覚刺激により咽頭に電撃性疼痛を起こす．

7. 顔面神経痛 facialis neuralgia
  第 7 脳神経は狭義の顔面神経（運動）と中間神経（知覚）とからなる．その支配領域，例えば耳の深部，乳様突起，舌などに発作性疼痛を呈するものをいうが，第 9，第 10 神経痛と症状が似ており鑑別は困難なことが多い．顔面神経麻痺の初発症状としてみられるものがある．
  しばしば後述する顔面神経麻痺のことを顔面神経痛と表現されるが，区別して用いるべきである．

8. 顔面神経麻痺 paralysis of facial nerve, facial palsy
  顔面神経は菱形窩の起始核から出て，橋の後で脳を去る．脳内および橋部での障害を中枢性麻痺，それ以外のものを末梢性麻痺と呼び，末梢性をさらに続発性と特発性とに分ける．
  A. **中枢性顔面神経麻痺** central facial paralysis
  脳底部の出血，腫瘍による顔面神経起始核の圧迫障害が原因となる．他に外傷，膿

瘍，脳軟化，梅毒，多発性硬化症，ポリオ，血栓，神経膠腫なども原因となる．多くは他の脳神経の障害を随伴する．

中枢性麻痺では前額筋のしわ寄せは障害されず，眼輪筋への麻痺は軽度である．

B. **末梢性続発性顔面神経麻痺** peripheral facial paralysis

顔面神経核より末梢側の障害により発症する．側頭骨内麻痺と側頭骨外麻痺に大別されるが，麻痺の表現形を部位別に観察することによって，障害の起こっている箇所を推定できる（表15-2）．障害が内耳に起こったものはベル麻痺と同様の症状を呈する．

原因として外傷や手術による切断，炎症（耳性，歯性，顔面），感染，腫瘍（内耳腫瘍，耳下腺悪性腫瘍など），神経内または周囲への出血，圧迫などがあげられる．予後は障害の種類・程度により様々である．切断された場合，末梢側の神経線維は

表15-2 顔面神経の障害部位と顔面神経麻痺の表現形

障害部位	症状／神経枝	前額の麻痺	表情（顔面筋）	涙分泌	味覚および唾液分泌
	出入する神経線維（主な機能）				
a 皮質および皮質下		−	正	正	正
b 顔面神経核(脳幹)		＋	麻痺	正	正
	上唾液核（涙分泌），孤束核（味覚）より中間神経が合流				
c 内耳道部		＋	麻痺	麻痺	麻痺
d 迷路部（内耳部）鼓室部（水平部）錐体部	膝神経節より大浅錐体神経（涙分泌）分岐				
		＋	麻痺	正	麻痺
e 乳突部（その1）	アブミ骨神経（感音）分岐				
e' 乳突部（その2）	鼓索神経（舌尖2/3の味覚，顎下腺，舌下腺の分泌）分岐				
		＋	麻痺	正	正
f 軟組織部（末梢）	側頭枝，頬骨枝，頬枝，下顎縁枝，頸枝に分かれる				
		部分的に麻痺		正	正

Waller 変性に陥る.

C. **特発性顔面神経麻痺** idiopathic facial paralysis（**Bell 麻痺** Bell's palsy）

前者と同様に核より末梢性の障害によって起こるが，明確な原因を定めえないものをいう．

〔原因〕 不明である．

誘因：身体的ならびに肉体的過労，顔面片側の寒冷または風への長時間曝露，血行障害，感冒，気候の変化があげられる．発症機序として，顔面神経管内での浮腫により圧迫が加わり，さらに局所貧血は低酸素状態を呈し，機能障害を起こすとの考え方が一般に支持されている．

〔**頻度**〕 Bell 麻痺は末梢性麻痺の約 80 ％を占める．好発年齢は青年から成人にまたがり，30 歳代および 50 歳代に多い．男女差はなく，人口 10 万人当たり年 15 名程度の発生率である．

障害部位別（表 15-2）では鼓室部（水平部），錐体部（斜下走部）のものが約 50 ％，次いで鼓索神経分岐の中枢側と末梢側での麻痺がそれぞれ約 20 ％を占める．

〔**症状**〕 両側性麻痺は極めて稀で，表情筋の麻痺による仮面様無表情となる．

Bell 麻痺の大部分は片側性，不全麻痺型である．発病は突発性にくるものが多い．前駆症状を経る場合は短時間の耳部，下顎角部の浮腫性腫脹と牽引性の激痛に続いて，麻痺の発現をみる．

顔貌は左右非対称，顔面筋の随意運動の不調欠落がある．すなわち患側で鼻唇溝，前額の皺の消失，口角下垂が起こる．患側の口裂は閉鎖不全，発語障害，食物が歯槽

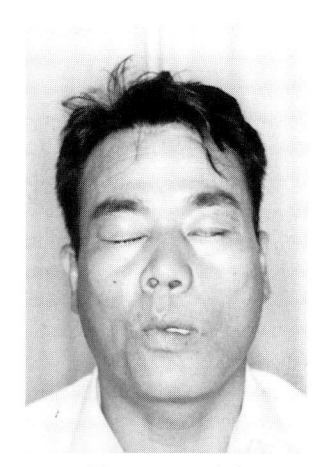

図 15-2 Bell 麻痺

部と頰・口唇の間に停滞，飲水にも困難を呈する．

患側眼裂は閉じられず，**兎眼**（lagophthalmos）を呈す．無理に閉眼しようとすると，眼球は上外転し白い強膜が見える．**ベル症候**（Bell's phenomenon）と呼ぶ．

経過が長くなると顔面筋の萎縮が起こる．さらに長期に及んで顔面頭蓋の変形を徐々に呈する例がある．これらは眼裂線に対する口唇線または咬合平面の水平の傾き，顔面正中点を結ぶ垂直線のずれにより判定できる．

〔**診断**〕 誘因，病因の推定，麻痺の範囲と程度，神経損傷あるいは他の中枢神経症状合併の有無を把握することが大切．顔面神経前額枝は皮質で両側から支配されているため，額の皺寄せの可否をみて中枢性麻痺との鑑別ができる．

唾液分泌能試験で，ワルトン管（顎下腺，舌下腺）からの刺激唾液の分泌が健側の40％以下，あるいはpH6.3以下のものは予後不良と判定される．神経刺激試験（電極法）は無動作（初期）から低機能，正常機能への改善度の判定に有用．味覚試験，感音試験は麻痺の範囲・程度を知るのに用いられる．

顔面筋の機能を判定するMayの方法（表15-3）は，経過の観察にも利用度が高い．

〔**治療**〕 本疾患は突如として顔面の不自由と機能不全を招来するため，患者は高度の精神的不安におびえることが多い．このため治療の第1歩として適切な処置により徐々に改善し必ず治癒すると説明を与え，精神的安静をはかることが不可欠である．

一般的な治療法は，局所，全身の安静．顔面を外気から護る．兎眼に対する点眼および眼帯．筋力麻痺に理学療法（マッサージ，赤外線灯など）．薬物としてはビタミ

表15-3 顔面神経麻痺 運動機能判定法 (Mark May, 1970)

			正常 normal	減 weak	消失 absent
1.	tone	顔つき，左右の緊張度	10	5	0
2.	wrinkle forehead	前額しわ寄せ	10	5	0
3.	close eyes tightly	閉眼	10	5	0
4.	blink	目ばたき，特に下眼瞼	10	5	0
5.	wrinkle nose	鼻背しわ寄せ	10	5	0
6.	grin	口唇横開（イー）	10	5	0
7.	whistle	口笛動作（ウー）	10	5	0
8.	blowout cheeks	両頰豊満	10	5	0
9.	depress lowerlip	口唇下制（ウメボシ）	10	5	0
10.	tense neck	広頸筋緊張（イーン）	10	5	0
		小　計			
		合　計			

全項目正常は100点，片側完全麻痺は0点

ン B₁，B₁₂，ATP 製剤，末梢血管拡張剤，精神安定剤，ステロイドを使用する．鏡に向かって軽くマッサージを行う表情筋の運動練習は筋力を低下させぬ目的でも有効．電気刺激療法は有用・無用に意見が分かれるが，咀嚼筋電気刺激機（マイオモニターなど）を応用しての筋運動訓練も，症例によっては有効であろう．
　手術療法は顔面神経管開放術が行われる．症状回復の見込みの少ないものに神経吻合術，神経移植術，筋または筋膜移植による口角つり上げ術が行われる．
　〔経過と予後〕　Bell 麻痺の 70 % は完全に治癒し，75〜90 % は保存療法で概ね治癒が認められる．治癒率は高齢者ほど低くなる．発病後 2〜4 週で症状は回復に向かい 1〜2 か月で消失するが 3 か月以上に及ぶと完治は望めない．本症の再発は稀であり，再発に際しては続発性を疑う必要がある．
　後遺症として残りやすい症状に以下のものがある．
　固定される拘縮として頬のひきつれ，眼裂の狭さ，口角の下垂が残る場合がある．末梢神経線維回復異常に，病的連合運動（synkinesis：例えば目をつぶると口角が挙上する．口をつき出すと眼裂が狭くなるもの）がある．クロコダイル現象は，口を動かしたり食事をする時流涙をみる．

　D． ラムゼイ・ハント症候群 Ramsay Hunt syndrome
　耳性帯状疱疹で，顔面神経麻痺，外耳道と耳介周囲のヘルペス（水疱・痂皮），内耳神経障害と前庭機能障害（難聴とめまい）の三徴候を示す．

9. 顔面神経けいれん，顔面チック facial spasmus, facial tic
　精神的興奮，眼精疲労，疼痛性疾患により発症する．片側性の間代性の顔面表情筋けいれんが起こる．眼輪筋の瞬目運動のみを呈する軽症のものから，顔面全体，舌，咀嚼筋にもけいれん性の不随運動を認めるものまである．顔面神経麻痺の経過途中にも同様の所見を認める．てんかんおよびヒステリーに随伴するものも知られる．
　発症機序は不明，したがって治療も決定的なものを欠く，完治しにくい．小脳橋角部における顔面神経根への血管の圧迫が病因となる場合もある．対症療法として，鎮痛剤，抗けいれん鎮静剤，神経ブロック，気分転換，環境改善，心理療法などを試みる．

10. その他の疾患
　1）知的障害
　最も一般的なものは Down 症候群で，巨大舌，口蓋狭窄，歯牙萌出遅延，矮小歯，円錐歯，歯の先天欠如がみられる．う蝕罹患率は低いが，歯周疾患が多い．舌の突出運動，歯ぎしりが多い．

2）**進行性筋ジストロフィー** progressive muscular dystrophy ; PMD

眼瞼下垂，咀嚼筋萎縮，発音の不明瞭，下顎下垂，前方開咬，歯列弓の側方拡大がみられる．

3）**脳性麻痺** cerebral palsy ; CP

口腔清掃不全のため歯石沈着，歯肉炎が多い．不正咬合，歯ぎしり，口呼吸のあるものが正常者の2～3倍に達する．精神緊張時に不随意顎運動が起こり発音障害をきたす．

4）**てんかん** epilepsie

てんかん患者のうち大発作型やLennox症候群では舌の誤咬，転倒による顔面の外傷などに対する予防策が必要である．口腔ではこの他，反復する咀嚼筋の拘縮による歯の咬耗，てんかん治療薬の副作用による歯肉肥大，歯列不正などの問題を伴うことが多い．

Side Memo

障害者歯科

心身障害者のなかには，身体的あるいは精神的障害のために通常の歯科医療を受けることが困難な者がある．このような者を歯科的障害者といい，この歯科的障害者に対する歯科医療を障害者歯科という．障害者歯科といってもその歯科医療の内容，すなわち診断法，治療法が通常の歯科医療とは別の異なったものではないが，障害者歯科では患者の説得，診療介助，施術に当たって特別な配慮が必要である．

歯科的障害者の歯科的治療の受診が困難である理由は次のようである．①精神障害者では歯科治療の意義の理解が困難で治療に協力が得られにくい．②肢体不自由，筋・神経疾患などの運動機能障害者では不随意運動の出現のために，開閉口，静止などの姿勢保持が困難なことがある．③循環系や血液疾患などの重症器質的疾患では，歯科治療に対する緊張，不安また歯科治療時の投薬，施術などが原疾患に及ぼす影響を考慮しなければならない．

障害者歯科の実施に当たっては次のような点が特に必要となることがある．①心理療法：治療に対する緊張，不安を除去し，安心感を与える．②不随意運動の抑制：無理矢理押えつける強制抑制はあまり効果がない．筋弛緩剤または神経安定剤の投与，低濃度笑気吸入鎮静法，精神安定剤静注鎮静法も試みられる．さらに全身麻酔を行うこともある．

心身障害者とは，肢体不自由，視覚障害，聴覚障害，平衡機能障害，音声機能障害もしくは言語機能障害，心臓機能障害，呼吸器障害などの固定機能障害または精神薄弱などの精神的欠陥があるため，長期にわたり日常生活または社会生活に相当の制限を受ける者をいう（心身障害者対策基本法，1970年）．

2 口腔内症状と関連した心身症，精神疾患

（神谷　篤，加藤進昌）

　口腔領域は，触覚，温度覚，痛覚，味覚，圧覚など様々な知覚神経線維の発達した感覚の鋭敏な領域であり，また発語，構音，摂食といった重要な身体機能をもつ領域である．したがって，これらの感覚や機能にわずかでも障害を受けることは，実際の身体機能に障害をもたらすと同時に，精神的にも強い苦痛とストレスをもたらすことになる．また，もっとも一般的な歯科治療にはじまり，口腔内における治療は外科的な処置が主であり，患者にとって肉体的，精神的に侵襲的な側面が大きい．同時に，各々の患者の歯科治療経験から，治療には必ず痛みを伴うという偏見も持たれやすく，不安を喚起しやすい．これらのことから，口腔領域では，口腔心身症や神経症など心身医学，精神医学の対象となる様々な病態が生じることとなる．

1. 心身症

　日本心身医学会では，「心身症とは身体疾患の中で，その発症や経過に心理社会的因子が密接に関与し，器質的ないし機能的障害が認められる病態をいう．ただし，神経症やうつ病など，他の精神障害に伴う身体症状は除外する」と定義している（1991）．
　この定義にしたがうと，精神疾患には心身症は存在しないことになる．しかし，実際の臨床現場では，各症例ごとに精神的要素の関与の程度は様々であり，たとえば口臭症，味覚異常症など身体症状が強く前面に現れている場合は，広い意味での心身症として扱われる．神経症は精神的要因によって生じる精神障害をさすのに対し，心身症は身体障害をさすものであるというのが，神経症と心身症を区別する際の一般的な考え方であるが，心身症の概念を広くとると，神経症との境界は不明確となり，厳密に定義しようとすることは意義が少ないともいえる．特に口腔領域は痛みや異常感覚などを訴える場合が多く，器質的障害より機能的障害としての訴えが多いこと，また心身症というよりむしろ神経症に近い患者も多いことから，歯科口腔領域の心身医学では，本来神経症と考えられるべき患者を治療する機会も多い．それぞれの疾患概念，定義を把握したうえで，個々の症例の診断，病態の理解，治療に役立てるのが重要であろう．
　表 15-4 に，内田による口腔心身症の分類を示し，おもな疾患について説明する．
　舌痛症：舌に他覚的な異常がみられず，臨床検査上特に異常値がみられないにもかかわらず，慢性持続的な表在性限局性の自発痛を舌に訴える．中年女性に多い．
　顎関節症：慢性の顎関節痛，顎運動障害，関節雑音などの非炎症症状を主訴とする

表15-4　口腔心身症の分類　　　　　　　　　　　(内田, 1979)

1. **口腔領域の心身症**
   顔面チック, 顎関節症, 牙関緊急症, 口腔乾燥症, 舌痛症*, 三叉神経痛, 舌咽神経痛など
2. **口腔処置（施術）に対する神経症的反応**
   デンタル・ショック, 歯科治療恐怖症, 口腔・咽頭過敏症, 頻回手術症, 義歯不適応症, 術後不快症候群, 補綴後神経症, 医原性口腔（神経）症など
3. **口腔領域の神経症**
   口臭症（自臭症）**, 舌痛症*, 口腔・咽頭異常感症, ある種の歯痛, 味覚異常症（異味症）, 口腔神経症など
4. **口腔領域の神経症的習癖**
   拇指吸引癖, 歯ぎしり, 咬唇・頬・舌癖, 咬爪癖, 過剰清掃癖など
5. **その他（境界線症例）**
   体感障害症（セネストパチー）, 口臭（自臭）症**, 仮面うつ病など

(註)同じ舌痛症*でも, また同じ口臭症**でも, 別のカテゴリーのなかに含まれるものものある. 心身症は独立病名ではなく病態であり, したがって, これら上記病態（歯科心身症）は心身両面からの治療が必要である.

症候群で, 客観的には顎位・咬合機能が回復しているにもかかわらず, 慢性疼痛や異常感を訴える. 若い女性に多い.

口臭症：口臭を主訴とし, 他覚的にも口臭を全く認めないにもかかわらず, 口臭があるものと確信し, 対人面で障害を有しているもの. 思春期の女性に多い.

〔**診断**〕　精神的要因を把握することが重要. 現病歴, 既往歴, 家族歴, 生活歴の詳細な情報を集めること, 場合によってはCMI (Cornell medical index), YGテスト（矢田部・ギルフォード性格検査）, ロールシャッハテストなどの心理検査を用いて, 患者の性格傾向を把握することが肝要である. また身体症状に対するアプローチも必要であり, 局所の精査, X線検査, 血液検査, 神経学的検査を施行し患者に所見を納得できるよう説明する. またこれらの検査を通じて器質的な身体疾患を見落とさないように注意することも重要である.

〔**治療**〕　支持的, 共感的な態度で患者に接することで, 良好な医師-患者関係を築く. まず身体面からの治療を行い, 患者の信頼を得ていく中で心理療法を進めていく. 必要なら向精神薬の投与も考慮する.

2. 精神科疾患

歯科口腔領域の症状を伴う精神疾患には, 前述の口腔心身症に近縁の神経症性のものから, 精神病性のもの（たとえば統合失調症の患者における幻覚症状としての幻味など）まで広範囲にわたる.

A. 神経症 neurosis

神経症は精神的原因により，精神あるいは身体症状が引き起こされた状態をいう．この場合の身体症状というのは，たとえば不安発作の際の呼吸促迫，頻脈などのように機能的なもので，器質的身体症状は含まれない．器質的身体症状が出現した場合は心身症とよばれる．記述的，操作的な立場をとるアメリカ精神医学会の精神障害分類・診断基準第4版（以下，DSM-Ⅳ）では，神経症という精神力動的な概念に基づく用語の使用を廃止し，神経症に属していた諸類型を不安障害，身体表現性障害，解離性障害などに含めた（表15-5）．国際疾病分類（ICD）においても，DSM-Ⅳと同じ方向をとり，神経症という診断は用いられていない．そこで本項ではDSM-Ⅳに従い，口腔内症状に関連のあるおもな神経症圏の疾患について説明する．

1）不安障害

パニック障害：自然発生的な予期できないパニック発作を特徴とする．パニック発作は，比較的短時間持続する強い不安や恐怖であり，動悸や呼吸促迫などの身体症状を伴う．パニック障害は広場恐怖をしばしば伴う．これは公の場所，特にパニック発作が起こった場合にすぐ逃れられない場所にいることに対する不安である．不安発作のさいに呼吸促迫のために過呼吸が起こり，二次的に四肢末端のしびれ感，冷感，苦悶感などが生じることがあり，これは過呼吸症候群とよばれるが，歯や口腔の治療に際して不安が喚起され過呼吸症候群が生じることがある．

強迫性障害：強迫症状とは，自分では不合理だとわかっている観念や行為が，自

表15-5　DSM-Ⅳの神経症に関連した分類項目

不安障害	300.11　転換性障害
300.01　広場恐怖を伴わないパニック障害	307.xx　疼痛性障害
300.21　広場恐怖を伴うパニック障害	307.7　心気症
300.22　パニック障害の既往歴のない広場恐怖	300.7　身体醜形障害
300.29　特定の恐怖症	300.81　特定不能の身体表現性障害
300.23　社会恐怖	**虚偽性障害**
300.3　強迫性障害	300.xx　虚偽性障害
309.81　外傷後ストレス障害	300.19　特定不能の虚偽性障害
308.3　急性ストレス障害	**解離性障害**
300.02　全般性不安障害	300.12　解離性健忘
293.89　（一般身体疾患）による不安障害	300.13　解離性遁走
物質誘発性不安障害	300.14　解離性同一性障害
300.00　特定不能の不安障害	300.6　離人症性障害
身体表現性障害	300.15　特定不能の解離性障害
300.81　　身体化障害	**適応障害**
300.81　　鑑別不能型身体表現性障害	

分の意志に反して自己に無縁なものとして持続的に生じ，抑えようとしても抑えられず，抑えようとするほど強い不安が生じるものをいう．強迫的に生じる観念を強迫観念といい，強迫的に行われる行為を強迫行為という．虫歯になるのではないかと気になって仕方がないため（強迫観念），洗口を何度も行わなければ気がすまない（強迫行為）など．

恐怖症：恐怖症は不合理な恐怖である．理屈ではそれほど恐れなくてもよいとわかっている対象，あるいは状況に対して強い恐怖を感じる．恐怖症には，エイズ恐怖，高所恐怖など特定の恐怖症と，他の人間に注目される恐怖が中心で，様々な社会的状況を回避してしまう社会恐怖に分類される．歯科口腔領域では，自らの口臭が過度に気になり，対人関係に支障をきたしてしまう自己臭恐怖（口臭ノイローゼ）がある．

2）身体表現性障害

心気症：客観的に証明できるような器質疾患がないにもかかわらず，種々の身体的，精神的不調を訴え，重篤な病気に罹患しているという誤った観念にとらわれ訂正できないものをいう．心気症の愁訴は多種多様であり，頭痛，めまい，腹痛，胸部圧迫感，四肢の冷感，しびれ，易疲労感などが，強い苦痛をもって執拗に訴えられる．口腔領域の心気的訴えとしては，口腔内異和感，術後の知覚異常感などがある．

疼痛性障害：この疾患における疼痛は，精神科的以外には身体的あるいは神経学的に十分説明できず，その訴えは心理的要因によって影響され，その症状のために患者は重大な情緒的苦痛や社会的あるいは職業上の機能的障害をうける．口腔領域においては，抜歯，切開手術，矯正による歯牙移動などを契機にして発症するケースが多く，患者は常に歯科処置が念頭から離れず局所の不定な疼痛にとらわれた生活を送る．

Side Memo

頻回手術症 polysurgery
　最初は器質的な疾患による痛みがあっても，痛みを訴え手術を受けることにより，周囲から注目と同情を得ることができ，病人となることで現実から逃避できるので，自分は痛みを持った病人であり続けたいという無意識の願望が生じ，手術の結果生じた異和感と疼痛をいつまでも訴え，何度も手術を受けることになる．そのような場合には，痛みそのものに対する対策よりも，性格傾向，環境要因を含め，その患者を疾病へ逃避させている原因を理解することが治療上必要である．また，虚偽の症状（嘔気，嘔吐を伴う激しい腹痛や出血など）を訴え，あるいは意図的につくっては病院を転々と渡り歩いている患者もおり，ミュンヒハウゼン症候群と呼ばれている．

B. うつ病 depression

うつ病は代表的な精神疾患である．従来，躁うつ病と呼ばれてきたものは，DSM-IVでは気分障害の中の双極性障害に分類され，うつ病エピソードのみ生じるものは，うつ病性障害の大うつ病に分類されている．このうち双極性障害は，従来の内因性精神病の範疇に含まれるが，うつ病性障害には，内因性のうつ病のほかに，反応性うつ病，神経症性うつ病，などとよばれるものも含まれる．うつ病の際には，精神症状としての抑うつ症状（抑うつ気分，不眠，意欲低下，興味消失など）の他に，自律神経症状を中心とする身体症状が多少とも出現する．このうち身体症状が前景にたつ症例は，仮面うつ病と呼ばれるが，とりわけ心身症と誤診されやすく注意を要する．このような症例は，精神科以外の診療科を受診することも多く，歯科口腔外科も例外では

Side Memo

自己臭恐怖と自己臭妄想

口臭症，自己臭恐怖は神経症圏の疾患であり，社会恐怖（従来の対人恐怖症）のひとつである．自らの口臭が過度に気になり，対人関係に支障をきたすことになる．これに対して自己臭妄想は，妄想的関係づけがみられる点で自己臭恐怖とは異なる．自己のにおいを患者自身は知覚しないことが多いにもかかわらず，自分の身体からいやなにおいが出て，他人に迷惑をかける，嫌がられているのがわかるなどと訴え，自己のにおいに関して妄想的確信を抱いているのである．この点が自己臭恐怖と自己臭妄想の鑑別に重要である．自己臭妄想の中には，他の病的体験も出現し統合失調症に移行する症例もあり，十分注意が必要である．また，本症を自我障害の一部である自我漏洩症状と理解する考え方もあるが，セネストパチーでみられる訴えの中にも「脳が溶ける」など自我漏洩症状と捉えられる訴えがあることは興味深い．

セネストパチー cenesthopathie

1907年にDupre, E.とCamus, P.は，体感異常を主症状とする6例を報告し，このような病態は種々の精神疾患で出現するが，特殊な独立した症候群であるとして，セネストパチーと命名した．わが国では体感症と訳され，単一症状性に経過するものを狭義のセネストパチーとして，うつ病，統合失調症，神経症，外因反応型などの部分症状として出現するものは広義のセネストパチーとして捉えられている．またわが国では，たんなる体感異常ではなく，奇妙な身体感覚（脳が溶ける，皮膚の中を虫が這っているなど）を，執拗に訴える症例をセネストパチーと呼ぶことが多い．このような奇妙な内容の体感幻覚は主に統合失調症にみられるが，器質性精神病でみられる場合や，それのみが唯一の症状である場合もある．セネストパチーは，身体の特定の部位に限局して生じることが多く，口腔内も例外ではない．口腔内セネストパチーの訴えとしては，"歯が引っ張られる，歯と歯肉の間に空洞がある"といったものから，"口の中を虫が這っている，口の中にパチンコ玉やガラスがある"というような奇妙なものまで様々である．発症契機として，抜歯や歯科治療がよくみられることは注目すべき点であろう．セネストパチー近縁の病態としては，皮膚寄生虫妄想，慢性幻触症などがあげられる．

ない．うつ病を見逃して身体疾患としての治療のみ行っていると，症状の改善がみられないだけでなく，治療の時期を逃して自殺されたりすることもある．

C. 統合失調症（精神分裂病 schizophrenia）

主として思春期に発症し，特徴的な思考障害，自我障害，感情障害，人格障害などを主徴とし，多くは慢性に経過する原因不明の精神病．疎通性の障害（お互いに感情が通じ合わず，意志が疎通しない），自閉的（自分の世界に閉じこもり，他人との接触を拒否する）であることなどから，その場はう歯などの説明に素直に納得するようにみえても，同じ訴えの反復で再来することも多い．

以下に心身症と鑑別すべき身体症状を訴える統合失調症周辺の病態についてあげておく．

心気妄想

自分が治癒の見込みのない重篤な病気になってしまったなど，自分の身体疾患についての妄想．"脳が腐って流れ出る，顔が左右非対称になった"といった統合失調症でみられる奇怪な内容のものから，"自分は癌にかかっている，もう助からない"といったうつ病にみられるものまで様々である．

自己臭妄想

自分の身体からいやなにおいが出て，そのため周囲の人に不快感を与え嫌われているといった，においの発散について妄想的な確信を抱いているもの．においの内容は，おなら，大便，腋臭，口臭などである．青年期に多く，時に統合失調症に移行する場合もある．口臭症との鑑別が重要（☞ p.345, Side Memo 参照）．

16 章
顎・口腔疾患の診断
Diagnosis of the Oral diseases

1　病　　歴

1. 一般的記載事項

　初診年月日，住所，氏名，年齢，職業，婚姻関係などを記載する．
　特定の年齢に関係する疾患がある．例えば，う蝕は乳歯，萌出直後の永久歯，すなわち幼児，学童期に発生しやすく，かつこの時期のう蝕は進行が早い．歯周病は中年から老人に多い．歯原性，非歯原性囊胞の発生は歯の形成期ないし胎生期に始まるが，一定の大きさになって症状を現してくるので，学童期，青年期に発見されることが多い．類表皮囊胞の受診は20歳が多い．口腔疾患のうち発病と年齢との関係が深いものを示すとおおよそ次のようである．

　　乳児，幼児期：ベドナーアフター，萌出囊胞，乳歯う蝕
　　　　学童期：う蝕，歯列不正，埋伏歯，ヒダントイン歯肉増殖症
　　　　青年期：智歯周囲炎，思春期性歯肉炎，顎・顔面骨折（男性），顎変形症
　　　中高年期：歯周病，顎関節症（女性20～30歳代），口腔乾燥，Sjögren症候群，癌

　生活環境，地域によって特殊な病変がみられることがあり，例えば飲料水中フッ素濃度の高い（1 ppm以上）地域の住民には形成不全歯として斑状歯がみられる．しかし斑状歯領域ではう蝕罹患率が低い．またヒマラヤ山中の住民では砂利が混ざった穀物粉を食糧とするため，歯の強度の咬耗症がみられる．

2. 家族歴

歯列，咬合，顎の形態など遺伝関係がみられる．また裂奇形（唇裂，口蓋裂など）の同胞間の発現頻度は一般期待値の数十倍といわれる．

遺伝が関係する疾患としては Bloch-Sulzberger 症候群，Christ-Siemens-Touraine 症候群，cherubism, Crouzon 症候群，Meyer-Schwickerath-Weyers 症候群，Papillon-Lefèvre 症候群，Weber-Cockayne 症候群，Osler 病，Peutz-Jeghers 症候群，von Recklinghausen 症候群，Marcus-Gunn 症候群，Sturge-Weber 症候群などがあり，歯，顎骨の異常あるいは口腔粘膜に特異的な病変が生じる．

染色体異常疾患としては，D_1-trisomy 症候群，Down 症候群，Turner 症候群などがあり，それぞれ顎の変形，歯の異常がみられる．

3. 既往歴

既往疾患，合併症についての問診は口腔疾患の診断，治療に参考になることが多い．例えば心血管系患者の口腔治療には循環機能に対する影響を最小限にしなければならない．重篤糖尿病患者には歯周炎が多く，また外科的侵襲に当たっては創傷治癒，感染抵抗の弱いことを忘れてはならない．

特殊な習慣，嗜好品と関係する病変としては弄舌癖，弄指癖（指しゃぶり）のあるものでは上顎前突，上顎前歯離開が多い．また歯ぎしりと咬耗症，顎関節症などは関係がある．さらに甘味食品がう蝕症を発生しやすいことはよく知られている．インド，東南アジアにおけるベテル（噛みたばこ）咀嚼の風習はこの地域の口腔粘膜癌の発生頻度を非常に高いものにしている．

歯の形成期間中における栄養，代謝の異常は歯の形成障害の原因となることが多い．出生という環境変化の影響によってエナメル質形成不全が生じることがあり，この時期に形成される歯面の部に帯状のエナメル質形成不全ないしエナメル質欠損がみられる．これを新生（児）線という．Hatchinson 歯は先天梅毒の罹患を示し，Turner 歯は乳歯歯根膜炎の影響によって生じたものである．

4. 現病歴

発病時の病態，発病の原因，誘因，さらに発病から受診までの経過などを聴取，記載する．

症状の詳細な聴取によって，ある程度診断がつくことがある．例えば，歯痛を主訴とする場合，痛みは冷たい飲食物によって増強し，また夜間就寝時に強くなるが，昼間咀嚼時に無症状のような場合は歯髄炎であり，咀嚼時に痛む歯は歯周炎である．

顎骨の無痛性局部的膨隆は嚢胞か良性腫瘍に原因することが多い．食物摂取に顎下

部に片側性有痛性腫脹が生じ，さらにこの腫脹が数時間後に消失する時は唾石症による唾液排出障害が考えられる．このように正確な病歴の聴取によってある程度の診断が可能となる．

2　主　訴

1．疼　痛

A．歯　痛 toothache

歯痛は口腔領域疾患の主訴としては最も頻度が高く，かつ内容多彩なもので，歯痛の性質，動機，経過を知ることによってある程度の診断が可能である．

　1）**歯痛の原因**：歯の疾患を原因とする歯性歯痛が多いが，時には，上顎洞炎，顎関節症，三叉神経痛が原因となって起こる非歯性歯痛もある．歯性歯痛では病変のある歯の痛みだけではなく遠隔部位の歯，あるいは関連痛として対側顎の歯の歯痛を起こすことがある．

　歯性歯痛の原因疾患としては象牙質知覚過敏症，歯髄疾患（歯髄充血，歯髄炎，歯髄結石），歯周疾患（外傷性歯根膜炎，根尖性歯周炎，辺縁性歯周炎）歯槽骨炎，歯根膿瘍，歯肉炎，歯肉膿瘍，さらに歯肉，顎骨の悪性腫瘍がある．

　非歯性歯痛は関連痛として生じ，この場合の歯痛の原因としては充血性歯痛として月経性歯痛，妊娠性歯痛があり，急性感染症（マラリア，デング熱，発疹チフス，腸チフス），痛風，糖尿病などの全身疾患の際にも歯痛を伴うことがある．また神経性歯痛としてヒステリー，ノイローゼなどに発作的に歯痛が現れることがある．

　2）**歯痛の性質**

　　a）一過性，間欠性の疼痛：冷風の刺激で生じる場合は象牙質知覚過敏症，歯髄充血である．歯の削合による機械的刺激が一過性に激痛を伴うことがあるが，これは象牙質削合時に起こるもので，象牙細管を通しての刺激伝達が痛みとなる．

　　b）持続性鈍痛：慢性歯周炎，歯槽骨炎などの慢性炎症，あるいは腫瘍，嚢胞などの時訴えられる．

　　c）持続性拍動性激痛：急性歯髄炎では夜間就床後，激しい歯痛を生じる．急性歯髄炎では関連歯痛が生じて罹患歯の部位を明示できないのが特徴である．慢性無痛性の歯髄炎，根尖性歯周炎でも，う窩内に食片が圧入されると歯痛が次第に増強することがある．これはう窩内に食片が圧入されたままの状態となると歯根管，歯髄腔を通してのドレナージができなくなるためである．

B. 歯肉痛，粘膜痛 gingival pain, mucosal pain

歯肉，口腔粘膜のびらん，潰瘍があると，飲食物摂取時の接触痛と飲食物の化学刺激，温度刺激が痛みを生じ，痛みが強いと経口食事が不能となり，経鼻栄養を必要とするようなこともある．放射線照射性口内炎では強度な病変が口腔粘膜全体に及び，しばしば照射を一時中断しなければならぬこともある．アフタ性潰瘍は限局性で比較的小さいが，初期には強い接触痛を伴う．しかしこの潰瘍は1週間位で自然治癒するのが特徴である．帯状疱疹では水疱形成以前に強い粘膜痛をきたす．

C. 舌　痛 glossalgia, glossodynia

舌炎，舌潰瘍を原因とする痛み以外に口腔乾燥症，鉄欠乏性貧血，葉酸欠乏，亜鉛欠乏，悪性貧血などが原因となる．また舌の肉眼的所見には全く異常が認められないにもかかわらず，舌の異和感，知覚過敏，疼痛，灼熱感を訴えることがあり，中，高年の女性に多い（舌痛症）．うつ病，仮面うつ病，癌恐怖症で舌痛を訴えることがある．舌痛が心身症であることもある．

D. 顎（骨）痛 gnathalgia, gnathodynia

顎骨を中心とする痛みで，歯の病変に起因することもあるが，顎骨炎，顎骨腫瘍の際に生じる．顎骨骨髄炎では顎部の腫脹は軽度であるが，激しい疼痛を伴う．また下顎骨骨髄炎では罹患部より，近心部の歯痛を生じることがある（弓倉症状）．痛みとは逆に病巣から末梢部の知覚麻痺（ワンサン症状）をきたすこともある．顎骨内腫瘍の時にもワンサン症状を示すことがある（☞p.188，図9-3）．

E. 顎関節痛 arthralgia

自発痛は急性炎症時にみられるが，多くは顎運動時の運動痛，あるいは圧痛である．変形性顎関節症，外傷性顎関節炎，関節突起骨折などの器質的変化が顎関節痛の原因となる．顎関節部の運動痛は開口時あるいは閉口時，側方運動時に生じ，牽引痛，圧迫痛，鈍痛などがあり，関節包，靱帯，滑膜への刺激によって生じる．

顎関節の痛みは関節の組織構造には異常がなく，顎運動に関係する咀嚼筋活動の不調和によっても生じることがある．外側翼突筋のスパズムに原因する関節円板の動きと関節突起の不協調が，関節痛をひき起こすこともある．老人では多数の歯が抜け落ち，咬合の変化が生じて顎関節への刺激が異常となり，関節痛，さらに頭痛，舌痛をきたすことがある．これをCosten症候群と呼ぶ．

顎関節部に痛みを訴える疾患として顎関節自体の疾患だけでなく表14-5（☞p.320）に示すような種々の疾患がある．

2. 腫　脹 swelling

炎症，腫瘍，囊胞などで腫脹が生じるが，それぞれの疾患によって特徴がある．炎

症に伴う組織容積の増加は真の意味の腫脹であり，充血，うっ血のための局所の熱感，圧痛，自発痛を伴う．急性炎症の蜂窩織炎，顎骨周囲炎などでは腫脹はびまん性境界不明瞭，表面の皮膚は緊張し滑沢で光沢を有している．口腔底蜂窩織炎では口腔底が強く腫脹し，舌が挙上されて二重舌を呈する．放線菌症では腫脹は非常に硬い硬結を伴うのが特徴である．

腫瘍の腫脹は一般に腫瘤という言葉で表現されており，熱感，圧痛は少ない．骨腫瘍，骨内に生じる腫瘍は硬い腫瘤として触れる．多形性腺腫は弾性硬の限局性，無痛性腫瘤で，表面の皮膚，粘膜所見は正常なことが多い．血管腫，リンパ管腫で病巣が表在性のものでは，それぞれ独特の腫瘤がみられ，深性であれば局所全体の腫脹としてみられる．管腫の腫脹は圧迫により縮小する．

濾胞性歯嚢胞の腫脹は無痛性，増大性の高い骨膨隆として生じ，骨皮質が菲薄になると圧迫により羊皮紙様感を触れる．

3. 咀嚼障害 difficulty of mastication

咀嚼障害はいろいろな原因で生じる．

1）疼　痛：う窩への食物圧入，歯髄炎，歯周炎などのような痛みを伴う歯の疾患，口腔粘膜疾患，智歯周囲炎，顎炎などがあると痛みを避けて咀嚼するため咀嚼運動が不自然になる．

2）顎運動障害：広範な炎症に伴う開口障害や顎骨骨折，顎関節疾患時の顎運動障害のため咀嚼障害を生じることがある．

3）歯の異常，咬合異常：顎骨骨折による異常，顎発育異常による歯列不正のため咬合異常があると咀嚼障害をきたす．特に前歯部の開咬ではこの部での食塊の切断が不可能となる．咀嚼障害の原因のうち最も多く一般的なものは歯の欠損であり，前歯部欠損では食物の切断，臼歯部の欠損では食片のすりつぶしが不可能となる．しかし数歯の欠損では咀嚼機能は残存歯では充分に代償されるので大した障害は自覚されないこともある．欠損歯の部位，欠損歯数と咀嚼障害の程度との関係は個人の感じ方では相当異なる．無歯顎に近い人でも義歯なくして咀嚼障害をほとんど感じない人もある．

4. 発音障害 dysphonia

歯，舌，唇，口蓋の欠損や形態異常によって生じる．また義歯が原因となることもある．

歯の欠損のうち上顎前歯部欠損では歯音（s, z, ts, dz, r）障害がみられる．その他の部の欠損はあまり影響しない．開咬，下顎前突では調音時空気がもれて音声が

障害されることがある．義歯を装着すると，義歯による異物感のために発音障害が起こるが，これは次第に馴れてくる．義歯床の形態，義歯を連続する金属桿（palatal bar）が不適当のため，軟口蓋の運動が障害されて発音障害を生じることがある．

　口唇，舌の炎症，腫瘍などで疼痛，腫脹があると，可動性が少なくなり，発音不明瞭となる．舌強直症，巨大舌では独特の舌たらずの言葉となる．

　口蓋裂では鼻咽頭閉鎖機能不全であるため，発声時に呼気流が鼻腔に流れ，母音の鼻音化，子音の脱落がみられる．鼻音化によりサ行では「サ」が「ヤ」に，「シ」は「イ」に，「セ」は「ネ」に「ソ」は「ノ」に近づき，カ行はア行に，タ行はナ行に近くなり，発語明瞭度は 40～80％ となる．口蓋裂患者では代償的に声門破裂音，咽頭摩擦音，通鼻音などの口腔諸器官の構音操作の異常が形成されており，口蓋裂閉鎖手術後も発声時の構音操作が直ちに正常には回復せず，発育障害が残るため言語治療が必要となる．

5. 口　臭 foetor ex ore, bad breath

　口腔内に原因のあるものと，呼吸器，消化器の疾患に原因するものがある．

　口腔に原因するものとしては，臭気の強い食物摂取とか，う窩，補綴物に停滞した腐敗，発酵がある．辺縁性歯周炎では歯周ポケット（盲嚢）からの滲出物が口臭の原因となる．歯周病の主訴に口臭を他人から指摘されて来診する場合が多い．

　潰瘍性口内炎，壊疽性口内炎などで，組織変性が強くかつ口腔清掃不良の時，口臭を生じる．悪性腫瘍で潰瘍が大きくなると強い口臭を生じる．気管支カタル，肺壊疽，胃潰瘍，胃癌などでも口臭が生じることがある．神経質な患者ではごく軽度の口臭でも敏感に感じて口臭が主訴となることがあるが，多くは他人から指摘され，患者本人は気づかないことが多い（☞p.175 Side Memo）．

6. 開口障害（下顎運動障害）trismus, lockjaw

　口の開閉は下顎骨の動きによっていとなまれる．下顎骨の運動は上下，左右，前後に行われる．最も大きな動きは上下方向で，最大開口度は 3～4 横指であるが，個人差がある．開口度は上下顎中切歯間の長さを目安とする．この時規準点となるのは下顎両中切歯の切端近心隅角の中間点（切歯点）である．また下顎関節突起の動きを触診によって調べる．開口障害という言葉の中には下顎の垂直方向のみの動きではなく，左右，前後への運動障害も含まれているので，正確には下顎運動障害という方が正しい．開口障害は原因別に次のように分類される．

　　1）炎症性開口障害：炎症による腫脹，浮腫さらに局所の疼痛のために顎運動が障害される．智歯周囲炎，顎骨炎，頬部および口腔底蜂窩織炎などで腫脹，疼痛の

強いものに著明である．慢性炎においても，浸潤，硬結のある筋炎などでは放線菌症と同様に開口障害がみられる．顎骨骨折などの外傷に伴う腫脹のため開口障害をみることも多い．

　2）関節性開口障害：顎関節炎，顎関節症で，関節構造の変形，あるいは機能異常や関節突起移動時の疼痛のために顎運動が障害される．

　3）瘢痕性開口障害：顔面外傷後あるいは術後瘢痕，壊疽性口内炎の瘢痕治癒後に生じる．上顎骨切除後に生じやすい．

　4）神経性開口障害：痙攣性開口障害は破傷風，ヒステリー，てんかん，脳内出血にみられ，麻痺性開口障害は小児麻痺，神経炎のときにみられる．ヒステリー，てんかんの開口障害は発作時に短時間みられるのみである．

　5）機械的開口障害：顎骨骨折の際の顎骨の変形のため開口障害が生じる．骨折の場合は変形だけではなく，顎運動時の疼痛に対する疼痛忌避反応としても開口障害が起こる．下顎関節突起の肥大，腫瘍などで関節突起の運動障害が開口異常の原因となることがある．

7. 歯肉出血，排膿 gingival bleeding, pus discharge

歯肉溝が破壊され深くなり歯周ポケットが形成されると，歯みがきや食物摂取などの軽い歯肉への刺激で容易に歯肉から出血する．歯肉炎，歯周病のほか，歯肉瘻，潰瘍が存在する場合に出血しやすい．白血病，顆粒球減少症，紫斑病などの出血傾向の亢進する血液疾患で歯肉からの出血，点状の粘膜下出血がみられる．血友病，von Willebrand 病では抜歯後の出血時間が長くなるので注意を要する．

8. 味覚障害 dysgeusia

味覚は極めて主観的な感覚であり，他覚的に把握しにくい．味覚障害には閾値の上昇による味覚減退と異常味覚がある．検査には電気味覚計，濾紙ディスク法がある．味覚障害の原因は複雑であるが，障害者の6割に亜鉛欠乏がみられるという．亜鉛欠乏は一部の降圧剤，血糖降下薬，抗潰瘍剤などの副作用として生じる．舌炎，口腔乾燥でも味覚障害を生じる．

9. 口腔乾燥 xerostomia

唾液腺，粘液腺の老人性萎縮のため分泌機能低下を示し，唾液分泌量が減少する．その他唾液腺の分泌能低下は唾液腺疾患（唾液腺炎，唾石症，Küttner 病，Sjögren 症候群，Mikulicz 病）などにみられる．さらに唾液腺摘出後あるいは放射線照射野に唾液腺が含まれる場合にも生じる．

全身的疾患の部分症状として口腔乾燥が生じる．熱性疾患，糖尿病，尿崩症などの代謝異常疾患，さらに神経症，自律神経障害，ヒステリーなどの精神神経的異常の際にも唾液分泌減少，口腔乾燥を生じる．

薬物の副作用として長期間連用される向神経薬，循環器系治療薬（降圧剤，不整脈用剤）により，口腔乾燥を呈する例が多い．

口腔乾燥には味覚異常，舌，口腔粘膜の知覚異常，知覚過敏，疼痛を伴うことが多く，唾液は粘稠となる．

3　現　　症

視診，触診，打診，さらに種々の検査によって現症の把握が行われる．

1. 全身所見

う蝕，歯周炎，歯の奇形，歯列不正，咬合異常，歯の欠損などは口腔に限局する疾患の場合は一般的には全身症状を伴うことは少ない．しかし種々の代謝異常，遺伝性疾患，血液疾患などでは顎・口腔の疾患を合併することがある．例えばアミロイドーシス，ヒアリン沈着症では巨大舌がみられ，ビタミンA欠乏では口腔粘膜の白斑・乾燥・びらん，ビタミンD不足では歯の萌出遅延，リボフラビン，ニコチン酸アミド，ピリドキシンの欠乏で口内炎・舌炎，ビタミンC欠乏では歯肉出血が生じる．またSimmonds病では口腔粘膜の萎縮，脳下垂体前葉機能亢進では末端肥大して下顎前突，舌，口唇の肥大がみられる．Addison病では口腔粘膜の色素沈着，舌萎縮がみられる．Crouzon症候群では咬合異常，Cherubism, Turner症候群では歯列異常がみられる．歯科口腔外科疾患において，その背景に全身的要因が考えられる場合には全身医学的な検査が内科，小児科を始めとするそれぞれの専門的立場で実施されなければならない．全身疾患の種類と程度によっては，歯科，口腔外科治療の実施に当たって細心の注意を必要とすることもある．例えば出血傾向の高い血友病，紫斑病などでは抜歯，切開などの観血的処置に先立って血液凝固因子を正常に回復させておき，術後も機能維持対策を必要とする．

2. 局所所見

A. 口腔外所見

口腔を中心とする顎・顔面部の所見には口腔外所見と口腔内所見があるが，口腔内

所見には歯，歯肉，舌など独特の組織の所見があるので，別の項として次項に述べる．顎・顔面の口腔外所見の記載に当たっては，異常所見のある部位を明記しなければならない．このためには顔面および頸部の局所解剖学的部位の名称を充分把握しておく必要がある（図 16-1）．

顎・顔面領域の病変では病巣がある程度大きくなると，限局性のあるいは比較的広範な変形を生じ，顔面が非対称になる．変形の原因としては炎症，腫瘍，囊胞，外傷，発育異常など様々であるが，それぞれの病変によって特徴がある．例えば炎症性腫脹では疼痛，熱感などを特徴とし，囊胞は無痛性増大性膨瘤である．Romberg 病のごとく顎・顔面の発育異常による変形もある．また下顎骨関節突起の肥大による下顎骨変形もみられる．このような顎・顔面の変形が生じる顔面は非対称となる．

顎・顔面領域の腫脹の観察に当たっては，その部位，大きさ，境界の明瞭度，色調，硬さ，熱感，圧痛，波動性などを調べる．また腫脹部の可動性の有無を調べる．顎下部，頸部リンパ節の腫脹の際，リンパ節の炎症反応が強度であると周囲組織と癒着し可動性が少ない．また腫瘍の転移によるリンパ節腫脹も可動性の有無によって転移巣の病態を判断する．

顎下リンパ節は正常人でも米粒大，小豆大に触れることがあり，小児でも健康児でもほとんどすべて触診可能である．リンパ節の触診では大きさ，硬さ，疼痛，可動性を調べる．腫瘍の時は頸部リンパ節の触診を忘れてはならない．

開口度の測定は正確には開口度測定器を用いて，上下顎中切歯の切端近心隅角中間点（切歯点）の間の距離を測定する．顎の動きは上下方向への開口だけでなく，側方

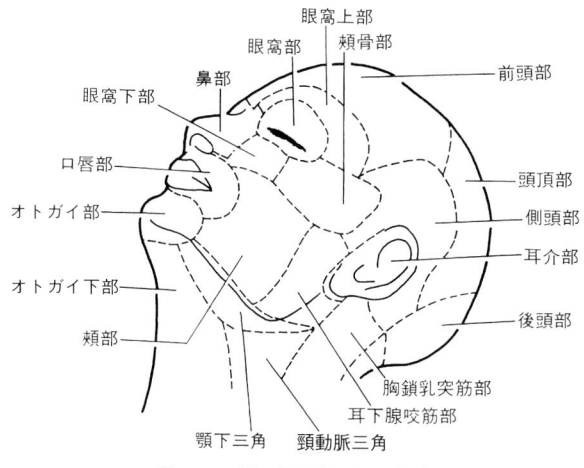

図 16-1 顎・顔面部の局所名称

運動，前後運動もあるので，それぞれの方向への移動量を測定して，顎運動の範囲を診査する．最大開口度の正常値は3〜4横指，4〜5 cmである．なお顎運動の正確な診査については後に述べる（☞p.366）．

B. 口腔内所見

歯，歯肉，口腔粘膜の検査では，口腔内照明のため無影灯，懐中電灯などが使用される．検査用具としては，主として歯の検査に使用される歯鏡，ピンセット，探針，などがある．歯鏡は歯の咬合面，舌側面を写して見るのに使われる．また歯鏡は頰粘膜の牽引，舌の圧排などにも使用される．ピンセットは歯を把持して，歯の動揺の有無を調べたり，う窩内の停滞物を除去し，う窩の大きさ，深さを調べるために利用される．また歯の打診はピンセットの把の部分で軽く歯を叩くことによって検査される．打診には垂直打診と水平打診がある．根尖性歯周炎では垂直打診に敏感であり，辺縁性歯周炎では水平打診に敏感である．探針は先端の細いゾンデであり，う窩の深さの判定，歯周ポケットの深さの判定，歯肉瘻の検査に使用される．

1）舌

舌の表面には舌乳頭が密集して存在するためザラザラした感じにみえるが，舌表面が平滑になることがあり，これを平滑舌という．平滑舌は舌乳頭の老人性萎縮により生じるもの以外に，Sjögren症候群，葉酸欠乏，ビタミンB_{12}欠乏の悪性貧血，Möller-Hunter舌炎，ニコチン酸アミド欠乏（ペラグラ Sandwith 平滑舌）にみられる．

舌苔は粘膜剝離上皮，食物残渣，粘液，細菌および代謝産物，白血球などからな

> **Side Memo**
>
> **顎下部リンパ節の触診法**
>
> 顎下リンパ節，オトガイ下リンパ節の触診法は患者のオトガイ部を下方に引かせて，顎下部，オトガイ下部の皮膚の緊張を少なくした状態で行う．人差指，中指，薬指の3指を顎下三角に当て，内上方に圧迫，次にその位置から下顎骨下縁に向かって外上方に進め，同時に同部の頰部皮膚を拇指にて軽く圧すると3指と拇指との間にリンパ節を触れる（図16-2）．
>
> **図16-2 顎下リンパ節の触診**

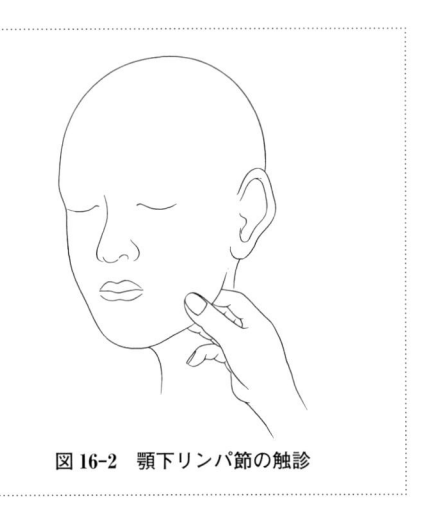

り，健常者でもごくわずかに認められるが，舌苔の量，性状は全身健康状態によって微妙に変化することから，健康のバロメーターともされている．強度の舌苔は高熱疾患，胃腸疾患，舌運動不全をきたす神経疾患などにしばしばみられる．舌苔の強度のものでは，舌の糸状乳頭が長くのびたり，太くなっているが，これは乳頭上皮の角化異常のため，上皮の正常な剝離脱落が行われないためである．

舌表面の色は舌苔の多少，舌乳頭の角化程度，飲食物，喫煙による着色などによって変化し，白色，黄白色，褐色，黒色を呈する．舌表面が白色を呈する白板症では白斑は限局性で，健康部との境界は明瞭，白斑部の粘膜表面は粗糙，やや肥厚することもある．扁平苔蘚では白斑というよりも多数の帯状の白線が舌側縁から舌下面にかけて錯綜してみられ，レース状を示すことが多い．舌苔による舌表面の白色は舌背中央部から舌根部に拡がり，舌縁部にはみられない．赤色舌は舌炎で発赤が強い時にみられる以外に，Hunter 舌炎（悪性貧血）では舌の萎縮とともに舌表面が鮮紅色を呈する．また猩紅熱の際には舌乳頭の腫脹，発赤のため舌全体が苺状を呈する．褐色舌，黒色舌は舌苔に飲食物，喫煙による色素の沈着，口腔細菌の産生する色素の沈着によって生じる．糸状乳頭が毛状にのびて黒色を呈する場合は黒毛舌という．舌面に不整形の舌苔を欠く部分が散在し表面に不整形の模様が生じることがあり，これを地図状舌という．

舌の形態異常としては巨大舌（macroglossia），分葉舌，進行性顔面半側萎縮（Romberg 症候群）にみられる舌の半側萎縮などがある．舌運動障害は脳卒中による麻痺のような神経的要因のものもあるが，舌強直症が原因となることも多い．舌強直症は幼児で言葉が舌足らずのため気づかれることが多い．舌小帯が短いため，舌の前方，上方への動きが制限される．

2）歯　痛

歯肉は淡紅色の粘膜色であるために軽度の発赤は見分けにくい．健常な歯肉表面は詳細に観察すると小陥凹（スティップリング）が散在し，夏みかんの皮様所見を呈している．歯肉の炎症性腫脹時にはスティップリングが消失する．歯肉炎，辺縁性歯周炎の最初の徴候は数歯からさらに広範囲にわたる辺縁歯肉，歯間乳頭の発赤，腫脹の発現である．限局性腫瘤性歯肉腫脹としてはエプーリス，妊娠性歯肉炎（妊娠性エプーリス）があり，いずれも有茎性であるが，後者は妊娠期間中にのみ生じ，出産後は消退する．エプーリスは比較的硬い無痛性腫瘤で，表面の発赤は少なく通常の粘膜色を呈する．その他歯肉の腫脹は各種の腫瘍などにみられるが，歯槽骨の限局性骨増生（外骨症）による歯肉の腫脹がある．外骨症は下顎では小臼歯部舌側歯肉，上顎では臼歯部頰側歯肉，口蓋では正中部に生じ，被覆粘膜は白色を呈する．これらの外骨症は骨瘤あるいは骨隆起とも呼ばれている（☞ p.254）．

歯肉萎縮は生理的に加齢とともに進み老齢になるにつれて著明となる．これは中年期以後歯槽突起頂（歯槽頂）の吸収が進行するために生じるものである．歯肉が萎縮すると歯根が歯肉縁上に露出する．歯肉萎縮のため歯頸部の歯と歯の間隙が広くなる．歯槽骨の吸収が進行すると歯槽骨による歯の支持力が低下するため歯の固定がゆるくなり，食物の咀嚼などによって歯と歯の間に食片がつまることが多くなる．このため中年以後になると食後爪揚枝を使う回数がふえてくる．歯ブラシなどによる強い刺激で歯肉萎縮が生じることがある．これは犬歯，小臼歯部頬側歯肉にみられることが多く，歯頸部エナメル質，歯根象牙質に摩耗が生じ，寒冷刺激に対し歯痛を生じる．これを象牙質知覚過敏症という．

萎縮ではないが，多量の歯石沈着による機械的圧迫，同時にみられる炎症による歯肉縁の壊死，崩壊のため歯肉縁が歯根側に圧迫され，歯肉萎縮に似た所見を呈することがある（外傷性三日月，☞p.166）．

歯肉に粟粒大から米粒大，小豆大の瘻孔をみることがあるが，この瘻孔は歯根膿瘍，あるいは腐骨，慢性骨髄炎の存在を意味する．

歯周ポケットの深さの測定は辺縁性歯周炎の病状判定に役立つ．深さの測定にはポケットプローベを使用すれば正確である．また歯周ポケットからの排膿の多寡は炎症の重篤度にも関係する．しかし歯周ポケットの深さと排膿量には必ずしも平行関係がない（☞p.168）．

3）**歯列弓，咬合**（☞p.35）

個々の歯の検査の前に歯の配列状態，歯列弓，上下顎の咬合関係を調べる．歯列弓は顎発育とともに大きくなるので，乳歯列では小型であるが，成長に伴う永久歯の萌出とともに次第に大きくなり，永久歯萌出の完了によって永久歯の歯列弓が完成する．

先天奇形，遺伝性疾患，染色体異常などによる顎発育異常，あるいは顎骨腫瘍，内分泌疾患などに歯列弓の形態異常がみられる．例えば口蓋裂閉鎖術後の上顎骨の発育不全では上顎歯列弓は短小，狭窄し，上顎の前方への発育も障害され，見かけ上の下顎前突，反対咬合を呈し，顔面は三日月顔（dish face）となる．脳下垂体前葉機能亢進では下顎骨は肥大し，下顎歯列弓は拡大し，下顎前突を呈する．

上下顎歯牙の咬合の検査ではまず前歯部における上下顎の被蓋関係を観察する．正常咬合では上顎前歯切端は下顎前歯の前下方に位置し，下顎前歯を覆う．これを前歯被蓋という（図16-3）．前歯被蓋には垂直被蓋（over bite）と水平被蓋（over jet）がある．正常の被蓋は over bite，over jet は 2〜3 mm とされているが，歯の疾患，顎骨の形態異常などでは被蓋の程度が異なったり，被蓋が逆になる反対咬合がみられる．被蓋が深くなったり，大きくなることを過蓋咬合という．逆に被蓋が

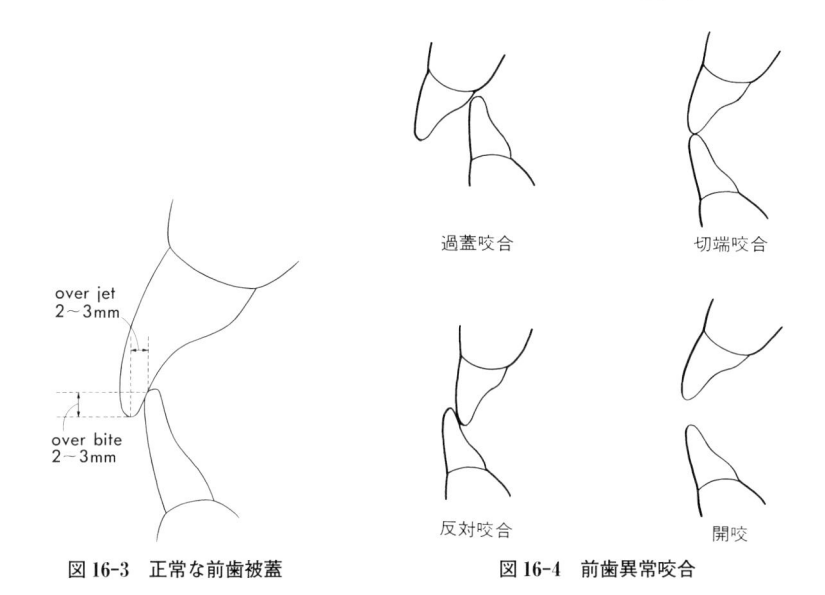

図 16-3　正常な前歯被蓋　　　　図 16-4　前歯異常咬合

浅くあるいはまったく被蓋がなく切端と切端が接触することがある．これを切端咬合という．さらに咬合時上下顎歯牙が接触せず，上下歯列弓の間に空隙が生じるものを開咬という（図 16-4，参考 p.37 図 2-14）．

　上下顎歯列弓の咬合関係については，アングルの分類があるが，この分類は上顎第 1 大臼歯の位置が不変であるという前提があるので，上顎骨の大きさ，位置に異常がある場合は顔面形態と顎部との関係を表現するには不適当である．上下顎の咬合状態を顔面頭蓋との関係において観察する方法として顎態診断がある．顎態診断を行うには歯列の模型を作り，顎態模型調整器で得られた位置に模型を固定し，フランクフルト平面，眼窩平面を模型上に再現する．これを顎態模型（☞ p.91，図 6-3）という．

　フランクフルト平面，眼窩平面を基準として，顎や歯の位置関係を知ることができるものである．正常では眼窩平面は上顎犬歯尖頭を通過し，上下顎第 1 大臼歯部の咬合関係はアングルの I 級である．

　アングルの分類の I 級は上顎第 1 大臼歯近心頬側咬頭が，下顎第 1 大臼歯頬側溝に接触するもので，上下顎歯列弓の近遠心関係が正常と考えられるものである．

　II 級は下顎歯列弓が上顎歯列弓に対して遠心によったもので下顎遠心咬合を呈し，下顎後退あるいは上顎前突がみられる．下顎後退は下顎骨の発育不全で小下顎症を呈する．上顎前突はいわゆる「出っ歯」であるが，これは上顎骨の前方突出以外に，

上顎前歯の前方傾斜が強い場合にもみられる.
　Ⅲ級は下顎歯列弓が近心にあるもので，下顎前突，あるいは上顎後退で下顎前歯が上顎前歯より前方に位置し，一般的には「受け口」と呼ばれるものである．下顎前突は脳下垂体前葉機能亢進症の1症状としてみられるが，原因不明のものが多い．下顎前突では上顎前方歯槽基底部の発育不全を伴い，鼻翼基底部の陥凹をみることがある．口蓋閉鎖術後には程度の差はあるが必ず上顎発育不全が起こるといってよい．このため相対的に下顎骨が近心によって下顎前突の症状を呈する．この場合下顎骨の大きさ，形態が正常の場合もあるが，上顎骨発育不全のため下顎骨の形態が病的に過剰発育したような形になることがある．このことは厳密な頭部Ｘ線規格写真分析で裏づけられている．下顎前突，上顎後退では顔貌の側面像は，顔面中1/3部が凹み，いわゆる三日月顔になる．
　交叉咬合は上下顎歯列弓が，咬合時に交叉するもので，先天的顎発育異常で生じることが多く，機能障害を起こすことは少なく審美的以外に問題になることはない．後天的には腫瘍増大による顎骨の形態変化，骨折などで交叉咬合が生じることがある．

　4）歯
　個々の歯の検査では，歯の数，形，色，う蝕の有無と程度，歯質の欠損，動揺，歯垢あるいは歯石の沈着状態，打診反応などを調べるが，多数の歯を一度に検査するためには一定の順序に従って実施すると能率的である．特定の順序はないが，各自の都合のよい方法で行えばよい．例えば検査部位を下顎左側大臼歯部から始め次第に近心に移り，さらに右側前歯部から遠心方向に移り下顎歯の検査を終える．次いで上顎右側大臼歯部から始まり近心に移り，さらに左側を近心から遠心に移る（図16-5）．

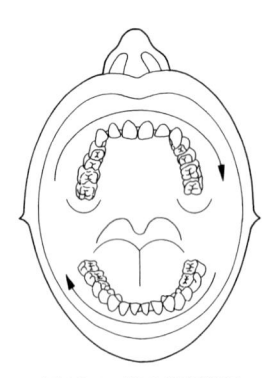

図 16-5　歯の検査順序

a）歯の数

歯の数はすべての歯が萌出すると乳歯20本，永久歯32本であるが，種々の原因で数が少なくなることが多い．逆に過剰歯のために数が増えることがある．年齢と乳歯，永久歯の萌出の関係についてはすでに述べた．萌出歯の数と歯の種類によって，ある程度年齢の推定が可能である．

歯数の減少の原因としては次のようなものがある．

①先天性欠如：多くは原因不明である．第3大臼歯の欠如は比較的頻度が高い．時に側切歯の欠如もみられる．先天性外胚葉形成異常で全歯欠如，あるいは部分的欠如が生じる．

②埋伏歯のための見かけ上の欠如：犬歯，小臼歯，第3大臼歯部に多く，これらの歯が萌出異常のため埋伏歯となり，見かけ上歯数の不足を示すことがある．また濾胞性歯嚢胞では原因となった歯が顎骨内に深く埋伏しているため見かけ上，歯数の不足がある．

③う蝕，歯周病などの歯の疾患による欠損：これは最も一般的な歯の欠損で，抜歯ないし自然脱落による欠損である．

歯数の不足と咀嚼機能，発音機能との関係は歯の欠損部位，欠損数に影響されるが，個人の食事内容や咀嚼習慣によっても左右されるので，詳しいデータはない．全部の歯が抜けた後，義歯を装着しないと，無歯顎という審美障害が残り，いわゆる年寄り顔になるが，無歯顎のままの食事で全身栄養状態を充分に維持している人もある．

過剰歯は上顎正中部，小臼歯部などに多いが，歯の形態は円錐形，円筒形など不整で形も小さい．上顎正中部の過剰歯は両側中切歯の間に萌出して，正中離開の原因となることが多い．

b）歯の形

歯の形はそれぞれの部位によって一定の形を示すが，巨大歯，矮小歯となる．矮小歯は上顎側切歯，上顎第3大臼歯などに多く，巨大歯は上顎中切歯，犬歯，第3大臼歯などにみられる．癒合歯は2本の歯が癒合して1本になったもので，形は大きく幅広い歯となる．下顎乳歯切歯部に多くみられる．

c）歯の色 （☞ p.59）

歯の色は象牙質の色が透明度の高いエナメル質を通して透影されて生じるもので個人差はあるが，概ね白色ないし淡黄白色である．歯種によって色調が異なり，犬歯はやや黄色味を帯びている．歯の色は歯の表面における外来性沈着物と歯質の着色によっても異なる．外来性沈着物としてはタバコのやにを始め，歯石，食渣，口内細菌の産生色素があり，歯は黄色，黄褐色，緑色，黒色などに変色する．し

かしこれは歯の表面の着色であるから清掃を充分にすれば消失する．歯質の着色は歯の形成期，すなわち新生児期に重症黄疸（淡黄色，緑色）に罹患した場合や，ポルフィリン尿症（ピンク色，暗赤色）患者にみられる．また歯の形成期にテトラサイクリン系抗生物質の投与の既往をもつものでは黄色，灰褐色の着色が生じる．

　斑状歯は歯の形成期に飲料水フッ素濃度が高い場合に生じる色調の変化であるが，軽度の場合は歯面に白色の縞模様，斑点模様，重症になると歯質の欠損による形態異常と黄褐色の着色がみられる．

　う蝕による歯質の脱灰が始まると，う蝕部のエナメル質は不透明な白色から淡茶褐色となり，さらにう窩が大きくなると，象牙質破壊がすすみ黒色となる．う蝕に続発する歯髄壊疽あるいは外傷性歯髄壊疽が生じると歯の透明度が低下し，赤色，褐色ないし黒色調が強くなる．

　う窩洞充填物として使用されるアマルガムの中の銀が硫化銀として歯を黒変させることがある．また象牙質知覚過敏症の治療の歯面に塗布する硝酸銀やフッ化アンモニア銀は病変部の歯質を黒変させる．

　d）**う蝕**（虫歯）

　う蝕は咬合面の小窩，裂溝に初発し，ごく初期には発見が困難であるが，う窩がある程度の大きさになると，う窩内の着色によって容易に観察できる．着色のない咬合面う蝕は探針によって初めて確認される．隣接面う蝕は視診のみでは発見しにくい．隣接面う蝕は探針による検査でも見逃がすことがあるので，X線検査を行う．しかしX線写真上にう窩の透過像として観察できるためには，相当大きな空洞でなければならない．

　う蝕の観察では，う蝕の進行度を診断することが肝要である．このためにはう窩内の食片などの停滞物を除去して観察する．う窩の大きさと深さを確認する．う蝕は C_1（エナメル質う蝕），C_2（象牙質う蝕），C_3（歯髄に穿孔するもの），C_4（歯冠の大部分崩壊するもの）に分類される．う蝕は時に歯頸部に初発することも多く歯頸部う蝕，あるいは平滑面う蝕ともいう（☞p.146）．

　う蝕以外に歯質欠損をきたすものとして摩耗症，咬耗症などがあり，摩耗症は歯ブラシによる摩耗で永久歯の犬歯，小臼歯の頰側歯頸部に多くみられる．欠損部は楔状に凹むため，楔状欠損という．咬耗症は歯の切端，咬合面の摩耗で，歯ぎしりの強度な人，運動選手で歯をくいしばる人に多くみられる．また高齢者では程度の差はあるが，長年月にわたる咀嚼のため咬耗がみられる．摩耗症，咬耗症ともに歯質（象牙質）が薄くなるため，歯の知覚過敏を起こすことがある．酸蝕症は酸蒸気による歯の表面腐食，脱灰で前歯表面に生じる特殊な病変であるが，

現在は職場環境衛生が改善されて実際に本症をみることはほとんどない．

e）**歯の動揺** looseness (mobility) of tooth

歯の動揺は歯を支持する歯槽骨が吸収されて生じる．慢性辺縁性歯周炎の際の歯の動揺度はおおむね歯槽骨の吸収の程度と平行する．しかし歯周炎が急性発作を起こすと，歯根膜の腫脹，浮腫が強く，歯槽骨の吸収と関係なく著明な動揺がみられる．歯の動揺は顎骨内嚢胞（歯根嚢胞，濾胞性歯嚢胞……），腫瘍（エナメル上皮腫，癌，肉腫……）などのため，歯根の吸収，歯槽骨の破壊が進行する場合にもみられる．また外傷による歯の脱臼により動揺が生じる．歯周炎，その他の病変で歯槽骨の吸収が高度に進行すると，歯が自然に脱落することも多い．歯の動揺（mobility）の程度は3段階に分類されており，動揺度1度（M_1）は頬舌的動揺のあるもの，M_2は近遠的動揺のあるもの，M_3は上下の方向に動くものとなっている．

辺縁性歯周炎の歯槽骨の吸収，消失はX線所見から4段階に分類されている．すなわち第1度：歯槽骨の消失が歯槽骨頂から歯根の1/3以内のもの，第2度：歯根の長さの1/2程度まで消失したもの，第3度：歯根長の2/3まで消失したもの，第4度：第3度以上のもの．歯槽膿漏の場合，歯の動揺は数歯から，さらに広範に及ぶことが多いが，時には単独歯のみに生じることもある．単独歯の動揺は咬合時に加わる咬合圧の異常によって生じると考えられており，このような咬合を外傷性咬合という．咬合時における個々の歯の動揺を調べるためには指を歯列の唇・頬側面になるべく広い範囲にわたって当てて触診する．この状態で咬合させると個々の歯の動揺度が異なり，外傷性咬合の有無，部位が発見できる．歯の動揺は根尖性歯周炎においても，歯根膜腔の拡大が著明な時（急性期に多い）に生じる．

f）**歯の打診** percussion of tooth

打診では打診痛と，打診音が診断の参考になる．打診痛の強弱は歯根膜炎の病態にほぼ平行する．打診音は歯根膜病変のない歯では高いが，歯根膜腔の拡大，歯根尖部歯槽骨の吸収を伴うような歯根膜炎，歯根嚢胞では打診音は鈍い低い音である．エナメル上皮腫，濾胞性歯嚢胞などの顎骨内腫瘍，嚢胞で歯根の吸収の強度な場合も，打診音は鈍となる．打診音が極端に高くなるのは歯根と歯槽骨との骨性癒着がある場合である．

g）**歯垢，歯石** dental plaque, tartar

歯垢，歯石などの歯牙沈着物はう蝕，歯周疾患の原因ともなる．歯の隣接面，歯頸部に認められやすい．歯垢は粘液，剝離上皮，食渣，口腔細菌からなる有機性沈着物で，歯垢中の細菌，細菌毒素，変性分解物質などが刺激となってう蝕や

歯周炎を惹起する．歯石は唾液中の無機塩類が歯の表面に沈着したものであるが，まず歯垢が沈着し，これに石灰沈着が生じて歯石が形成され，さらに石灰塩が添加され増大するのが一般的である．歯垢は咬合面の小窩裂溝，歯肉嚢，歯の隣接面など清掃しにくい部位に沈着しやすい．歯石も清掃不充分な所に沈着するが，歯石は下顎前歯舌側面歯頸部，上顎大臼歯頬側面歯頸部に沈着しやすく，これらの部位はいずれも唾液の導管（Stenon管，Wharton管）の開口部に近い場所である．その他歯牙沈着物としては煙草のタール沈着がよくみられる．

4　特殊な検査

1. 温度診 thermal test

　冷水，冷風あるいは温水，温気による疼痛の有無，程度から歯髄疾患を診断する方法である．健常歯では 20～50℃ の温度の作用では疼痛は生じないが，エナメル質，象牙質の実質欠損が進行すると，体温の範囲以外の温度で疼痛などの異常知覚を生じる．特に冷刺激に対して敏感となり，刺激に対する反応（疼痛）と歯質の欠損の程度には相関がある．すなわち歯質欠損が軽度であれば温度の低い冷刺激で初めて痛みが生じるが，強度であれば弱い冷刺激でも痛みを生じる．温度診の実際に当たっては冷刺激反応としては歯に冷水とか，冷風をあて検査する．温刺激としては温水を歯に注ぐか，歯科用のストッピングを温めて歯に当てて調べる．

2. 歯髄電気診 electrical pulp test

　歯に一定の電気刺激を加え，その応答によって歯髄疾患の診断を行う方法で，歯髄病態の精細な診断は不可能であるが，歯髄の生死の判定ができる．歯髄電気診断器の使用に際しては被検歯を検査する前に対照として対側同名歯を検査しておく．すなわち健常歯表面に電導性糊を塗布，診断器のダイヤルを0にしたまま（無通電）診断器の導子を歯面に当て診断器のダイヤルを0から逐次上げて歯に温かい感じ，痛みが生じた時，手で合図をさせ，その時のダイヤル数を健常歯閾値とする．被検歯に同様の操作を行い健常歯閾値と比較する．ただしこの場合の数値の比較は病態とも必ずしも一致しない．しかしダイヤルを対照歯よりもはるかに高くあげて痛みの反応が起こらない場合は歯髄死と診断することができる．

3. 唾液分泌量検査 salivary flow test

　唾液の分泌量は健常人でも年齢，精神状態に左右されることが大きい．最も簡単な検査法は口を開いて顔をうつむかせ，倒円錐型20 mL位のメスシリンダーに自然流出唾液を溜めさせる方法である．10分間で3〜6 mLが正常分泌量とされる．

　また刺激唾液量を測定する．これは2％クエン酸15 mLを口内に入れて刺激し，いったんこれを吐き出させた後の流出唾液量を採取測定する．10分間で10〜15 mLが正常とされている．市販のチューインガムを咬ませる（ガムテスト）か，またはビタミンC錠剤を歯肉頰粘膜移行部に留置し，味覚・酸刺激による流出唾液量を測定すると，10分間で15〜20 mLとなる．ガム試験では10分間に10 mL以下を分泌機能低下とする．個々の唾液腺からの分泌量の測定は耳下腺，顎下腺のそれぞれの導管にチューブを挿入し，あるいは特殊な吸引器を使用して純唾液の採取を行う．

　唾液分泌低下は唾液腺炎，唾石症，Sjögren症候群，Mikulicz症候群，Mikulicz病，唾液腺腫瘍，唾液腺の老人性萎縮，放射線照射などにみられる．また全身脱水性疾患（熱性疾患，下痢，糖尿病，尿毒症など）の際にも唾液分泌が減少する．

4. 味覚検査 taste test

　味覚検査には舌の特定部位を刺激する局所法と試薬を直接舌に滴下する全口腔法がある．局所法としては電気味覚計と濾紙ディスクを使用する方法がある．一般的には濾紙ディスク法が実施される．本法は，甘，塩，酸，苦味をそれぞれ5段階濃度Ⅰ〜Ⅴに分類した味覚障害検査用試薬を直径5 mmの濾紙に滴下し，この濾紙を測定部位（舌の左右，計6カ所）におき，味覚の種類，有無を指示させる．濃度Ⅰでわかれば味覚過敏，Ⅱ，Ⅲは正常，Ⅳは味覚減退，Ⅴは中等度障害とする．Ⅴでもわからな

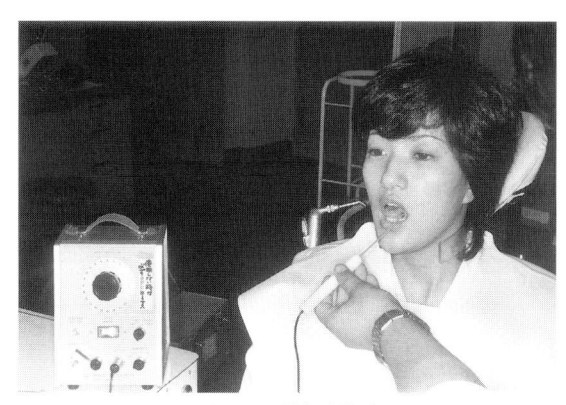

図16-6　電気味覚計

い場合は，Ⅴの1 mL を舌に滴下し充分に味わせる全口腔法を実施，感じなければ味覚消失とする．老化，薬物の副作用，全身疾患に原因する味覚障害は舌全体に生ずるが，神経麻痺による味覚障害では障害部位が，舌炎，舌根などに限局されるので，その詳細は電気味覚計（図16-6）で調査される．

5. 顎運動機能検査 test of mandibular movement

　咀嚼，談話，嚥下時の口腔諸組織の動きは，顎運動をはじめとし，舌，軟口蓋，頰部，口唇の動きが複雑に協調して行われるものである．これらの複雑な動きの中で顎運動は口腔底を支える基礎となる下顎骨の動きであり，口腔機能に最も重大な影響を及ぼすものである．

　顎運動の咀嚼筋群の作用による下顎の上下，左右，前後の多軸性運動である．顎運動時の顎関節における関節突起（下顎頭）の動きをみると，下顎頭の単なる蝶番運動だけではなく，ある開口位からは下顎頭が関節窩内を前下方に移動し，関節結節を越えて移動する滑走運動が加わる．顎運動の観察は下顎骨全体を漠然とみたのでは正確な観察はできないので，下顎切歯，下顎頭などの特定の部位を観察目標とする．一般的には，切歯点（下顎両側中切歯近心切縁隅角間の中点）の動きを観察する．まず最大開口位まで開口させ，開口度を測定する．

　開口度は普通は何横指という表現をし，正確には上下中切歯点間距離をノギス，あるいは特殊な開口度計を使用して測定する．正常最大開口は3〜4横指，4〜5 cmとされている．

　開口に伴う切歯点の動きを切歯路（incisal path）といい，矢状切歯路（上下方向），側方切歯路（横方向）がある．

　切歯路の観察には種々の方法があり，切歯にペンを固定し，このペンの動きを描記する方法とか，切歯に小豆球を固定し，この光の動きをフィルム上に写し出す方法などが行われる．正常な切歯路の形はほぼ確定されている．図16-7のように切歯点の運動軌跡は楔形を呈している．

　顎運動の観察では運動の距離とともに運動方向，運動速度が診断の参考になる．このために最近，下顎運動機能検査（mandibular kinesiograph；MKG）が開発された．この検査は下顎切歯部に磁石を固定，さらに頭蓋に固定した装置（センサー・アレイ）に数個の磁石を装置固定し，下顎運動に伴い，下顎切歯部の運動で生じる磁力線の変化を電磁気的に描記するものである（図16-8, 16-9）．これによって顎運動の距離，方向，速度さらには安静咬合位から咬頭嵌合位までの顎の移動時の顎の微細な動きが観察される．

4 特殊な検査 367

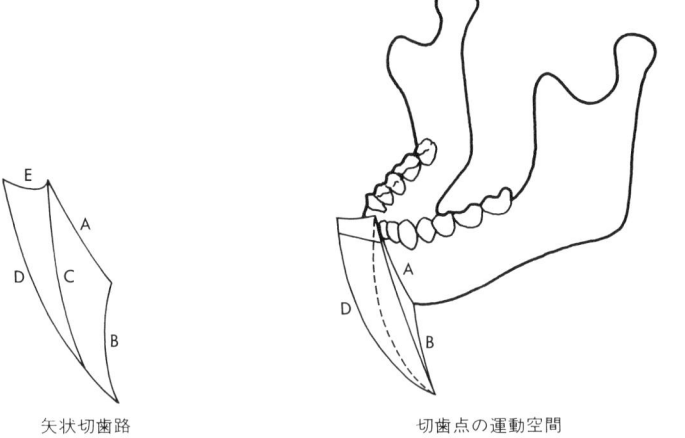

図 16-7 切歯路
A：蝶番運動, B：滑走運動, C：閉口運動
D：前方限界開口運動, E：咬合前方運動

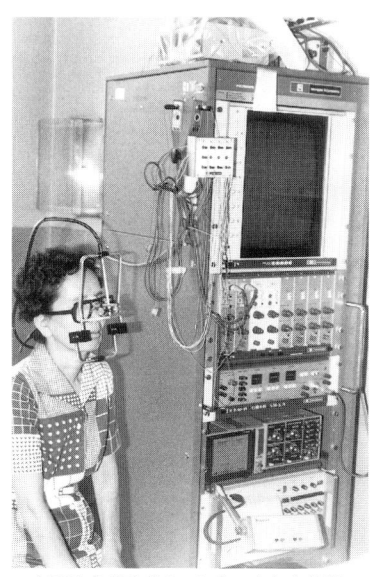

MKG をポリグラフにセットした装置   MKG

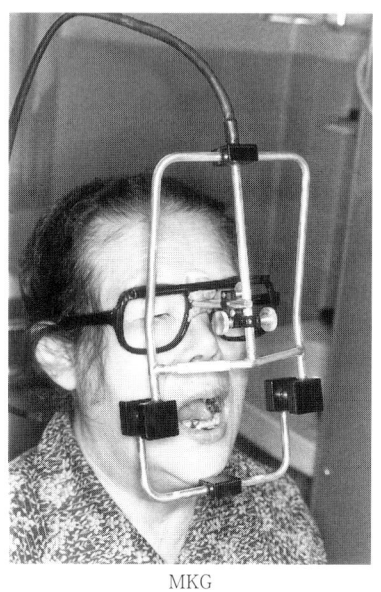

図 16-8 MKG

図 16-9 MKG 図

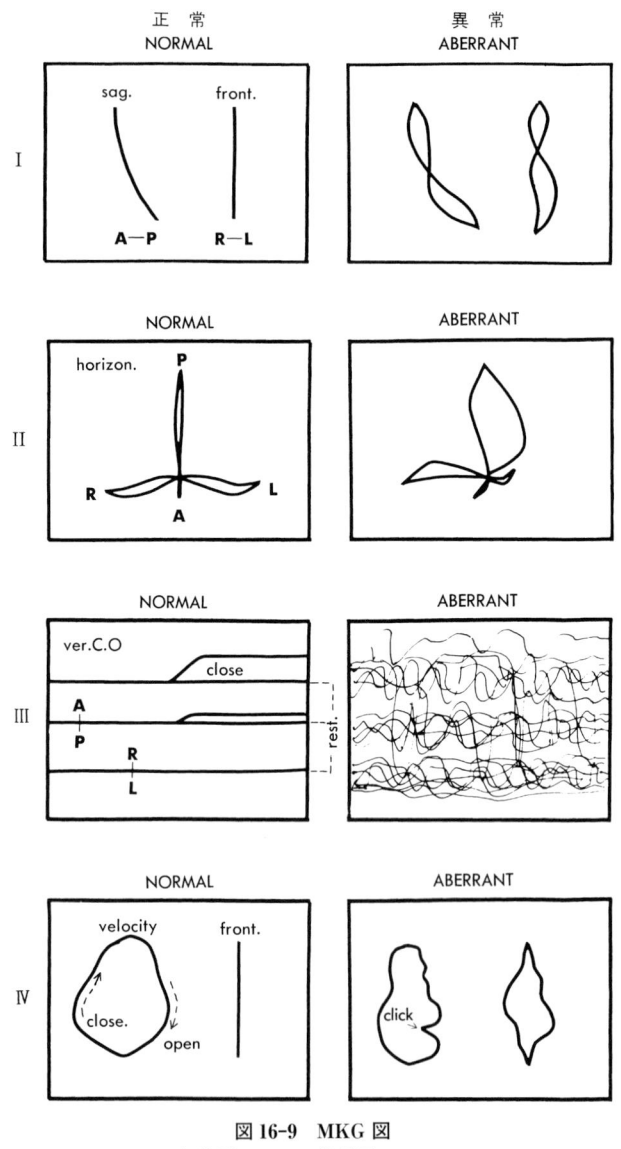

Ⅰ：seg—矢状面, front—前額面
Ⅱ：horizon—水平面
Ⅲ：咬み合わせ：安静咬合から咬頭嵌合位への運動
Ⅳ：開閉時運動速度

6. X線診断 radiographic examination

　顎骨，歯の疾患の診断に際してX線検査の価値は極めて高く，表在性の口腔粘膜疾患以外のほとんどすべての疾患に対してX線検査が行われるといってよい．顎・口腔領域は顔面頭蓋を構成する上顎骨，下顎骨，鼻骨，頰骨などが複雑に配列しているためX線像の重なりが生じ，読影しにくいことが多い．このため種々の撮影法が考案，実施されている．特に歯および歯槽骨病変の診断には，小型フィルムを口腔内に置いて撮影する歯科独特の撮影法があり，これを口内法と称し，それ以外の透過撮影を口外法と呼んでいる．

A. 口内法 intraoral method

　歯科用フィルム（dental film, 3 × 4 cm）を被検歯の内側（舌側あるいは口蓋側）に置き，X線主線方向が歯軸とフィルムのなす角の二等分線に直角になるように撮影する（図16-10）．X線方向が二等分線に対して著しく傾斜するとX線像に歪みが生じる．

　歯科用フィルムを使用する口内法ではX線透過組織量が比較的少ないため，歯・骨の硬組織の構造が微細に観察される長所がある．歯科用フィルムでは，歯冠，歯根，歯髄，歯根膜，歯槽骨を観察し，X線透過像の状態から，歯冠では隣接面う蝕，歯髄腔の広さ，歯根膜では歯根膜空隙の拡大（歯根膜炎など），歯根尖部の透過像（歯根囊胞，歯根膿瘍），歯根硬線の消失（歯根膜炎），歯槽骨頂の吸収（歯槽膿漏），骨梁の構造などを知ることができる（図16-11）．

　咬合型フィルム（occlusal film, 5 × 7 cm）では観察可能範囲がやや広く，上顎では前歯部の埋伏歯，囊胞，下顎では唾石を診断するのに便利である（図16-12）．

　咬翼型フィルム（bite-wing film）は1枚のフィルムに上下歯の歯冠部が観察でき

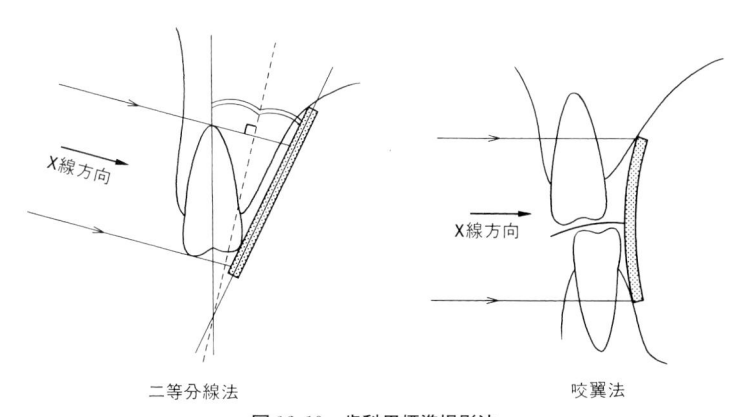

図 16-10　歯科用標準撮影法

370　16章　顎・口腔疾患の診断

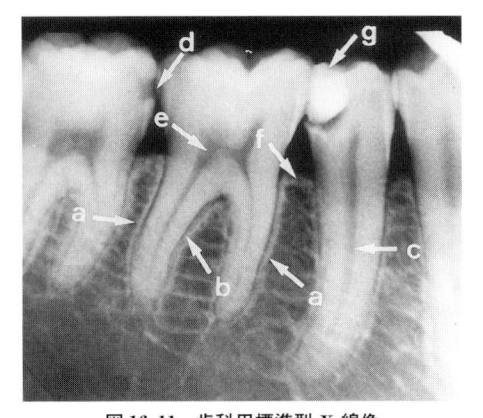

図 16-11　歯科用標準型 X 線像
a：歯槽硬線，b：歯根膜，c：根管，d：隣接面う蝕，
e：歯髄，f：歯槽頂，g：金属充塡物

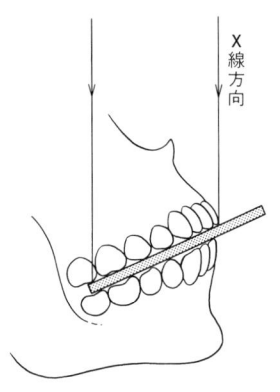

図 16-12　咬合法（上顎）撮影

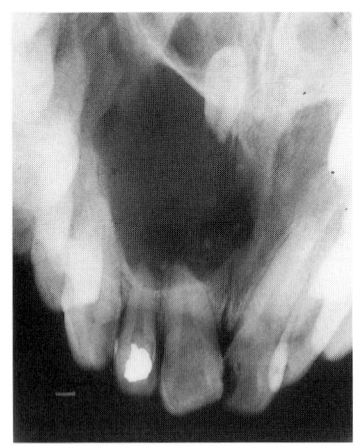

咬合型フィルム：上顎濾胞性歯囊胞
（埋伏歯）

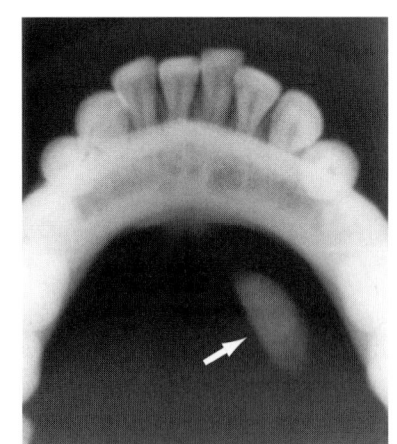

咬合型フィルム：唾石
（下顎）

図 16-13　咬合型 X 線像

るもので，隣接面う蝕，歯頸部の歯石の沈着などの有無がわかる（図 16-10）．

　B. **口外法** extraoral method
　顎・顔面のX線像は，いずれの撮影法によっても複雑な骨格構造の重なりがあり，観察しにくいので，観察対象となる部位によって撮影方向を変える．
　まず普通の透過X線像を得るための方法としては，前後方向，側方向，斜方向，後

頭鼻方向，オトガイ後頭方向，オトガイ前頭頂方向などがある．上顎洞には後頭鼻方向，下顎体，下顎枝には斜側方向，下顎骨の弯曲を観察するにはオトガイ頭頂方向などの撮影を行う．

顎関節に対しては経頭蓋の斜側方位（Schüller 法，Gillis 法），眼窩関節位で撮影する．顎関節では開口，閉口の顎運動時に正常の場合は顎関節突起は関節窩（下顎窩）を移動し，最大開口時に関節結節を越えて前方に移動するので，開口，閉口位のＸ線像によって，下顎運動機能がわかる．

特殊な撮影法として断層撮影，造影撮影が行われる．断層Ｘ線像は病巣の位置（前後的，左右的），大きさの判定に役立つ．また上顎腫瘍，囊胞の他に骨折部位，程度

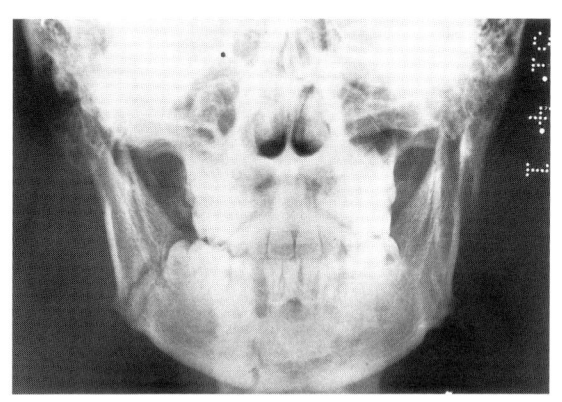

図 16-14　前後方向撮影
下顎骨骨折（角部，正中部）

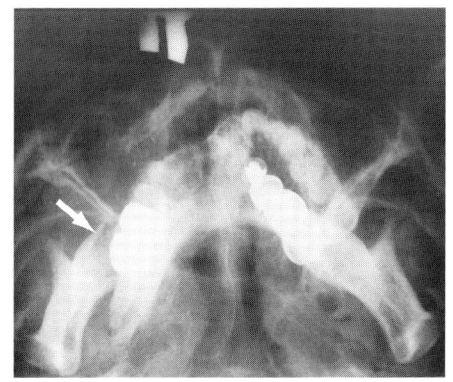

図 16-15　オトガイ頭頂方向撮影
右下顎体骨折

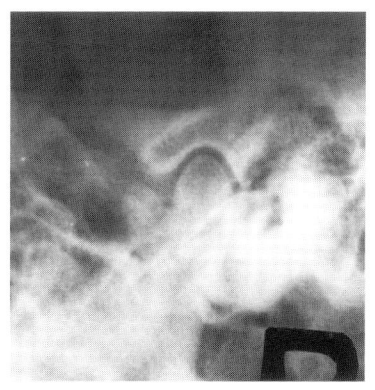

図 16-16　顎関節正常像
閉口位

372 16章 顎・口腔疾患の診断

の確認（関節突起骨折，眼窩底陥没骨折）のために断層撮影が行われる．造影撮影は囊胞の大きさ，顎関節腔の形態，特に関節円板穿孔の有無（関節造影）の判定のために行われる．

　パノラマX線撮影は特殊なX線撮影法で，これは1枚のフィルム上で顎骨の全体像が観察できるのでスクリーニング検査に便利である．パノラマX線撮影にはパノラミックス（小さなX線源を口腔内に入れ，上顎あるいは下顎の外部にフィルムを顎の弯曲に一致して圧定し撮影）とパントモグラフィー（回転断層撮影）がある．パノラミックスでは大臼歯から後方の像の歪みが著しい．パントモグラフでは顎骨だけでなく，回転軸の調整により鼻，上顎洞，眼窩も比較的明瞭に観察され，利用範囲が広い．一

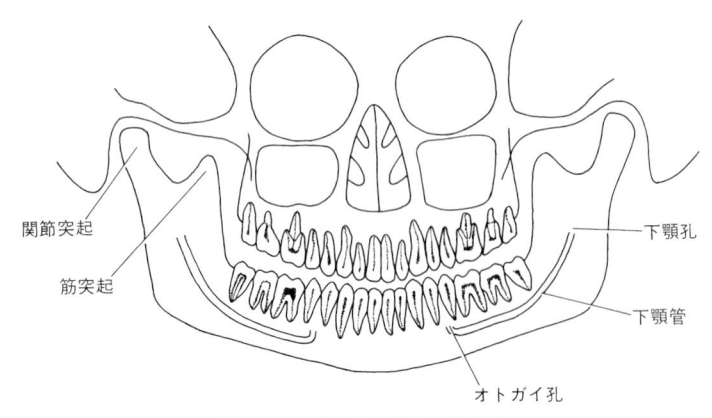

図16-17　パントモグラフ模式図

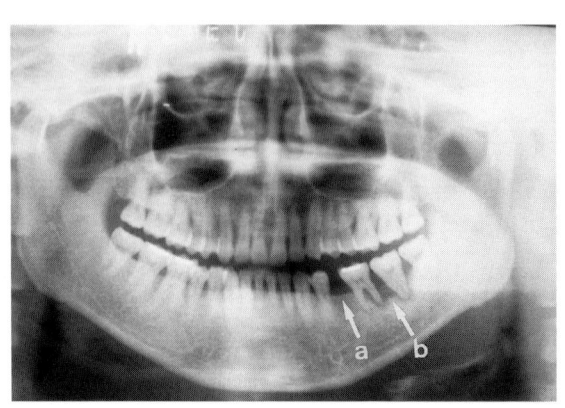

図16-18　パノラマ X 線像（パントモグラフ）
　　　　a：5欠損，b：歯槽骨頂の吸収

般にパノラマといえばパントモグラフのことを指している．

7. 唾液腺造影 sialography （☞ p.294，表 13-3，図 16-19 〜 16-21）

耳下腺，顎下腺の導管開口部より造影剤を注入し，X線撮影を行い，腺管系の形態を読影する．造影剤の注入されたX線像を唾影像という．また造影剤の注入後一定時間後の造影剤の排泄状況を唾影像で観察することによって，唾液腺の機能を知ることができる．正常唾液腺では水様性造影剤は約20分以内に消失，油性造影剤では72時間以内にすべて排出される．

造影剤としては76％ウログラフィン，あるいは38％リピヨドールを使用する．

造影剤の注入方法は唾液腺導管開口部（耳下腺は耳下腺乳頭，顎下腺は舌下唾液乳頭）を鼻涙管ブジー（ゾンデ）で探り，徐々に拡大し，細いビニール管を挿入するか，特殊な注入器を使用して造影剤を注入する．

注入量は唾液腺の種類，異常の有無，個体差による大きさの相違から一定でないが，通常成年男子の平均値は，耳下腺 1.5mL，顎下腺 1.2 mL である．2.0 mL 以上注入すると腺細胞を破壊するおそれがある．一般的には 0.5 mL 注入すると唾液腺に圧迫感を生じ，すでに主導管分岐部以上に注入され，1.0 mL ぐらいで末梢の終末部までいきわたることが多いので，唾液腺の圧迫感を感じたらそれまでに注入した量とほぼ同量を注入して終わるべきである．注入器を留置したままの状態か，開口部を一時結紮してX線撮影を行う．

正常唾液腺の唾影像では腺管は樹枝状に観察されるが（図 16-19），炎症では細い腺管の断裂，Sjögren 症候群では末梢の肥大がみられ（図 16-20，☞ p.294，表 13-3），腫瘍では腺管の圧迫（図 16-21），排除像，唾石症では腺管の閉鎖がみられる．唾液

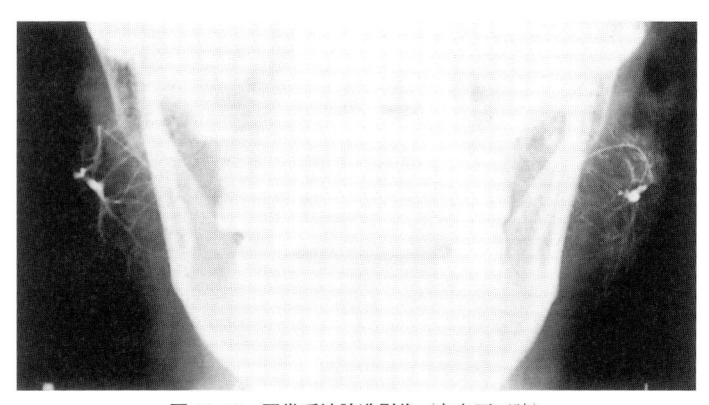

図 16-19　正常唾液腺造影像（左右耳下腺）

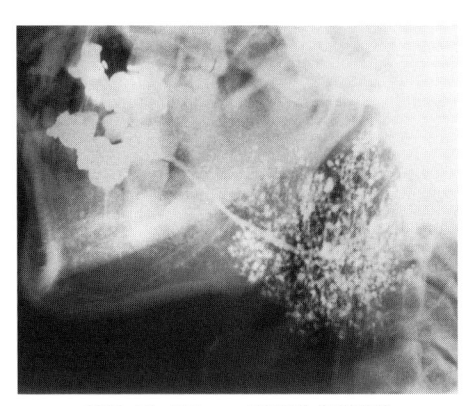

図16-20 Sjögren症候群（耳下腺） 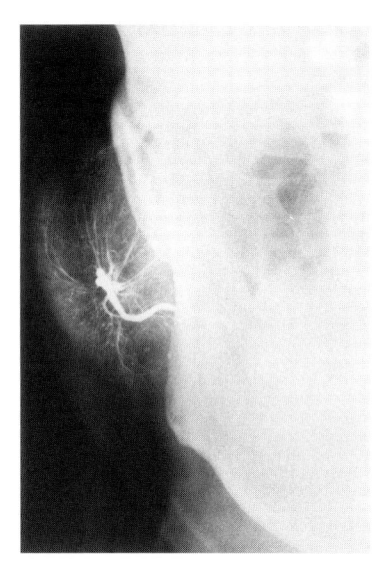　　図16-21 耳下腺腫瘍による導管圧排像

腺機能低下では造影剤の排出が遅れる.

8. 頭部X線規格写真分析 roentgenographic cephalometry

　頭部を一定の方向，距離からX線撮影し，このX線像について，骨格構造を計量的に分析する．この方法を頭部X線規格写真分析という．撮影方法は頭部を固定しX線の主線方向を左右の外耳道軸に一致させ，管球―被写体間距離を150 cm，被写体―フィルム間距離を15 cmとし撮影する．この撮影では側面像が得られるが，ほぼ同様な方法で正面像を得ることもある．このX線像をセファロ写真（セファログラム）という．側方セファロと正面セファロがあるが，通常は側方セファロ分析が行われる．

　側方セファロ分析に当たってはまず写真上に特定の計測点を設定する．計測点には解剖学的な計測点と作図上の計測点の2種類がある．

　規格写真上に設定された2つの計測点を結び平面が決定される（図16-22）．この平面はX線写真上では直線として現れ，顔面各部の解剖学的位置関係を知る判断材料となる．SN平面，FH平面（フランクフルト平面），M平面（下顎下縁平面），O平面（咬合平面），P平面（口蓋平面），F平面（顔面平面），R平面（下顎後縁平面）がある．主要計測点を結んだ図形をプロフィログラム（profilogram, ☞p.92，図6-6の破線）といい，この図形について分析が行われる．

　分析は歯および歯槽骨を含まない骨格部分（骨格型 skeletal pattern）と，歯，歯

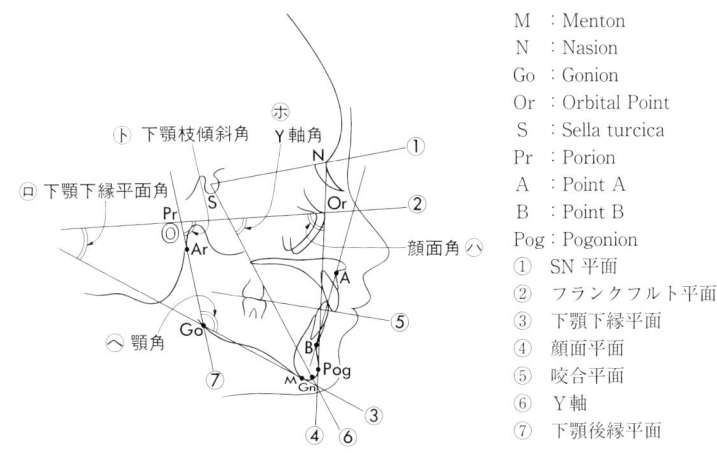

M ：Menton
N ：Nasion
Go ：Gonion
Or ：Orbital Point
S ：Sella turcica
Pr ：Porion
A ：Point A
B ：Point B
Pog ：Pogonion
① SN 平面
② フランクフルト平面
③ 下顎下縁平面
④ 顔面平面
⑤ 咬合平面
⑥ Y軸
⑦ 下顎後縁平面

図16-22　頭部 X 線規格写真の計測点と計測面

槽骨部分（歯槽型 alveolar pattern）に分けられる．これは咬合の異常が骨格型であるか，歯槽型であるかによって治療法が異なるという臨床的意味もある．

骨格関係の評価としては SNA 角（SN 平面と NA との角），SNB 角（SN 平面と NB との角），顔面角（FH 面と顔面平面）などの計測から上顎，下顎それぞれの大きさのバランスの異常などがわかる．歯の配列，傾斜なども計測診断される．計測値には正常人においても個体差があるので，多数例の計測から平均値，偏差値が算出されており，この数値を記載した表が考案されており，この表（ポリゴン表という，図16-23）に実測値を記入し，偏差域外にあるものが異常値となる．

診断基準となる主要項目を説明すると次の通りである．

（イ）**A・B ディファレンス**：上下顎の歯槽骨の前後的位置関係を示すもので，正常では SNA 角が SNB 角より大きいが，下顎前突では逆になる．　　∠SNA−∠SNB

（ロ）**下顎下縁平面角**：フランクフルト平面と下顎下縁平面角のなす角度で，正常では 26°〜28°であるが，下顎骨の前下方への過剰発育では角度が大きい．∠③-②

（ハ）**顔面角**：オトガイ部の突出度の判定基準となるもので，フランクフルト平面と顔面平面のなす角度で，この角度が平均（男 85.070°，女 84.830°）より大きいものはオトガイが突出していることになる．　　　　　　　　　　　　∠④-②

（ニ）**上顎突出度**：Pog-A を結ぶ線と N-A を結ぶ線の角度の補角で表され，顔面平面に対する A の位置によって上顎歯槽基底部の位置がわかり，これによって上顎の突出度を判定する．A が顔面平面より後方にあるものは上顎の劣成長を示す．補角の平均値は男 5.60°，女 7.58°といわれる．　　　　　　　　　　　　　∠(NAPog)

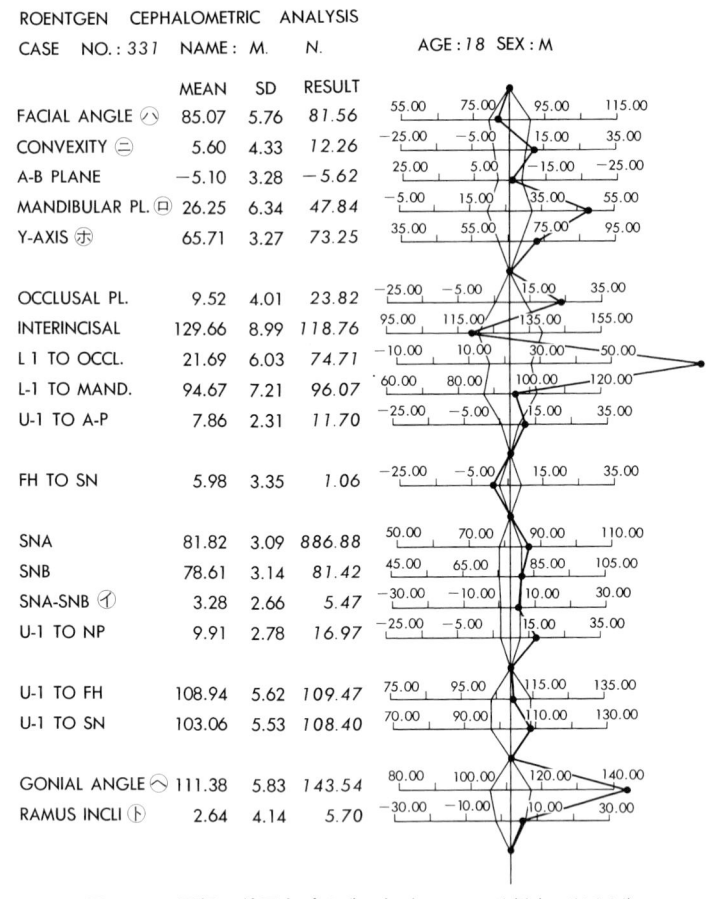

```
ROENTGEN  CEPHALOMETRIC  ANALYSIS
CASE  NO.: 331   NAME: M.  N.        AGE: 18  SEX: M
```

	MEAN	SD	RESULT
FACIAL ANGLE (ハ)	85.07	5.76	81.56
CONVEXITY (ニ)	5.60	4.33	12.26
A-B PLANE	−5.10	3.28	−5.62
MANDIBULAR PL. (ロ)	26.25	6.34	47.84
Y-AXIS (ホ)	65.71	3.27	73.25
OCCLUSAL PL.	9.52	4.01	23.82
INTERINCISAL	129.66	8.99	118.76
L 1 TO OCCL.	21.69	6.03	74.71
L-1 TO MAND.	94.67	7.21	96.07
U-1 TO A-P	7.86	2.31	11.70
FH TO SN	5.98	3.35	1.06
SNA	81.82	3.09	886.88
SNB	78.61	3.14	81.42
SNA-SNB (イ)	3.28	2.66	5.47
U-1 TO NP	9.91	2.78	16.97
U-1 TO FH	108.94	5.62	109.47
U-1 TO SN	103.06	5.53	108.40
GONIAL ANGLE (ヘ)	111.38	5.83	143.54
RAMUS INCLI (ト)	2.64	4.14	5.70

図 16-23　頭部 X 線写真ポリゴン表（セファロ分析表，記入例）

　(ホ)　**Y 軸角**：S と Gn を結ぶ線とフランクフルト平面との角で，頭蓋に対する下顎骨の成長方向を示す．開咬や下顎遠心咬合では大きくなり，下顎前突では小さくなる．　　　　　　　　　　　　　　　　　　　　　　　　　　　∠⑥-②

　(ヘ)　**顎角** gonial angle（下顎角）：下顎骨体と下顎枝の外周のなす角度により下顎骨の形態を示す．これが大きい場合，下顎頭の後方への成長か下顎骨体の前下方への延長傾向，下顎骨に由来する下顎前突傾向を示す（図 16-23 (ヘ)）．　∠③-⑦

4 特殊な検査　**377**

9. RIイメージング診断 radionuclide imaging, scintigraphy

　顎口腔疾患の診断には，骨シンチグラフィー，腫瘍シンチグラフィー，唾液腺シンチグラフィーなどが応用される．X線像では30〜50％の骨の無機質の変動が生じて初めて透過像あるいは不透過像として観察されるのに対し，骨シンチグラフィーでは早期に病変を検出することが可能で，感染，骨髄炎，原発性骨腫瘍，さらにその再発，転移の早期発見に有用である．特に骨折や骨移植の治療効果の判定にはX線像では観察できない骨代謝の動態を知ることができる．骨シンチグラフィーは ^{99m}Tc-MDP（^{99m}Tc-Methylene diphosphonate）15mCi静注，3時間後，顔面前後位，左右側方位をシンチカメラにて撮像する（図16-24）．

　唾液腺シンチグラフィーには，^{99m}TcO$_4^-$（^{99m}Tc-Pertechnetate）を使用する．この核化合物がヨウ素（^{131}I）と同様に唾液腺に取り込まれることが報告されて以来，

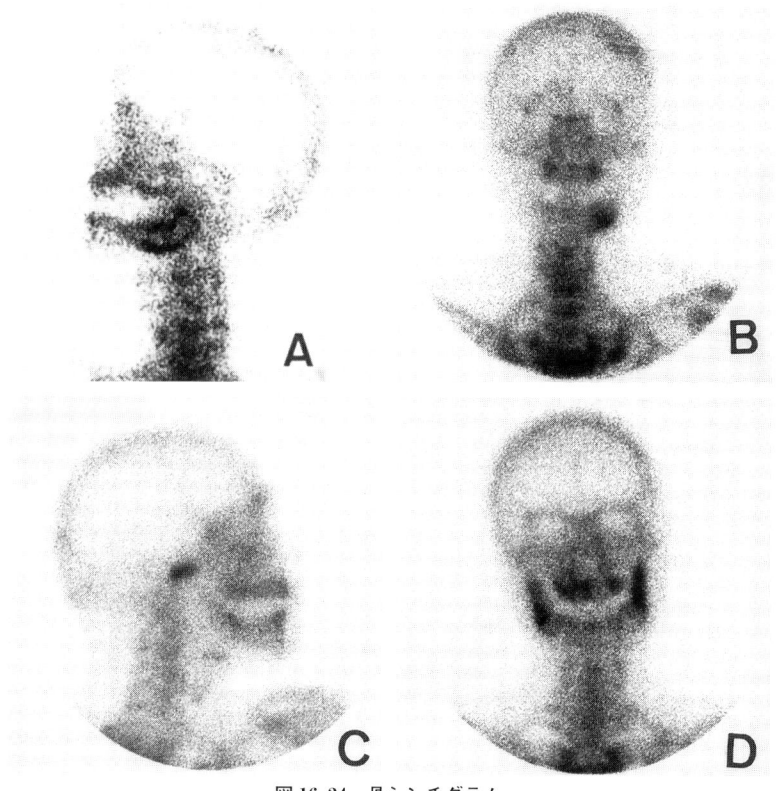

図16-24　骨シンチグラム
A：エナメル上皮腫，B：骨髄炎，C：右顎関節症，D：下顎枝矢状分割術後

378　16章　顎・口腔疾患の診断

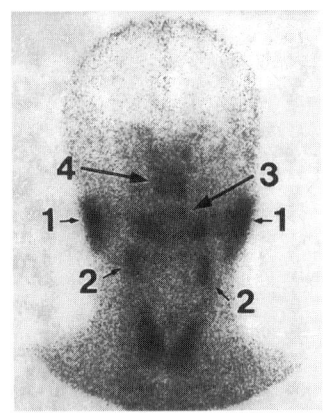

^{99m}TcO$_4$⁻シンチグラフィー
正常唾液腺像

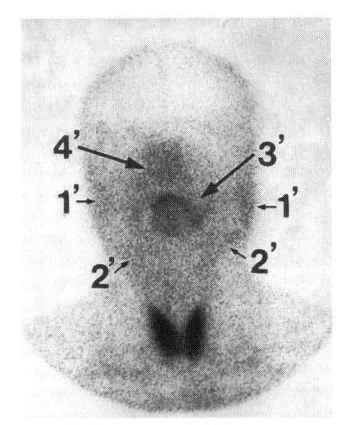

^{99m}TcO$_4$⁻シンチグラフィー
味覚刺激5分後

図16-25　唾液腺刺激シンチグラム
1. 耳下腺　2. 顎下腺　3. 口腔　4. 鼻腔

　^{99m}TcO$_4$⁻による唾液腺シンチグラフィーは唾液腺腫瘍，口腔乾燥症，シェーグレン症候群などの唾液腺疾患の診断に用いられている．^{99m}TcO$_4$⁻を3～5 mCi静注，30分後にシンチカメラにて顔面前後位，左右側方位を撮像する．唾液腺腫瘍ではRIの取り込みが減少するが，Warthin腫瘍，oncocytomaだけは特異的に強い取り込みがある．急性炎症では集積が増加するが，慢性炎症では低下する．
　唾液腺シンチグラフィーの利点は唾液腺分泌能を診断できることである（図16-25，16-26）．正常では^{99m}TcO$_4$⁻注射30分後，唾液腺に高度の集積がみられるが，その時点で唾液分泌刺激（酢酸，アスコルビン酸などによる味覚刺激テスト）を行うと，5分後にはRIはほとんど排泄されてしまう（図16-25）のが普通であるが，口腔乾燥症，シェーグレン症候群などの唾液分泌不全疾患では耳下腺，顎下腺へのRIの集積低下と排泄遅延がある．経時的に各唾液腺部の放射能動態を記録するtime-activity curve（図16-26），および刺激分泌率の算出により症例の分析が行われる．
　腫瘍シンチグラフィーは通常^{67}Ga（^{67}Ga-citrate）と^{99m}Tc-BLM（^{99m}Tc-Bleomycin）が使用される．^{67}Ga 2mCi，あるいは^{99m}Tc-BLM5mCiを静注後，前者は48～72時間後，後者は30分後に顔面前後位，左右側面位を撮像する．^{67}Gaは悪性腫瘍の病巣に取り込まれた陽性像を示すが，活動期の炎症にも取り込まれるので，鑑別に注意を要する．^{99m}Tc-BLMは悪性腫瘍に取り込まれ，特に頭頸部癌に選択的に取り込まれるといわれる．近年，^{18}F-FDG（^{18}F-fluorodeoxyglucose（ブドウ糖））を用いる陽電子放射断層撮影（PET：Positron Emission Tomography）が使われるようになった．これに

④ 特殊な検査　*379*

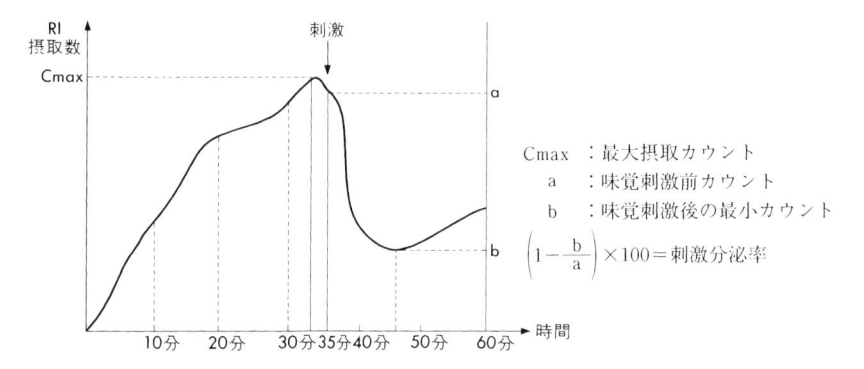

① **Time-activity curve** の分析法

Cmax ：最大摂取カウント
a ：味覚刺激前カウント
b ：味覚刺激後の最小カウント

$$\left(1-\frac{b}{a}\right)\times 100 = 刺激分泌率$$

② 健常例

③ シェーグレン症候群の中等度症例

④ 口腔乾燥症の例

⑤ シェーグレン症候群の重症例

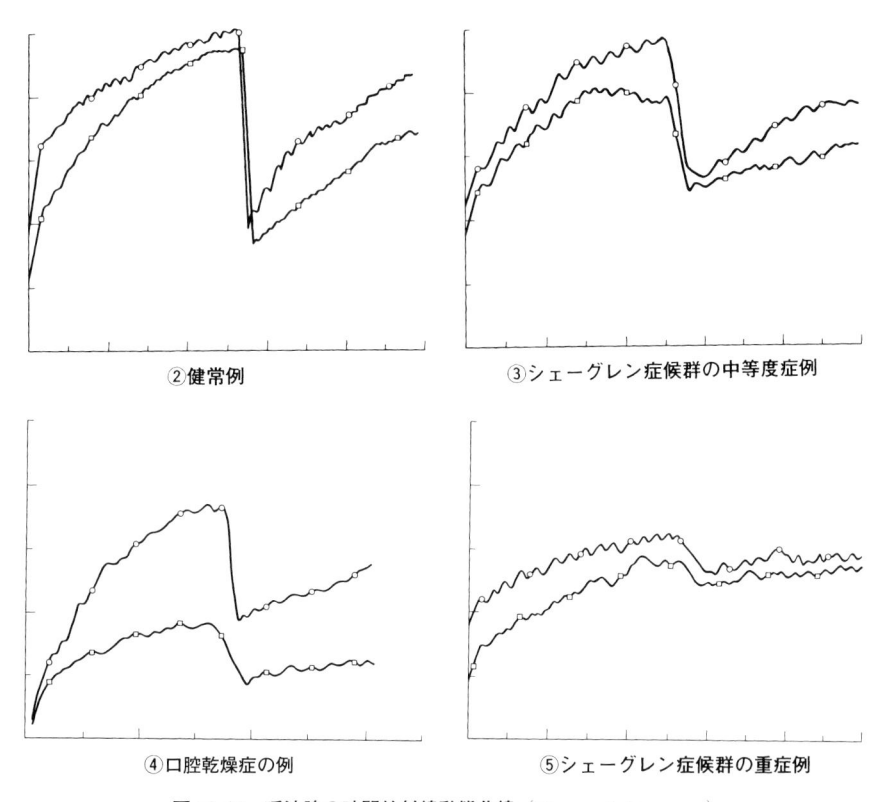

図 16-26　唾液腺の時間放射線動態曲線（Time-activity curve）

380 16章 顎・口腔疾患の診断

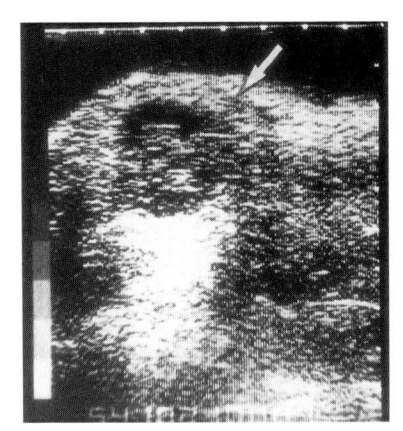

図 16-27 Warthin 腫瘍
C 腫瘍内エコーは境界明瞭，底面エコーはやや減弱を呈している．

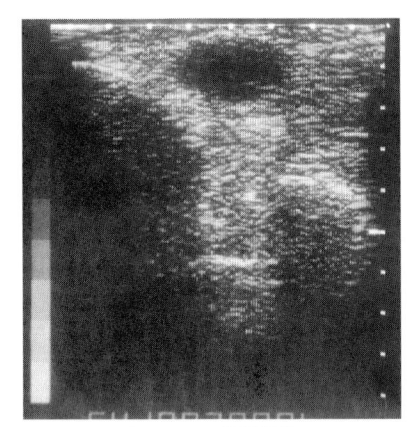

図 16-28 頰部囊胞
輪郭明瞭なエコー消失像

ついては後述する（☞ p.383）．

10. 超音波断層診断 ultrasonic diagnosis, echography（図 16-27，16-28）

　超音波に対する個々の組織の反射率，吸収率の相違を音響学的に分析する方法で，腫瘍や囊胞の診断に用いられている．囊胞では輪郭が明瞭で，囊胞内エコーは認められない．良性腫瘍では腫瘍内エコーが均一になることが多く，底面エコー，腫瘍の輪郭像は明瞭である．悪性腫瘍では腫瘍内エコーは不均一で，底面エコーは減弱，腫瘍の輪郭も明らかでない．超音波断層法は非侵襲的な検査法であり，しかも腫瘍の内部構造や悪性度を推定できる．唾石，迷入異物の診断にも有用である．

11. CT スキャン computed tomography

　ファンビームを発生する X 線管球装置と検出器の連動により，特定の組織を透過する X 線量がそれぞれコンピューター処理されて画像として観察されるものである．顎口腔領域では上顎腫瘍の後方への進展度の観察，耳下腺腫瘍の拡がりなどの診断に役立つ．

　良性腫瘍の画像は境界明瞭，内部均一であるが，悪性腫瘍では悪性度の高い進展例は境界不明瞭，内容不均一である．悪性度の低いものは良性腫瘍との鑑別が困難である．拡大 CT スキャンにより病巣の範囲がより明瞭に観察される．顎・顔面領域の撮影は DHE（ドイツ平面）を基準とし（図 16-29），また前額面の CT スキャンも行われることがある（図 16-30）．図 16-31 に各種口腔疾患の CT 像を示す．

4 特殊な検査　**381**

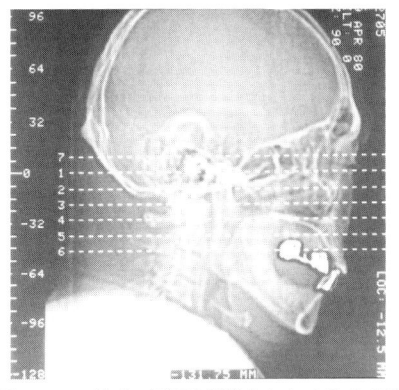

図 16-29　ドイツ平面を基準としたスライス面

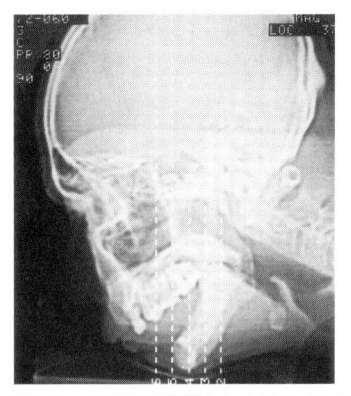

図 16-30　前額面を基準としたスライス面

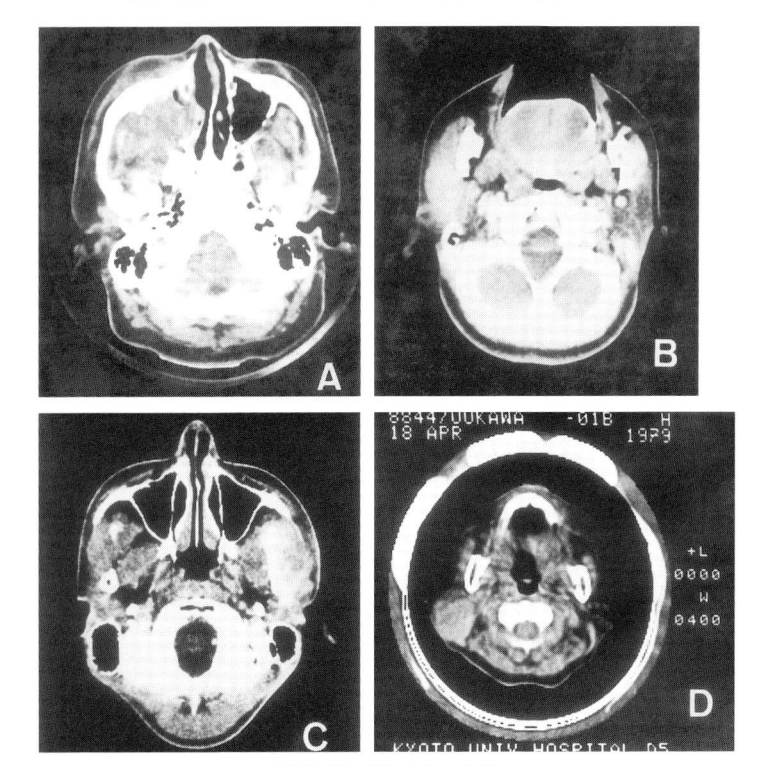

図 16-31　CT スキャン像
　　　A：右上顎腫瘍，　　　　　　　B：右耳下腺多形腺腫
　　　C：左下顎 fibrous dysplasia, D：左耳下腺 Warthin 腫瘍

12. MRI（磁気共鳴画像）診断

　MRは生体軟組織の再現性に優れ，放射線被曝もなく，任意の方向での撮像が可能であるため，口腔顎顔面領域の疾患の診断に広く用いられている．顎顔面領域では一般に矢状断，前額断で撮像される（図16-32）．

　嚢胞や腫瘍の拡がり，内容液の性状，大血管との位置的関係など軟組織の描出がよく，有力な情報を提供する．また骨の質的評価も可能である（☞p.322）．

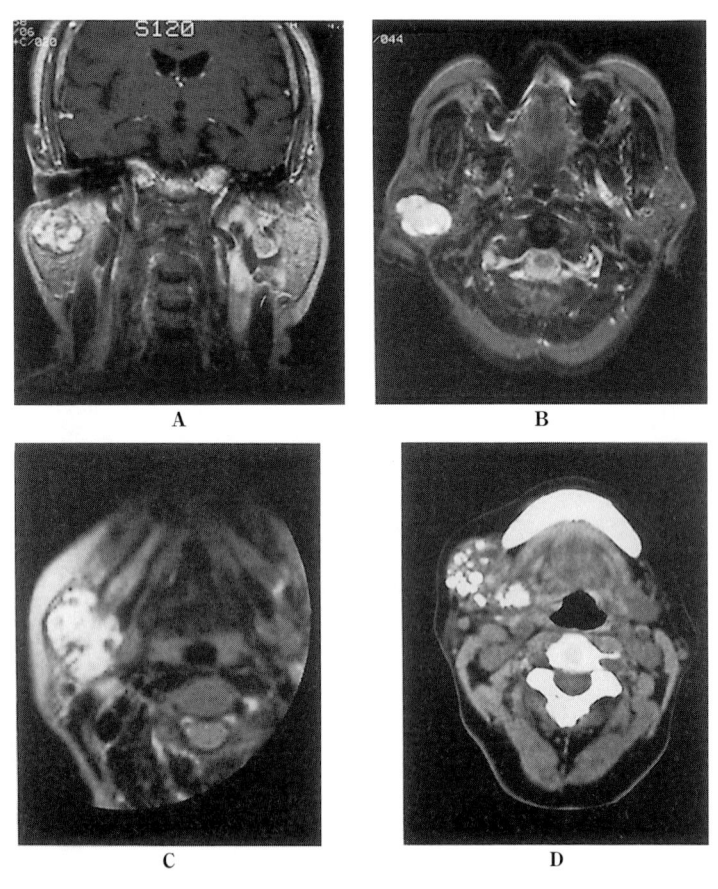

図16-32　MR画像
A，B：右耳下腺腺様嚢胞癌
C，D：耳下腺咬筋部の静脈結石を伴う血管腫
（C：MR像，D：CT像）

13. 陽電子放出断層撮影 PET（Positron Emission Tomography）

陽電子を放出する放射性同位体を含む薬剤を投与し，その体内分布を画像化して診断を行う方法である．現在，放射性同位体として ^{18}F-FDG（^{18}F-fluorodeoxyglucose（ブドウ糖））が最も多く使用されている．これはブドウ糖代謝を画像化するもので，CTやMRIから得られる形態画像に対し，機能画像といわれている．脳，心筋，骨格筋はブドウ糖代謝が活発であるため，^{18}F-FDGはこれらの組織に生理的に集積するが，がん細胞もブドウ糖を代謝しており，活動しているがん細胞はブドウ糖の誘導体としての ^{18}F-FDG を多く取り込む．一方，良性腫瘍では取り込みが少ないために描出されない．そのため，腫瘍の良性と悪性の鑑別や遠隔転移の有無を診断できる（図16-33a）．ただし，炎症性に腫大したリンパ節や膿瘍にも集積がみられるため，診断には注意が必要である．

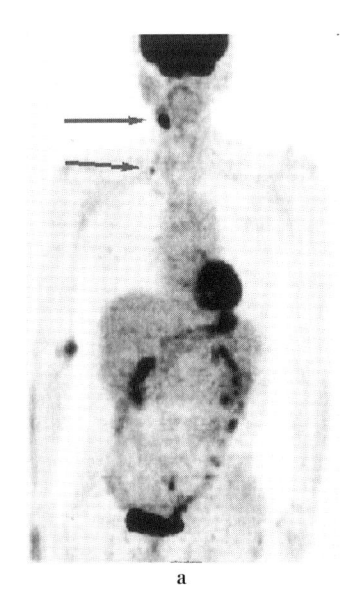

最近，PETとCT撮影を同時に行う装置も開発され，画像を重ね合わせて診査すること（PET/CT）ができるため，異常部位を正確に描出できるようになった（図16-33b, c）（☞ カラー口絵，付図 27, 28）．

図 16-33a　^{18}F-FDG による下顎癌の PET 全身像
右側下顎の集積の下方に，遠隔転移の小集積がみられる．

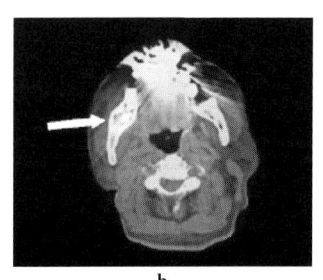

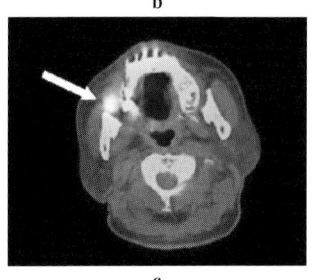

図 16-33b, c　^{18}F-FDG による下顎癌の PET/CT 横断像
CT 画像で右側下顎骨内および頬部に腫瘍による集積がみられる．

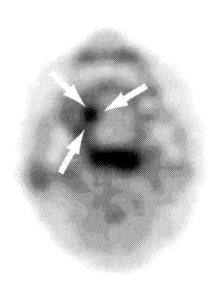

384 16章 顎・口腔疾患の診断

図 16-34 右側舌癌の患者の PET 画像 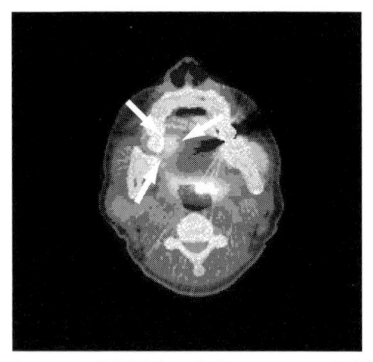　　図 16-35 右側舌癌の患者の PET-CT 画像

〔付録〕 口腔・歯牙所見の略号，記号による記載法

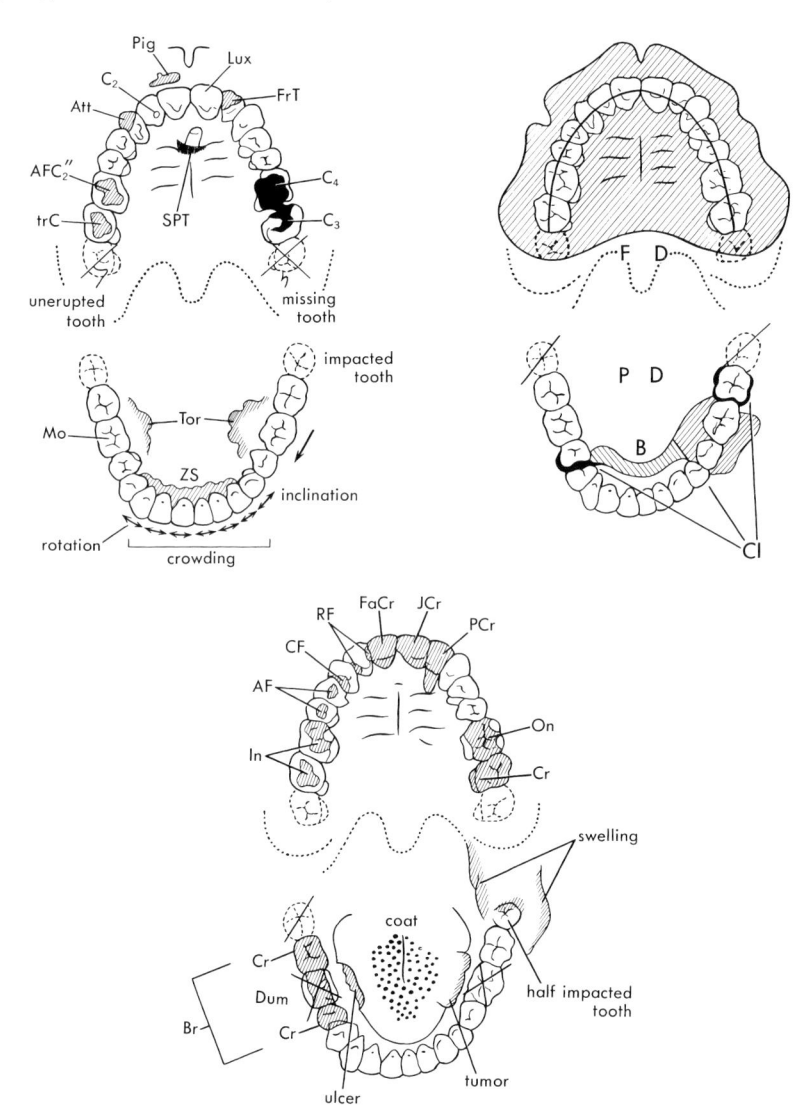

図 16-36 口腔・歯牙所見の記載例

表 16-1　口腔・歯牙所見記載のためのおもな略号・記号

C	Dental Caries	う蝕
C″	Secondary Caries	二次う蝕
trC	Caries in treatment	治療中のう歯
FrT	Fracture of the tooth	破折歯牙（う歯を除く）
WSD	Wedge-Shaped Defect	楔状欠損
Att	Attrition	咬耗
CF	Cement Filling	セメント充塡
RF	Resin Filling	レジン充塡
CRF	Composite Resin Filling	複合レジン充塡
AF	Amalgam Filling	アマルガム充塡
In	Inlay	インレー
On	Onlay	オンレー
Cr	Crown	クラウン（冠）
FCK	Full Cast Crown	全部鋳造冠
J.Cr.	Jacket Crown	ジャケット冠
Fa. Cr	Facing Crown	前装冠
P.Cr	Post Crown	ポスト冠（継続歯）
Br	Bridge	ブリッジ（架橋義歯）
Dum	Dummy	ダミー（橋体）
FD	Full Denture	総義歯（全部床義歯）
PD	Partial Denture	部分床義歯
B	Bar	バー
Cl	Clasp	クラスプ（鉤）
MT	Missing Tooth	喪失歯，歯牙欠損
Mo	Mobility of the tooth	動揺歯
Lux	Luxation of the tooth	歯牙脱臼
SPT	Supernumerary tooth	過剰歯
Tor	Torus	骨瘤
Pig	Pigmentation	色素沈着
ZS	Zahnstein*	歯石

註）＊印はドイツ語

日本語索引

あ

亜鉛欠乏	353
悪性黒色腫	278
悪性混合腫瘍	300
悪性上皮性腫瘍	299
悪性貧血	209, 357
悪性リンパ腫	276
顎の運動筋	6
顎の偽嚢胞	233
顎の変形	87
亜脱臼	308
アフタ	201
アフタ性口内炎	199, 202
アングルの分類	37, 359
安静位（安静咬合）	36
安静時疼痛	318

い

萎縮	285
異常咬合	38
異所性唾液腺	283, 286
苺状舌	220
一次口蓋	69
一過性腫脹	291
遺伝性エナメル質形成不全	59
咽頭ジフテリア	204
陰嚢舌	68

う

ウィンナーソーセージ様変化	286
う窩	144
う蝕	143, 144, 362
――と砂糖消費	149
――の分類	144
う蝕円錐	145, 147
う蝕有病者率	148
う蝕罹患率	148
うつ病	345
運動神経	13

え

永久歯	26
笑くぼ	3
壊死性潰瘍性歯肉炎	166
壊死性歯肉炎	166
壊疽性口内炎	199, 201
壊疽性歯肉炎	166
エナメル芽細胞	50
エナメル器	49
エナメル質	31
エナメル質う蝕	145, 146
エナメル質形成不全	58
エナメル小柱	31
エナメル上皮腫	240
エナメル上皮線維歯牙肉腫	249
エナメル上皮線維腫	243
エナメル上皮線維牙質腫	244
エナメル上皮線維象牙質肉腫	249
エナメル上皮線維肉腫	249
エナメル斑	60
エナメル葉	146
エプーリス	279, 357
エプスタイン真珠	225
円形乳頭	5
嚥下運動	17
炎症性開口障害	352
遠心転位	57
円柱腫	299
円板切除術	327

お

横顔面裂	64, 78
横骨折	119
横紋筋肉腫	275
オープンロック	309
オーラルリハビリテーション	95
屋状咬合	37
おたふくかぜ	287
オトガイ唇溝	2
オトガイ帽	137
お歯黒	59
オンコサイトーマ	289, 298
オンコサイト細胞	298
温度診	364

か

外因性着色	59
外縁上皮	34
開咬	104, 359
開口筋	7
開口訓練	327
開口障害	352
外骨症	254, 357
介在結節	56
外傷	109, 283, 308
外傷性顎関節炎	312
外傷性咬合	168
外傷性骨折	115
外傷性骨嚢胞	233
外傷性歯根膜炎	112
外傷性三日月	166, 167, 358
外側翼突筋	7, 306
介達骨折	10, 120, 116, 304
開放骨折	116
海綿状血管腫	258, 259
潰瘍性結核症	205
潰瘍性口内炎	199, 200
潰瘍性歯肉炎	166
過蓋咬合	358
下顎運動機能検査	366
下顎運動障害	352
下顎下縁平面角	375
下顎角	10, 376

下顎角部骨折	123		225	過剰歯	53
過角化症	216	顎下腺	20	仮性三叉神経痛	333
下顎管	14	顎下腺管	4	加生歯	50
下顎関節突起欠損	307	角化嚢胞性歯原性腫瘍		カタル性口内炎	199, 200
下顎関節突起発育不全	308		243, 262	滑走運動	305
下顎関節突起肥大	308	顎下部リンパ節の触診法		滑膜骨軟骨腫症	314, 328
下顎牽引法	310		356	可動域の診査	319
下顎後退症	99	顎間骨顎骨嚢胞	227	化膿性腺性口唇炎	218
下顎骨	10, 11, 44, 45	顎間固定	137	ガマ腫	234, 283, 285
下顎骨囲繞結紮	135	顎関節	45	噛みたばこ	59
下顎骨延長法	101	——の炎症	311	ガムテスト	365
下顎骨切り術と上顎骨切り		——の機能	303	ガラス吹き病	286
術の併用	98	——の構造	303	顆粒球減少症	209
下顎骨骨髄炎	99	——の疾患	307	ガルバニー疼痛	111
下顎骨骨折	120	——の触診	319	加齢による顎関節の形の	
下顎骨体部分切除術	98	——の診断に際しての留		変化	306
下顎枝	10	意点	315	川島・Veau の分類	73, 74
下顎枝骨切り術	96	顎関節 MRI 所見	322	眼窩下孔	8
下顎枝骨折	123	顎関節 X 線所見	320	眼窩下神経	14
下顎枝矢状分割法	99	顎関節炎	99	眼窩底陥没骨折	126
下顎枝切断法	104	顎関節鏡視	322	眼窩平面	90
下顎神経	14	顎関節強直症	314	間欠性の疼痛	349
下顎正中嚢胞	230	顎関節雑音	317	観血的整復	130
下顎正中部骨折	122	顎関節症	315, 316, 317, 341	鉗子咬合	37
下顎前歯部歯槽骨切り術		——の診断	318	含歯性嚢胞	223
	98, 104	——の治療	325	カンジダ症	203
下顎前突症	94	——の病型分類	324	関節液（滑液）分析	322
——の手術法	97	顎関節穿刺	326	関節円板	304
下顎体	10	顎関節損傷	99	関節円板後部組織	304
下顎智歯	180	顎関節脱臼	308	関節円板障害	324
化学的損傷	110, 115	顎関節痛	318, 350	関節鏡手術	327
下顎頭	304	顎顔面変形	88	関節腔洗浄法	327
下顎頭骨増生	311	顎矯正外科	88, 96	関節症	312
下顎隆起	4, 254	顎骨炎	183, 189	関節性開口障害	353
顎（骨）痛	350	顎骨骨髄炎	186	関節突起	10
顎・顔面骨骨折	115	顎骨の発生	44	関節突起骨折	124
——の治療	128	顎態診断	38, 90, 359	関節突起整形術	310
顎運動機能訓練	142	顎態模型	359	関節包・靱帯障害	325
顎運動機能検査	322, 366	顎動脈	12	関節リウマチ	311
顎運動時疼痛	318	顎変形	88	関節隆起	304
顎運動障害	351	——の分類	89	完全唇裂	75
顎炎	183, 189	顎変形症	88	完全脱臼	113
顎外固定	137	——の治療	94	感染防御機構	198
顎角	376	顎裂	69	完全埋伏歯	58
角化性石灰化歯原性嚢胞		鵞口瘡	203	完全埋伏智歯	180

日本語索引（か〜こ） **389**

乾燥症候群	290	頰脂肪体	3	血液病	208
乾燥性角結膜炎	291	鋏状咬合	37	——の口腔内出血	208
顔面角	375	頰唾液乳頭	3	血液リンパ球系腫瘍	302
顔面神経	14	頰粘膜	3	結核	289
顔面神経けいれん	339	頰粘膜癌	272	血管腫	257
顔面神経痛	335	頰粘膜白線	3	楔状欠損	114, 362
顔面神経麻痺	335	強迫観念	344	欠損歯	55
顔面チック	339	強迫行為	344	懸架固定	140
顔面動脈	12	強迫性障害	343	言語聴覚士	18
顔面半側発育不全	307	恐怖症	344	言語治療	82
顔裂	69	頰部蜂窩織炎	192	犬歯	28
顔裂性囊胞	227	頰隆起	65	原始性囊胞	225
		頰裂	78	原生象牙質	33
き		棘細胞症	216	原発性口内炎	199
		巨口症	64	原発性三叉神経痛	329
機械的損傷	109, 112	巨細胞（修復性）肉芽腫	257		
機械的プラークコントロール	175	巨細胞性病変	256	**こ**	
義歯性線維腫	252	巨細胞肉芽腫	233	高位歯	57
疑性リンパ腫	292	巨大口唇	63	口囲皮膚炎	221
基底細胞腺腫	299	巨大歯	56	構音機能	18
逆生歯	58	巨大舌	67, 354, 357	口蓋	1, 3
逆生智歯	180	亀裂状舌	68	——の発生	43
吸指癖	221	菌交代現象	198	口蓋系	69
球状上顎囊胞	227	筋上皮腫	299	口蓋形成術	85
急性壊死性潰瘍性歯肉炎	200	筋上皮島	295	口蓋骨	11
急性外傷性顎関節炎	312	近心傾斜歯	180	口蓋垂	4
急性顎骨骨髄炎	187	近心転位	57	口蓋乳頭囊胞	228
急性化膿性顎関節炎	311	筋突起	10	口蓋粘膜癌	272
急性化膿性唾液腺炎	287	筋突起骨折	125	口蓋粘膜骨膜後方移動術	82
急性偽膜性カンジダ症	203	筋肉腫	275	口蓋板	11
急性歯肉炎	167			口外法（X線診断）	370
急性唾液腺炎	287	**く**		口蓋縫線	3
急性智歯周囲炎	180			口蓋隆起	4, 254
急性流行性耳下腺炎	287	空隙歯列弓	35	口蓋裂	69, 75
弓倉症状	189, 350	クリッキング	318, 319	——の形成術	81
急速進行性歯周炎	179	クレピタス	319	口蓋裂手術法	83
キューピッド弓	2			口角	2
キュットナーの腫瘍	289	**け**		口角炎	203, 219
キュットナー病	288			口角潰瘍	219
頰溝	65	形質細胞腫	275	口角亀裂	219
頰骨弓骨切り術	310	傾斜	57	口角びらん症	219
頰骨弓骨折	125	茎状突起過長症	68	広義の歯周炎	158
頰骨骨折	125	頸部郭清の規準	266	口峡	4
		外科治療	96, 173		

咬筋	307	口唇腺生検	291	混合腫瘍	297
口腔	1	咬唇癖	221	痕跡歯	56
口腔癌	261	口唇ヘルペス	213	根尖性歯周炎	159
口腔カンジダ	198	口唇裂	69, 73	根面平滑化	173
口腔感染症	143	広髄歯	62		
口腔乾燥	353	硬性線維腫	253	**さ**	
口腔乾燥症	291, 295	後退咬合	37		
口腔結核	205	口底	1, 4	鰓（原）嚢胞	232
口腔細菌叢	197	口底癌	273	細管状腺腫	299
口腔上顎洞瘻	193	口底蜂窩織炎	190	細菌性心内膜炎	178
口腔常在菌	197	後天性顎変形症	89	再生不良性貧血	209
口腔前庭	1	後天的免疫不全症候群	198	サイトメガロウイルス	288
口腔内所見	319	後天梅毒	206	再発う蝕	144
口腔粘膜疾患	197	口内炎	199	再発性耳下腺炎	288
口腔粘膜損傷	110	口内法（X線診断）	369	挫傷	311
口腔粘膜乳頭腫症	218	紅斑性狼瘡	215	雑音	318
口腔粘膜扁平苔癬	215	後方脱臼	309	刷掃	155
口腔梅毒	206	咬耗症	114	皿状顔	101
口腔鼻腔瘻	81	膠様組織	156	サルコイドーシス	207, 290
膠原病の合併	292	咬翼型フィルム	369	サルコイド病変	290
咬合	35, 358	誤嚥性肺炎	178	塹壕口内炎	167
咬合異常	351, 354	黒毛舌	220, 357	残根	145
硬口蓋	1, 3	骨延長法	101	三叉神経	13
咬合型フィルム	369	骨関節炎	312	三叉神経炎	334
咬合床	326	骨形成線維腫	254	三叉神経痛	329
咬合面う蝕	145	骨呼吸現象	122	三叉神経麻痺	334
咬合力（咬合圧）	38, 39	骨腫	256	酸蝕症	115
交叉咬合	360	骨シンチグラフィー	377	残留嚢胞	227
好酸性顆粒細胞	298	骨髄骨膜炎	189		
好酸性顆粒細胞腫	298	骨髄腫	275	**し**	
好酸性顆粒細胞症	289	骨性結合	26		
好酸性腺腫	298	骨折	310	シェーグレン症候群	290
後耳介動脈	12	骨折片の固定	131	——の腺外症状	291
口臭	175, 352	骨折片の整復	130	——の病型分類	291
口臭症	342	骨線維腫	252, 254	——の免疫学的研究	291
咬傷	109	骨体部骨折	119	シェーグレン病	290
溝状舌	68, 220	骨肉腫	275	歯牙	26
甲状舌管嚢胞	231	骨縫合	131	耳介側頭症候群	285
紅色苔癬	215	骨腫	357	歯牙エナメル上皮腫	246
紅色肥厚症	218	骨隆起	357	歯科矯正治療	96
口唇	1, 2	固定期間	140	歯牙腫	244
——の運動筋	6	固有口腔	1	耳下腺	19
——の発生	41	孤立アフタ	201	耳下腺管	3
——の病変	217	孤立性骨嚢胞	233	耳下腺神経叢	15
口唇癌	271	コレステリン結晶	225	耳下腺唾液	19

日本語索引（し）　*391*

耳下腺乳頭	3, 19	矢状切歯路	366	歯肉線維腫症	210, 252
歯牙支持組織	158	糸状乳頭	4, 5, 219	歯肉増殖症	209
歯牙フッ素症	60	茸状乳頭	5, 219	歯肉象皮症	252
歯科用オルソパントモグ		歯髄壊死	158	歯肉痛	350
ラフィー	320	歯髄壊疽	158	歯肉嚢胞	225
歯冠	27	歯髄炎	156	歯肉膿瘍	159, 185
歯冠修復	155	歯髄腔の形	157	歯肉剥離掻爬術	173
歯間乳頭	166	歯髄電気診断	364	歯肉肥大症	209
色素性二重唇	64	歯髄の炎症	156	歯肉被弁術	173
シクロホスファミド歯肉		歯性顎炎	184	歯胚	49
増殖症	210	——の特徴	184	自発的歯痛	156
歯頸	30	歯性顎骨炎	184	ジフテリア性口内炎	204
歯系腫瘍	237	歯性歯痛	349	脂肪腫	257
歯頸部う蝕	114, 362	歯性上顎洞炎	193	シャーピー線維	34
歯頸部侵蝕症	114	歯性病巣感染	161	斜顔（面）裂	77
刺激性線維腫	252	歯石	162, 363	若年性歯周炎	178
刺激唾液量	365	歯槽	10, 34	若年性慢性リウマチ様関	
歯原性癌腫	248	歯槽骨	34, 357	節炎	312
歯原性腫瘍	237	歯槽骨炎	183, 184	習慣性脱臼	310
——の新分類	238	歯槽骨吸収のメカニズム		集合型歯牙腫	244, 245
歯原性石灰化上皮腫	242		171	修復治療	155
歯原性線維腫	247	歯槽突起	45	ジューリング疱疹状皮膚炎	
歯原性肉腫	249	歯槽突起骨折	119		211
歯原性粘液腫	247	歯槽膿瘍	185	酒さ様皮膚炎	221
歯原性嚢胞	223	歯槽膿漏	164, 167	数珠様	286
歯垢	143, 363	歯槽裂	69	腫　脹	350
自己臭恐怖	345	持続性鈍痛	349	出血性骨嚢胞	233
自己臭妄想	345, 346	持続性拍動性激痛	349	術後矯正	95
歯根肉芽腫	160, 226	舌	4, 5, 46, 356	術後性上顎嚢胞	235, 236
歯根の異常	57	——の奇形	66	出生歯	55
歯根嚢胞	160, 225	——の発生	46	術前矯正	95
歯根膿瘍	159	舌なめずり皮膚炎	221	腫瘍シンチグラフィー	377
歯根の肥大	57	歯痛	156, 184, 349	腫瘍類似疾患	279, 314
歯根膜	34	湿疹性口唇炎	218	障害者歯科	340
歯根膜線維	34	歯堤	47, 48	小下顎症	99
歯式	29	歯内歯	61	上顎癌	268
歯周炎	34, 143	歯内療法	157	上顎結節	10
歯周再生治療	173	歯肉	34, 164, 357	上顎後退症	101
歯周疾患	164	歯肉萎縮	358	上顎骨	8
歯周組織	34, 158	歯肉炎	164, 165	上顎骨骨折	118
——の炎症	158	歯肉癌	267	上顎神経	13
歯周組織炎	34, 158	歯肉溝	34	上顎正中嚢胞	229
歯周病	34, 167	歯肉溝上皮	34	上顎前突症	101
歯周ポケット	34, 352	歯肉出血	353, 354	上顎前歯部歯槽骨切り術	
思春期性歯肉炎	165	歯肉切除術	173		101, 104

上顎体	64	神経芽細胞腫	274	水平被蓋	358
上顎突出度	375	神経疾患	329	水疱性疾患	210
上顎板	11	神経症	343	水疱性類天疱瘡	211
上顎洞	8, 9	神経鞘腫	260	スケーリング	162, 173
上顎洞粘液嚢胞	235	神経性開口障害	353	スティップリング	166, 357
小陥凹	357	深頸部蜂窩織炎	190	スピーチエイド	82
小臼歯	28	神経ブロック	332	スピロヘータ口内炎	200
上下顎移動術	104	進行性顔面半側萎縮	357	スプリント	325
条件反射唾液	22	進行性筋ジストロフィー			
小口腔腺	19		340	**せ**	
小口症	64, 111	唇溝堤	48		
上口唇肥大	283	深在性う蝕	154	生歯疾患	179
症候性口内炎	199	新産線	58	静止性骨空洞	233, 285
症候性三叉神経痛	333	尋常性天疱瘡	211	正常咬	38
症候性多形滲出性紅斑	215	針状石灰化像	247	精神科疾患	342
症候性白板症	216	侵蝕症	115	正中頸嚢胞	231
縦骨折	120	心身症	341	正中口蓋嚢胞	229
小三叉神経痛	333	真性三叉神経痛	329, 332	正中歯槽嚢胞	229
小上顎症	101	新生児歯	55	正中下唇裂	77
皺状舌	68, 220	新生児上顎骨炎	188	正中上唇裂	77
上唇結節	2	新生児線	58	正中嚢胞	230
上唇小帯過剰発育	65	新生児の口蓋嚢胞	225	正中菱形舌炎	67, 220
上唇小帯低位付着	65	新生児の歯肉嚢胞	225	正中埋伏過剰歯	54
小舌症	66	新生児梅毒	206	正中離開	54
小柱間質	32	新鮮骨折	116	生理的咬合	35
小児黒色性神経外胚葉性		唇側転位	57	赤唇	2, 81
腫瘍	248	身体表現性障害	344	舌萎縮	354
小児の顎・顔面骨骨折	127	人中	2	舌咽神経	15
小児の唾液腺腫瘍	301	真のセメント質腫	248	舌咽神経痛	334
上皮性悪性腫瘍	261	侵襲性歯周炎	178	舌咽神経麻痺	334, 335
上皮性良性腫瘍	249	唇裂	73	切縁（切端）	27
床副子	135	──の形成術	79	石灰化嚢胞性歯原性腫瘍	
初期結核	205	──の発生機序	71		246
褥瘡性潰瘍	109	──の分類	73	節外性リンパ腫	276
除石	173	唇裂形成術	80	舌下小丘	4
歯列	35			舌下神経	15
耳裂	78	**す**		舌下神経けいれん	335
歯列異常	354			舌下神経麻痺	335
歯列弓	35	水癌	201	舌下腺	20
歯瘻	159, 163	水銀中毒性口内炎	208	舌下唾液乳頭	4, 20
新 WHO 分類	297	錐形骨折	119	舌下部	4
唇顎口蓋裂	70, 76, 82	垂直型吸収	170	舌癌	270
心冠状動脈疾患	178	垂直被蓋	358	舌強直症	66
心気症	344	水平型吸収	170	接合上皮	34
心気妄想	346	水平智歯	180	舌骨下筋	306

日本語索引（せ〜た） 393

舌骨上筋	306	腺性口唇炎	218	側方脱臼	309
舌骨上筋群	7	浅側頭動脈	12	側方部開咬	104
切歯	28	先天歯	55	組織球症	282
切歯管嚢胞	228	先天性エプーリス	280	組織癒合不全説	71
舌ジスキネジー	335	先天性顎変形症	89	咀嚼	1, 16, 39
舌縮小術	99	先天性巨大舌	67	咀嚼筋	6, 16
舌小帯	4	先天性口角瘻	63	咀嚼筋障害	324
舌小帯潰瘍	110	先天性口唇瘻	63	咀嚼障害	351
接触性口唇炎	218	先天性側頸瘻	232	側根嚢胞	225
切歯路	366	先天性唾液瘻	283		
舌神経	14	先天性導管閉塞	283	**た**	
節性リンパ腫	276	先天性二重下顎頭	308		
舌前部嚢胞	230	先天性肥大	283	第1, 第2鰓弓症候群	99
舌側転位	57	先天性表皮水疱症	212	第1鰓弓症候群	78
舌苔	356	先天性無菌症	54	第2鰓弓症候群	307
切端咬合	359	先天性瘻	63	第2象牙質	33
舌痛	350	先天梅毒	206	大臼歯	28
舌痛症	341, 350	線副子	135	大臼歯部骨折	123
舌動脈	12	腺房細胞癌	300	大口症	64
舌乳頭萎縮	291	全無歯症	54	大口腔腺	19
舌背	4	腺様歯原性腫瘍	243	退行性関節疾患	312
舌扁桃	220	腺様嚢胞癌	299	退行性病変	312
舌裂	67			大三叉神経痛	329
セネストパチー	345	**そ**		代謝性疾患	295
セファログラム	374			帯状疱疹	213, 332
セメント芽細胞腫	248	早期萌出	55	帯状疱疹後神経痛	213
セメント質	33	象牙質	32	代生歯	26
線維骨腫	254	——の知覚	32, 113	大舌症	67
線維腫	252	象牙質う蝕	145, 147	大唾液腺	19
線維性結合	25	象牙質腫	244	タウロドンティズム	57
線維性骨異形成症	254	象牙質知覚過敏症		タウロドント	62
線維性骨腫	254		114, 169, 358	唾影像	373
線維素性導管炎	286	象牙質粒	61	唾液アミラーゼ	23
線維肉腫	274	早産	178	唾液腺	19, 21, 23
線維粘液腫	253	増殖性天疱瘡	211	——の構造	21
前方脱臼	309	相反性クリック	317, 319	唾液腺（管）末端拡張症	
腺癌	300	側オトガイ部骨折	122		287
穿刺洗浄療法	326	側頸嚢胞	232	唾液腺気腫	286
前歯被蓋	358	側切歯	28	唾液腺疾患	283
前歯部開咬	104	側頭筋	307	唾液腺腫瘍	296
前歯部歯槽骨切り術	101	側嚢胞	230	唾液腺症	285, 288, 289
腺腫	251, 297	続発性三叉神経痛	333	唾液腺シンチグラフィー	
全身性エリテマトーデス		側方切歯路	366		291, 292, 377
	215, 295	側方セファログラム	91	唾液腺造影	292, 373
全身性紅斑性狼瘡	215	側方セファロ分析	374	唾液腺導管炎	286

唾液腺導管拡張症	286	着色歯	59	頭部X線規格写真分析	374
唾液腺導管の病変	286	中間神経	15	頭帽	139
唾液腺肥大症	289	柱状臼歯	57, 62	動脈硬化	178
唾液腺封入体症	290	中心結節	56	兎眼	338
唾液腺無形成	283	中枢性顔面神経麻痺	335	特異性炎	197
唾液腺瘻	285	中切歯	28	特異性炎症	289
唾液の機能	22	中胚葉塊欠損説	71	特発性顔面神経麻痺	337
唾液の成分	22	超音波断層診断	380	特発性三叉神経痛	329
唾液の分泌	21	蝶番運動	305	特発性白板症	216
唾液分泌低下	365	蝶番結合	25	徒手整復	130
唾液分泌量検査	365	鳥貌	99, 189, 314	徒手の円板整位術	326
唾液瘻	285	直達骨折	116	徒手の授動術	325
多形滲出性紅斑	214	貯留嚢胞	234	ドライソケット	185
多形滲出性紅斑症候群	214	陳旧性骨折	116	トリガー	331
多形性腺腫	251, 297	陳旧性脱臼	310		
――に発生した癌	300			**な**	
多根歯	57	**つ**			
打診痛	184			内因感染症	143
唾石	283, 284	蔓状血管腫	258	内因性着色	59
唾石症	283			内縁上皮	34
唾仙痛	284	**て**		内側翼突筋	307
脱臼	309			鉛中毒性口内炎	208
脱落歯	50	手足口病	213	軟口蓋	1, 4
多発性外骨症	254	低位歯	57	軟骨腫	256
打撲	311	釘植	26	軟骨肉腫	275
樽状歯	56	鉄欠乏性貧血	209	軟性線維腫	253
単根歯	57	転位歯	35, 57	軟組織損傷	109
単純歯牙結紮法	137	転移性（悪性）エナメル上皮腫	241, 248	軟部腫瘍	302
単純性血管腫	258	てんかん	340		
単純性口内炎	199	電気的損傷	111	**に**	
単純性骨嚢胞	233	電気味覚計	366		
単純性腺腫	298	電撃傷	111	2歯結紮法	137
単純性腺性口唇炎	218	デンタルプラーク	143, 144	肉芽腫性カンジダ症	203
単純性疱疹	213	天疱瘡	210	肉芽腫性口唇炎	217
弾撥音	319			二次う蝕	144
		と		二次結核	205
ち				二次口蓋	69
		頭蓋の発育	127	二次性シェーグレン症候群	295
知覚異常	333	統合失調症	346	二次性腫瘍	302
知覚神経	13	動水力学説	113	二重唇	63
知覚麻痺	334	疼痛	351	二重舌	190
智歯周囲炎	58, 179	疼痛性障害	344	二段階口蓋形成法	85
智歯難生	179	疼痛誘発刺激	331	ニフェジピン歯肉増殖症	210
地図状舌	220, 357	糖尿病	178		
知的障害	339				

日本語索引（に～ふ） *395*

乳歯	26, 50
乳歯晩期残存	56
乳頭腫	249
乳頭腫症	250
乳頭状嚢胞リンパ腫	298
乳様突起炎	99
妊娠性エプーリス	165, 281, 357
妊娠性歯肉炎	165, 357

ね

猫ひっかき病	290
熱傷	110
粘液線維腫	247, 253
粘液栓子	284
粘液嚢胞	234, 285
捻挫	311
捻転歯	35, 58
粘表皮癌	299
粘膜痛	350
粘膜類天疱瘡	211

の

脳神経	13, 330
脳性麻痺	340
嚢腺腫	252
嚢胞	160, 283

は

歯	25, 47, 360
——の色	361
——の数	361
——の形	56, 361
——の奇形	53
——の寿命	49
——の種類	26
——の損傷	112
——の打診	363
——の脱臼	113
——の動揺	184, 363
——の破折	112
——の発生	47
——のフッ素症	59
——の萌出	50
バーキットリンパ腫	278
バーレー圧痛点	331
バイオフィルム	143, 144
排出管瘻	285
梅毒	289
排膿	353
剝脱性口唇炎	219
白板症	216
発育異常	307
発音障害	351
白血病	209
抜歯術	177
発生異常	283
パトリック発痛帯	331
パニック障害	343
パロー凹溝	206
晩期萌出	55
瘢痕性開口障害	353
瘢痕性類天疱瘡	211
反射唾液	21
板状硬結	193, 205
斑状歯	60
反対咬合	358
パントモグラフ模式図	372
汎発性う蝕	153
晩発性先天梅毒	206
パンピング	327
パンピングマニプレーション	325
半埋伏智歯	180

ひ

ビーズ様変化	286
ピエールロバン症候群	99
非観血的整復	130
鼻口蓋管嚢胞	227, 228
非歯原性腫瘍	249
非歯原性嚢胞	227
非歯性歯痛	349
鼻歯槽嚢胞	227, 228
非腫瘍性骨病変	233
ビスフォスフォネート関連顎骨壊死	187
鼻切痕	10
ビタミンA欠乏	354
ビタミンD不足	354
ヒダントイン歯肉増殖症	209, 210
非特異性（化膿性）唾液腺炎	287
非特異性慢性唾液腺炎	288
ヒト免疫不全ウイルス	221
皮膚腺病	205
非フッ素性エナメル斑	61
ヒポクラテス法	309
非ホジキンリンパ腫	277
表情筋	6
病的骨折	116
病的連合運動	339
ピラミッド型骨折	119
びらん性口内炎	199
頻回手術症	344

ふ

不安障害	343
フェニトイン歯肉増殖症	209
笛吹き症候群	65
フォーダイス果粒	65
フォーダイス病	65
付加咬頭	56
付加歯	50
不完全唇裂	75
不完全脱臼	113
不完全埋伏歯	58
複合結合組織疾患	295
複根歯	57
複雑型歯牙腫	244, 245
副子応用顎間固定	137
副子固定	135
副唾液腺	286
不正咬合	38, 90
負担軽減療法	174
付着上皮	34
ぶどう膜炎	214
ぶどう膜耳下腺炎	289

ふ

部分的無菌症	54
浮遊菌	143
プラーク	150
フランクフルト平面	90
フルニエ菌	57
分岐根管	62
分葉舌	67, 357

へ

平滑筋肉腫	275
平滑舌	221, 356
平滑面う蝕	146, 362
閉口筋	7
閉塞	283
ベーチェット病	213
ベドナーアフタ	201
ペリクルの形成	150
ベル症候	338
辺縁性歯周炎	159
変形性顎関節症	312, 313, 324
――の原因	313
片側性脱臼	309
扁平（紅色）苔癬	215
扁平上皮癌	301

ほ

ボウエン病	218
放射線骨壊死	186
放射線障害	111
放射線照射性口内炎	111
放射線性口内炎	111, 199, 200
放射線性骨疽	111
萌出血腫	225
萌出遅延	354
萌出囊胞	225
疱疹ウイルス感染症	213
疱疹性口内炎	202
紡錘菌性口内炎	200
放線菌	204
放線菌症	204, 289
ほうろう上皮腫	240

頰	3
ポケット搔爬	173
ホジキン病	276
ホッツ床	84
補綴象牙質	33
哺乳瓶う蝕	153
母斑症	261
ホフラート歯周囊胞	225
ボルフェルス法	310

ま

埋伏過剰歯	54
埋伏歯	58, 241
末梢性続発性顔面神経麻痺	336
磨耗症	114
慢性円板状紅斑性狼瘡	215
慢性外傷性顎関節炎	312
慢性顎骨骨髄炎	189
慢性硬化性唾液腺炎	288
慢性歯周炎	167
慢性唾液腺炎	288
慢性智歯周囲炎	180
慢性肥厚性カンジダ症	203

み

味覚	5, 24
味覚異常（障害）	24
味覚検査	365
味覚障害	353
味覚発汗症	285
三日月顔	101
ミクリッツ症候群	295
ミクリッツ病	294, 295
味孔	5
脈瘤性骨囊胞	233
ミュータンスレンサ球菌	144, 151
ミュンヒハウゼン症候群	344
味蕾	5

む

無カタラーゼ症	209
無菌症	54
虫歯	362
無条件反射唾液	22
無舌症	66

め

明細胞癌	300
迷走神経	15
迷走神経痛	335

も

毛細管性血管腫	258
毛舌	220
盲囊	34

や

薬物性口内炎	200
やけど	110

ゆ

有郭乳頭	5, 219
癒合歯	62
癒着歯	62

よ

幼児上顎骨炎	188
陽電子放出断層撮影	383

ら

ライター症候群	214
落葉性天疱瘡	211
ラムゼイ・ハント症候群	339

り

リウマチ	295
離開咬合	37
流涎	200
両側性脱臼	309
良性上皮性腫瘍	297
良性肥大	285
隣接歯結紮固定	133
淋毒性口内炎	204
リンパ管	12
リンパ管腫	259
リンパ上皮性囊胞	232
──病変	295
リンパ節炎	194

る

類骨線維腫	254
類天疱瘡	211
類肉芽腫症	290
類肉腫症	207
類皮囊胞	230
類表皮癌	301
類表皮囊胞	230
ルートプレーニング	173

れ

レイノー現象	291
レイノー症状	295
裂奇形	69
──の治療	79
裂溝う蝕	145
レッチウス並行条	32
連続歯牙結紮法	137

ろ

弄舌癖	221
濾胞性歯囊胞	223

わ

矮小歯	56
ワルダイエル扁桃輪	220
ワルチン腫瘍	296, 298
弯曲根	57
ワンサン感染症	167
ワンサン口内炎	200
ワンサン歯肉炎	166
ワンサン症状	189, 350

外国語索引

A

A・Bディファレンス　375
abrasion　114
acanthosis　216
acatalasis　209
accessory salivary gland　286
acidophilic adenoma　298
acinic cell carcinoma　300
acinic cell tumor　252
acinus　287
acquired immunodeficiency syndrome　221
actinomycosis　204
acute nonspecific (purulent) sialoadenitis　287
acute osteomyelitis of the jaw　187
adamantinoma　240
Addison 病　354
adenoid cystic carcinoma　299
adenolymphoma　252
adenoma　251, 297
adenomatoid odontogenic tumor　243
agenesis of the mandibular condyle　307
aglossia　66
agranulocytosis　209
agressive periodontitis　178
AIDS　198, 221
Albright 症候群　256
alveolar abscess　185
alveolar bone　34
alveolar osteitis　184
alveolar pyorrhea　167
alveolus　34
ameloblastic fibrodentinoma　244
ameloblastic fibrodentinosarcoma　249
ameloblastic fibroma　243
ameloblastic fibro odontosarcoma　249
ameloblastic fibrosarcoma　249
ameloblastoma　240
aneurysmal bone cyst　233
Angle の分類　37
angular cheilitis　219
angular fissures　219
ankyloglossia　66
ankylosis of the temporomandibular joint　314
anodontia　54
anterior lingual cyst　230
Antoni の分類　260
Apert 症候群　101
aphtha　201
apical periodontitis　159
aplastic anemia　209
arthralgia　350
arthrocentesis　327
arthroscopy for TMJ　322
arthrosis　312
articular disc　304
articular eminence　304
Ascher 症候群　63
asymmetry of mandible　105
asymptomatic hypertrophy　285
attrition　114

B

bacterial flora　197
bad breath　352
bald tongue　221
Baraky 法　79
basal cell adenoma　299
Bedner's aphtha　201
Behçet's disease　213
Bell's phenomenon　338
Bell's palsy　337
benign atrophy　285
benign epithelial tumor　297
benign hypertrophy　285
bicuspid　28
Biofilm　143
bisphosphonate related osteonecrosis of the jaw　187
bite-wing film　369
biting　109
black hairy tongue　220
Blandin-Nuhn 腺嚢胞　234
blowout fracture　126
Bohn's nodules　225
Borchers's method　310
branchial cyst　232
BRONJ　187
Burkitt lymphoma　278
burn　110

C

café au lait 斑　261
calcifying cystic odontogenic tumor　246
calcifying epithelial odontogenic tumor　242
canalicular adenoma　299
canalis mandibularis　14
Candida albicans　203
candidiasis　203
canine teeth　28
canines　28
canker sores　201
Carabelli 結節　56
carcinoma ex pleomorphic adenoma　300

carcinoma of the buccal mucosa	272	
carcinoma of the floor of mouth	273	
carcinoma of the gingiva	267	
carcinoma of the lip	271	
carcinoma of the palatal mucosa	272	
carcinoma of the tongue	270	
cardio Behçet	214	
caries cavity	144	
cat scratch disease	290	
cementoblastoma	248	
cementum	33	
cenesthopathie	345	
central facial paralysis	335	
cerebral palsy	340	
cervical erosion	114	
cheek	3	
cheilitis eczematosa	218	
cheilitis exfoliativa	219	
cheilitis glandularis	218	
cheilitis granulomatosa	217	
chemical burn	110	
chin cap	137	
chondroma	256	
chondrosarcoma	275	
chronic nonspecific sialoadenitis	288	
chronic osteomyelitis of the jaw	189	
chronic periodontitis	167	
chronic sclerosing sialoadenitis	288	
chronic traumatic arthritis	312	
cicatrical pemphigoid	211	
circumferential wiring	135	
CL	69	
clear cell adenoma	252	
clear cell carcinoma	300	
cleft alveolus	69	
cleft lip	69, 73	
cleft lip and palate	70	
cleft palate	69, 75	
cleft tongue	67	
clicking	318, 319	
closed reduction	130	
CLP	70	
colored tooth	59	
complex odontoma	244	
compound odontoma	244	
computed tomography	380	
concrescent tooth	62	
condylar process	10	
condyle	10, 304	
congenital bifid condyle	308	
congenital epulis	280	
congenital fistula of mouth angle	63	
congenital fistula of the lip	63	
congenital tooth	55	
contusion	311	
coronoid process	10	
Costen 症候群	306, 311	
Coxakie ウイルス	213	
CP	69, 340	
crepitus	317, 318, 319	
Cronin 法	79, 80	
Crouzon 症候群	76, 89, 101, 354	
CT スキャン	380	
Cupid bow	2	
cuspid	28	
cylindroma	299	
cyst of the palatine papilla	228	
cystadenoma	252	

D

deciduous teeth	26, 50	
decubital ulcer	109	
deformity of the jaw	87	
degenerative arthritis	312	
degenerative joint disease	312	
dens in dente	61	
dens invaginatus	61	
dental arch	35	
dental calculus	162	
dental caries	144	
dental fistula	159, 163	
dental fluorosis	59, 60	
dental focal infection	161	
dental plaque	363	
denticle	61	
dentigerous cyst	223	
dentin	32	
dentin hyperesthesia	114	
dentinoma	244	
dentition disease	179	
dentoalveolar osteitis	184	
depression	345	
dermatitis herpetiformis Duhring	211	
dermoid cyst	230	
diasthema	54	
difficult dentition of the wisdom tooth	179	
difficulty of mastication	351	
disease of nerve	329	
disease of oral mucosa	197	
disease of salivary gland	283	
dish face	101	
distoversion	57	
distraction osteogenesis	101	
double lip	63, 283	
double tongue	190	
Down 症候群	76, 89	
drug rash	214	
dry socket	185	
dysgeusia	353	
dysphonia	351	

E

E ライン	88	

外国語索引 (E ～ H)

Eagle 症候群	68
early eruption	55
echography	380
Ehlers-Danlos 症候群	308
electric burn	111
electrical pulp test	364
elephantiasis	252
elongated styloid process	68
enamel	31
enamel hypoplasia	58
enamel mottling	60
eosinophilic adenoma	298
epidermoid carcinoma	301
epidermoid cyst	230
epidermolysis bullosa hereditaria	212
epignathus	64
epilepsie	340
episode of salivary gland enlargement	291
Epstein's pearls	225
epulis	279
erosion of teeth	115
eruption cyst	225
eruption haematoma	225
erythema exsudativum multiforme	214
erythroplasia Queyrat	218
Esthetic line	88
exostosis	254, 311
extramaxillary anchorage	137
extranodal lymphoma	276
extraoral anchorage	137
extraoral method	370

F

facial cleft	69
facial palsy	335
facial spasmus	339
facial tic	339
facialis neuralgia	335
false trigeminal neuralgia	333
fibroma	252
fibrosarcoma	274
fibrostenoma	254
fibrous dysplasia of bone	254
fibrous osteoma	254
Fink 法	310
first branchial syndrome	78
fissural cyst	227
fissure caries	145
fissured tongue	68, 220
floor of mouth	4
foetor ex ore	352
follicular dental cyst	223
Fordyce's disease	65
Fournier's tooth	57
fracture of the alveolar process	119
fracture of the mandible	120
fracture of the maxilla	118
fracture of the tooth	112
Frey's syndrome	285
furcated root canal	62
Furlow 法	85
fused tooth	62
fusospirochetal stomatitis	200
fusospirochetosis	200

G

galvanic pain	111
Garré 骨髄炎	190
geographic tongue	220
Ghon 病変	205
ghost cell	225
ghost 細胞	246
giant cell lesion	256
gingival abscess	159, 185
gingival bleeding	353
gingival cyst	225
gingival fibromatosis	210
gingival hyperplasia	209
gingival hyperplasia due to hydantoin	209
gingival hypertropia	209
gingival hypertropia due to cyclophosphamide	210
gingival hypertropia due to nifedipine	210
gingival pain	350
gingival sulcus	34
gingivitis	164, 165
glass blower's disease	286
globulomaxillary cyst	227
glossalgia	350
glossodynia	350
glossopharyngeal neuralgia	334
glossopharyngeal paralysis	335
gnathalgia	350
gnathodynia	350
Goldenhar 症候群	89, 307
gonial angle	376
Guerin 骨折	119
gustatory sweating	285

H

hairy tongue	220
Hallermann Streiff 症候群	308
hand, foot and mouth disease	213
head cap	139
Heerfordt 症候群	289
hemangioma	257
hemifacial microsomia	307
hemorrhagic bone cyst	233
hereditary enamel hypoplasia	59
herpes simplex	213
herpes zoster	213, 332
Hippocrates's method	309
histiocytosis X	282
HIV	221

Hodgkin's disease　276
horizontal facial cleft　78
human immunodeficiency
　virus　221
Hunter 舌炎　209, 220, 357
Hutchinson's triad　206
Hutchinson 歯　56
hyperkeratosis　216
hyperplasia of the mandi-
　bular condyle　308
hypoglossus paralysis　335
hypoplasia of the mandi-
　bular condyle　308
hystiocytic lymphoma　295

I

idiopathic facial paralysis
　337
IgG4 related disease　294
impacted tooth　58
incisal path　366
incisal teeth　28
incisive canal cyst　228
incisors　28
inclination　57
infraversion　57
interdental papillae　166
intermaxillary fixation　137
intermaxillary immobi-
　lization　137
intraoral method　369
inverted tooth　58
iron defficiency anemia
　209

J

jaw deformities　88
juvenile periodontitis　178

K

KCS　291
keratinizing and calcifying
odontogenic cyst　225
keratocystic odontogenic
　tumor　243
Klestadt 囊胞　228
Klinefelter's syndrome　62
Köle 法　98, 104
Kramer Samter 法　310
Kussmaul's disease　286
Küttner's disease　288
Küttner's tumor　289
Kveim 反応　207

L

labioversion　57
lagophthalmos　338
Langerhans 細胞組織球　282
Langhans 巨細胞　289
lateral paradental cyst　225
Le Clerc 法　310
Le Fort I 型骨切り術　98
Le Fort 分類　119
Le Mesurier 法　79, 80
leiomyosarcoma　275
leukemia　209
leukoplakia　216
lichen planus　215
lick dermatitis　221
linguoversion　57
lip　2
lip biopsy　291
lipoma　257
lobular regeneration　290
lobulated tongue　67
localized alveolar osteitis
　185
lockjaw　352
longitudinal fracture　120
looseness of tooth　363
lower attached labial
　frenulum　65
Ludwig アンギーナ　190
lupus erythematodes　215
luxation　309
luxation of the tooth　113

lymphadenitis　194
lymphangioma　259
lymphoepitherial cyst　232

M

MacLennan の分類　125
macrocheilia　63
macrodont　56
macroglossia　357
macrostomia　64
magnetic resonance
　imaging of TMJ　322
major trigeminal neuralgia
　329
malar fracture　125
malignant epithelial tumor
　299
malignant lymphoma　276
malignant melanoma　278
malignant mixed tumor
　300
malposed tooth　57
mandible　10
mandibular fossa　304
mandibular kinesiograph
　366
mandibular kinesiography
　322
mandibular manipulation
　325
mandibular micrognathia
　99
mandibular retrusion　99
Marfan's syndrome　308
mastication　16
maxilla　8
maxillary micrognathia
　101
maxillary osteitis in child
　188
maxillary protrusion　101
maxillary retrusion　101
maxillofacial deformities
　88

402　外国語索引（M〜O）

May の方法　338
MCTD　295
median alveolar cyst　229
median cleft of the lower lip　77
median cleft of the upper lip　77
median mandibular cyst　230
median maxillary cyst　229
median palatine cyst　229
median rhomboid glossitis　67, 220
melanotic neuro-ectodermal tumor of infancy　248
Melkersson-Rosenthal 症候群　68
mercurial stomatitis　208
mesioversion　57
metastasizing (malignant) ameloblastoma　248
microdont　56
microglossia　66
microstomia　64
Mikulicz's disease　294
Mikulicz's syndrome　295
milk teeth　26
Millard 法　79, 80
missing tooth　55
MKG　366
mobility　363
Moeller-Hunter 舌炎　220
molar　28
molar teeth　28
monomorphic adenoma　298
morbus Bowen　218
mottled teeth　60
MRI 診断　382
mucocele　234
mucocele of the maxillary sinus　235
mucoepidermoid carcinoma　299

mucoepidermoid tumor 252
mucosal pain　350
mucous plug　284
multiple exostosis　254
multiple neurofibromatosis　261
mumps　287
myeloma　275
myoepithelial island　295
myoepithelioma　299
myosarcoma　275
Myrhaug 法　310
myxofibroma　253

N

Nager-Reynier 症候群　308
nasoalveolar cyst　228
nasolabial cyst　228
nasopalatine duct cyst　228
natal teeth　55
necrotizing ulcerative gingivitis　166
neonatal line　58
neonatal tooth　55
neurinoma　260
neuro Behçet　214
neuroblastoma　274
neurosis　343
nodal lymphoma　276
noma　201
non-Hodgkin's lymphoma　277
non-neoplastic bone lesions　233
non-odontogenic cyst　227
non-odontogenic tumor 249
NUG　166
nursing bottle caries　153

O

OA　312
Oberkiefer Krebs　268
oblique facial cleft　77

occlusal film　369
occlusion　35
oculoauriculovertebral dysplasia　307
odontoameloblastoma　246
odontogenic carcinoma 248
odontogenic cyst　223
odontogenic fibroma　247
odontogenic maxillary sinusitis　193
odontogenic sarcomas　249
odontogenic tumor　237
odontogenicmyxoma　247
odontoma　244
OKK　268
OLP　215
oncocyte　298
oncocyte 細胞　298
oncocytoma　298
oncocytosis　289
open bite　104
open reduction　130
oral florid papillomatosis　218, 250
oral lichen planus　215
oral-mandibular-auricular syndrome　78
oroantral fistula　193
orthodontic treatment　96
orthognathic surgery　88, 96
ossifying fibroma　254
osteoarthritis　312
osteodystraction　101
osteofibroma　254
osteoid fibroma　254
osteoma　256
osteomyelitis of the jaw　186
osteoradionecrosis 111, 186
osteosarcoma　275
over bite　358
over jet　358
oxyphilic adenoma 252, 298
oxyphilic granular cell

P

adenoma	298
palate	3
palatine bone	11
Papanicolou 分類	264
papillae filiformes	219
papillae foliatae	219
papillae fungiformes	219
papillae vallatae	219
papillary cystadenoma lymphomatosum	298
papilloma	249
papillomatosis	250
papillomatosis mucosal carcinoides	250
paraesthesia	333
paralysis of facial nerve	335
parotitis epidemica	287
Parrot's furrow	206
parulis	159
Patrick's pain area	331
Pel-Ebstein 熱	277
pemphigoid	211
pemphigus	210
pemphigus foliaceus	211
pemphigus vegetans	211
pemphigus vulgaris	211
percussion of tooth	363
pericoronitis	58
pericoronitis of wisdom tooth	179
periodontal disease	164
periodontal membrane	34
periodontal pocket	34
periodontal tissue	34
periodontium	34
perioral dermatitis	221
peripheral facial paralysis	336
Perko 法	82, 85
perléche	203
permanent teeth	26
pernicious anemia	209
PET	383
phlegmon of floor of the mouth	190
phlegmon of the cheek	192
Pierre Robin 症候群	76, 89
Pindborg 腫瘍	242
planktonic cell	143
plasmacytoma	275
plate splint	135
pleomorphic adenoma	251, 297
Plummer-Vinson 症候群	209
PMD	340
PMTC	175
pneumatocele	286
polysurgery	344
positron emission tomography	383
post herpetic neuralgia	213
postoperative maxillary cyst	235
pregnancy epulis	165
pregnancy-associated gingivitis	165
premolar teeth	28
Prevotella intermedia	167
primary trigeminal neuralgia	329
primordial cyst	225
progressive muscular dystrophy	340
prolabium	81
pseudo lymphoma	292
PTC 味盲	24
ptyalism	200
puberty-associated gingivitis	165
pulp gangrene	158
pulp necrosis	158
pulpitis	156
pus discharge	353
push-back	82

R

RA	295
radiation burn	111
radicular abscess	159
radicular cyst	160, 225
radicular granuloma	160, 226
radiographic examination	369
radionuclide imaging	377
radiostomatitis	111, 199
rampant caries	153
Ramsay Hunt syndrome	339
ranula	234
Rapidly progressive periodontitis	179
recurring parotitis of adult	288
recurring parotitis of child	288
Reiter's syndrome	214
residual cyst	227
retarded eruption	55
retention cyst	234
retrodiscal tissue	304
Retzius 並行条	32
rhabdomyosarcoma	275
rheumatoid arthritis	311
Riga-Fede 病	55, 110
RI イメージング診断	377
roentgenographic cephalometry	374
Romberg 症候群	107, 357
rosacea-like dermatitis	221
rotation	58
rudimentary tooth	56
Russell-Silver 症候群	89

S

salivary atresia	283
salivary colic	284

salivary fistula 285	sprain 311	thermal test 364
salivary flow test 365	squamous cell carcinoma 301	thrush 203
salivary gland 19	square mandible 316	thyroglossal duct cyst 231
salivary gland inclusion disease 290	starry sky 像 278	TMJ 303
salivary stone 283	static bone cavity 233, 285	tongue 4
sarcoidosis 207	Stenon 管 3, 19	tongue-tie 66
saturnine stomatitis 208	Still's disease 312	tooth decay 144
scaling 162	stippling 166	tooth extraction 177
schizophrenia 346	stomatitis 199	toothache 349
Schwanoma 260	stomatitis catarrhalis 199	torus mandibularis 4, 254
scintigraphy 377	stomatitis diphtheriae 204	torus palatinus 4, 254
secondary caries 144	stomatitis gangrenosa 201	transverse fracture 119
secondary trigeminal neuralgia 333	stomatitis gonorrhoica 204	trauma 109
Sharpey's fiber 34	stomatitis herpetica 202	traumatic arthritis 311, 312
sialectasia 287	stomatitis ulcerosa 200	traumatic bone cyst 233
sialoadenose 289	strain 311	traumatic crescent 166
sialodochitis 286	strawberry mark 259	traumatic periodontitis 112
sialodochitis fibrinosa 286	strawberry tongue 220	Treacher Collins 症候群 89, 308
sialodoectasis 286	Streptococcus mutans 151	trench mouth 167
sialography 292, 373	Streptococcus sobrinus 151	trigeminal neuritis 334
sialolith 283	subluxation 308	trigeminal paralysis 334
sialolithiasis 283	supernumerary tooth 53	trismus 352
sialosis 289	suppurative arthritis 311	true cementoma 248
sicca syndrome 290	supraversion 57	truetrigeminal neuralgia 329
sicca 症状 295	suspension 140	tuberculosis of the mouth 205
Simmonds 病 354	swelling 350	Turner 歯 57
simple bone cyst 233	symptomatic trigeminal neuralgia 333	Turner 症候群 354
Sjögren's syndrome 290	synkinesis 339	types of monomorphic adenomas 299
Sjögren 症候群 287, 288	synovial osteochondromatosis 314	
Skoog 法 79	syphilis of the mouth 206	**U**
SLE 215, 295		
smooth surface caries 146	**T**	ulcer of lingual frenulum 110
SOL 298		ultrasonic diagnosis 380
solitary aphtha 201	tartar 162, 363	uveo-parotitis 289
solitary bone cyst 233	taste test 365	uvula 4
space occupying lesion 298	taurodont 62	
specific infection 197	taurodontism 62	**V**
speeach therapy 82	temporomandibular joint 303	
speech aid 82	Tennison 法 79, 80	vagus neuralgia 335
Speech-language-hearing Therapist 18	test of mandibular movement 366	Valleix's pain points 331
spicule 247		
splint fixation 135		

vanillyl mandelic acid	274	
varicella-zoster virus	213	
VAS	318, 319	
Vincent's infection	167	
Vincent's stomatitis	200	
Vincent's symptom	189	
visual analog scale	318, 319	
VMA	274	
von Recklinghausen 母斑症	261	

W

Waldeyer's tonsillar ring	220
Waldeyer 咽頭輪	277
Waller 変性	337
Warthin's tumor	298
Wassmund-Wunderer 法	101
wedge-shaped defect	114
Wharton 管	4, 20
wire splint	135

X

X 線診断	369
xerostomia	291, 353

Y

Y 軸角	376

MINOR TEXTBOOK　口腔外科学

1982年 3 月10日	第 1 版第 1 刷
1983年 4 月20日	増補第 2 版第 1 刷
1985年 2 月20日	増補第 2 版第 3 刷
1986年 5 月10日	改訂第 3 版第 1 刷
1992年 5 月20日	改訂第 3 版第 6 刷
1994年 7 月10日	改訂第 4 版第 1 刷
1997年 4 月 1 日	改訂第 4 版第 3 刷
1999年 3 月10日	改訂第 5 版第 1 刷
2001年 1 月15日	改訂第 5 版第 2 刷
2002年 9 月10日	改訂第 6 版第 1 刷
2009年 7 月15日	改訂第 6 版第 3 刷
2010年 4 月15日	改訂第 7 版第 1 刷 ⓒ
2020年 9 月15日	改訂第 7 版第 3 刷

編　　集　　飯塚忠彦　　IIZUKA, Tadahiko
　　　　　　吉武一貞　　YOSHITAKE, Kazusada
発　行　者　宇山閑文
発　行　所　株式会社 金芳堂
　　　　　　〒606-8425 京都市左京区鹿ケ谷西寺ノ前町34番地
　　　　　　振替　01030-1-15605
　　　　　　電話　075-751-1111（代）
　　　　　　https://www.kinpodo-pub.co.jp
印刷・製本　共同印刷工業株式会社

落丁・乱丁本は直接小社へお送りください．お取替え致します．

Printed in Japan
ISBN978-4-7653-1416-9

JCOPY ＜(社)出版者著作権管理機構 委託出版物＞

本書の無断複写は著作権法上での例外を除き禁じられています．複写される場合は，その都度事前に，(社)出版者著作権管理機構（電話 03-5244-5088，FAX 03-5244-5089, e-mail: info@jcopy.or.jp）の許諾を得てください．

●本書のコピー，スキャン，デジタル化等の無断複製は著作権法上での例外を除き禁じられています．本書を代行業者等の第三者に依頼してスキャンやデジタル化することは，たとえ個人や家庭内の利用でも著作権法違反です．

MINOR TEXTBOOK

解剖学 第10版
著 清木勘治 東海大学名誉教授

A5判/602頁　定価（本体5,600円＋税）
ISBN978-4-7653-1417-6

生理学 第8版
著 岡田隆夫 順天堂大学医学部教授
　 日野直樹 順天堂大学医療看護学部教授
　 辻川比呂斗 順天堂大学医学部助教

A5判/438頁　定価（本体4,000円＋税）
ISBN978-4-7653-1505-0

シュミット 神経生理学 第2版
訳 内薗耕二／佐藤昭夫／金　彪

A5判/330頁　定価（本体4,700円＋税）
ISBN4-7653-1024-8

婦人科学 第10版
著 杉山陽一 三重大学名誉教授

A5判/386頁　定価（本体5,400円＋税）
ISBN4-7653-0990-8

小児科学 第2版
編 小林陽之助 関西医科大学名誉教授
改訂編集 金子一成 関西医科大学教授

A5判/670頁　定価（本体6,200円＋税）
ISBN978-4-7653-1339-1

放射線基礎医学 第12版
編集 青山　喬 滋賀医科大学名誉教授
　　 丹羽太貫 京都大学名誉教授、福島医科大学特命教授

A5判/496頁　定価（本体5,900円＋税）
ISBN978-4-7653-1559-3

精神医学 第12版
著 加藤伸勝
改訂編集 福井顯二／谷　直介／井上和臣

A5判/415頁　定価（本体5,400円＋税）
ISBN978-4-7653-1571-5

麻酔科学 第11版
著 兵頭正義
改訂編集 南　敏明 大阪医科大学教授

A5判/672頁　定価（本体5,600円＋税）
ISBN4-7653-1227-5

輸血医学
編集 全国国立大学附属病院輸血部会議輸血医学カリキュラム委員会

A5判/196頁　定価（本体3,400円＋税）
ISBN4-7653-0989-4

口腔外科学 第7版
編集 飯塚忠彦 京都大学名誉教授
　　 吉武一貞 滋賀医科大学名誉教授

A5判/424頁　定価（本体5,800円＋税）
ISBN978-4-7653-1416-9